SISKIYOU COUNTY LIBRARY
3 2871 00302489 6

D0580026

Enciclopedia de la salud

Si está interesado en recibir información sobre nuestras publicaciones, envíe su tarjeta de visita a:

Dr. Michael S. Richardson

Enciclopedia de la salud

Qué debemos hacer para
que nuestro cuerpo funcione

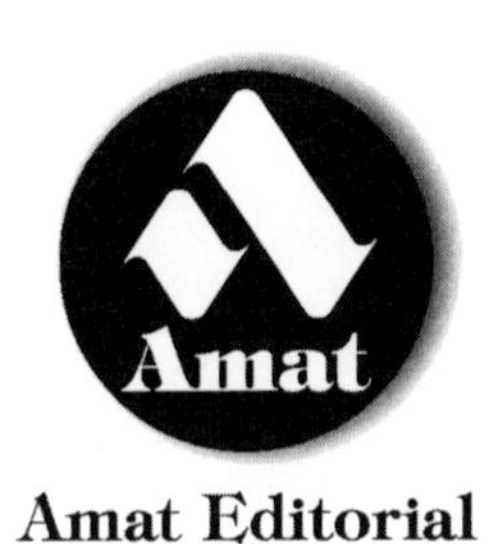

Amat Editorial

La edición original de esta obra ha sido publicada en lengua inglesa por Next Decade, Inc., New Jersey, con el título: *Health basic*

Autor: *Michael S. Richardson*, M.D.
Traducido por: *Isabel Murillo*
Diseño cubierta: *Jordi Xicart*

ISBN: 84-9735-116-9
Depósito Legal: B. 4.232-2004
Fotocomposición: Gama, sl, Barcelona
Impreso por: T. G. Vigor, S. A. - Sant Feliu de Llobregat (Barcelona)
Impreso en España - *Printed in Spain*

Dedicatoria

Este libro está dedicado a cuatro personas que representan los cientos de educadores que han influido en el desarrollo de mis ideas y ayudado a dirigir razonablemente mis acciones y mis ambiciones a lo largo de los años:

A Lynn H. Roberts, mi profesora de Ciencias de Quinto Grado en Hendersonville, Carolina del Norte, que fue quien me instiló la pasión que siento por las Ciencias Naturales y despertó en mí la conciencia sobre mi propia persona y el mundo que me rodea.

A Peter Iver Kaufman, profesor de estudios religiosos de la University of North Carolina, Chaper Hill, quien me enseñó a ser consciente de cómo sé lo que creo saber y a cuestionarme si mis supuestos ocultos son correctos.

Al doctor Phillip A. Sellers, internista de Hendersonville, Carolina del Norte, quien me enseñó a equilibrar con éxito la práctica de la medicina con la vida y la familia.

Al doctor Clay W. Richardson, un médico de familia de la Carolina del Norte rural, un modelo a imitar y un héroe, mi amigo y hermano.

Gracias de todo corazón.

Prólogo

Mi abuelo era médico de pueblo. El doctor Flave Hart Corpening nació en 1902 y fue el séptimo de siete hijos de una familia de las montañas del oeste de Carolina del Norte. Se crió en la zona de Brevard, se licenció en la North Carolina State University, en Raleigh, y luego volvió a Brevard para enseñar matemáticas. Acabó regresando a la Jefferson Medical School de Pennsylvania y, finalizados los estudios, inició la práctica médica en Nueva Jersey. Cuando su cuñado, médico también, empezó a tener problemas de salud, el doctor Corpening regresó a Carolina del Norte para hacerse cargo de la consulta familiar. A los treinta y siete años de edad, se instaló con su familia en Mills River, en la Carolina del Norte rural, donde practicó la medicina durante catorce años hasta que murió como consecuencia de una esclerosis lateral amiotrófica. Nunca conocí a mi abuelo pero, por todas las historias que he oído contar, siento hacia él una afinidad familiar y profesional.

El doctor Corperning construyó junto a su casa el edificio que albergaba su consulta. Mi madre recuerda la pequeña y siempre abarrotada sala de espera, las dos salas de exploración y el despacho en la parte trasera. Atendía a los pacientes una única enfermera que además era responsable de permutar los honorarios del doctor por alimentos en conserva y aves de corral, así como de ayudarle en intervenciones quirúrgicas y autopsias. La farmacia era básicamente un armario repleto de tarros enormes de cristal de color marrón llenos de pastillas que, al final de cada consulta, eran ceremoniosamente distribuidas en bolsas de papel blanco. Su maletín negro, que le acompañaba en los frecuentes viajes que realizaba a las montañas y al territorio cercano a Mills River, guardaba en su interior versiones en miniatura de aquellos tarros. Mamá sigue hoy en día recordando el olor acre a productos químicos del dispensario.

Cuando a finales de los noventa mi madre regresó a la zona para visitarla, se le acercó una mujer en coche que la reconoció como la hija del doctor Corpening. «¡Su padre me trajo al mundo y después me salvó la vida!», exclamó. Le explicó entonces la historia de cuando, con tres semanas de vida, la llevaron de urgencias a la consulta del doctor Corpening. Terminada la exploración, el doctor Corpening cerró la consulta y llevó a madre e hija al hospital más cercano, localizado en Asheville, y contra todo pronóstico, logró sobrevivir.

Es a través de ésta y otras historias similares, así como a través de los elogios registrados en su funeral, que mi abuelo me enseñó lo que era ser médico. Los mejores médicos son tanto científicos como personas humanitarias: apasionados por su trabajo y compasivos con sus pacientes. Comprenden las bases de su saber y conocen sus límites. Se congracían con los aspectos físicos, psicológicos, sociales y espirituales de la salud y de la enfermedad. A medida que crece su nivel de conocimientos y experiencia, crece también su humildad y su falta de comprensión e influencia sobre la vida y la salud.

La ciencia de la medicina ha presenciado tremendos avances desde que mi abuelo visitaba en su consulta cincuenta años atrás. El conocimiento de las funciones del organismo y de las enfermedades sigue creciendo a ritmo exponencial. Mis habilidades médicas han sido desarrolladas a través de potentes mentores y gracias a una excelente formación; los programas informáticos y los recursos que proporciona Internet me ayudan a seguir a la última. Las pruebas de laboratorio y las imágenes están fácilmente disponibles para examinar cada rincón del cuerpo, igual que inmediato es el acceso que tengo a todo tipo de especialistas cuando mis conocimientos no me bastan.

Se han producido, además, otros cambios. Las expectativas de los pacientes son distintas. En la época de mi abuelo, el granjero buscaba algo que le aliviase el dolor de rodilla para poder seguir trabajando y manteniendo a su familia. Mis pacientes esperan que el dolor de rodilla desaparezca de inmediato y por completo para poder volver a correr y a practicar aeróbic. Mi abuelo era prácticamente un solista; yo trabajo con un grupo de treinta médicos propiedad de un «sistema sanitario». Mi abuelo cambiaba sus servicios por jamón; en nuestro grupo se incluyen varios individuos cuya única responsabilidad es ayudarnos a avanzar por el entramado de los reembolsos sanitarios.

Mi reto de intentar vivir bajo los estándares y expectativas de mi abuelo consiste en esforzarme en utilizar el conocimiento y las herramientas de las que dispongo para ofrecer una atención médica compasiva. Para orquestar dichos recursos, me obligo a no limitarme a explorar y curar la enfermedad, sino también a abordar las necesidades humanas de mis pacientes. He llegado a la conclusión de que mi mayor impacto puede producirse a partir de la educación de mis pacientes. Cuanto más sepa la gente sobre el funcionamiento del cuerpo y sobre sus problemas, más capaz será de colaborar con su médico para que le ayude. Mi objetivo al escribir este libro ha sido ayudar a comprender el funcionamiento del cuerpo de forma razonable (utilizando el lenguaje de la calle), qué sucede cuando se produce una enfermedad y cómo aumentar las probabilidades de disfrutar de un buen estado de salud.

Pido disculpas por adelantado por escribir un libro que empezará a estar desfasado en el mismo momento en que guarde la pluma con que la que lo escribo. Con la excepción de algunas normas básicas (comer bien, beber mucha agua, hacer mucho ejercicio y dormir mucho, querer y ser querido), la medicina moderna está sujeta a fluctuaciones constantes y se basa en teorías y razonamientos que cualquier artículo de revista que se publique puede poner en cuestión.

En medicina no puede darse por cierto casi nada. Nuestra comprensión del funcionamiento del cuerpo y de las enfermedades es fluido y se redefine continuamente. Nuestros conocimientos aumentan a cada instante; la medicina sufre y sufrirá cambios fundamentales a medida que la base bioquímica y la genética molecular de la salud y la enfermedad vayan desplegándose.

Veamos un par de ejemplos de cómo cambia nuestra consideración de distintas enfermedades a medida que vamos aprendiendo más sobre ellas:

- **Úlcera péptica:** Diez años atrás, los médicos tenían que creer que el causante de las úlceras de estómago y duodeno era el exceso de ácidos. Se creía que el ácido se comía el tejido del estómago (formando un cráter) y el tratamiento de la úlcera exigía una corrección del «problema del ácido» mediante dieta y medicación. Con el tiempo, la mayoría de pacientes con úlcera desarrollaban más úlceras y recibían nuevo tratamiento o medicación a largo plazo para «controlar el ácido».

En 1983, los investigadores descubrieron al verdadero culpable, una bacteria de tres milímetros de longitud denominada *helicobacter pilori*. A principios de 1991 se publicaron una serie de artículos que aportaron pruebas de que la *helicobacter pilori* estaba relacionada con las úlceras y que su tratamiento evitaba su reaparición, eliminando en la mayoría de los pacientes la necesidad de una terapia continuada costosa. A pesar de las pruebas convincentes, la teoría del exceso de ácido estaba tan extendida que pasaron años antes de que la *helicobacter pilori* fuera mayoritariamente aceptada como responsable de gran parte de las úlceras y cambiara el tratamiento de la enfermedad.

- **Arteriosclerosis:** Creíamos que la arteriosclerosis (endurecimiento de las arterias) era un proceso progresivo en el transcurso del cual se depositaban placas duras de colesterol en las paredes de una arteria, bloqueándola lentamente como una cañería que se atasca. Cuando el bloqueo era lo bastante grave como para impedir el paso de líquido por el vaso, los pacientes sufrían angina de pecho o infartos severos. Al suponerse un proceso lento y progresivo, los pacientes sin síntomas de cardiopatías eran sometidos a ejercicios de estrés periódicos para intentar detectar los problemas de bombeo a tiempo de evitar males mayores. (Para afectar al flujo de líquido a través de un tubo, como podría ser un vaso sanguíneo, es necesario que se produzca un bloqueo del setenta por ciento o superior, y cuando no llega al corazón sangre suficiente porque las arterias coronarias están muy bloqueadas, el músculo cardíaco experimenta cambios que aparecen en una prueba de ejercicio de estrés.)

  Sin embargo, estudios recientes demuestran que el noventa por ciento de los infartos se producen en zonas donde la placa de colesterol bloquea únicamente entre el treinta y el cincuenta y cinco por ciento del vaso... un bloqueo que no es lo bastante importante como para impedir el paso del flujo sanguíneo. Empezamos ahora a comprender la naturaleza dinámica de una placa de colesterol y por qué se rompen placas blandas y de menor tamaño, produciendo coágulos de sangre que bloquean el vaso por completo y dan como resultado un ataque al corazón. Este descubrimiento ha desembocado en importantes avances en nuevas terapias para las cardiopatías y nos lleva a cuestionarnos la premisa de las pruebas de esfuerzo que, típicamente, no son válidas para detectar estos bloqueos subcríticos. ¿Cómo detectar con antelación, entonces, las cardiopatías? Los médicos no lo saben con certeza.

La medicina evoluciona con el tiempo. Seguiremos conociendo nueva información y desarrollando mejores formas de comprender la salud y la enfermedad. Sin embargo, mi desafío descansa en el hecho de que mis pacientes no pueden esperar a ver lo que las nuevas perspectivas de la salud y la enfermedad acabarán demostrándonos; tienen problemas y buscan ayuda ahora mismo. Me doy cuenta también de que la información de la que dispongo acerca de cada paciente es incompleta. Puede darse el caso de que yo deje de formular esa pregunta crucial sobre un tema que el paciente no considera relacionado con el problema que le acerca a mi consulta. Las pruebas y los procedimientos que solicito a mis pacientes para obtener posibilidades y probabilidades no me ofrecen siempre la respuesta. Y a pesar de ello yo, como cualquier médico, debo tomar decisiones complicadas basándome en información incompleta, cambiante y, a veces, contradictoria. Una tarea intimidadora.

El objetivo de este libro es educarle a usted, el paciente, sobre el funcionamiento de su cuerpo y sobre lo que sucede cuando sufre una enfermedad. Cuanto mejor comprenda los conceptos revisados en el libro, mejor podrá ayudar a su médico a entender sus síntomas y a optimizar su salud personal.

Este libro ofrece una explicación básica del funcionamiento de un cuerpo adulto y de cómo las enfermedades (según las entendemos hoy en día) interfieren con estas funciones. Cubre los problemas médicos más comunes que he experimentado en mi consulta de asistencia primaria; las enfermedades más inusuales o enfermedades tropicales quedan excluidas del alcance de esta obra. Además, los problemas médicos que se discuten aquí, pertenecen sólo al mundo del adulto. No tengo otra experiencia en visitar a niños que no sean los míos y no aconsejaría al lector intentar aplicar los conceptos de este libro a los niños.

Las secciones iniciales del libro discuten temas generales, aunque cruciales, del mundo de la salud, incluyendo la alimentación y el ejercicio. A continuación presento la perspectiva médica sobre los beneficios y los riesgos de la medicina alternativa, incluyendo un repaso de los suplementos nutricionales más habituales. Le sigue una mirada básica a la práctica de la medicina preventiva. Cierro la primera sección con sugerencias sobre cómo obtener el máximo de sus contactos médicos, es decir, cómo ayudar a su médico para que le ayude a usted de la mejor manera posible.

La segunda parte del libro discute los sistemas orgánicos específicos y sus problemas. Estos capítulos no pretenden ser extensos, a pesar de cubrir los problemas más comunes con que mis pacientes y yo nos hemos encontrado a lo largo de la última década.

Índice

PRIMERA PARTE
Mantenerse sano

SEGUNDA PARTE

Sistemas del organismo: Cómo funcionan y qué hacer cuando funcionan mal

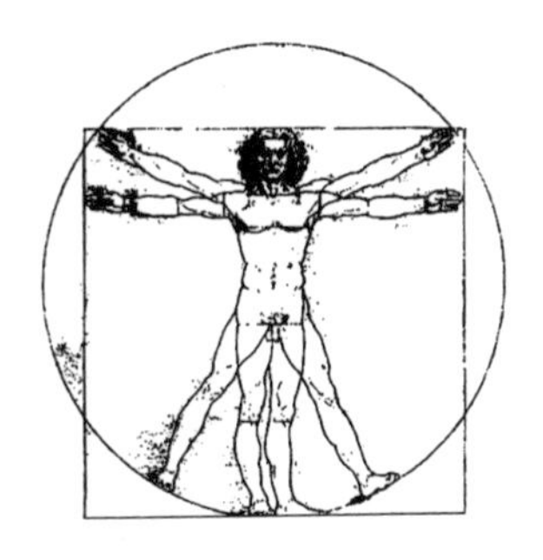

Primera parte

Mantenerse sano

En la primera parte hablaremos sobre temas generales, aunque cruciales, del mundo de la salud, incluyendo el ejercicio, la alimentación sana y las reacciones del cuerpo a las alergias, los antibióticos, el dolor, el tabaco y el alcohol.

Discutiremos también las técnicas de diagnóstico precoz de los tipos más comunes de cáncer, el funcionamiento de las vacunas, la salud en los viajes, los beneficios y los riesgos de los suplementos dietéticos y nutricionales, y cómo obtener el máximo beneficio de la visita al médico.

1

La forma física

Ejercicio... si tuviese que elegir una sola cosa en la que tener más éxito, sería la de motivar a mis pacientes para que hiciesen ejercicio. Todo el mundo ha oído decir que mantenerse activo es lo mejor. El ejercicio ayuda a mantener sano el organismo, alivia el estrés y la tensión y ayuda a desarrollar y mantener una imagen positiva de uno mismo. La gente activa vive más tiempo y permanece más independiente a medida que se hace mayor. El ejercicio mejora la calidad de vida. Y a pesar de ello, sólo una cuarta parte de la población adulta hace ejercicio con regularidad.

Desde el sillón del médico, suele ser evidente cuándo un paciente hace ejercicio con regularidad y cuándo no. En el caso de los hombres, no es hasta que cumplen los treinta y cinco que empiezo a vislumbrar las diferencias. En las mujeres, los cambios no me resultan tan evidentes hasta los cuarenta. Los pacientes que realizan ejercicio con regularidad tienen más buen aspecto y se sienten mejor. Pocas veces acuden a visitarme por pequeñas molestias, como infecciones leves de las vías respiratorias altas, dolores generalizados, fatiga crónica o problemas de sueño. Contrariamente a lo que puede esperarse, los pacientes que hacen ejercicio vienen pocas veces a verme por problemas de articulaciones y otras quejas musculares u óseas. La fortaleza de los músculos les sirve para absorber los golpes y para amortiguar el estrés diario de las articulaciones. Las personas que hacen ejercicio con regularidad tienen mejor equilibrio, fuerza y coordinación y son capaces de protegerse del dolor cuando la vida se tuerce. Pocos de mis pacientes tienen dificultad en comprender la necesidad de disponer de un plan financiero de jubilación e invierten y ahorran durante la vida adulta. Un programa regular de ejercicio es una inversión de futuro para el cuerpo entero y debería llevarse a cabo con el mismo nivel de compromiso que un plan financiero. Igual que quienes no preparen un plan de jubilación experimentarán dificultades económicas, un hombre de sesenta años de edad que haya pasado treinta años de su vida sentado en el sofá no puede pretender tener el mismo vigor y la misma salud que una persona de la misma edad que haya asistido regularmente al gimnasio.

¿Cuáles son las evidencias médicas que demuestran que el ejercicio es sano? Existen diversos estudios que así lo prueban.

- **Ejercicio y sistema inmunitario.** Los estudios llevados a cabo por la Appalachian State University de Carolina del Norte demuestran que las llamadas «células asesinas naturales», unos glóbulos blancos especializados que constituyen la primera línea de fuego del sistema inmunitario del organismo, son un cincuenta y cuatro por ciento más activas en mujeres mayores que están en forma que en otras mujeres que llevan una vida sedentaria. Las investigaciones demuestran con consistencia que la gente que realiza ejercicio vigoroso, aunque no hasta el punto de la extenuación, enferman con menor frecuencia. En un estudio llevado a cabo con noventa y una mujeres, se pidió a la mitad de ellas que dieran un paseo rápido diario de cuarenta y cinco minutos de duración, cinco días a la semana. El estudio demostró que las componentes del grupo que había hecho ejercicio cayeron menos enfermas durante el período que siguió a la prueba que las mujeres del grupo sedentario.

- **Ejercicio y cáncer.** Más de diez grandes estudios de observación muestran una disminución de las tasas de muerte por cáncer en las personas que hacen ejercicio con regularidad. El sistema inmunitario es el responsable de identificar y eliminar las células que han mutado antes de que puedan volverse cancerígenas. En teoría, el ejercicio beneficia al sistema inmunitario y debería ayudar a prevenir el cáncer. En un estudio llevado a cabo por la Cooper Clinic de Dallas con una muestra de veinticinco mil personas, la mortalidad total por cáncer resultó ser un ochenta por ciento inferior entre las personas que estaban en forma. ¿Por qué? El cáncer de colon desciende porque el ejercicio acelera el paso de los desechos y las toxinas por el colon y disminuye la exposición del tejido del colon a posibles sustancias inductoras del cáncer. El ejercicio inhibe la liberación de la hormona pituitaria que desencadena la liberación de estrógenos, disminuyendo posiblemente el riesgo del cáncer de mama vinculado a los estrógenos. El ejercicio disminuye la grasa total del organismo, una segunda fuente de estrógenos. El ejercicio hace descender también los niveles de testosterona, que se sabe que aumenta el crecimiento del cáncer de próstata.
- **Ejercicio y diabetes.** En un estudio publicado en *The Journal of the American Medical Association*, se realizó durante siete años el seguimiento de setenta mil mujeres. Mil cuatrocientas diecinueve de estas mujeres desarrollaron una diabetes tipo II durante el período de estudio. Las mujeres que hacían un mínimo de treinta minutos de ejercicio cinco días a la semana, disminuyeron en un cuarenta y uno por ciento el riesgo a desarrollar diabetes. Esta disminución del riesgo se correlacionaba directamente con la intensidad del ejercicio, demostrando una disminución de diabetes de un treinta por ciento en las mujeres que caminaban rutinariamente a una velocidad de entre tres y cinco kilómetros por hora y un sesenta por ciento de disminución en las mujeres que caminaban a un ritmo más rápido.
- **Ejercicio y enfermedades cardíacas.** Los pacientes que han sufrido un infarto e inician después un programa regular de ejercicio, tienen menos probabilidad de sufrir un segundo infarto. Debido a este dato, muchas compañías de seguros pagan programas de rehabilitación cardíaca. El ejercicio mejora los niveles de colesterol porque aumenta el HDL, el colesterol bueno, y disminuye el colesterol total y los triglicéridos. El ejercicio afecta positivamente al nivel de Interleukin-1, que estrecha las arterias y de Interleukin-2, que ayuda a mantener las arterias abiertas y libres de coágulos. Hombres de cuarenta años de edad sometidos a un programa de ejercicio regular, experimentaron una disminución del sesenta por ciento en sus niveles de Interleukin-1 y un aumento del treinta y cinco por ciento en los niveles de Interleukin-2. Otro estudio, publicado en 1999 en *Circulation*, declaraba que caminar dos kilómetros y medio diarios disminuía en un cincuenta por ciento el riesgo de sufrir cardiopatías. El Nurses Health Study declara que caminar tres horas por semana disminuye en las mujeres, en un treinta y cinco por ciento, el riesgo de sufrir problemas cardíacos.

- **Ejercicio y vesícula biliar.** El Nurses Health Study, realizado con una muestra de sesenta mil mujeres, mostraba que cuanto más ejercicio realiza la mujer, menor es su riesgo de sufrir intervenciones quirúrgicas vesiculares. Las mujeres que hacían un mínimo de treinta minutos de ejercicio, cinco días a la semana, disminuían la probabilidad de someterse a ese tipo de cirugía en un veinte por ciento. Un estudio realizado por Harvard sobre cuarenta y cinco mil hombres, demostraba que los hombres físicamente activos tenían una probabilidad veinticinco veces menor de sufrir problemas de vesícula.
- **Ejercicio y osteoporosis.** El ejercicio regular para mantener el peso construye huesos más sanos. En un estudio llevado a cabo por la University of California de San Francisco con una muestra de diez mil mujeres con edades superiores a los sesenta y cinco años, mostraba que el riesgo de sufrir una fractura de cadera era muy inferior en las mujeres activas con respecto a las sedentarias. Se descubrió que el ejercicio aumenta la densidad ósea y mejora el equilibrio y la coordinación. Estar físicamente en forma disminuye el riesgo de caídas y mejora la capacidad de la mujer de no hacerse daño en una caída.
- **Ejercicio y cerebro.** En un estudio publicado en *Nature*, ciento veinte adultos mayores fueron aumentando poco a poco el tiempo y el ritmo de sus paseos, de cuarenta y cinco a sesenta minutos, tres días a la semana. Un número parecido de individuos dedicó la misma cantidad de tiempo a ejercicios de tonificación y estiramientos, pero no al ejercicio aeróbico. Pasados seis meses, el grupo de ejercicio consiguió un veinte por ciento de mejora en las pruebas que calculaban sus habilidades mentales, incluyendo en ellas la capacidad de pasar rápidamente de una tarea a otra. Los adultos ancianos en forma eran tan ágiles mentalmente como adultos de treinta años que no practicaban ejercicio.
- **Ejercicio y muerte.** En 1998, un estudio llevado a cabo con veinticinco mil hombres examinó los factores de estilo de vida capaces de predecir con mayor exactitud el riesgo de muerte prematura por cualquier causa en los años siguientes. La inferior forma física era el factor más correlacionado con la muerte prematura, por encima incluso del tabaco, la hipertensión, los niveles elevados de colesterol y la obesidad.

¿Está convencido? Yo sí.

Objetivos de un programa de ejercicio

El programa de ejercicio debería iniciarse con los siguientes objetivos:

- **Mejorar la resistencia cardiovascular y la forma aeróbica.** El ejercicio aeróbico pretende mejorar la capacidad del corazón y de los pulmones para suministrar oxígeno a los músculos. Requiere un mínimo de treinta minutos de actividad sostenida a su ritmo cardíaco objetivo, bien realizada de forma continuada o en tres tandas de diez minutos cada una.

El ritmo cardíaco objetivo se calcula combinando la edad con la forma física de la siguiente manera:

1. Calcule la *predicción de ritmo cardíaco máximo* restando su edad de doscientos veinte.
2. Utilice la tabla siguiente para determinar su *ritmo cardíaco objetivo* (es decir, basándose en su forma física, el ritmo cardíaco que debería intentar mantener durante la sesión de ejercicio).

Si está usted...	Empiece con un ritmo cardíaco objetivo del...
Empezando un programa de ejercicio.	55% de su predicción de ritmo cardíaco máximo.
En una forma física aceptable y pretende mejorar su condición física y quemar grasa (es decir, ha estado realizando ejercicio entre tres y cinco veces por semana durante las cuatro últimas semanas).	65% de su predicción de ritmo cardíaco máximo.
En buena forma física y pretende mejorar su capacidad aeróbica (practica ejercicio con regularidad y considera el equipo del gimnasio como su propiedad personal).	75% de su predicción de ritmo cardíaco máximo.

Por ejemplo, una persona de cuarenta años de edad que inicia un programa de ejercicio debería intentar sostener a lo largo de la sesión de ejercicio un ritmo cardíaco máximo de noventa y nueve (restándole cuarenta a doscientos veinte se obtiene ciento ochenta; el resultado de la multiplicación de ciento ochenta por 0,55 es noventa y nueve). Después de un primer mes de ejercicio sin problemas, el ritmo cardíaco objetivo podría aumentarse hasta ciento diecisiete (el sesenta y cinco por ciento de la predicción de ritmo cardíaco máximo).

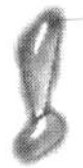

Evite el ejercicio que provoque un ritmo cardíaco sostenido superior al noventa por ciento de la predicción máxima.

Descubra su ritmo cardíaco objetivo

1. Réstele su edad a doscientos veinte.
2. Multiplique el resultado por el porcentaje de forma física que indica la tabla anterior.

- **Crear fuerza muscular.** Superados los treinta años de edad, la cantidad de tejido muscular disminuye continuamente y de forma natural. El trabajo con pesas ayuda a mantener la fuerza muscular y la resistencia. Los ejercicios de fortalecimiento generan hueso y combaten la osteoporosis. Se ha demostrado que los programas de trabajo con pesas disminuyen el riesgo de caídas y luxaciones en pacientes ancianos.
- **Crear y mantener la flexibilidad.** Los estiramientos y otros ejercicios de flexibilidad aumentan el rango de movimiento de las articulaciones y previenen las luxaciones.
- **Mejorar la composición del organismo.** Los ejercicios regulares aeróbicos y de fortalecimiento aumentan la masa magra del cuerpo y disminuyen la grasa. El músculo exige más energía, tanto en descanso como en ejercicio, y como resultado de ello, el organismo quema calorías más rápidamente. Un cuerpo con menos grasa tiene menos riesgo de sufrir diabetes, hipertensión, problemas de colesterol, enfermedades cardíacas y cáncer.
- **Mejorar el estado mental.** Además de los beneficios cognitivos demostrados en pacientes ancianos que realizan ejercicio y disfrutan de una mayor agilidad mental, el

ejercicio regular disminuye el estrés, alivia la depresión y la ansiedad y ayuda a desarrollar confianza y sensación de bienestar. Las personas que realizan ejercicio con regularidad disfrutan de una calidad de vida superior. El ejercicio físico es una magnífica diversión temporal que nos aleja de las preocupaciones diarias.

Ejercicio con garantías

Veamos a continuación algunos consejos para realizar ejercicio con garantías:

- **Pídale consentimiento a su médico.** Si ha superado los cuarenta y cinco años de edad, sométase a un chequeo médico antes de iniciar un nuevo programa de ejercicio.
- **Caliente los músculos.** Caliente entre cinco y diez minutos caminando, corriendo a poco ritmo o haciendo bicicleta. Si le gusta hacer ejercicio por la mañana temprano, prolongue un poco más el tiempo de calentamiento. Por la mañana, los músculos están más tensos debido a la inactividad prolongada del descanso en la cama.
- **Realice estiramientos.** La flexibilidad es crucial para un cuerpo sano. No confunda los estiramientos con el calentamiento; para realizar estiramientos de forma adecuada, debe haber calentado los músculos previamente. Estire cada grupo muscular hasta producir una tensión, no dolor. No se salte la sesión de estiramientos; de hacerlo, aumenta el riesgo de sufrir tendinitis o ruptura muscular. Estire cada músculo entre diez y treinta segundos.
- **Enfríese después del ejercicio.** Después de la parte intensa del trabajo, siga realizando ejercicio suave hasta que el ritmo cardíaco recupere la normalidad. De este modo, los músculos siguen recibiendo sangre extra y se evita la formación de ácido láctico, que es lo que provoca las agujetas. Realice nuevos estiramientos después del enfriamiento.
- **Manténgase hidratado.** La gente no tiene la costumbre de beber lo suficiente mientras realiza ejercicio. Una buena regla a seguir es beber un vaso de agua inmediatamente antes de realizar ejercicio, medio vaso cada veinte minutos mientras realice ejercicio y un vaso de agua al terminar.
- **Escuche a su cuerpo.** La sensibilidad y el dolor son señales de alerta de problemas mayores y deberían llevarle a ajustar debidamente el programa de ejercicio. El dolor muscular y las agujetas pueden ser síntomas de un estrés de ejercicio excesivo, por lo que debería vigilar la intensidad de sus esfuerzos. El dolor en las articulaciones indica un problema más grave; debería revaluar de inmediato el esfuerzo que realiza y, en caso de dolor persistente, acudir al médico.
- **Utilice un calzado adecuado.** Además de la superficie de ejercicio elegida, el calzado es su medio principal para neutralizar los golpes y proteger las articulaciones. En las personas que realizan ejercicio con regularidad, se nota que las zonas de neutralización de los golpes de su calzado deportivo se gasta mucho antes que la suela. Las personas que hacen ejercicio con regularidad suelen tener la necesidad de cambiar de calzado entre tres y cuatro veces al año.
- **Trabaje con cuidado con las pesas.** Si no trabaja normalmente con pesas, lo mejor es que pida consejo a un especialista antes de iniciar un programa de ejercicio con pesas. De este modo se asegurará de realizarlo correctamente y disminuirá la probabilidad de sufrir luxaciones. Restrinja los ejercicios de fortalecimiento de un grupo muscular concreto a dos o tres veces por semana, de este modo dará tiempo a los músculos a res-

ponder al entrenamiento y a recuperarse, disminuyendo en consecuencia la probabilidad de sufrir una luxación muscular y de dañarse tendones y ligamentos. Cuando trabaje con pesas, suelte el aire con el esfuerzo para no forzar y busque trabajar grupos musculares opuestos para equilibrar. Varíe los ejercicios para no perder interés y conseguir un reparto equilibrado de la fuerza. Cambie por completo el programa de resistencia cada tres meses. Trabaje despacio y suavemente con las pesas para no sufrir luxaciones. Cuando trabaje con pesas, no fuerce ninguna articulación más allá de los noventa grados.
- **No se pase.** Forzar el ejercicio hasta quedar exhausto no aporta ningún beneficio. En ese estado, el organismo produce adrenalina y cortisol, algo que ayuda a afrontar las luxaciones resultado del estrés físico del ejercicio pero que tiene otras consecuencias adversas. El ejercicio excesivo anula la función del sistema inmunitario. En estudios llevados a cabo por la Indiana University, se observó que pedalear en la bicicleta estática hasta caer rendido genera una disminución de la función de las células asesinas naturales que precisan veinte horas para la recuperación. En estudios llevados a cabo con participantes en la maratón de Los Ángeles, se averiguó que las personas que entrenan más de cien kilómetros semanales sufrían dos veces más resfriados o gripes que las que entrenaban menos de treinta y cinco kilómetros semanales.

Existen muchas razones para hacer ejercicio; lo que resulta difícil es conseguir mantenerse motivado para continuar en ello. A menudo, tres meses de ejercicio regular producen beneficios físicos y mentales tan relevantes que es el ejercicio mismo el que se convierte en la motivación para seguir haciéndolo. A continuación, veamos algunos consejos para alcanzar esa cota mágica de los tres meses:

- Cree un sistema de amigos; busque un compañero de ejercicio que le anime.
- Considere el ejercicio como un sistema para aliviar el estrés o un reconstituyente.
- Sea realista en lo que se refiere al momento del día elegido para realizar ejercicio y a la cantidad de ejercicio que puede realizar de manera rutinaria. Cuando haya tomado una decisión al respecto, guarde celosamente ese tiempo para usted.
- Varíe el ejercicio para que siga resultándole interesante.
- Establezca objetivos de ejercicio y celebre su consecución.
- Sobre todo, considere el ejercicio como algo que le gusta hacer.

¡Buena suerte!

2

Alimentación y sentido común

En lo que a la alimentación se refiere, ha llegado el momento de recuperar los puntos básicos. Una buena alimentación es un hábito que se prolonga durante toda la vida; no caiga en la tentación de la última dieta de moda. Es importante comprender y seguir un plan de alimentación razonable, un plan que pueda mantenerse indefinidamente. Las dietas de moda no predican buenos hábitos alimenticios que puedan mantenerse para siempre y no son efectivas en cuanto al objetivo de alcanzar una buena salud permanente.

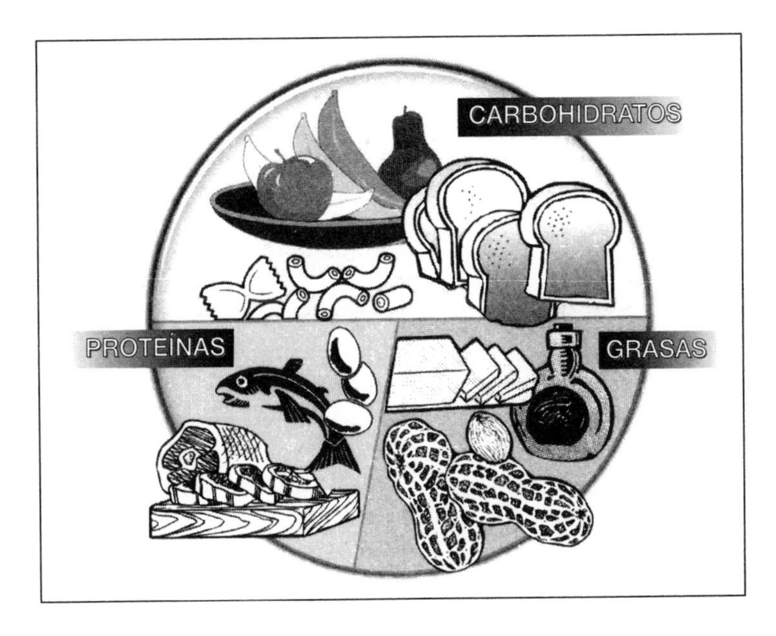

Una dieta adecuada debería incluir un cincuenta por ciento de carbohidratos, un veinte por ciento de proteínas y un treinta por ciento de grasas. Las dietas actuales suelen incluir un exceso de grasas saturadas, azúcar procesado y sal, y presentan carencia de fibra y agua. Para alcanzar o mantener el peso adecuado debemos calcular el total de calorías ingeridas. Si disfruta usted de un peso estable, anote con detalle durante unas cuantas semanas lo que come y calcule entonces su promedio diario de calorías ingeridas. Si desea perder peso, una reducción de quinientas calorías ingeridas diarias le hará perder cerca de medio kilo por semana. Un gramo de carbohidratos tiene cuatro calorías, un gramo de proteínas tiene cuatro calorías, un gramo de grasa tiene nueve calorías.

Si, por ejemplo, deseara consumir mil ochocientas calorías diarias, ¿cuántos gramos de grasa podría comer? Calcule los gramos de grasa permitidos con el siguiente procedimiento:

1. Multiplique mil ochocientas calorías por treinta por ciento (recuerde que hemos dicho que una dieta correcta debería incluir un treinta por ciento de grasas). El resultado son quinientas cuarenta calorías de grasa permitidas.
2. Divida esas quinientas cuarenta calorías de grasa permitidas por nueve calorías por cada gramo de grasa. El resultado son sesenta gramos de grasa diarios.

Veamos cuántos gramos de grasa puede usted consumir

1. Piense cuántas calorías desea consumir al día.
2. Multiplique este número por 0,30 para obtener el número de calorías diarias de grasa permitidas.
3. Divida ese número por nueve para obtener el número de gramos de grasa permitidos.

Prácticamente todos los etiquetados de los productos alimenticios muestran la cantidad de gramos de grasa contenidos, facilitando con ello el control y la limitación del consumo de grasa.

La tradicional pirámide alimenticia sigue teniendo su mérito. La alimentación diaria debería incluir:

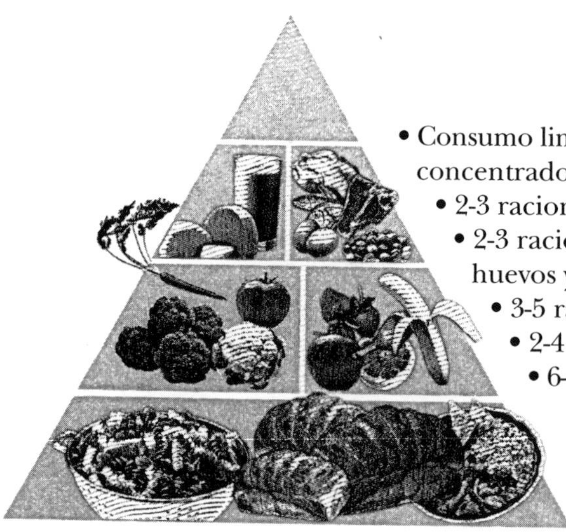

- Consumo limitado de grasas, aceites, azúcares y dulces concentrados.
- 2-3 raciones de leche, yogurt y queso.
- 2-3 raciones de carne, aves, pescado, legumbres, huevos y nueces.
- 3-5 raciones de verdura.
- 2-4 raciones de fruta.
- 6-11 raciones de pan, cereales, arroz y pasta.

¿Cuál es el tamaño de una ración?

La mayoría de los pacientes calcula tamaños de ración excesivos, sobre todo en lo que se refiere a comidas preparadas y raciones de restaurante. (¿Una ración en un restaurante self-service? ¡Buena suerte en su intento de mantener ahí cierto grado de disciplina!) A continuación, le proporciono algunos consejos para estimar el tamaño de las raciones:

- ¡Lea las etiquetas de las comidas preparadas! Pese la comida en caso de duda.
- Utilice las «medidas de la mano». El puño apretado = una taza; el tamaño de un dedo pulgar normal = treinta gramos de carne o queso; desde la punta del dedo pulgar hasta la primera articulación = una cuchara; desde la punta de otro dedo hasta la primera articulación = una cucharilla de café; en el hueco de la mano caben sesenta gramos de cereales o nueces.
- Reglas generales para el tamaño de una ración: media taza de cereales, arroz o pasta; treinta gramos de pan; media taza de verduras hervidas; media taza de fruta fresca o zumo; un cuarto de taza de frutos secos; una taza de leche; cien gramos de carne.

Y este es el truco con la grasa:

- Aumente el consumo de platos principales sin carne. Es fácil preparar comidas equilibradas, bajas en grasas, combinando arroz integral, verduras, legumbres, derivados de la soja y fruta.
- Incluya pescado, pollo, pavo y ternera en sus menús.
- Antes de cocinar cualquier tipo de carne, retire la piel y toda la grasa visible.
- Ase, hornee, hierva, cocine a la plancha, al vapor y utilice el microondas. Evite los fritos.
- Utilice productos bajos en grasa, leche desnatada y productos lácticos desnatados en lugar de leche, nata y quesos enteros. También para preparar salsas.
- Limite las yemas de huevo a dos por semana. Sustituya cada huevo entero que necesite para hornear por dos huevos sin yema.
- Evite las vísceras como el hígado y los riñones.
- En lugar de grasas animales, utilice aceite de oliva, de maíz o de girasol. Reduzca la cantidad de grasa en la composición de salsas; sazone con hierbas y especias.
- Evite alimentos procesados con «aceites parcialmente hidrogenados» que contienen ácidos grasos que producen un efecto adverso sobre los niveles de colesterol.
- Sustituya la bollería industrial por productos caseros que contengan clara de huevo, las grasas recomendadas y leche desnatada.

Azúcar

El azúcar sólo proporciona calorías vacías y no aporta ningún otro valor nutricional. La dieta de los norteamericanos llega a incluir veinte cucharillas de café de azúcar diarias, procedentes en su mayoría de productos industriales, una cantidad que es el doble de la recomendada. Una investigación llevada a cabo por Harvard demuestra que las dietas ricas en azúcar aumentan en un cuarenta por ciento la probabilidad de sufrir diabetes. Los alimentos preparados bajos en grasa suelen contener cantidades importantes de azúcar. Asegúrese de leer siempre bien la etiqueta antes de comprar.

Agua

La persona media vive en un estadio crónico de deshidratación leve. ¿Cómo podemos saber si bebemos la cantidad de agua suficiente? Entre los síntomas de deshidratación se incluyen las rampas musculares, el dolor de cabeza, la fatiga y los mareos. Son síntomas que tienden a empeorar hacia el final de la jornada. Empezamos a sentir sed cuando hemos perdido cerca del dos por ciento de nuestro peso corporal. Si no bebemos líquido cuando sentimos sed, seguiremos perdiendo agua a través de la respiración, la piel, la orina y los movimientos intestinales. Se considera que la persona que llega a perder hasta el cuatro por ciento de su peso corporal se encuentra seriamente deshidratada. Llegado este caso, el volumen de sangre del organismo y la tensión sanguínea disminuyen, dando como resultado sensación de debilidad, mareo, cefaleas y fatiga muscular. Las personas mayores, además de aquellas que sufren determinadas enfermedades o que siguen una medicación determinada, tienen el sentido de la sed debilitado y suelen estar deshidratadas. Además, son propensas a sufrir los efectos de la deshidratación con mayor severidad.

Para calcular el número de vasos de agua (de un cuarto de litro) recomendados diariamente, multiplique su peso por mil y luego divídalo por cuatrocientos. A continuación, divida el resultado obtenido por cien y multiplique por ocho este nuevo resultado. Por lo tanto, una mujer de sesenta kilos de peso debería beber doce vasos diarios de agua. Las bebidas que contienen cafeína o alcohol actúan como diuréticos y, por lo tanto, no pueden contabilizarse como consumo de líquido.

¿Cuánta agua debería beber?

1. Multiplique su peso por mil y luego divídalo por cuatrocientos.
2. Divida el resultado obtenido por cien y luego multiplique este nuevo resultado por ocho.

Beber agua aporta otros beneficios. Un estudio llevado a cabo en 1998 por Harvard con una muestra de cincuenta mil hombres, informó de que los que consumían más líquido al día presentaban la mitad de casos de cáncer de vejiga que los que consumían menos. El consumo de agua disminuye la probabilidad de sufrir piedras en el riñón, disminuye los ataques de asma en los asmáticos, mejora la salud dental y ayuda a mantener el apetito a raya.

Dietas hiperproteínicas

No siga una dieta excesivamente rica en proteínas. Los estudios que investigan la evolución de la salud en muestras de población grandes demuestran que las personas que consumen menos fruta, verduras y cereales integrales (todos ellos alimentos relativamente ricos en carbohidratos) son las que presentan un riesgo mayor de sufrir diversas enfermedades mortales, entre ellas cardiopatías y cáncer.

Las dietas ricas en proteínas se pusieron de moda en los años setenta. Sus virtudes eran ensalzadas en libros best-sellers, nunca en artículos publicados en revistas médicas. El peso se gana o se pierde según la cantidad total de calorías consumidas, no según el origen de dichas calorías. El análisis de los alimentos prescritos en las dietas hiperproteínicas demuestran que estas dietas consisten, básicamente, en menos comida y menos calorías totales. Las dietas hiperproteínicas no esconden ninguna magia que dispare el metabolismo. Se trata de dietas relativamente ricas en grasas; en las primeras fases de la dieta Atkins, dos tercios de las calorías consumidas derivan de las grasas.

Para funcionar con normalidad, el organismo necesita dosis frecuentes de carbohidratos. Son el principal combustible de los músculos y el único combustible de las células cerebrales. El organismo carente de carbohidratos actúa como si estuviese muriéndose de hambre. Cuando a la dieta le faltan carbohidratos, el cuerpo tiene que echar mano de sus reservas limitadas de carbohidratos. A diferencia de las grasas y las proteínas, que están bien guardadas en el interior del organismo, los carbohidratos son productos químicos que circulan por el agua. Por lo tanto, cuando se pierden las reservas de carbohidratos, se pierden también varios gramos o kilos de peso relacionados con el agua. Mientras que puede tratarse de una solución estéticamente adecuada para una próxima cita, sus beneficios a largo plazo con respecto a la salud son nulos. Cuando la reserva de carbohidratos se agota, el cuerpo va en busca de las reservas de proteínas (músculo) y grasas. En dietas extremadamente escasas en carbohidratos, el cuerpo cambia de metabolismo en un proceso denominado quetosis. La acetona se produce como resultado de la digestión de las proteínas y las grasas. Eso genera efectos secundarios de falta de acetona y mareos que disminuyen el apetito. El exceso de acetona aumenta, además, la cantidad de orina, dando como resultado sed y un elevado consumo de agua que, a su vez, disminuye también el apetito. Desgraciadamente, la acetona que pasa a la orina se lleva consigo sales importantes para el organismo, como el sodio, el potasio y el magnesio, y puede tener como consecuencias finales una deshidratación y generar problemas de ritmo cardíaco.

La ausencia de fruta y verduras implica la ausencia de importantes nutrientes que protegen el corazón, fortalecen los músculos, combaten el cáncer y mejoran la inmunidad. Estamos empezando a comprender las complejas interacciones existentes entre nutrientes y alimentos, pero no las entendemos todavía lo bastante bien como para confiar plenamente en vitaminas y suplementos que sustituyan a los nutrientes no aportados por la alimentación.

¿Qué sucedió con los millones de personas que siguieron dietas hiperproteínicas durante la década de los setenta? Que se cansaron de los efectos secundarios de las dietas y de sus limitaciones y acabaron abandonándolas. Los que siguieron con ellas descubrieron finalmente que su cuerpo acababa ajustándose al proceso de quetosis, la sensación de hambre se recuperaba, así como la pérdida de peso.

Ácidos grasos omega-3

Un estudio publicado en 1997 en *New England Journal of Medicine*, demostraba que dos raciones semanales de pescado disminuían en un cincuenta por ciento el riesgo de sufrir un infarto de consecuencias fatales. Se descubrió que el aceite de pescado disminuía los triglicéridos y evitaba los coágulos sanguíneos. Sirve también como agente antiinflamatorio, ya que los químicos (prostaglandinas y leucotrienes) que contienen estos ácidos grasos son menos inflamatorios que los producidos por las grasas comunes. Se ha descubierto que la inflamación juega un destacado papel en el desarrollo de la arteriosclerosis (engrosamiento de las paredes arteriales) y sus complicaciones. Se recomienda incluir pescado en la dieta entre dos y tres veces por semana. La caballa, el salmón, el halibut, el arenque, el atún, el bacalao y la platija son buenas fuentes de ácidos omega-3. Aceites como el de oliva, de girasol y de maíz son también buenas fuentes de aceites sanos.

Soja

En Estados Unidos, la FDA (*Food and Drugs Administration*) permite desde octubre de 1999 a los fabricantes de productos de soja etiquetar sus productos con la leyenda de que disminuyen el riesgo de sufrir enfermedades cardíacas. Los productos de la soja, como las judías de soja, el tofu y otros preparados, están llenos de isoflavonas (un grupo de elementos químicos parecidos a los estrógenos). En estudios practicados con personas que seguían ya una dieta baja en grasas y colesterol, se descubrió que la sustitución de cien calorías de proteína animal por proteína de soja provocaba una caída adicional de los niveles de colesterol entre el cinco y el diez por ciento.

Otros beneficios de la soja tienen que ver con sus efectos similares a los de los estrógenos. Un estudio demostraba la mejora de la densidad ósea en mujeres posmenopáusicas que consumían soja. Los estudios de observación de mujeres cuyas culturas las empujan a consumir más soja en su dieta demuestran una disminución de las sofocaciones típicas de la menopausia y una incidencia menor de cáncer de mama. Existe una hipótesis, no demostrada todavía, que declara que las proteínas de la soja puedan interaccionar parcialmente con los receptores de estrógenos de las mujeres, activándolos lo suficiente como para mejorar las sofocaciones y bloqueando la capacidad del verdadero estrógeno de alcanzar el receptor y, por lo tanto, disminuyendo la incidencia del cáncer de mama relacionado con los estrógenos.

No se sabe a ciencia cierta cuál es la parte de la soja que ofrece estos beneficios para la salud; por lo tanto, es mejor aferrarse a los productos de la soja, no a las pastillas que la contienen.

Fibra

La digestión deja por absorber un gran porcentaje de la fibra; la fibra pasa a través del colon, donde su masa y el agua que retiene propiedades evita la producción de excrementos duros y secos típicos del estreñimiento. Es necesario consumir entre veinte y treinta y cinco gramos diarios de fibra mediante cereales, arroz y legumbres. Algunas pruebas sugieren que la fibra disminuye el colesterol y la tensión sanguínea y que puede jugar cierto papel en la prevención del cáncer de colon.

Calcio

El calcio es esencial para el desarrollo y el mantenimiento adecuado de los huesos. Durante la infancia es necesario consumir la cantidad adecuada de calcio para alcanzar las densidades óseas necesarias. El calcio se obtiene a partir de los productos lácticos y, en determinados casos, a través de suplementos de calcio. Véase el apartado dedicado al calcio en la sección de los suplementos dietéticos (capítulo 12) para más información sobre cuánto calcio necesita usted, cuándo tomar suplementos de calcio y cómo ayudar al organismo a optimizar la absorción de este importante elemento.

Vitaminas B

Las vitaminas B, como la B_6, B_{12} y el ácido fólico, son cruciales para mantener la normalidad en la función cardíaca y neurológica. El ácido fólico ayuda a disminuir los defectos del sistema nervioso central durante el embarazo; la administración de suplementos debería iniciarse varios meses antes de intentar quedarse embarazada. Las vitaminas B disminuyen los niveles de homocisteína, vinculados a las enfermedades cardíacas. La escasez de vitamina B puede provocar cardiopatías e ictus, demencia, degeneración mental y depresión. A medida que envejecemos, la capacidad de absorber las vitaminas B mediante la alimentación disminuye; por lo tanto, a partir de los cincuenta años de edad, los adultos deberían añadir a su dieta un suplemento de vitamina B.

Antioxidantes

La oxidación es un proceso químico que produce radicales libres en el organismo. Se cree que estos radicales libres son los responsables de generar cambios químicos dramáticos en diversos tejidos. La oxidación se ha relacionado con las enfermedades cardíacas, el cáncer, las cataratas, el proceso de envejecimiento y la degeneración macular. Los antioxidantes son otros elementos químicos que barren los radicales libres causantes de la oxidación. Entre los antioxidantes se encuentran las vitaminas E y C, el betacaroteno, la luteína y otros. Las entre cinco a nueve raciones diarias de fruta y verduras recomendadas proporcionan la mayoría de las cantidades de antioxidantes necesarias. Se desconoce aún si la ingesta de antioxidantes en pastillas aporta algún beneficio; de hecho, investigaciones recientes sugieren un efecto de disminución procedente de las tomas suplementarias de betacaroteno, vitamina C y vitamina E; véase el capítulo 12 para más información sobre la utilización de suplementos alimenticios.

La dieta mediterránea

La llamada dieta mediterránea recibe su nombre por seguir las dietas tradicionales de algunas culturas instaladas junto al mar Mediterráneo. Destaca el consumo de alimentos naturales, aceite de oliva, pescado, frutos secos y vino. La investigación actual en el mundo cardiovascular ofrece pruebas significativas de que la dieta mediterránea es más efectiva para prevenir enfermedades cardíacas que las tradicionales dietas pobres en grasas. En lugar de concentrarse en la disminución de grasas, la dieta subraya la importancia del tipo de grasas consumidas.

Normas de la dieta

Las normas para seguir esta dieta son muy sencillas: inclínese por las grasas buenas y evite las malas.

Consuma...	**Evite...**
Alimentos ricos en ácidos omega-3 como pescado graso (salmón, trucha, sardinas, atún) y frutos secos (nueces, almendras, avellanas).	Grasas saturadas (carne roja, mantequilla, queso, leche).
Grasas monosaturadas que se encuentran en el aceite de oliva, aceite de lino, nueces, aguacates.	Ácidos grasos (margarina, grasas cocinadas y otros alimentos procesados con aceites parcialmente hidrogenados como bollería, fritos y comida rápida).
Entre siete y diez raciones diarias de vegetales naturales, integrales (frutas, verduras, ensaladas).	Alimentos con azúcar concentrado (caramelos, pastelitos, galletas).
Pan y pasta integrales y con alto contenido en fibra.	Aceites con ácidos grasos omega-6 (maíz, girasol, soja y cacahuete).

Plantéese el consumo regular de una pequeña cantidad de vino (hasta ciento veinticinco mililitros las mujeres y hasta doscientos cincuenta mililitros los hombres) en casos de inexistencia de antecedentes de abuso del alcohol.

Las pruebas

Veamos a continuación algunas de las pruebas que apoyan los beneficios de esta dieta:

- El estudio Lyon Diet Heart, publicado en 1999, realizado con seiscientos cinco supervivientes a infartos a lo largo de cuatro años. Quienes siguieron una dieta mediterránea, presentaron un cincuenta y cinco por ciento de disminución de tasa de mortalidad y una disminución similar en el número de aparición de sucesos cardíacos en comparación con quienes siguieron una dieta regular.
- La prueba GISSI-Prevenzion, publicada también en 1999, que realizaba el seguimiento de once mil pacientes durante tres años y medio. Los pacientes que consumieron una cantidad elevada de ácidos grasos omega-3 disminuyeron su tasa de mortalidad por enfermedad cardíaca en un cuarenta y cinco por ciento.
- La prueba Diet and Reinfarction, publicada en 1989, asignaba distintas dietas a dos mil treinta y tres hombres que habían sufrido infartos. Quienes siguieron la dieta mediterránea, disminuyeron la tasa de mortalidad en un veintinueve por ciento.
- Las dietas con aceite de oliva disminuyen el colesterol total, el LDL colesterol y los triglicéridos, sin disminuir los niveles buenos de HDL colesterol. Desde un punto de vista experimental, esto genera un efecto más favorable en todos los niveles de lípidos que lo que puede conseguirse limitándose únicamente a disminuir las grasas de la dieta.
- Aceite de oliva, frutos secos, manzanas, cebollas, té y vino tinto son ricos en flavonoides, que son antioxidantes que inhiben la oxidación del LDL colesterol (un paso necesario en el colesterol que se relaciona con el deterioro del vaso sanguíneo).
- Los ácidos grasos, que evita la dieta mediterránea, aumentan los niveles de LDL colesterol y disminuyen los de HDL colesterol, dando como resultado un efecto desfavorable sobre los niveles de colesterol que es dos veces peor que el resultante del consumo de una cantidad similar de grasas saturadas.

La dieta mediterránea demuestra resultados prometedores, goza del beneplácito médico, es menos restrictiva que otras dietas adecuadas para la prevención de las enfermedades cardíacas y, realmente, merece la pena planteársela.

La dieta Ornish

El programa promovido por el doctor Dean Ornish incluye una dieta rigurosa, ejercicio, gestión del estrés y grupos de apoyo. Esta dieta disminuye la grasa a menos del diez por ciento y no contiene colesterol. Se trata de una dieta basada en comida natural y vegetales que se concentra en frutas, verduras, cereales, legumbres, productos lácticos descremados, clara de huevo y productos de soja. Los estudios realizados al respecto demuestran una disminución mensurable de las enfermedades coronarias, una disminución importante de los infartos, un noventa y uno por ciento menos de angina de pecho y una disminución del nivel de LDL colesterol hasta del cuarenta por ciento. No poseo experiencia directa con este programa, pero me parece un programa riguroso que exige formación y apoyo para seguirlo.

3

Obesidad y pérdida de peso

Se habrá percatado de que en mis capítulos dedicados al ejercicio y a la alimentación no menciono la pérdida de peso ni como factor de motivación para llevar a cabo un mejor programa de ejercicio o alimentación, ni como un objetivo de esos programas. Lo he hecho a propósito. El ejercicio, la alimentación y la obesidad están relacionados, pero son temas independientes.

Los organismos oficiales identifican la obesidad como un factor independiente de riesgo de muerte prematura, hipertensión, cardiopatías, ictus, osteoartritis y cáncer de útero, pecho, próstata y colon. La obesidad limita la movilidad y la resistencia y provoca fatiga, estrés y discriminación social.

Sin embargo, el ejercicio regular y una buena dieta deberían disminuir el riesgo de sufrir estas enfermedades, independientemente del efecto que puedan tener sobre el peso. El ejercicio y una buena alimentación mejoran la presión sanguínea, el colesterol y el nivel de azúcar en la sangre. Los pacientes que buscan perder peso a través de una alimentación adecuada y ejercicio no necesitan alcanzar pesos normales para mejorar su estado de salud; los beneficios de una alimentación correcta y del ejercicio se hacen estadísticamente evidentes con sólo una pérdida de peso de entre el cinco y el diez por ciento. Preferiría que mis pacientes se concentrasen más en mejorar la composición de su cuerpo (masa muscular magra) que en la báscula del baño.

¿Qué es la obesidad?

Uno de los conceptos más importantes relacionados con la obesidad es el *índice de masa corporal*, una medida del peso comparado con la altura y la distribución de ese peso en el cuerpo. El índice de masa corporal se calcula dividiendo el peso, en kilos, por la altura, en metros, al cuadrado.

Calcule su índice de masa corporal

Peso (kilos)/cuadrado de la altura (metros)

¿Qué significa el índice de masa corporal?

La tabla siguiente le ayudará a comprender lo que significa el índice de masa corporal, en cuanto a estado de salud.

Un índice de masa corporal de...	**Significa...**
Inferior a 22	Su peso es insuficiente. Un índice de masa corporal de 21 o inferior aumenta el riesgo de osteoporosis y no ofrece reservas de tejidos orgánicos en caso de enfermedad grave.
22-25	Se encuentra en un rango normal. Perder peso no le aporta ninguna ventaja para su salud.
26-27	Tiene sobrepeso. Es importante clínicamente si sufre hipertensión, diabetes o artritis. Debería modificar su estilo de vida para evitar ganar más peso. Su médico debería estudiar la distribución de peso en su cuerpo para determinar si la intervención médica le resultaría beneficiosa.
28-30	Su riesgo de sufrir enfermedades relacionadas con el peso aumenta dramáticamente y es necesaria intervención médica. Puede plantearse un tratamiento farmacológico si sufre, además, enfermedades donde tiene importancia el peso, como diabetes, hipertensión, colesterol elevado, artritis o cardiopatía.
Superior a 30	Está un veinte por ciento o más por encima de su peso ideal, lo que le expone a un elevado riesgo de complicaciones médicas.

Distribución del peso en el cuerpo

La grasa abdominal es distinta de la grasa de las caderas o de los muslos. La grasa abdominal se deposita y retira con más facilidad que en otras partes del cuerpo a través de proteínas transportadoras que circulan por la sangre. Se trata de una grasa a la que el organismo accede fácilmente cuando necesita reservas de energía aunque, como consecuencia, aumentan los niveles de grasa en la sangre. Al metabolizarse, los subproductos de la grasa abdominal elevan el colesterol y disminuyen la sensibilidad del organismo a la insulina, afectando a la presión sanguínea y aumentando el riesgo de sufrir enfermedades coronarias y cáncer. La grasa abdominal produce, además, más estrógenos, que pueden animar el desarrollo del cáncer de mama. Se han llevado a cabo estudios que observan que los pacientes con más grasa abdominal presentan mayor riesgo de sufrir hipertensión, cardiopatías, diabetes, cáncer de colon y cáncer de mama posterior a la menopausia.

Una forma de evaluar la grasa abdominal consiste en calcular la relación entre cintura y cadera. Esta relación se calcula midiendo primero el contorno de cintura por su punto más estrecho y luego el de cadera por su punto más ancho. Las mujeres deberían tener una relación entre cintura y cadera de 0,8 o inferior, mientras que la de los hombres deberá ser de 1,0 o menos.

Mitos sobre la pérdida de peso

Mito 1: Todo el peso que se pierde acaba recuperándose

Este mito procede de estudios muy reducidos llevados a cabo con personas que se apuntan a programas de pérdida de peso patrocinados por las universidades. Muchas veces estos programas se utilizan como último recurso para personas con problemas graves de peso. La incidencia de problemas físicos y psicológicos en este grupo de población es muy superior a la media y los problemas de salud a largo plazo complican su capacidad para mantener la pérdida de peso. Por otro lado, los programas de pérdida de peso sociales muestran éxitos a largo plazo.

Mito 2: La dieta y la pérdida de peso disminuyen el metabolismo del cuerpo y dificultan la posibilidad de perder peso adicional

Mientras que se trata de una afirmación cierta, de entrada, existen nuevas investigaciones que demuestran que una vez se ha producido la pérdida de peso y éste se estabiliza, la velocidad del metabolismo del cuerpo recupera la normalidad. Esto significa que los pacientes que necesitan conseguir una pérdida de peso importante deberían hacerlo por pasos, deteniéndose regularmente durante varias semanas para permitir con ello que se normalizase el metabolismo.

Mito 3: «Pero si no como tanto»

Investigación tras investigación demuestran que las personas con sobrepeso infravaloran constantemente la cantidad que comen. Recordar lo que se come en retrospectiva no sirve para nada; la única forma fiable de controlar las calorías es siguiendo un diario y anotando en él todo lo que se come.

Mito 4: «Si disminuyo la grasa de mi dieta, perderé peso»

Numerosos estudios médicos demuestran que el peso se gana o se pierde según el número total de calorías consumidas. No se obtiene ningún beneficio si las grasas sustituyen a los alimentos hipercalóricos y dulces. Muchos alimentos comercializados como «libres de grasa» tienen un elevado contenido de azúcar. Asegúrese leyendo las etiquetas antes de dar por supuesto que «bajo en contenido graso» significa también «bajo en calorías».

Mito 5: Las dietas milagro que producen una pérdida de peso inicial rápida me ayudarán a empezar

Me sorprenden constantemente las tonterías que pueden llegar a tener que tragarse mis pacientes con tal de intentar perder peso. Numerosos estudios demuestran que la pérdida de peso a corto plazo conseguida mediante cambios de dieta dramáticos no implica éxitos a largo plazo. El control de peso es un objetivo para toda la vida, que exige consistencia y adoptar hábitos alimenticios, dietéticos y de estilo de vida correctos. La motivación para realizar este cambio debe originarse en el interior de cada uno; confiar en dietas milagro sigue colocando fuera de nosotros la espera de la aparición de una solución mágica y nos prepara para el fracaso.

Mito 6: Comer cosas que no me gustan me ayudará a perder peso

La comida es uno de los placeres de la vida. Cuando conciba un plan alimenticio, tenga en cuenta sus gustos personales, de lo contrario, el plan fracasará con el tiempo.

Mito 7: Dormir menos aumentará mi actividad y me ayudará a perder peso

Tengo dos respuestas para este mito. En primer lugar, el objetivo de una alimentación adecuada y de la pérdida de peso es tener una mente y un cuerpo más sanos; privarse del sueño no persigue el mismo objetivo. En segundo lugar, las investigaciones demuestran que la gente con falta de sueño es más propensa a buscar y consumir una dieta con elevado contenido en grasas y azúcares que proporcione rápidamente energía a su cerebro.

Mito 8: Una comida mala echará por tierra mi dieta

Lo que importa es el número de calorías consumidas por semana, no la cantidad de calorías de cada comida. ¿Un plan para una ocasión especial? Equilíbrelo con las comidas del resto de la semana.

Mito 9: Mi médico debería recetarme unas pastillas para empezar a perder peso

Numerosos estudios sobre la utilización a corto plazo de supresores del apetito demuestran que se trata de una técnica no beneficiosa para la pérdida de peso a largo plazo. Después de los efectos iniciales de las pastillas, el peso se recupera. Si existe una terapia farmacológica de éxito para la obesidad, no es otra que una terapia de por vida para los casos de obesidad grave que se someten sin éxito a un programa de adelgazamiento durante más de seis meses. Hasta la fecha, existen datos muy limitados que indiquen que la terapia farmacológica, incluso en esta población de alto riesgo, sea efectiva en cuanto a resultados beneficiosos a largo plazo.

Cómo perder peso

Los mejores consejos para perder peso con éxito los obtenemos a partir del National Weight Control Registry, un registro donde se incluye a todos los individuos que han perdido con éxito doce kilos o más y han mantenido su nuevo peso durante más de un año. Los siguientes consejos proceden de esta fuente:

- **Hágalo por usted.** La motivación para este tipo de cambio permanente debe venir de dentro. Las dietas milagrosas y las pastillas ofrecen la falsa esperanza de que existe una solución en el exterior y evitan el compromiso necesario y la responsabilidad de nuestras propias acciones.
- **Establezca objetivos realistas.** Plantéese perder el diez por ciento de su peso entre los primeros seis a doce meses. Los principales beneficios de la pérdida de peso (disminución de la presión sanguínea y del colesterol, menor riesgo de diabetes y artritis) se producen con este primer diez por ciento.
- **Controle sus impulsos y deténgase antes de actuar.** Una vez tragada la comida, los alimentos tardan quince minutos o más en surtir efecto y los receptores químicos del aparato digestivo en permitir que el cerebro sepa que ha entrado la comida suficiente. Comer con excesiva rapidez sobrecarga el estómago antes de que se dispare la «señal de lleno». Disminuya la velocidad de sus comidas haciendo una pausa de entre tres y cinco minutos entre plato y plato. Aprenda a retrasar su respuesta al hambre un mínimo de quince minutos; inténtelo bebiendo agua o mordisqueando verduras crudas durante estos minutos para ver si el hambre disminuye.

- **Anote lo que come en un diario durante un mínimo de dos semanas.** Con ello obtendrá una imagen realista de dónde necesita recortar y le ayudará a identificar las situaciones que desencadenan las ganas de comer.
- **Vigile las raciones en los restaurantes.** Comer fuera le impide, en cierto grado, controlar la preparación de la comida, pero no la cantidad que come. Disminuya las raciones de los restaurantes entre un tercio y la mitad.
- **Establezca sistemas de apoyo psicológicos.** Utilice un diario, un grupo de amigos o un grupo de apoyo.
- **Relájese.** Aprenda y utilice otras técnicas de relajación que no sean la comida.
- **Espérese algún que otro traspiés.** Supérelo y siga con sus planes.
- **Coma pequeñas cantidades más a menudo.** Las dietas de más éxito son las que incluyen comidas cinco o más veces al día.
- **Haga ejercicio con regularidad.** Las personas que hacen dieta y ejercicio suelen conservar la pérdida de peso durante más tiempo. Intente hacer ejercicio un mínimo de treinta o sesenta minutos diarios. Súmele ejercicios de fortalecimiento dos o tres días por semana para crear músculo (el músculo quema más calorías que otros tejidos, incluso en reposo).
- **No confíe en la «fuerza de voluntad».** Este concepto sólo sirve para que la gente con sobrepeso se sienta débil y mal consigo misma. La pérdida de peso es el resultado de una planificación detallada y de un esfuerzo continuado.

Medicamentos para perder peso

No aconsejo los medicamentos para perder peso que pueden conseguirse sin receta médica. Todos estos productos químicos se lanzan al mercado como «suplementos dietéticos». En Estados Unidos esto permite distribuir cualquier producto que afirme afectar a la estructura o función del organismo sin la evaluación o la aprobación de agencias gubernamentales, siempre y cuando la etiqueta incluya una frase diciendo que no ha sido evaluado por la FDA y que el producto no pretende diagnosticar, tratar o prevenir ninguna enfermedad. No se necesitan pruebas para lanzar al mercado estos productos, ni datos de seguridad. Los fabricantes no tienen ninguna exigencia en cuanto a revelar posibles efectos secundarios.

Numerosos estudios médicos demuestran que los productos químicos utilizados por estos medicamentos sin prescripción indicados para la pérdida de peso no proporcionan una pérdida de peso a largo plazo; además, presentan efectos secundarios importantes y un enorme potencial de reacciones adversas. Los productos para perder peso «sin química» utilizan plantas precisamente por sus principios activos químicos: efedrina (efedra, Ma Huang) y cafeína (té verde, guaraná). Durante las últimas décadas, la mayoría de suplementos para perder peso contenían fenilpropanolamina. Este compuesto fue retirado del mercado en diversos países debido al excesivo número de ictus sufridos por los pacientes que lo consumían. Según mi opinión, este tipo de medicamentos no juega ningún papel en una pérdida de peso saludable y a largo plazo.

En la actualidad, existen tres tipos de medicamentos para perder peso que se obtienen con receta médica:

- Estimulantes que afectan al centro del apetito situado en el hipotálamo y que se asocian a una pérdida de peso a corto plazo que suele ser temporal. Entre los efectos secundarios de estos fármacos se encuentran el aumento de la presión sanguínea, la ansiedad y la agresividad.

- Medicamentos que anulan el apetito bloqueando la producción de serotonina y norepinefrina en el cerebro. Los efectos secundarios de estos fármacos son dolores de cabeza, sequedad de boca, estreñimiento e insomnio.
- Medicamentos que trabajan en el aparato gastrointestinal y limitan la absorción de grasa. Los efectos secundarios son gases abdominales, diarrea, falta de control de los movimientos intestinales y disminución de la absorción de vitaminas solubles en grasa.

Todos estos medicamentos son caros. La pérdida de peso media después de un año de tratamiento es inferior al diez por ciento del peso corporal. No se ha establecido todavía la seguridad y los beneficios a largo plazo (es decir, más de dos años) de estos fármacos sobre la salud y la mortalidad asociada a las enfermedades relacionadas con la obesidad.

Los medicamentos por prescripción facultativa se plantean tan sólo en casos de pacientes cuyo índice de masa corporal sea superior a treinta, o en pacientes con un índice de masa corporal superior a veintisiete y que padecen determinadas enfermedades. Las pruebas de las que disponemos sugieren que, una vez iniciada la terapia farmacológica para combatir la obesidad, es necesario seguirla durante toda la vida. Estos fármacos deberían considerarse únicamente para aquellos individuos que han intentado y fracasado en otros intentos supervisados para perder peso de más de seis meses de duración. En mi opinión, estos fármacos son seguros y efectivos sólo cuando los utilizan profesionales experimentados, y la probabilidad de éxito aumenta de gran manera cuando entre los recursos disponibles se encuentran especialistas en nutrición, fisiólogos y asesores. A menos que su médico conozca muy bien estos fármacos y pueda proporcionarle todo su apoyo, debería remitirle a una clínica especializada en pérdida de peso.

4

Alergias

El sistema inmunitario es el responsable de controlar y responder a cualquier amenaza del mundo externo. En el momento en que percibe una amenaza, el sistema inmunitario lanza un contraataque destinado a destruir a los invasores y expulsarlos del organismo. Mientras que esto es bueno para nosotros cuando los invasores son virus o bacterias extrañas, los efectos no son tan saludables cuando el sistema inmunitario percibe como amenaza el polen de los árboles o la pulga de algún animal. El paciente no alérgico ignora la presencia de sustancias como el polen o las pulgas de animales. La mucosidad del sistema respiratorio las atrapa y las expulsa. En el caso del paciente alérgico, su sistema reconoce esas mismas sustancias como una amenaza; el sistema inmunitario lanza un contraataque que libera histaminas y otras sustancias y da como resultado los síntomas típicos de las alergias: escozor de ojos, mucosidad nasal, estornudos, tos y malestar.

La sustancia que los mecanismos de alergia del sistema inmunitario reconocen y a la que reaccionan recibe el nombre de antígeno. Dicha reacción se desencadena a través de proteínas fabricadas por determinados glóbulos blancos de la sangre denominados anticuerpos, de los que hay distintos tipos. La mayoría de las reacciones alérgicas implican anticuerpos de la clase IgE.

Rinitis alérgica

La rinitis alérgica es la reacción que aparece cuando un antígeno que flota en el aire es inhalado a través de la nariz. La reacción alérgica está provocada por anticuerpos de la clase IgE, específicos para cada tipo de antígeno. La reacción alérgica se produce únicamente cuando el organismo ha visto antes a ese antígeno, ha generado anticuerpos a él y luego queda expuesto de nuevo a ese antígeno en particular. Sus síntomas son congestión y taponamiento nasal, goteo nasal, ataques de estornudos, mucosidad, fatiga y dolor de cabeza. La rinitis estacional se produce en temporadas predecibles, cuando determinadas plantas florecen o cuando el clima frío obliga a permanecer en el interior de las casas y estar expuesto a mayor cantidad de polvo doméstico, y normalmente es desencadenada por la inhalación de polen, moho o ácaros del polvo doméstico. La rinitis perenne se produce durante todo el año y puede estar desencadenada por la inhalación de ácaros del polvo doméstico, pulgas de animales, mohos u otros factores alérgicos.

La persona que no es alérgica captura el polen mediante la mucosidad de la nariz y acaba expulsándolo del cuerpo. En el paciente con alergias, el polen estimula una reacción inmune en el momento en que es reconocido y relacionado con un anticuerpo IgE. Esta combinación de antígeno y anticuerpo IgE desencadena una serie de reacciones que dan como resultado la liberación de histaminas y otros elementos químicos en el tejido nasal, lo que causa picores, irritación y humedad nasal. Los vasos sanguíneos de la nariz se dilatan y aumentan las secreciones de las glándulas.

Un estudio médico de veintitrés años de duración realizado con pacientes alérgicos, demostró que más de la mitad de los adultos jóvenes con alergias acaban perdiéndolas o mejorando con el tiempo. De los restantes, cerca de un tercio no nota ningún cambio a medida que pasan los años. El diez por ciento de los jóvenes adultos con alergias nota un empeoramiento de los síntomas a medida que pasan los años. El diez por ciento final, desarrolla con los años otras enfermedades relacionadas con las alergias, como el asma.

Existen distintos tipos de tratamientos efectivos para combatir las alergias:

- **Evitar el alergeno.** Disminuir la potencial exposición a los antígenos lleva su tiempo, pero es una de las formas más efectivas y eficientes en cuanto a costes para mejorar los síntomas de alergia. Disminuya la exposición a los ácaros del polvo manteniendo la humedad interior de la casa por debajo del cuarenta y cinco por ciento para con ello retrasar su crecimiento, elimine alfombras, muebles acolchados y forrados y el desorden, y compre colchones y almohadas fabricados con tejidos repelentes especiales. Disminuya las alergias relacionadas con animales eliminando circunstancias que lleven a la exposición de pelo de animal, orina y saliva. Controle las actividades al aire libre minimizando la exposición a alergenos estacionales y relacionados con el clima. Cierre las ventanas y utilice aire acondicionado para disminuir la exposición a los alergenos y hacer bajar el grado de humedad. Tenga en cuenta otros elementos productores de alergia como las plantas de interior, las peceras, los papeles viejos y las zonas poco ventiladas de la casa.
- **Antihistamínicos.** Existen en el mercado muchos medicamentos que ayudan a aliviar los estornudos, los picores y la mucosidad. Los antihistamínicos antiguos tenían un efecto más sedante que los de nueva generación y producían somnolencia e interferencias con el rendimiento cognitivo y motor. Los estudios llevados a cabo con pacientes que conducen medicados con antihistamínicos sedantes muestran unas reacciones similares a las personas con intoxicación alcohólica. La utilización de antihistamínicos sedantes por la noche prolonga los efectos durante el día siguiente. Los nuevos antihistamínicos son mucho menos sedantes y son los fármacos adecuados para muchas personas. Las fórmulas para la alergia sin efectos sedantes que existen en la actualidad no son antihistamínicos, son simples descongestionantes cuyo efecto sobre la reacción alérgica no es otro que eliminar las secreciones. Sus efectos secundarios son sequedad de la secreción nasal, sequedad de boca y estreñimiento.
- **Estabilizadores de las células mástil (cromolina y otros).** Las células mástil son glóbulos blancos especializados que viven en los tejidos y toman parte en la reacción alérgica. Cuando un complejo antígeno IgE las activa, las células mástil liberan diversos químicos almacenados (histaminas y demás) que generan una inflamación localizada. Los estabilizadores de las células mástil evitan que la célula mástil libere los mediadores químicos de las reacciones alérgicas. La mayoría de estos estabilizadores se administran en forma de spray (nasal) o de gotas (ocular). Se administran entre cuatro y seis veces al día, se necesitan varios días para que surtan efecto y presentan sólo

un beneficio muy modesto. Tienen escasos efectos secundarios, exceptuando alguna irritación pasajera. Varios de mis pacientes afirman que los beneficios de estos fármacos superan la incomodidad de su frecuente aplicación.

- **Modificadores del leucotrieno.** Los leucotrienos son otro tipo potente de elementos químicos del organismo relacionados con el proceso de la inflamación. Ha aparecido recientemente un nuevo tipo de fármaco que bloquea el efecto de los leucotrienos y evita que empeore el proceso inflamatorio, como puede ser una alergia o el asma. Estos medicamentos se administran en forma de pastillas una o dos veces al día. Los beneficios en el caso de pacientes asmáticos son visibles a partir de la primera dosis. Los efectos secundarios son excepcionales, pero incluyen reacciones alérgicas al fármaco en sí, mareos, cambios del ritmo del sueño y molestias gastrointestinales. A pesar de que su utilización está únicamente aprobada para pacientes asmáticos, el uso de este tipo de fármaco para pacientes que sufren alergias parece prometedora.
- **Sprays nasales con esteroides.** Se trata de fármacos potentes, de uso tópico y antiinflamatorios que constituyen la principal terapia para los pacientes que sufren rinitis alérgica. Estos sprays se acumulan en el tejido nasal y bloquean la respuesta alérgica antes de que se inicie. Puede que su efecto no aparezca hasta transcurridas entre una y dos semanas, y los beneficios máximos no aparecen hasta bien pasado un mes. Su utilización diaria durante la temporada de alergias reduce la aparición de complicaciones como la sinusitis. Sus efectos secundarios son una sensación pasajera de comezón en la nariz, mucosidad e irritación del tejido nasal en caso de uso prolongado. En mi consulta he tenido escasos pacientes con efectos secundarios lo bastante significativos como para obligar a un cambio de terapia.
- **Inmunoterapia (inyecciones).** Se trata de inyecciones que sólo potencialmente pueden funcionar como terapia curativa de la rinitis alérgica. Es una alternativa razonable que funciona con pacientes que sufren una temporada alérgica prolongada, síntomas durante todo el año, responden mal o presentan intolerancia a las medicaciones normalmente empleadas para la alergia, o sufren infecciones recurrentes de fosas nasales u oído. Los estudios a largo plazo de la inmunoterapia aplicada a niños alérgicos demuestran que puede disminuir de manera significativa la probabilidad de que el niño acabe desarrollando asma. Este descubrimiento no ha sido estudiado en adultos. La inmunoterapia consiste en administrar diversas inyecciones subcutáneas de antígenos. Con el tiempo, esto disminuye la respuesta alérgica a través de diversos cambios que se producen en el sistema inmunitario. Las inyecciones crean anticuerpos IgG al antígeno inyectado. Estos anticuerpos IgG se interponen a la reacción del antígeno IgE y, por lo tanto, interfieren la respuesta alérgica. Las inyecciones activan además unas partes del sistema inmunitario llamadas células T, que suprimen la respuesta alérgica.

Alergias alimentarias

Las alergias alimentarias son más comunes durante los primeros años de vida. Las alergias a la leche, huevos y soja suelen desaparecer con la edad. No sucede lo mismo con las alergias a los cacahuetes, piñones, pescado y marisco, que constituyen el noventa por ciento de las alergias alimentarias en adultos.

Las alergias alimentarias se relacionan también con los IgE. Este tipo de alergia produce síntomas en el sistema digestivo, como hinchazón de los labios, irritación de boca, garganta seca, náuseas o indigestión, abotargamiento, dolores abdominales o diarrea. Las reacciones alérgicas pueden producirse, además, en otras partes del cuerpo en forma de reacciones cutáneas, congestión nasal, respuestas similares al asma y reacciones en todo el cuerpo (véase la sección titulada *Anafilaxis*). Las reacciones más graves producen cerca de un centenar de muertes anuales como media en los países occidentales y normalmente se desencadenan cuando los pacientes con alergias conocidas ingieren en la comida y sin saberlo un alergeno. Las más frecuentes se producen con cacahuetes, leche de vaca, huevos, pescado, marisco o trigo.

Los pacientes con alergias muy sensibles no necesitan ingerir comida para sufrir una reacción. La exposición a alergenos transportados por el aire (polvo de cacahuete) es suficiente para desencadenar una respuesta.

El tratamiento de las alergias alimentarias consiste principalmente en identificar y evitar el alergeno. Las pruebas cutáneas de alergia son bastante útiles, aunque difíciles de realizar con determinadas frutas y verduras porque sus proteínas se rompen con excesiva facilidad y los extractos de alergia son difíciles de preparar. Resultan también útiles las dietas con la exclusión de posibles alergenos para irlos, posteriormente, introduciendo uno a uno hasta descubrir el culpable.

Los pacientes que sufren alergias alimentarias graves deberían llevar siempre encima algún tipo de identificación que indicase el tratamiento de urgencia y dosis de inyectables de epinefrina y antihistamínicos.

Alergias a insectos

Las alergias a las picaduras de insectos afectan al uno y medio por ciento de la población. Las reacciones a las picaduras de insectos se clasifican en tres tipos:

- *Reacciones locales*, que consisten en dolor transitorio, hinchazón y enrojecimiento de la zona. Estas reacciones disminuyen en menos de una hora.
- *Reacciones locales importantes*, que adquieren un diámetro superior a los diez centímetros y/o se extienden por una articulación. Llegan a su punto álgido en veinticuatro o cuarenta y ocho horas y pueden durar entre cinco y siete días. Las reacciones locales importantes no vaticinan futuras reacciones sistémicas.
- *Reacciones sistémicas*, que son reacciones que afectan a todo el cuerpo. La severidad de las reacciones sistémicas puede ir desde reacciones cutáneas por todo el cuerpo hasta reacciones que amenazan la vida del paciente por afectar diversos sistemas del organismo, incluyendo la posibilidad de colapso respiratorio y cardiovascular (véase la sección titulada *Anafilaxis*).

Las reacciones a insectos suelen descubrirse como consecuencia de una picadura inicial y la reacción a ésta. Pueden confirmarse mediante una prueba cutánea, aunque para ser correctamente interpretada, dicha prueba requiere la intervención de alergólogos expertos.

Cuando un paciente presenta una reacción grave a una picadura de insecto, la probabilidad de que sufra una reacción similar en caso de otra picadura es del sesenta por ciento.

La inmunoterapia con el veneno del insecto puede reducir el riesgo a reacción posterior entre un dos y un tres por ciento.

El tratamiento de urgencia de una picadura de insecto consiste en colocar hielo en la picadura para evitar con ello la liberación del veneno y utilizar medicamentos antihistamínicos y antiinflamatorios como el ibuprofeno. Las personas que conocen la posibilidad de sufrir reacciones graves deberían llevar encima epinefrina para inyectarse ellas mismas. Yo facilito a mis pacientes varias unidades de epinefrina para que las guarden en diferentes lugares y las lleven siempre encima para tenerlas disponibles en caso de necesidad.

Urticaria

La urticaria la componen granos muy picantes y rojos resultado de la dilatación de los vasos sanguíneos que se localizan en los tejidos. Las lesiones aparecen y desaparecen en menos de veinticuatro horas y, una vez desaparecidas, no dejan rastro alguno de su presencia. La *urticaria aguda* es una erupción sucesiva que puede prolongarse durante varios días. Es «autolimitada», en el sentido de que requiere su tiempo de evolución y se cura incluso sin la administración de fármacos. Aparece con frecuencia acompañando a las enfermedades virales y afecta a entre el diez y el veinte por ciento de la población. La *urticaria crónica* es una erupción en serie que se prolonga durante un mínimo de seis semanas. El cincuenta por ciento de la población que sufre urticaria crónica sigue teniendo síntomas seis meses después; el veinte por ciento tendrá síntomas durante más de diez años. Desgraciadamente, en más del noventa por ciento de los casos, no llega a identificarse nunca la causa de la urticaria.

Las reacciones tipo urticaria que se extienden a la profundidad de la piel y a los tejidos subcutáneos (normalmente en cara, lengua y genitales) recibe el nombre de *angioedema.* La urticaria y el angioedema precisan la acción de histaminas y de otros mediadores químicos de la inflamación.

Cuando las lesiones de urticaria duran menos de veinticuatro horas, no se consideran verdadera urticaria. Este tipo de lesión se asocia a la inflamación de los vasos sanguíneos y deja a menudo una tonalidad rojiza en la piel aun después de desaparecer. Este tipo de reacción debería animar al médico a buscar a fondo las posibles enfermedades ocultas que podrían estar asociadas a ella.

La urticaria y el angioedema son resultado de la acción de histaminas y de otros elementos químicos que desencadenan una inflamación. Estas reacciones se producen como resultado de la exposición a un antígeno. Entre las causas más comunes están medicamentos como la aspirina, fármacos antiinflamatorios (ibuprofeno, naproxeno y demás) o inhibidores de la ACE (fármacos utilizados para el tratamiento de la hipertensión y cardiopatías). En algunos casos, las reacciones vienen desencadenadas por la exposición a cambios medioambientales, como el frío o el calor. Otras causas menos comunes son las urticarias desencadenadas por la parte colinérgica del sistema nervioso (la responsable del sudor), el ejercicio físico o la presión sobre la piel.

La urticaria se trata evitando su desencadenante, en caso de conocerlo. Los baños tibios o con harina de avena ayudan a aliviar los síntomas. Evitar el calor excesivo y el sudor disminuye también los picores. Los antihistamínicos ayudan y a menudo son los fármacos sedantes más antiguos los que mejor funcionan. Ocasionalmente se utilizan los nuevos productos químicos modificadores de la inflamación, como los modificadores del leocutrieno. Los casos más graves exigen la administración de esteroides.

Anafilaxis

La *anafilaxis* es otra reacción a un antígeno relacionada con las IgE que produce un enrojecimiento de la piel, urticaria y angioedema, aumento de las secreciones, hinchazón y espasmos en las vías respiratorias, dolor pectoral y palpitaciones, y efectos en el aparato digestivo entre los que destacan los calambres abdominales, náuseas, vómitos y diarrea. La reacción puede desencadenar la dilatación de numerosos vasos sanguíneos, lo que puede desembocar en una repentina y grave caída de la presión sanguínea, un colapso vascular (presión insuficiente como para suministrar sangre al cerebro y a otros órganos vitales) y la muerte.

Las causas más comunes de la anafilaxis son la aspirina, la penicilina, el veneno de la picadura de abeja y los extractos alérgicos utilizados en las pruebas de alergia cutánea y en las inyecciones alérgicas. Las gambas y otros mariscos, junto con los cacahuetes, son las causas más comunes en reacciones alimentarias.

El espacio de tiempo que transcurre entre la exposición al antígeno y la respuesta anafiláctica puede ser sólo de minutos. Por lo tanto, la mejor forma de tratar esta enfermedad es evitando las sustancias que se sabe la provocan. Los pacientes que reaccionan severamente a la picadura de las abejas, por ejemplo, no deberían cuidar nunca un jardín con flores. Los pacientes con un historial de respuestas anafilácticas a medicamentos u otras sustancias deberían llevar encima algo que identificara claramente su alergia (una pulsera o una cadena), para que nunca se les administrara esa medicación de forma inadvertida. La aspirina es el primer fármaco que se administra a la persona que se supone sufre un infarto. Al paciente que entra en urgencias semiinconsciente debido a una reacción alérgica a la aspirina y presenta síntomas similares a los de un infarto, se le administrará más aspirina... un error que puede resultar mortal.

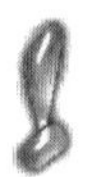

¡Si sufre alergias graves a medicamentos, lleve encima una identificación clara que así lo advierta!

La epinefrina, administrada mediante una inyección subcutánea, es la primera terapia para pacientes que se encuentran en las primeras fases de una reacción anafiláctica. Los pacientes con historial de reacciones anafilácticas llevan encima y aprenden a utilizar la epinefrina subcutánea para tratar los primeros síntomas mientras esperan ser atendidos de urgencia.

5

Infecciones y antibióticos

Desearía que más de mis pacientes confiaran en mi decisión de recetar (o dejar de recetar) antibióticos. Los mismos pacientes que aceptan mi consejo en lo que se refiere a decisiones a vida o muerte relacionadas con el cáncer o enfermedades cardíacas, me miran sorprendidos cuando les aconsejo no tomar antibióticos para tratar un resfriado común o un dolor de garganta.

Las infecciones se producen cuando organismos, como virus, hongos o bacterias, entran en el organismo y causan una enfermedad.

Los *virus* son minúsculos agentes infecciosos responsables de más del noventa por ciento de todas las infecciones de las vías respiratorias altas. Los virus están formados por una parte externa de proteína que rodea material genético y no son capaces de vivir independientemente (es decir, necesitan la maquinaria celular de su anfitrión para reproducirse y lo hacen sólo con células vivas). Imagínese a los virus como si fuesen paquetes de información metidos en el interior de un sobre; cuando un virus entra en una célula humana, la información que contiene se libera en esa célula y se apodera de los procesos químicos de dicha célula con el objetivo de crear nuevos virus. Como los procesos químicos utilizados son los mismos para el virus que para las otras células humanas, los fármacos, como los antibióticos, no suelen tener un único blanco al que apuntar.

Los *hongos* son plantas parasitarias que típicamente provocan infecciones en la superficie del cuerpo pero que también pueden generar enfermedades invasivas cuando el cuerpo no funciona adecuadamente.

Las *bacterias* son organismos unicelulares capaces de vivir independientemente (es decir, utilizar sus propios procesos químicos para crecer y reproducirse) fuera de otras células. La mayoría de antibióticos trabaja interrumpiendo procesos químicos concretos que la bacteria precisa para sobrevivir y reproducirse. Como estos procesos químicos son específicos de la bacteria y no del cuerpo humano, entonces sí que es posible dirigir un fármaco selectivamente hacia esa bacteria sin producir efectos dañinos en el organismo.

Los *antibióticos* son medicamentos que matan las bacterias o que evitan que sigan creciendo para que el sistema inmunitario pueda así destruirlas. Los antibióticos funcionan interfiriendo químicamente los pasos clave que da la bacteria para obtener energía, crecer o reproducirse. Afortunadamente, las bacterias utilizan caminos químicos distintos a los de las células humanas, lo que significa que los fármacos pueden diseñarse de tal manera que les hagan daño sólo a ellas y no provoquen sobre nosotros un efecto similar. Cada especie de bacteria puede tener caminos químicos diferentes; por lo tanto, algunos fármacos afectarán a una bacteria pero no a otra. Las bacterias tienen también defensas contra estos venenos químicos, incluyendo enzimas que inactivan el antibiótico cortándolo químicamente, proteínas que impiden el funcionamiento de los lugares activos del antibiótico, métodos para bloquear la entrada del antibiótico en la célula de la bacteria o mecanismos para bombear activamente el antibiótico y expulsarlo de la célula de la bacteria. La capacidad de la bacteria para hacer todo esto es lo que se conoce como *resistencia.* Algunas bacterias codifican el secreto de su capacidad para combatir a los antibióticos en forma de diminutos mensajes químicos que transmiten a otras bacterias, difundiendo así la resistencia.

Las bacterias y los virus se reproducen a una velocidad asombrosa. Algunos de estos organismos cometen errores frecuentes al copiar el material genético de sus progenitores. Lo normal es que esos errores no afecten a la descendencia o que sean letales. Ocasionalmente, la bacteria o virus está de suerte y uno de los «errores» acaba cambiando los organismos de forma favorable. La proteína a la que previamente se unía el antibiótico puede cambiar sutilmente, de modo que la proteína pueda seguir realizando su actividad para la bacteria y evitando que el antibiótico le afecte, convirtiendo así a la bacteria en un elemento resistente a un antibiótico que previamente era efectivo. Se trata de otra forma de desarrollar resistencia.

Las bacterias invaden el organismo; los antibióticos pueden matar químicamente a determinadas bacterias (esperemos que sin dañar al organismo). ¿Por qué tantas precauciones en cuanto a utilizar libremente los antibióticos?

En primer lugar, no todas las bacterias son malas. Las vías respiratorias altas tienen bacterias y en el colon son importantes para la digestión adecuada y la alimentación. Son las bacterias que se denominan flora normal. Invaden el espacio y los nutrientes disponibles y actúan como parte de la línea de defensa del cuerpo contra los invasores. El concepto es similar al de un césped bien cuidado. La flora normal de las vías respiratorias altas es como las hojas de hierba. Cubren el suelo y utilizan el agua y el abono disponibles. Su presencia evita que crezcan muchas malas hierbas simplemente porque no hay espacio para ello. A pesar de las mejores atenciones del jardinero, cualquier césped tiene alguna que otra mala hierba. Si se lanza un herbicida, la hierba sensible morirá y sobrevivirán unas pocas malas hierbas. Y como la competencia se ha acabado, esas pocas malas hierbas se apoderaran rápidamente del césped. Del mismo modo, las primeras bajas que provoca la utilización del antibiótico son las de la flora normal. Su eliminación ofrece la oportunidad de ocupación a una población muy desagradable de bacterias. Estas bacterias se encuentran entonces en posición de aventajarse de las oportunidades posteriores y provocar infecciones en fosas nasales y pulmones, infecciones que son resistentes a determinados antibióticos. Debido a este fenómeno, la toma de antibiótico aumenta el riesgo de desarrollar una futura infección con bacterias resistentes.

En segundo lugar, hay mucha gente que no toma los antibióticos como debería. Cada infección significa una enorme población de bacterias (millones y millones). En esta población, algunas bacterias pueden ser muy sensibles a un antibiótico determinado, algunas moderadamente sensibles y otras, resistentes a él. Cuando se inicia el tratamiento con antibióticos, las bacterias más sensibles son las que primero mueren. Con la exposición continuada al antibiótico, incluso las menos sensibles a él empiezan a morir. Una vez se consigue que el número de bacterias disminuya lo suficiente, el sistema inmunitario se apodera de ellas y barre las que quedan, aunque algunas fueran totalmente resistentes al fármaco. Para eliminar las bacterias se planifica un tratamiento con antibióticos que suele prolongarse entre cinco y catorce días; si deja de tomar antibióticos prematuramente (algo que mucha gente hace), el fármaco no habrá matado todavía a todas las bacterias. Para empeorar las cosas, las que quedan pueden ser parcial o totalmente resistentes al fármaco. Si el sistema inmunitario no vence, la nueva población de bacterias que vuelve a crecer se convierte en súper bichos, las débiles ya no están y el primer antibiótico ya no sirve para nada.

Debido al uso indebido de los antibióticos, algunas bacterias están convirtiéndose rápidamente en resistentes. En el transcurso de los pasados cinco años, el *streptococcus pneumoniae*, causa común de infecciones del aparato respiratorio, ha aumentado en un trescientos por ciento su porcentaje como organismo resistente a la penicilina. Además, muchos de esos bichos se han convertido simultáneamente en resistentes a otros antibióticos, incluyendo la cefalosporina, la eritromicina, los sulfatos y las quinolonas, algo que me preocupa mucho, y que también debería preocuparle a usted.

Entre los factores que contribuyen al aumento de la resistencia de las bacterias a los antibióticos está el hecho de que muchos países comercialicen esos fármacos sin prescripción médica. La utilización de antibióticos no se restringe únicamente al ser humano; los investigadores están también preocupados por su utilización en la alimentación del ganado para aumentar su crecimiento. La medicina moderna debe compartir parte de la culpa; sólo en Estados Unidos se estima que se emiten anualmente cincuenta millones de recetas de antibióticos innecesarias. Estudios realizados en la consulta de médicos muestran que entre la mitad y dos tercios de los pacientes diagnosticados de infección de vías respiratorias altas reciben antibióticos, cuando el noventa por ciento de la causa de dichas infecciones son los virus. ¿Por qué? Porque los pacientes esperan que se les recete algo cuando se encuentran mal y han dedicado tiempo y dinero a la visita al médico, y porque a los médicos les falta tiempo y ganas de educar debidamente a los pacientes sobre el uso y el abuso de los antibióticos. La profesión médica se encuentra actualmente dedicada al esfuerzo de corregir esta situación.

Unas últimas palabras sobre los antibióticos:

- **Tómese todas las pastillas, tal y como le han prescrito.** Tómese toda la medicación siguiendo la cantidad, frecuencia y duración que aparece en la receta.
- **No guarde los antibióticos que le sobren.** (Si se ha tomado lo recetado, no deberían sobrarle, de todos modos.) Para la mayoría de gente, tener antibióticos a mano es una tentación cuando aparece el siguiente resfriado.
- **No comparta nunca los antibióticos con otra persona.** Raramente le hará ningún bien. Pueden producirse graves reacciones alérgicas.
- **Asegúrese de que su médico esté al corriente de todas sus reacciones adversas previas a los antibióticos o a otros medicamentos.** Las reacciones alérgicas son normalmente un efecto de toda una clase de fármacos y puede que usted no conozca todos los miembros que la componen.
- **No consuma antibióticos con productos que afecten a su absorción.** Entre ellos se incluyen las multivitaminas, el zinc, el magnesio, el calcio, el hierro y los antiácidos.
- **Familiarícese con los posibles efectos secundarios.** Informe a su médico de efectos secundarios relevantes.

6

Dolor

El dolor forma parte del sistema de alarma de nuestro cuerpo. Nos llama la atención cuando algo va mal. Las señales de dolor se transmiten a lo largo de rutas neurológicas especiales. Estas rutas se activan mediante una variedad de estímulos (algunos son específicos al tipo de receptor sensorial situado al final de cada nervio, como las sensaciones de presión o calor, mientras que otros están provocados por estímulos más generales). El cerebro recibe constantemente mensajes procedentes de estas rutas. El dolor se percibe cuando los mensajes llegan con un volumen lo suficientemente elevado, y en un corto espacio de tiempo se reciben los suficientes impulsos nerviosos.

En mi consulta queda en evidencia que las personas diferimos ampliamente en cuanto a lo elevado que debe ser el volumen del mensaje antes de que percibamos el dolor. Algunos de mis pacientes tienen desencadenantes de alarma tremendamente sensitivos (la más pequeña molestia en el funcionamiento del organismo se percibe como dolorosa). Otros pacientes necesitan literalmente recibir un golpe antes de que empiecen a quejarse de dolor. Los factores psicológicos y sociales juegan un gran papel en la percepción y en la respuesta al dolor. Estoy convencido de que muchas enfermedades, incluyendo el cólon irritable, la fibromialgia y el síndrome de fatiga crónica, son difícilmente detectables debido a una inusual y desgraciada tendencia del cerebro a clasificar sensaciones normales como dolorosas.

Un concepto clave en la gestión del dolor es el concepto de memoria neurológica. Cuando un circuito neurológico concreto se ve activado repetidamente, se «endurece». Se desarrollan más conexiones entre los nervios involucrados y se crea una memoria. Los esfuerzos para proporcionar un control rápido y adecuado del dolor esperan eliminar las señales dolorosas antes de que se genere una ruta de dolor en la memoria neurológica, una ruta que se activa más fácilmente en el futuro. Al hacer este esfuerzo, la gestión del dolor suele implicar fármacos que, o bien afectan la percepción que el cerebro y la médula espinal tienen del dolor, o bien confunden las fibras nerviosas y bloquean la transmisión de señales dolorosas.

Otro concepto clave en la gestión del dolor es la importancia de anticiparse a la oleada de dolor. En el caso de pacientes que sufren dolor continuo, lo más efectivo suele ser administrar medicación regularmente para prevenirlo. El resultado es una utilización inferior de medicación de la que se haría en el caso de esperar a que el dolor fuese irresistible para entonces remediarlo.

La aspirina resulta efectiva en prácticamente todos los tipos de dolor. Es barata, funciona rápidamente y se tolera bien en términos generales. Posee actividad antiinflamatoria que, además de aliviar el dolor, puede disminuir la causa de éste. Muchos de mis pacientes con artritis o cáncer confían en la aspirina como parte de su plan para gestionar el dolor. Desgraciadamente, la aspirina interfiere la función de las plaquetas sanguíneas, lo que aumenta el riesgo de hemorragias. Algunos pacientes con asma son también sensibles a la aspirina y experimentan un aumento de la actividad asmática como resultado de la exposición a la aspirina. La aspirina puede asimismo irritar el tejido del estómago y provocar úlceras y hemorragias.

Las investigaciones han demostrado que el acetaminofeno o paracetamol es tan efectivo como la aspirina para aliviar el dolor. Puede utilizarse solo o combinado con otros analgésicos para aumentar su efecto. Tengo varios pacientes ancianos, que sufren artritis, que presentan grandes riesgos con la administración de otros analgésicos y que se alivian considerablemente tomando dosis regulares de paracetamol. El paracetamol se metaboliza en el hígado y puede dañarlo. La dosis máxima tolerada es de cuatro miligramos diarios, menos en el caso de enfermedades hepáticas, en las personas que beben alcohol a diario o si se combina con otros fármacos que afectan a la función hepática. Una sobredosis puede provocar daños hepáticos fatales.

Los fármacos antiinflamatorios no esteroides, como el ibuprofeno y el naproxeno, se discuten en detalle en el capítulo 25, *El sistema muscular y óseo.* En general, estos fármacos parecen ligeramente más efectivos para aliviar el dolor que la aspirina o el paracetamol. Por motivos que no están totalmente entendidos, la respuesta (o falta de respuesta) de los pacientes a las distintas clases de antiinflamatorios no esteroides es muy variada. Los efectos secundarios cuando estos fármacos se utilizan a corto plazo (entre dos y cuatro semanas) son mínimos. Su administración prolongada presenta riesgo de úlceras y hemorragias en el sistema digestivo, retención de líquidos y lesiones en riñones o hígado.

Los opiáceos (narcóticos) son los fármacos más efectivos para el tratamiento del dolor agudo y los diversos tipos de dolor provocados por el cáncer. Suelen combinarse con paracetamol para aumentar su efecto. Con el tiempo, los pacientes desarrollan una tolerancia a estos fármacos que da como resultado la disminución de la duración y de la efectividad del fármaco. Sus efectos secundarios son somnolencia, náuseas, vómitos y estreñimiento. Los opiáceos son más efectivos cuando se usan regularmente para controlar el dolor que cuando se espera a que el dolor vuelva a producirse para luego tratar de aliviarlo.

Para el dolor se utilizan también otras terapias. Los antidepresivos tricíclicos juegan un papel primordial en el alivio del dolor crónico. Parecen confundir a las pequeñas fibras nerviosas responsables de determinados tipos de dolor, como la neuropatía, y disminuir o eliminar las sensaciones dolorosas. Ciertos medicamentos antiepilépticos reducen otros dolores neurológicos, como la neuralgia del trigémino y el dolor constante en determinadas zonas. La cafeína aumenta los efectos de los principales medicamentos contra el dolor de cabeza. Los esteroides pueden aliviar el dolor relacionado con procesos inflamatorios porque disminuye la inflamación en sí.

Pacientes, familiares y médicos están por igual preocupados por el potencial abuso y dependencia de los analgésicos. En realidad, una dependencia física significativa de los narcóticos se desarrolla únicamente después de semanas de uso regular de dosis elevadas. Las personas que toman estos fármacos para aliviar el dolor físico rara vez desarrollan la euforia que produce en los adictos la adicción psicológica.

Sin embargo, cuando sospecho de abuso de fármacos analgésicos, busco los siguientes síntomas:

- Problemas frecuentes con las recetas de fármacos, incluyendo envases de pastillas perdidos o robados. (Nadie parece perder su penicilina.)
- Una atención abrumadora en la idea de aliviar el dolor después de la tercera visita. (A esas alturas, suelo tener la situación bien comprendida.)
- Llamadas fuera del horario de visita para pedir nuevas recetas.
- Petición iterativa de nuevas recetas.
- Necesidad de aumentos continuos de dosis de fármacos para controlar el dolor en una enfermedad que, por lo demás, permanece estable.
- Pacientes que visitan a diversos médicos en busca de recetas para el dolor. Insisto en que mis pacientes consigan sus analgésicos a partir de una única fuente.
- Pacientes que declaran diversas alergias a medicamentos pero sólo desean un tipo de analgésico.

7

El tabaco

Fumar no es lo más inteligente que puede hacerse por la salud. Algo que no debería ser una novedad para nadie. Sin embargo, investigaciones recientes confirman que la media de personas que siguen fumando en los países occidentales es del veinticinco por ciento, incluyendo un veinte por ciento de adolescentes, cifras que ascienden mucho más aún en otras geografías. Fumar tabaco es un hábito poderosamente adictivo. Mis tasas de éxito ayudando a pacientes con otras adicciones químicas (alcohol, cocaína y otras drogas) son superiores a las que consigo ayudando a los pacientes que fuman, algo que me preocupa sobremanera.

Los efectos del humo del tabaco

Entre los efectos inmediatos del consumo de tabaco están los que conciernen a los sistemas circulatorio y respiratorio. El humo del tabaco contiene productos químicos que actúan como vasoconstrictores y provocan la contracción del músculo liso de las arterias. Esto eleva la presión sanguínea entre cinco y diez puntos. Algunos infartos están provocados por los espasmos del músculo liso que se producen en la pared de una arteria que alimenta el corazón. Cuando una arteria se encuentra ya estrechada por los depósitos de colesterol, el espasmo del músculo de la arteria puede cerrar el suministro de sangre a una parte del corazón, dando como resultado una lesión cardíaca.

Además de interferir el flujo sanguíneo, el humo de tabaco contiene monóxido de carbono. El monóxido de carbono se une a la hemoglobina de modo que impide que ésta transporte oxígeno a los tejidos del organismo. Este monóxido de carbono tarda varias horas en «soltar» la hemoglobina de modo que son varias las horas necesarias para que la capacidad normal de oxigenación se recupere. Por lo tanto, vemos un efecto nocivo dual e inmediato del humo del tabaco: menos riego sanguíneo de los tejidos porque las arterias son más estrechas de lo normal y la sangre llega a ellas con una cantidad inferior de oxígeno que entregar.

Las vías respiratorias altas poseen unos pelos diminutos llamados cilios. Las glándulas situadas debajo de esos pelos segregan una fina capa de moco pegajoso que queda suspendido en los extremos de los cilios. Cuando este sistema funciona con normalidad, los cilios se mueven al unísono como los remos de una barca, arrastrando la mucosidad de las fosas nasales y de los pulmones hacia la garganta. El moco actúa como un papel matamoscas y captura polvo, bacterias, virus y otras partículas, las arrastra hacia el conducto digestivo y los ácidos del estómago las destruyen. El humo del tabaco tiene tres efectos negativos para este sistema. Los elementos químicos del humo paralizan los cilios y estancan la mucosidad. La mucosidad producida es más espesa, más pegajosa y más difícil de expulsar. Finalmente, el humo en sí contiene numerosos detritos que se pegan al moco y lo coagulan. Estos efectos se combinan para cerrar el principal mecanismo que posee el organismo para mantener limpias las vías respiratorias. Los organismos invasores tardan en ser limpiados y por ello se producen más infecciones, los fumadores tosen en un intento de deshacerse de esta porquería y los productos químicos cancerígenos que se inhalan (a través del humo y otras sustancias) permanecen en contacto durante más tiempo con el tejido respiratorio.

El humo del tabaco tiene otros efectos nocivos. Estamos descubriendo que los procesos de muchas enfermedades, así como el mismo envejecimiento, se generan a través de un proceso denominado oxidación. En este proceso, los radicales libres (moléculas que necesitan un electrón extra) atacan a las proteínas y a otros productos químicos del cuerpo que acaban resultando dañados. Los productos químicos del humo del tabaco producen muchos radicales libres y afectan negativamente a numerosos órganos. El humo del tabaco contiene, además, sustancias cancerígenas. La exposición a estos productos aumenta el riesgo de sufrir distintos tipos de cáncer.

Enfermedades asociadas al tabaco

Hay muchas enfermedades y problemas asociados al tabaco que afectan a todos los sistemas del organismo y que se extienden incluso hasta las implicaciones económicas y psiquiátricas:

- *Cáncer* de boca, vías respiratorias altas, laringe, pulmones, pecho, colon, riñones, vejiga, páncreas, esófago.
- *Piel:* arrugas y fotoenvejecimiento prematuro.
- *Ojos:* cataratas y degeneración de la retina.
- *Nariz:* sinusitis y pérdida olfativa.
- *Boca y garganta:* dolor de garganta, mal aliento, pérdida del sentido del sabor y cambios en el tono vocal.
- *Aparato respiratorio:* bronquitis, neumonía, tos, secreciones anormales, enfermedad pulmonar obstructiva crónica y enfisema.
- *Cardiovascular:* arteriosclerosis, infarto, angina de pecho, hipertensión, problemas de ritmo cardíaco.
- *Gastrointestinal:* aumento de la producción de ácido, reflujo gastroesofágico y úlceras.
- *Genitourinario:* impotencia.
- *Huesos:* osteoporosis.
- *Neurológico:* ictus y demencia vascular.
- *Económico:* aumento del precio de la cuota en las pólizas de seguro de vida.
- *Psiquiátrico:* enfermedad preexistente (¡para fumar se ha de estar loco!).

Beneficios para el exfumador

Cuando un fumador deja de fumar, los efectos perjudiciales del tabaco empiezan a desaparecer casi de inmediato, con una mejora continuada directamente proporcional al tiempo que el fumador permanece sin fumar. Para darle una idea de cómo estos beneficios aumentan con el paso del tiempo, observe la tabla siguiente extraída de los informes sobre el hábito de fumar publicados por la American Cancer Society y el U.S. Surgeon General:

En cuestión de...	En el exfumador...
20 minutos	La presión sanguínea, el ritmo cardíaco y la temperatura de manos y pies se normalizan (esto ocurre en cuanto desaparecen los efectos químicos de la nicotina).
8 horas	El nivel de monóxido de carbono en la sangre desciende hasta la normalidad a medida que el nivel de oxígeno en la sangre aumenta hasta la normalidad.
24 horas	Disminuye la probabilidad de sufrir un infarto.
48 horas	Mejoran el olfato y el sabor y las terminaciones nerviosas empiezan a recuperarse.
2 a 12 semanas	Mejora la circulación, caminar resulta más fácil, la función pulmonar aumenta; la tos puede aumentar debido a que el sistema de limpieza de los pulmones empieza a funcionar de nuevo.
1 a 9 meses	Disminuye la tos, la congestión de las fosas nasales, la fatiga y la sensación de ahogo; aumenta la capacidad de eliminación de mucosidad; disminuye la tasa de infecciones; el nivel de energía general aumenta.
1 año	El riesgo de sufrir cardiopatías disminuye a la mitad en comparación a los que siguen fumando.
5 años	La tasa de mortalidad por cáncer de pulmón cae en un cincuenta por ciento, igual que la tasa de mortalidad por cáncer de boca, garganta y esófago.
5 a 15 años	El riesgo de sufrir un ictus se equipara al del no fumador.
10 años	La tasa de mortalidad por cáncer de pulmón se equipara a la del no fumador; las células precancerígenas de las vías respiratorias han sido sustituidas por tejido normal; el riesgo de sufrir cáncer de boca, garganta, esófago, vejiga, riñones y páncreas continua disminuyendo.
15 años	El riesgo de sufrir cardiopatías se equipara al del no fumador.

Publicado con la autorización de la American Cancer Society

Cómo dejar de fumar

¿Dispuesto a dejar de fumar? ¡Estupendo! Junto con mis mejores deseos, le ofrezco los siguientes consejos:

- La motivación debe venir desde el interior; nadie puede hacerlo por usted.
- Fije una fecha para dejar de fumar y coménteselo a todo el mundo.
- Antes de dejarlo, cambie a una marca de tabaco que no le guste.
- Dibuje una raya en mitad del cigarrillo y fume sólo hasta llegar a ella. Con ello disminuye su consumo de tabaco y convierte medio cigarrillo en filtro del humo antes de que le llegue a usted.
- Durante una semana, anote en una libreta dónde y en compañía de quién fuma. Le servirá para identificar sus modelos de comportamiento y las circunstancias que le

empujan a fumar. Cuando lo deje, intente interrumpir las rutinas que se asocian al tabaco. Si fuma tomando un café, pásese al té; si fuma bebiendo una cerveza, cámbiela por vino; si fuma mientras habla por teléfono, cambie el teléfono de lugar; si fuma mientras conduce, intercambie el coche con su pareja o con un amigo durante una temporada.

- Cuando llegue a la fecha elegida, tire todos los cigarrillos y ceniceros que tenga en casa y en el trabajo.
- Plantéese asistir a un curso para dejar de fumar.
- Durante seis semanas, guarde todo el dinero que se habría gastado en tabaco y hágase regalos con él.
- Si tiene necesidad de fumar y consigue tener un cigarrillo a mano, oblíguese a esperar quince minutos más antes de encenderlo.
- Las alternativas de sustitución de la nicotina (chicles, inhaladores, parches) pueden ayudarle a romper con la adicción química al tabaco. Cuando usted fuma, la nicotina estimula un centro de adicción en el cerebro y satisface la necesidad de fumar. Cuando deja de fumar, este centro le pide a gritos un cigarrillo. Las terapias sustitutivas de la nicotina le ayudan a calmar este deseo. Mi preferencia se inclina por los parches de veinticuatro horas; proporcionan la nicotina suficiente como para satisfacer el deseo y como los niveles de nicotina en el organismo son constantes mientras se lleva el parche, el cerebro no se percata de los altibajos y la adicción no se refuerza. Después de varias semanas, se baja lentamente la intensidad del parche, expulsando la nicotina del organismo sin despertar de nuevo el centro de adicción.
- El bupropión (Zyntabac) es un fármaco disponible con receta médica que ayuda a dejar el tabaco. Se trata de un fármaco que ha estado disponible durante años para el tratamiento de la depresión. Afecta a la norepinefrina (relacionada con los síntomas del síndrome de abstinencia) y a la dopamina (relacionada con los efectos gratificantes de las sustancias adictivas) del cerebro. Combinado con la terapia de sustitución de la nicotina, el bupropion dobla la tasa de abandono del tabaco a corto plazo. Desgraciadamente, muchos pacientes que utilizan este fármaco vuelven a fumar posteriormente. El bupropión presenta numerosos efectos secundarios, incluyendo ataques de epilepsia en el 0,1 por ciento de sus usuarios. La utilización de este fármaco sólo puede hacerse bajo control médico.

8
Alcohol

Las estadísticas me dicen que uno de cada siete de mis pacientes tendrá problemas con el alcohol en algún momento de su vida. El noventa por ciento de los norteamericanos bebe alcohol. La investigación sugiere que entre el diez y el veinte por ciento de los hombres y entre el tres y el diez por ciento de las mujeres, abusan o tienen una dependencia del alcohol. El cinco por ciento de los fallecimientos que se producen en la media de los países occidentales se relaciona directamente con el abuso del alcohol o con su dependencia. Debido al tamaño epidémico de estos datos, dedico un esfuerzo considerable a intentar identificar a pacientes que tengan problemas con el alcohol. Pregunto rutinariamente a mis pacientes por sus hábitos de bebida. En cada examen médico, les pido que concreten el tipo y la cantidad de alcohol que consumen. A pesar de toda la atención que le dedico al problema, sospecho que paso por alto más del noventa por ciento de los problemas relacionados con el alcohol de mis pacientes. El abuso del alcohol se oculta y se niega; en la mayoría de casos, los signos son tremendamente sutiles o no existentes hasta que las complicaciones obligan a reconocerlos. Desearía poder hacer un trabajo mejor en cuanto a la identificación y solución de esta enfermedad antes de que aparecieran las complicaciones.

¿Qué es lo que se considera «una copa»?

Una copa equivale a una jarra o botella de 300 ml de cerveza, un vaso de vino de 100 ml o 50 ml de licor.

Vaya con cuidado con los vasos de vino grandes o cuando se bebe directo de la botella. Las raciones son mucho más grandes que la medida de esa «copa».

¿Cuánto es demasiado?

Beber con moderación para un hombre es tomar dos o menos copas diarias y una o menos en el caso de una mujer. No es posible reservar el consumo sólo para el fin de semana; la cuenta empieza de nuevo cada veinticuatro horas. Debido a los cambios que se producen en la composición del cuerpo y en el metabolismo como consecuencia del envejecimiento, los pacientes mayores de sesenta y cinco años se ven más afectados que los adultos jóvenes con una cantidad de alcohol idéntica. Cuánto deberían reducir su consumo es una cuestión controvertida que depende del nivel de salud general de cada paciente y de la utilización de medicamentos que puedan interaccionar con el alcohol.

Beber bastante significa para un hombre tomar entre catorce y veinte copas por semana y entre siete y trece para una mujer. Con esta frecuencia, el riesgo de consecuencias dañinas para la salud empieza a subir.

Beber con riesgo significa para un hombre tomar más de veintiuna copas por semana y más de catorce para una mujer. Llegado este nivel, los efectos dañinos para la salud son inevitables.

Beber peligrosamente significa beber a cualquier nivel (moderado, bastante o con riesgo) en el que el uso del alcohol haya causado un daño físico o psicológico.

El *abuso del alcohol* se define como haber presentado en el último año uno o más de los siguientes problemas relacionados con el alcohol: consumo de alcohol que haya interferido consistentemente con labores profesionales u obligaciones personales, consumo recurrente en situaciones de riesgo (conducción), dificultades legales relacionadas con el consumo de alcohol y bebida continuada a pesar del daño evidente causado a la propia persona o a las relaciones.

La *dependencia del alcohol* se define como haber presentado en el último año tres o más de los siguientes problemas relacionados con el alcohol: necesidad de cantidades en aumento de alcohol para conseguir el efecto deseado (o beber alcohol expresamente para evitar estos síntomas), intentos infructuosos de dejarlo o disminuir la cantidad consumida, incapacidad de controlar la cantidad de alcohol consumido en un período concreto, pérdida de actividades de ocio o profesionales debido al alcohol, o consumo continuado a pesar de ser consciente del daño físico o psicológico continuado que produce su consumo.

Los beneficios del consumo moderado de alcohol

Aunque hay quien reconoce determinados beneficios asociados con el consumo moderado de alcohol, nunca animo a mis pacientes a beber alcohol para obtener dichos beneficios. Simplemente, me resulta demasiado complicado saber quiénes son los consumidores que ya tengo y cuáles son sus problemas. Animar a un bebedor problemático a beber alcohol «con moderación» para obtener un beneficio para su salud es, a mi entender, algo similar a pedirle a un paciente que siente fobia por las armas que guarde una pistola cargada en la mesita de noche para acostumbrarse a ellas... demasiado peligroso.

Dicho esto, examinemos estos supuestos beneficios. Diversos estudios sugieren que los bebedores moderados viven más tiempo que los no bebedores, debido principalmente a la disminución de fallecimientos por enfermedades cardiovasculares y ciertos tipos de cáncer. Estos hechos se presentan en un rango de consumo de alcohol realmente pequeño; de hecho, beber por encima del nivel moderado aumenta la tasa de mortalidad debido a esas mismas enfermedades y en la misma proporción que las pequeñas cantidades de alcohol parecen evitar. Diversos efectos químicos del alcohol parecen ser los responsables de estos beneficios:

- El alcohol es un vasodilatador, aumenta el tamaño de las arterias y mejora el riego sanguíneo.

- Determinados alcoholes aumentan el nivel del HDL colesterol (el «bueno»).
- Los vinos tintos tienen unos componentes, llamados *polifenoles*, que limitan la oxidación del LDL colesterol (el «malo»), un proceso que, de lo contrario, provocaría depósitos de colesterol e inflamación de las paredes arteriales.
- Los antioxidantes de algunos alcoholes disminuyen la tasa de crecimiento de determinadas células cancerígenas.
- Estudios recientes sugieren que las mujeres que beben un vaso de vino diario tienen la densidad ósea superior a las que no lo beben.

La química del alcohol

La enzima alcohol deshidrogenasa (ADH) desintegra el alcohol y lo convierte en acetaldehído. Esta enzima está presente en el hígado. También está presente en el tejido del estómago, con mucha más concentración en hombres que en mujeres, lo que explica por qué los hombres tienen una tolerancia al alcohol mayor que las mujeres. La enzima ADH precisa de otras sustancias para hacer su trabajo. El agotamiento de estas sustancias interfiere con otros procesos químicos del hígado que también precisan de ellas. Esto puede desembocar en la producción de ácido láctico (responsable de la acidosis, capaz de anular la función cardíaca y dar como resultado latidos irregulares y cambios en la función muscular o cerebral) y ácido úrico (responsable de la gota), interferencias con la capacidad del hígado de producir glucosa (produciendo hipoglucemia) o interferencias con la capacidad del hígado de oxidar las grasas (produciendo una acumulación de grasa en el hígado y, como consecuencia de ello, daños localizados en el hígado y mal funcionamiento).

El segundo elemento químico en el camino del metabolismo del alcohol, el acetaldehído, tiene propiedades nocivas y es el responsable de los muchos efectos secundarios del consumo de alcohol, entre ellos, mareos y náuseas. La acetaldehído deshidrogenasa (ALDH) desintegra el acetaldehído en acetatos. Algunos grupos étnicos tienen niveles inferiores de ALDH y son, por lo tanto, más sensibles a los efectos nocivos del consumo de alcohol.

Problemas médicos relacionados con el abuso del alcohol

Los problemas médicos relacionados con el alcohol están provocados por los efectos directos del alcohol sobre los distintos tejidos y procesos metabólicos del organismo y los efectos indirectos de la mala alimentación que suele acompañar al abuso del alcohol, incluyendo escasez de proteínas y deficiencias vitamínicas. En promedio, los alcohólicos viven entre diez y doce años menos que las personas no alcohólicas. Una cuarta parte del total de suicidios se producen entre alcohólicos; dos terceras partes del total de asesinatos tienen que ver con el consumo de alcohol.

Efectos sobre el cerebro y el sistema nervioso

En el cerebro y el sistema nervioso, el abuso crónico de alcohol afecta a muchas partes y funciones:

- Degeneración del cerebelo, que produce falta de coordinación y de equilibrio.
- Atrofia cerebral, que produce demencia y pérdida de memoria.
- Disfunción de lóbulo frontal, que produce trastornos emocionales y de pensamiento.
- Neuropatía, que provoca sensaciones alteradas y pérdida del control motor de las extremidades.

El consumo de alcohol afecta a las ideas y a la coordinación. Las investigaciones demuestran que un nivel de alcohol de 0,02 afecta significativamente a las capacidades de conducción como el control del volante y el tiempo de respuesta a cambios repentinos de las condiciones de conducción. En una prueba de conducción, los conductores que están bajo la influencia de pequeñas cantidades de alcohol tiran al suelo más conos que los que no lo han consumido; estos conductores son también incapaces de evitar obstáculos que aparecen repentinamente en su camino. (Este efecto se intensifica cuando el alcohol se mezcla con fármacos con efectos similares, como los antihistamínicos más comunes.)

Los efectos del alcohol en la química cerebral son los responsables de su naturaleza adictiva. El alcohol provoca tanto la liberación como el aumento de sensibilidad de los mensajeros químicos cerebrales relacionados con la sensación de placer, entre los que se encuentra la dopamina, la serotonina, el GABA (ácido gamma aminobutírico) y los péptidos opiáceos. Con el tiempo, el bebedor empedernido agota estos elementos químicos. Cuando el bebedor deja de beber, la química del cerebro se altera y se producen consecuencias desagradables y dolorosas. Cuando el cerebro se queda sin GABA, aumenta su actividad eléctrica. A medida que el cerebro va excitándose, aumenta la producción de sustancias parecidas a la adrenalina y a las hormonas esteroides, elevando todavía más la sobreexcitación desagradable que sufre el cerebro. En un intento de recuperar el equilibrio, el cerebro pide a gritos una nueva copa.

Efectos sobre el sistema digestivo

En el sistema digestivo, los mayores efectos del alcohol se producen en el hígado, en la parte superior del sistema digestivo y en el páncreas. El hígado se colapsa debido a los depósitos de grasa resultantes de los cambios de metabolismo provocados por los intentos del hígado de destruir el alcohol. La hepatitis alcohólica es una inflamación aguda del hígado relacionada con los efectos tóxicos del alcohol. La hepatitis alcohólica severa presenta un veinticinco por ciento de riesgo de muerte. Sus síntomas son fiebre, dolor abdominal, ictericia (color amarillo de la piel y del blanco de los ojos), orina oscura y deposiciones de color claro. La cirrosis es la ruptura del hígado que sufren entre un diez y un veinte por ciento de los grandes bebedores. A medida que el hígado se rompe, es menos capaz de desarrollar sus funciones normales. Se producen hipoglucemias porque el hígado apenas puede producir glucosa; además, desciende la producción de proteínas para coagular la sangre, lo que aumenta el riesgo de hemorragias. En un cuerpo sano, prácticamente todo el flujo sanguíneo hacia los intestinos pasa por el hígado para ser procesado antes de regresar al corazón. A medida que el hígado se rompe, aumenta la presión de la circulación sanguínea entre el hígado y los intestinos y produce venas dilatadas o «varices» en el tejido del sistema digestivo y en cualquier parte. La hemorragia resultado de la ruptura de una de estas varices puede resultar devastadora.

La irritación química producida por estos efectos del alcohol puede producir la inflamación del tejido de todo el aparato gastrointestinal, incluyendo el esófago, el estómago y la primera parte del intestino delgado. La inflamación puede asociarse con la ulceración de la pared del sistema digestivo y/o con hemorragia gastrointestinal. La hemorragia de la parte superior del aparato digestivo puede producir síntomas como debilidad, mareo estando en pie, dolores abdominales y deposiciones negras y escasas (provocadas por la bacteria de los intestinos que oxida el hierro de las células sanguíneas, que convierte en oscura la sangre roja a su paso por los intestinos). El esfuerzo del vómito provocado en un estómago inflamado puede desgarrar el tejido que une el esófago y el estómago (un desgarro denominado de Mallory-Weiss) y provocar una grave hemorragia interna.

El páncreas es el responsable de dos funciones distintas: la producción de insulina para regular los niveles de azúcar en la sangre y la producción de enzimas que ayudan a la digestión de determinados alimentos. El abuso de alcohol es una causa común de pancreatitis, o inflamación del páncreas. En esta enfermedad, los jugos gástricos depositados en el páncreas se activan y liberan en el tejido pancreático, animando al páncreas a intentar digerir por sí mismo. Esta enfermedad provoca intenso dolor abdominal y vómitos. Los brotes repetidos de pancreatitis pueden destruir el páncreas lo bastante como para impedirle realizar sus funciones, dando como resultado diabetes y problemas digestivos.

La diarrea crónica es común en los alcohólicos y se relaciona con la deficiencia de proteínas y vitaminas, previa a la pancreatitis, y en la dificultad del intestino por absorber los alimentos.

Efectos sobre el sistema cardiovascular

El alcohol tiene efectos negativos sobre el sistema cardiovascular. Beber mucho (dos o más copas al día en hombres y una o más copas en mujeres) puede aumentar la presión sanguínea significativamente e interferir los efectos beneficiosos de los fármacos para regular la presión. El alcohol y las deficiencias nutricionales asociadas a su consumo (niveles bajos de potasio y magnesio) pueden producir graves alteraciones del ritmo eléctrico del músculo cardíaco. Mientras que pequeñas cantidades de alcohol parecen ser útiles para aumentar el HDL y prevenir cardiopatías, cantidades mayores pueden tener un efecto tóxico directo sobre el músculo cardíaco y generar un corazón holgado y dilatado que no se contrae debidamente. El consumo de pequeñas cantidades de alcohol puede disminuir el riesgo de sufrir un ictus, pero cantidades mayores se asocian a un aumento del riesgo de ictus hemorrágico, un tipo particularmente mortal de ictus que implica una hemorragia cerebral. La cantidad de alcohol consumida en cada paciente que puede atravesar esta línea entre lo beneficioso y lo dañino es prácticamente imposible de predecir.

Efectos sobre la médula ósea

La médula ósea queda afectada por el alcohol, tanto a través del efecto tóxico directo del alcohol sobre los glóbulos y otros componentes de la sangre, como por los efectos indirectos de las deficiencias vitamínicas asociadas al abuso de alcohol. La producción de plaquetas (componentes que evitan la formación de coágulos sanguíneos), glóbulos blancos (células que combaten las infecciones) y glóbulos rojos puede caer simultáneamente o por separado.

Efectos sobre el sistema inmunitario

El consumo crónico de alcohol afecta al sistema inmunitario. Los alcohólicos tienen un riesgo mayor de contraer determinadas infecciones y de sufrir los resultados adversos de dichas infecciones. El sistema inmunitario es también responsable de la detección y eliminación de las células cancerígenas. Los alcohólicos tienen una probabilidad diez veces mayor que la población en general de desarrollar un cáncer. Los cánceres más frecuentes entre alcohólicos son el de boca, garganta, cuerdas vocales, esófago, hígado, pecho, colon y recto. Se cree que estas tasas superiores de cáncer son debidas tanto a la supresión que el alcohol realiza del sistema inmunitario, como a los efectos directos tóxicos del alcohol sobre los tejidos susceptibles de provocar cambios que produzcan un número mayor de células cancerígenas.

Efectos sobre el metabolismo y las hormonas

Los efectos metabólicos y hormonales del abuso crónico del alcohol son numerosos. El abuso crónico del alcohol se asocia con niveles bajos de testosterona, niveles elevados de estrógenos, osteoporosis, hipoglucemia, gota y trastornos en el metabolismo de electrolitos como el calcio, el magnesio, el potasio y los fosfatos. El alcohol afecta de forma significativa a la reproducción. Las mujeres que beben presentan tasas superiores de aborto y bebés con bajo peso al nacer. El síndrome de alcoholismo fetal, asociado con retraso mental y de crecimiento, es una consecuencia devastadora del consumo excesivo de alcohol durante el embarazo. Se desconoce cuánto alcohol es necesario consumir para aumentar el riesgo de sufrir este síndrome y parece variar de mujer a mujer.

Efectos sobre la alimentación

Las deficiencias nutricionales son comunes entre alcohólicos y tienen graves consecuencias médicas:

- Deficiencia de niacina, que produce dermatitis, diarrea y demencia.
- Deficiencia de tiamina, que produce trastornos visuales, parálisis del nervio craneal y colapso cardiovascular.
- Deficiencia de riboflavina, que produce dermatitis e inflamación de la membrana mucosa (boca).
- Deficiencia de ácido fólico y vitamina B, que produce anemia.
- Deficiencia de vitamina C, que produce hemorragias.
- Deficiencia de calcio, que produce osteoporosis y disfunciones musculares.

Cómo reconocer problemas de abuso del alcohol

El reconocimiento de un abuso del alcohol en un paciente, en un ser querido o en un compañero de trabajo, no es tarea fácil. La negación por parte del paciente y de los que lo rodean bloquea el reconocimiento de los síntomas. La consideración pública del alcoholismo como un fracaso personal más que como una adicción médica crea un estigma que evita que muchos busquen ayuda por ellos mismos o a través de sus seres queridos. La mayoría de alcohólicos crónicos deja de beber de vez en cuando durante épocas largas. El hecho de que alguien pueda interrumpir temporalmente el consumo de alcohol no significa que pueda controlar su adicción.

Varios investigadores y terapeutas han concebido herramientas de búsqueda que utilizan diversas preguntas clave para identificar problemas de abuso del alcohol:

- ¿Ha pensado alguna vez en recortar su consumo de alcohol?
- ¿Se ha sentido molesto con personas que criticaban que bebiese?
- ¿Se ha sentido alguna vez mal o culpable por beber?
- ¿Se ha tomado alguna vez una copa por la mañana a primera hora para tranquilizarse u olvidarse de algún tema?
- ¿Necesita más de tres copas para sentirse a tono?

Se trata de preguntas que no son más que herramientas de búsqueda. Un único «sí» por respuesta debería llevarle a comentar la situación con su médico con mayor profundidad.

Otros síntomas de abuso del alcohol son los siguientes:

- Beber solo.
- Iniciar el consumo de alcohol por la mañana temprano.
- Dejar periódicamente de beber o cambiar a propósito de tipo de alcohol consumido.
- Un historial de accidentes y de conflictos de pareja y laborales.
- Violencia y abuso de la pareja y de los hijos.
- Preocupación por la bebida.
- Poco control sobre la cantidad o duración de los episodios de bebida.
- Desarrollo de tolerancia a los efectos del alcohol.
- Lagunas de memoria después de haber bebido.
- Seguir bebiendo a pesar de reconocer los problemas que sufre asociados a ello.
- Experimentar síntomas de síndrome de abstinencia del alcohol después de un tiempo sin beber.
- Historial familiar de abuso del alcohol.
- Inicio del consumo de alcohol en la adolescencia.
- Historial de ansiedad o depresión con intentos de automedicación mediante alcohol.
- Personalidades impulsivas, excitables, ansiosas de novedades.

Dejar el alcohol

Como ya he mencionado, el efecto general del alcohol es inhibir la actividad cerebral; cuando se detiene de repente el consumo regular de alcohol, el cerebro se sobreexcita. Esto lleva a los muchos síntomas del síndrome de abstinencia del alcohol: fiebre, latido cardíaco acelerado, fluctuaciones de la presión sanguínea, comportamiento agresivo, alucinaciones, ataques de epilepsia y delírium trémens.

Los grandes bebedores que dejan de repente de beber pueden experimentar síndrome de abstinencia. Se trata de temblores generalizados que aparecen entre ocho y veinticuatro horas después de la última copa, seguidos por alucinaciones veinticuatro horas después de la última copa. Los alcohólicos con síndrome recuerdan a menudo sus alucinaciones y se muestran muy nerviosos por ello. Cerca del veinte por ciento de estas personas experimentan ataques epilépticos debido a la excitación cerebral que provoca la abstinencia de alcohol.

El síndrome de delírium trémens es una complicación del abuso de alcohol que se asocia con una tasa de mortalidad del veinte por ciento. Este síndrome puede producirse en promedio entre uno y tres días después de que el bebedor detenga repentinamente el consumo de alcohol. Los pacientes que experimentan este síndrome se muestran hiperactivos, temblorosos, agresivos, desorientados y confundidos. La activación del sistema nervioso autónomo produce dilatación de las pupilas, sudoración, aumento del ritmo cardíaco y respiratorio, y fiebre. Pueden producirse ataques epilépticos repetitivos. El delírium trémens es una urgencia médica y puede prolongarse entre uno y seis días.

El tratamiento de las enfermedades antes mencionadas consiste en cuidados médicos de apoyo entre los que se incluyen la monitorización, la recuperación del equilibrio de líquidos y electrolitos y el tratamiento de los ataques. Suelen recetarse fármacos, como las benzodiazepinas, para disminuir la actividad del sistema nervioso central.

Tratamiento de las enfermedades provocadas por el abuso del alcohol

El objetivo del tratamiento de un paciente con problemas provocados por el abuso del alcohol es la abstinencia total: el cese completo del consumo de alcohol y del estilo de vida asociado a él. De todas las personas que se ponen en tratamiento, reinciden entre un ochenta y un noventa por ciento. La reincidencia es más frecuente en pacientes que se sienten frustrados o enfadados, que sufren presiones sociales con respecto a la bebida («Todas mis amistades beben»), que están expuestos a la tentación y que, por cualquier motivo, tienen problemas de insomnio. El tratamiento del paciente con problemas de abuso del alcohol, por lo tanto, debe incluir un plan de seguimiento y apoyo a largo plazo que aliente la recuperación en caso de reincidencia.

Para ayudar a la persona con este problema a reconocer la necesidad de someterse a tratamiento y a seguirlo, es necesario que su familia, amigos y compañeros de trabajo le apoyen y animen con fuerza y constantemente. Los miembros de este grupo de apoyo deberían ponerse al corriente de los recursos locales existentes que puedan ayudar a la persona afectada a superar su adicción y estar dispuestos a acompañar al afectado y a participar en sesiones formales con intervención moderada por especialistas. El tratamiento con ingreso hospitalario se aconseja para pacientes que tengan, además, otros problemas médicos o psiquiátricos, para los que presenten riesgo de autolesionarse o lesionar a los demás, para las personas con un entorno familiar improcedente o para aquellos que han fracasado otras veces. Otros programas sociales, como los que ofrecen Alcohólicos Anónimos, aportan una red de contactos de apoyo sólida y una estructura de cuidados bien establecida.

Actualmente existen fármacos, y hay muchos otros pendientes de comercialización, que ayudan a abordar los problemas consecuentes del abuso de alcohol, entre ellos:

- Antagonistas opiáceos, como la naltrexona, que disminuyen los efectos tóxicos del alcohol y la necesidad de beber.
- Fármacos de aversión, como el disulfiram, que interaccionan con el alcohol para producir efectos secundarios angustiosos cuando se consume alcohol, como sofocación, dolores de cabeza y molestias gastrointestinales.
- Las nuevas perspectivas médicas abordan los mensajeros químicos del cerebro relacionados con la adicción al alcohol, como el GABA, la dopamina, la serotonina y la norepinefrina. Pueden resultar en el futuro en nuevos enfoques al tratamiento y a la prevención de los problemas provocados por el abuso del alcohol.

9

El cáncer

La vida empieza como una célula única. Esta célula contiene veintiséis cromosomas que incluyen toda la información necesaria para que la célula crezca, se multiplique y acabe diferenciándose, es decir, para que se especialice en las funciones y formas de las diversas partes del cuerpo. Algunas células se convierten en células del ojo, otras en células del corazón y otras en células de las uñas de los pies; sin embargo, todas empezaron a partir de la misma célula. Lo hacen conectando o desconectando partes de los cromosomas (genes) que instruyen a la célula sobre su desarrollo. El hecho de que billones de células puedan hacer esto correctamente en la formación del cuerpo humano no tiene nada que ver con un milagro.

Una vez el cuerpo está formado, el proceso no se detiene. La mayoría de las células tienen un tiempo de vida limitado y deben renovarse, sustituyéndose por copias exactas. La información seleccionada codificada en los cromosomas se utiliza de nuevo para llevar a cabo esta proeza. Algunas células, como las células madre de la médula ósea, retienen la capacidad de crear muchos tipos de células distintos. Otras células, como las células de la piel, están plenamente diferenciadas por su función y sólo son capaces de formar nuevas células de la piel.

Cuando las células hacen copias, se producen errores. Imagínese intentar duplicar correctamente decenas de miles de elementos químicos a lo largo de una vida de setenta y cinco años de duración. Un terreno de cultivo para los errores; así es como se produce la evolución de las especies. La maquinaria de duplicación química de algunos virus genera a propósito millones de errores en cada generación con la esperanza de que se produzca la probabilidad aleatoria de crear un nuevo virus mejor, más fuerte o más resistente a los ataques del sistema inmunitario del anfitrión. Los cambios en el ojo del águila la ayudaron a ver mejor a su presa en el desierto; los cambios en el músculo hicieron más fuertes las patas posteriores del canguro; los cambios en el ser humano ayudan a crear científicos brillantes, músicos talentosos y atletas extraordinarios.

Algunos errores producen el cáncer. Si el error se relaciona con la codificación de un gen para la diferenciación, es posible que la nueva célula no se parezca a la que la origina. Si el error se relaciona con la codificación de un gen para el crecimiento, la nueva célula crecerá con más rapidez o se diseminará lejos de su localización inicial. Cuando esta célula es lo suficientemente distinta, se divide con la suficiente rapidez e ignora las señales de las que la rodean, se forma un cáncer.

En la mayoría de las ocasiones, el sistema inmunitario del organismo busca las células que han cometido estos errores de programación y las destruye. El cáncer se produce cuando su sistema de búsqueda fracasa. Esto puede suceder cuando la nueva célula es tan parecida a la antigua que el sistema inmunitario no la reconoce como distinta o cuando el mismo sistema inmunitario realiza mal su función.

En este proceso entran muchos factores en juego. Existen tendencias heredadas para que determinados tejidos cometan más errores, explicando tal vez de este modo el aumento de cáncer de mama y colon en pacientes cuyos familiares sufrieron dicha enfermedad. La edad juega también su papel, probablemente porque con el tiempo se han producido más divisiones celulares (lo que aumenta el número acumulado de errores) y porque la función de vigilancia del sistema inmunitario no trabaja tan bien. El entorno juega claramente su papel en los daños al tejido y en los cambios genéticos, tal y como se ha demostrado en la relación existente entre el humo del tabaco y el cáncer de pulmón. Algunos virus atacan a las células y se convierten en parte de los cromosomas, alterando la información allí codificada y promoviendo el cáncer.

La mayoría de células de tejidos cancerígenos se dividen más rápidamente que las células normales debido al cambio que se ha producido en las células en cuanto a su capacidad para regular el crecimiento. Muchas terapias para combatir el cáncer se aprovechan de este hecho. La terapia de radiación y alguna técnica de quimioterapia se limitan a matar dividiendo células; ya que las células cancerígenas se dividen más a menudo que las células normales, la quimioterapia provoca un daño más selectivo al cáncer. Esto explica también muchos efectos secundarios de la quimioterapia, sobre todo sus efectos tóxicos sobre las células normales que se dividen rápidamente, como las que producen el cabello o el tejido del sistema digestivo.

La quimioterapia reciente es más selectiva con respecto a los tejidos. Las células poseen una superficie formada por proteínas que sirven como identificación y funcionan a menudo como orificios o vías de paso hacia el interior de la célula. Los agentes de la quimioterapia pueden diseñarse de modo que busquen las proteínas de superficie específicas de las células cancerígenas, penetrando y limitando sólo a ellas los daños provocados.

¿Una cura para el cáncer? Será difícil. El cáncer es un proceso distinto en cada paciente debido a cada construcción y biología particular. La mayor esperanza para la próxima generación de terapias para el cáncer descansa sobre un mejor entendimiento del proceso de diferenciación de células, cómo conectar y desconectar partes seleccionadas de ADN en el interior de las células cancerígenas y cómo conseguir que las células del sistema inmunitario reconozcan y destruyan el tejido cancerígeno.

La evaluación y el tratamiento del cáncer

Cada cáncer pasa por diversas fases: 1) *iniciación*, donde se producen el daño inicial del tejido y los cambios genéticos; 2) *precáncer*, donde el tejido es anormal pero no canceroso (como la displasia en un frotis de Papanicolau), y 3) cáncer *clínico o invasivo.*

Según datos recogidos por la American Cancer Society en el año 2001, los cinco tipos de cáncer más mortales en Estados Unidos fueron:

1. Pulmón (158.500 fallecimientos)
2. Colorectal (57.200 fallecimientos)
3. Pecho (40.600 fallecimientos)
4. Próstata (31.500 fallecimientos)
5. Páncreas (28.900 fallecimientos)

La evaluación médica del cáncer implica:

1. Diagnóstico (descubrir el cáncer y determinar su tipo).
2. Difusión (determinar cuánto se ha extendido).
3. Control local y regional (evaluar si puede extirparse, aniquilarse o ralentizarse).
4. Terapia sistémica coadyuvante (buscar terapias que puedan aplicarse a todo el cuerpo para curarlo o prevenir recaídas).

Los planes terapéuticos tienen que intentar equilibrar los efectos tóxicos que la terapia ejerce sobre el organismo con su efectividad en la erradicación del cáncer, la calidad de vida con respecto a las probabilidades de curación. Esto exige una relación profesional íntima y de colaboración entre el médico de familia del paciente, un equipo de especialistas en cáncer y un entendimiento de los valores y prioridades del paciente. Las terapias específicas para el cáncer van más allá del objetivo de este libro.

Detección precoz del cáncer

Para comprender las diversas técnicas de detección precoz del cáncer, es importante tener en cuenta las siguientes fases:

SALUD
La *salud* es el estado libre de enfermedad.

INICIACIÓN
La *iniciación* es la fase en la que empieza el proceso de cambio a tejido canceroso.

DIAGNÓSTICO POR DETECCIÓN PRECOZ
El *diagnóstico por detección precoz* es el momento en que una prueba de diagnóstico es capaz de descubrir el cáncer.

DIAGNÓSTICO POR SÍNTOMAS
El *diagnóstico por síntomas* se realiza cuando el cáncer se hace evidente a partir de cambios destacables en el paciente.

RESULTADO
El *resultado* es la muerte o la pérdida del órgano dañado por el cáncer.

En algún momento de este calendario, todo cáncer llega a un punto de irreversibilidad (PI), donde el resultado se hace inevitable independientemente del tratamiento que se administre. Es un punto muy importante. Si el PI se produce poco después de la iniciación, la detección precoz no afecta al resultado y no sirve para nada. (De nada sirve descubrir pronto un cáncer si no existe para él un tratamiento efectivo.) Si el PI se produce entre el momento en que puede realizarse el diagnóstico por detección precoz y el momento en que se esperaría la aparición de los síntomas, la detección precoz se convierte en la única manera de detectar la enfermedad a tiempo de marcar una diferencia. Esperar la aparición de los síntomas podría ser demasiado tarde. Si el PI se produce después de la aparición de los síntomas, de poco le sirve al paciente la detección precoz; podríamos esperar los síntomas y tratarlo entonces.

La prevención primaria trata de evitar el inicio del cáncer. Dicha prevención puede significar introducir cambios de estilo de vida que eviten hábitos y exposiciones relacionadas con el cáncer (dejar de fumar o disminuir las exposiciones a elementos químicos causantes del cáncer) o prevención química, la utilización de productos químicos para reducir los riesgos de cáncer (por ejemplo, vitamina A para reducir la recurrencia de cáncer de cabeza y cuello, contraceptivos orales para reducir el cáncer de ovarios, moduladores de receptores de estrógenos sintéticos para reducir el cáncer de mama y aspirina para reducir el cáncer de colon).

La decisión de valorar la existencia de una enfermedad exige diversas consideraciones:

- ¿Merece la pena realizar la detección precoz? Es decir, ¿cuán grave es la enfermedad con respecto a la mortalidad o el sufrimiento? ¿Existe un tratamiento efectivo en caso de descubrir la enfermedad en un momento temprano de su evolución?
- ¿Cómo debería llevarse a cabo la detección precoz? Si la prueba se lleva a cabo con un gran número de personas, debe ser sencilla, de coste razonable, muy segura y aceptable para pacientes y médicos.
- La prueba debe conseguir lo que estamos pidiéndole, es decir, encontrar la enfermedad de manera fiable.

Detección precoz del cáncer de piel

El cáncer de piel se busca mediante un examen visual, observando la asimetría de la lesión, la irregularidad de su borde, su color y su tamaño.

Las autoexploraciones resultan útiles; la mayoría de mis pacientes identifican por ellos mismos sus cánceres de piel. El médico debería realizar su examen como parte de sus exploraciones periódicas. Los pacientes con riesgo de sufrir cáncer de piel (un cáncer de piel previo, complexión débil, historial de fuerte exposición al sol o historial familiar de cáncer de piel) deberían ser seguidos más de cerca.

Véase la sección titulada *Cáncer de piel* (capítulo 15) para más información sobre los distintos tipos de lesiones cutáneas que pueden volverse cancerosas.

Detección precoz del cáncer de boca

El cáncer de boca se produce principalmente en fumadores, consumidores de tabaco por vía oral o personas con historial de consumo abusivo de alcohol. Aparece como una herida, irritación o mancha blanca que no cura con el paso del tiempo. Una buena herramienta de detección precoz son los chequeos dentales regulares.

Detección precoz del cáncer de pulmón

El cáncer de pulmón constituye la principal causa de muerte por cáncer. Se han llevado a cabo numerosas exploraciones rutinarias con rayos X a fumadores, que han demostrado que este tipo de detección precoz no ofrece ventajas en cuanto a supervivencia. Lo que suele suceder es que cuando el cáncer es lo bastante grande como para ser observado a través de una radiografía, está ya extendido. La falta de un tratamiento efectivo de muchos casos de cáncer de pulmón reduce también el beneficio de su detección precoz. Además, existe la preocupación de que muchos fumadores que presentan radiografías de pecho normales puedan sentirse falsamente aliviados y tengan por ello menos motivación para dejar de fumar.

Un estudio publicado en el ejemplar de *The Lancet* correspondiente a julio de 1999, investigaba la utilización de la tomografía computerizada para detectar cáncer de pulmón en individuos situados en grupos de alto riesgo. Se trataba de pacientes de sesenta años de edad o más, fumadores de un paquete diario o más, durante un mínimo de diez años, o de pacientes de cincuenta años de edad o más, con un historial de dos o tres paquetes al día. Las técnicas de tomografía resultaban efectivas para la detección de cáncer de pulmón en una fase lo bastante temprana como para plantearse la intervención quirúrgica. Para confirmar los descubrimientos de estos estudios son necesarios más estudios y pruebas bien diseñadas.

Detección precoz del cáncer de mama

Recomiendo la realización de mamografías anuales a todas mis pacientes mayores de cuarenta años.

A pesar de que existen datos excelentes que apoyan la recomendación para pacientes mayores de cincuenta años, existen menos datos disponibles que sirvan de guía a los médicos para asesorar a las mujeres con edades comprendidas entre los cuarenta y los cincuenta años. Animamos a las mujeres con historial personal o familiar de cáncer de mama a iniciar antes las mamografías anuales. Los médicos han bajado la recomendación para que las mujeres a partir de los treinta y cinco años se hagan una mamografía de base; hemos descubierto que las mamas jóvenes son más densas y que las visiones que obtenemos de ellas no son siempre satisfactorias con las técnicas actuales. Además, bajo las recomendaciones más antiguas, la limitación sobre mujeres jóvenes de investigar mamografías sospechosas (estudios adicionales, biopsias y cirugía de mama) no parecían justificadas por el número de casos de cáncer descubiertos. Finalmente, el cáncer de pecho en mujeres jóvenes parece ser biológicamente más agresivo y las mamografías no afectaban claramente a la tasa de mortalidad.

Las mujeres adultas de cualquier edad deberían realizarse una autoexploración mensual del pecho y procurar que el médico lo confirmara durante la revisión ginecológica anual. A pesar de que los datos relacionados con la efectividad de estas exploraciones es poco fiable, el coste es nulo, son seguras y aceptables para la mayoría de las pacientes.

Detección precoz del cáncer gastrointestinal

Cáncer de esófago

La mayoría de los casos de cáncer de esófago se relacionan con los efectos del tabaco y del abuso del alcohol. Las pruebas de detección precoz no han sido tradicionalmente efectivas y la enfermedad suele hacerse aparente superado el punto de irreversibilidad.

Recientemente, ha venido desarrollándose una nueva apreciación sobre la relación existente entre el reflujo crónico del ácido del estómago hacia el esófago y el cáncer de esófago. El reflujo crónico de ácido provoca cambios precancerosos en el tejido del esófago, lo que se conoce como *esófago de Barret.* Estudios llevados a cabo por investigadores suecos en pacientes con reflujo crónico, demostraron que los pacientes que presentaban síntomas al menos una vez por semana tenían un riesgo ocho veces superior a sufrir cáncer de esófago, y once veces superior si el reflujo se producía por la noche. Si los pacientes experimentaban síntomas de reflujo durante más de veinte años, el riesgo se multiplicaba por cuarenta y cuatro. El esófago de Barret se detecta a través de la exploración del esófago mediante un tubo iluminado de fibra óptica llamado endoscopio. La exploración requiere sedación, pero no ingreso hospitalario. Cualquiera que sufriese ardores diarios durante un mes resistentes al tratamiento, ardores al menos dos veces por semana durante un año, o ardores una vez por semana durante cinco años, debería someterse a una endoscopia. Los hombres blancos de más de cuarenta años de edad son los que presentan mayor riesgo de sufrir cáncer de esófago.

Cáncer de páncreas

A pesar de que el cáncer pancreático es la quinta causa de muerte por cáncer, no existen en este momento técnicas de detección precoz efectivas.

Cáncer de colon

La detección precoz del cáncer colorectal es más efectiva que la de otros tipos de cáncer. Los pacientes que se someten a una detección precoz y realizan el seguimiento adecuado de los resultados acaban eliminando la probabilidad de morir como consecuencia de este cáncer. El riesgo de sufrir un cáncer de colon en algún momento de la vida es del seis por ciento. Si un familiar sufrió un cáncer de colon después de los cincuenta años de edad, el riesgo para otros familiares es del doce por ciento. Si lo sufrió antes de los cincuenta, el riesgo para los familiares sube a más del veinte por ciento. La detección precoz del cáncer de colon es una de las escasas técnicas que previene y a la vez detiene el cáncer; esta técnica detecta y extirpa los pólipos intestinales (crecimiento de pequeños hongos en el interior del colon que son precursores del cáncer de colon).

En mi caso, sigo las alternativas de detección precoz propugnadas por la American Cancer Society, la American Gastroenterology y la United States Preventive Services Task Force. Son alternativas que se discuten con mayor detalle en el capítulo 23: *El sistema digestivo.*

- Los pacientes deberían visitar a su médico anualmente para someterse a una exploración digital rectal. En esta observación, el médico inserta el dedo en el recto para palpar posibles pólipos o crecimientos anormales. Además, los pacientes deberían elegir uno de los siguientes métodos de detección adicionales:
  - Prueba de sangre oculta en heces anual, para detectar signos microscópicos en las heces y, cada cinco años, una sigmoidoscopia flexible. Éste sigue siendo el único método de detección precoz respaldado por investigaciones que muestra una disminución en dos tercios de las muertes por cáncer colorectal.
  - Colonoscopia completa a los cincuenta años de edad, repetida (en caso de obtener resultados normales) cada diez años. Se cree que los pólipos tardan entre diez y quince años en convertirse en cancerosos. La colonoscopia es una prueba más a

fondo que la sigmoidoscopia flexible: ésta investiga la mitad inferior del colon, donde se inician aproximadamente la mitad de los casos de cáncer, mientras que la colonoscopia es capaz de examinar la totalidad del colon. Sin embargo, la colonoscopia presenta más complicaciones, incluyendo hemorragias y perforación del colon. Algunas aseguradoras médicas ponen trabas a pagar colonoscopias a pacientes que no presentan un riesgo elevado de sufrir cáncer. La prueba la realiza un digestólogo, se hace en consulta externa y requiere una preparación de veinticuatro horas consistente en dieta líquida más administración repetitiva de laxantes. Es necesaria sedación por vía intravenosa. La sigmoidoscopia flexible puede llevarse a cabo en la consulta del médico, requiere preparación mínima, no necesita sedación y cuesta una décima parte que la colonoscopia.

- Los pacientes que presentan elevado riesgo de cáncer por su historial familiar o personal de antiguos pólipos, requieren una consideración especial en la detección precoz y deberían discutir el tema con su médico. En los casos de antecedentes familiares, la detección precoz debería iniciarse al menos diez años antes de alcanzar la edad del miembro de la familia diagnosticado de cáncer colorectal. En caso de madre, padre, hermana o hermano con cáncer de colon, yo recomendaría la primera colonoscopia a los cuarenta años.

(Las recomendaciones de detección precoz de cáncer colorectal de la U.S. Preventive Services Task Force fueron publicadas en el número de julio de 2002 de *Annals of Internal Medicine.* Estas recomendaciones ofrecieron validez adicional al hecho de que tanto la sigmoidoscopia flexible y la prueba de sangre oculta en heces, como la colonoscopia, son métodos aceptables para la detección precoz del cáncer colorectal. En el resumen de recomendaciones, los autores afirmaban: «No queda claro si el aumento de la exactitud de la colonoscopia en comparación con métodos de detección precoz alternativos... desplaza las complicaciones adicionales del procedimiento, sus inconvenientes y coste».)

Detección precoz del cáncer del sistema urinario

No existen todavía normativas aceptadas para la detección precoz del cáncer en el sistema urinario (riñones, uretra y vejiga). Los descubre normalmente el mismo paciente en forma de sangre en la orina o como resultado de un análisis de sangre rutinario.

Detección precoz del cáncer del aparato reproductor

Cáncer de cuello de útero

La mayoría de casos de cáncer cervical se relacionan con la infección provocada por el virus del papiloma humano (VPH), que se transmite sexualmente. El frotis de Papanicolau examina las células de la superficie del cuello del útero en busca de anormalidades que puedan sugerir cambios precancerosos. La prueba de Papanicolau debería ser practicada a todas las mujeres a partir de los dieciocho años o desde el momento de inicio de las relaciones sexuales. Después de dos pruebas de Papanicolau con resultados normales durante dos años consecutivos, se aconseja realizarla cada tres años, aunque queda a discreción de la mujer y de su médico.

Cáncer de útero

Los médicos que detectan anormalidades al realizar la palpación del útero durante la exploración ginecológica y que evalúan modelos periódicos de sangrado anormales, deben ordenar la realización de pruebas de diagnóstico precoz de cáncer uterino. Estas pruebas incluyen biopsias de endometrio (una prueba que se realiza en la misma consulta y que es similar a la de Papanicolau) y ecografías en las que se evalúe el grosor del tejido del útero.

Cáncer de ovarios

No existen pruebas de diagnóstico precoz aceptadas para el cáncer de ovarios. Se ha demostrado que la palpación de los ovarios durante la exploración ginecológica es inefectiva para detectar el cáncer de ovarios. Algún cáncer de ovarios se relaciona con niveles elevados de la proteína CA-125. El control de la concentración en la sangre de proteína CA-125 es efectiva para evaluar a pacientes con un historial conocido de cáncer de ovarios para medir su respuesta a la terapia o controlar posibles recurrencias. No se ha demostrado su efectividad como prueba de diagnóstico precoz del cáncer de ovarios en pacientes en las que se desconocía su existencia previa. Existen muchos otros procesos benignos capaces de provocar una elevación importante de los niveles de CA-125. Cualquier intento de utilizar los niveles de CA-125 para diagnosticar precozmente el cáncer de ovarios a un número significativo de mujeres asintomáticas acabaría detectando un número determinado de mujeres con niveles elevados de CA-125 que no sufrirían cáncer de ovarios, pero que deberían someterse entonces a diversas pruebas más (como la extirpación quirúrgica de los ovarios) para demostrar que el análisis de sangre daba un resultado erróneo. Los estudios actuales demuestran que el beneficio de la prueba del CA-125 para evaluar a la población adulta femenina en general queda superado por el coste y las complicaciones de las pruebas secundarias requeridas en mujeres que después se descubre que no sufren cáncer. En el caso de mujeres en grupo de riesgo por poseer determinados síndromes genéticos o un importante historial familiar de cáncer de ovarios, existen protocolos especiales disponibles.

Cáncer de testículos

El cáncer testicular aparece comúnmente en hombres con edades comprendidas entre los quince y los treinta años, aunque puede producirse a cualquier edad. Los hombres que se encuentran en el grupo de riesgo deberían realizarse ellos mismos una exploración mensual y someterse a revisiones médicas periódicas.

Cáncer de próstata

Recomiendo a todos mis pacientes masculinos someterse a una exploración rectal y prostática a partir de los cuarenta años de edad y a un análisis de sangre anual del antígeno prostático específico (PSA) a partir de los cincuenta. Las excepciones serían pacientes de edad avanzada o con otras enfermedades que no presentan una probabilidad razonable de vivir diez años más o pacientes de alto riesgo (hombres con historial familiar de cáncer de próstata), que deberían iniciar diez años antes el análisis del PSA. Estas recomendaciones son controvertidas; para una discusión detallada sobre el cáncer de próstata, véase la sección *Cáncer de próstata* del capítulo 27.

10

Vacunas y enfermedades asociadas

Las vacunas son herramientas que empujan al sistema inmunitario a responder con mayor rapidez a determinadas infecciones. Esto se consigue exponiendo el cuerpo a una pequeña parte del organismo infeccioso (como podría ser una parte de la cubierta externa de la bacteria del neumococo) o a una forma débil o inactivada del organismo (como en el caso de la vacuna de la gripe). El sistema inmunitario desarrolla entonces un recuerdo de este organismo y lo ataca con una rapidez mucho mayor si queda expuesto a él. Este capítulo describe las enfermedades para las que las vacunas resultan beneficiosas y discute el momento en que resulta adecuada la vacunación.

Para más información sobre enfermedades que pueden contraerse viajando y posibles vacunas disponibles para prevenirlas, véase el capítulo 11: **La salud del viajero.**

Vacunas muertas o sintéticas

Algunas vacunas se crean a partir de organismos infecciosos muertos, porciones inertes del organismo o materiales sintéticos modelados a partir del organismo. Entre ellas se encuentran las vacunas contra la neumonía neumocócica, la gripe, el tétanos y la difteria, la hepatitis, la meningitis por meningococo y la enfermedad de Lyme.

Vacuna de la neumonía

La *neumonía* es una enfermedad infecciosa de los pulmones que normalmente está provocada por un virus o una bacteria. La neumonía neumocócica es un tipo grave de neumonía que mata a miles de personas cada año en los países occidentales. La *neumonía neumocócica* propaga de forma relativamente rápida por la sangre una enfermedad llamada *bacteriemia.* Cinco de cada cien personas con neumonía neumocócica mueren a pesar de haber recibido una terapia antibiótica correcta. El riesgo se duplica en el caso de personas con historial de alcoholismo, ciertas enfermedades cardíacas o pulmonares, problemas renales, diabetes y algunos tipos de cáncer. Entre un veinte y un treinta por ciento de las personas mayores de sesenta y cinco años que contraen neumonía neumocócica desarrollan una bacteriemia; el veinte por ciento de las que sufren bacteriemia mueren, incluso con antibióticos.

El aumento de la resistencia de este tipo de neumonía a la terapia con antibióticos ha hecho que el tratamiento de la neumonía neumocócica sea cada vez más difícil, aumentando la importancia de la vacunación contra ella. El Neumovax es una vacuna hecha con parte de la cubierta externa de la bacteria. No contiene la totalidad de la bacteria y no puede provocar la infección. La vacuna actual cubre veintitrés tipos distintos de neumococos que son los responsables de entre un ochenta y cinco y un noventa por ciento de la enfermedad. Mientras que la vacunación no elimina la posibilidad de contraer una neumonía, sí reduce la tasa de infección, bacteriemia y muerte. La vacuna es efectiva hasta en un ochenta por ciento para prevenir la bacteriemia neumocócica.

Se recomienda la vacunación con Neumovax a todos los pacientes mayores de sesenta y cinco años y también a pacientes más jóvenes con enfermedades crónicas, como cardiopatías, enfermedades pulmonares, diabetes o sistema inmunitario debilitado (los que sufren enfermedades renales, cáncer u otras enfermedades). Algunos médicos recomiendan la vacuna a cualquier paciente mayor de cincuenta años, una recomendación razonable bajo mi punto de vista. Los efectos secundarios son mínimos y entre ellos se incluye la inflamación de la zona inyectada y picor. Menos de un uno por ciento de los pacientes presenta fiebre o dolor muscular después de la vacunación. Se recomienda la revacunación entre cinco y siete años después.

Vacuna de la gripe

La gripe es una infección vírica de las vías respiratorias provocada por el virus de la gripe. Se produce en epidemias durante los meses de invierno y su punto álgido se sitúa entre los meses de diciembre y principios de marzo. Se transporta por el aire (estornudando, por ejemplo, un esfuerzo que genera gotas microscópicas que quedan suspendidas en el aire hasta ser respiradas por la siguiente víctima). Sus síntomas son dolor de cabeza, fiebre, escalofríos, dolor muscular y tos. La gripe suele empezar de repente y se prolonga cerca de una semana.

La vacuna de la gripe se realiza a partir de virus inactivados cultivados en huevos de pollo. Cada año, los fabricantes de la vacuna examinan las cepas de virus predominantes en otras partes del mundo y crean una nueva vacuna basada en su suposición sobre cuál será la cepa de virus de la gripe que nos afectará la temporada siguiente. Las vacunas de la gripe empiezan a ofrecer protección entre una y dos semanas después de ser administradas. La protección empieza a decaer entre cuatro y seis meses después de la vacunación.

La vacuna de la gripe se recomienda anualmente a pacientes mayores de sesenta y cinco años. Yo, particularmente, la aconsejo a todos mis pacientes mayores de cincuenta. La vacuna de la gripe debería administrarse también a pacientes de grupos de riesgo y a las personas más próximas a ellos que pudieran transmitirles el virus de la gripe. Entre los grupos de riesgo están:

- Residentes en residencias de ancianos y otras instalaciones de enfermos crónicos.
- Pacientes con enfermedades pulmonares o cardíacas crónicas.
- Pacientes infectados por el VIH.
- Pacientes que requieren atención médica regular debido a enfermedades crónicas del metabolismo (diabetes), disfunción renal, anemia de células falciformes o que utilizan fármacos que anulan el sistema inmunitario.

- Niños y adolescentes sometidos a terapias prolongadas con aspirina.
- Mujeres que en la temporada de gripe se encontrarán en el segundo o tercer trimestre del embarazo.
- Viajeros.
- Cualquier persona deseosa de disminuir su probabilidad de contraer la gripe.

El personal sanitario se vacuna también debido a su elevada exposición a la gripe durante la temporada y al compromiso en que cae su productividad en caso de contraer la enfermedad.

Todo el mundo debería plantearse la vacuna de la gripe. Se ha demostrado que la vacunación de adultos sanos reduce el absentismo laboral. La vacunación es particularmente importante en personas que viven en instalaciones cerradas donde la gripe puede transmitirse con facilidad, como dormitorios universitarios, barracones militares, etcétera.

La vacuna de la gripe *no* produce gripe. Se trata de un mito muy difundido. La vacuna de la gripe puede provocar cierto dolor en el lugar donde es inyectada y fiebre, dolor muscular y fatiga durante uno o dos días, sobre todo en personas que no han sufrido nunca la gripe. Las personas que *no* deberían vacunarse contra la gripe son aquellas con un historial de reacción severa a los huevos, historial de hipersensibilidad en su reacción a otras vacunas de la gripe, o que sufrieran una enfermedad con fiebre en la temporada de vacunación. La vacunación presenta entre un setenta y un noventa por ciento de efectividad en adultos sanos y jóvenes, y es menos efectiva en las personas mayores y en aquéllas con un sistema inmunitario comprometido.

Vacuna del tétanos y la difteria

El *tétanos* es una enfermedad que se contrae a partir de heridas contaminadas. La *difteria* es una enfermedad respiratoria que se transmite de persona a persona; en los últimos años se han producido en el este de Europa diversas epidemias de difteria. La vacuna del tétanos y la difteria cubre ambas enfermedades, aunque no estén relacionadas. Se administra simultáneamente porque siguen el mismo calendario de dosificación: una primera serie de un mínimo de tres inyecciones y vacunas de recuerdo cada diez años. Los pacientes suelen experimentar dolor local durante uno o dos días y son excepcionales otros efectos secundarios. Es especialmente importante actualizar la vacuna antes de emprender viaje a lugares lejanos, donde es posible que la asistencia médica no esté disponible.

Vacunas de la hepatitis

La hepatitis es una infección viral del hígado que se clasifica en distintos tipos. Los tipos más comunes son la hepatitis A y la hepatitis B. La hepatitis B se identificó en la década de los sesenta; se transmite de persona a persona a través de la sangre y otros fluidos del organismo (incluyendo la transmisión sexual, responsable de al menos el cincuenta por ciento de los casos), por compartir agujas infectadas (drogadicción, tatuajes o *piercing* sin la esterilización correcta del equipo) o por sangre infectada. La hepatitis A se identificó en la década de los ochenta; se transmite de persona a persona mediante la ingesta de alimentos contaminados o secreciones orgánicas. Se encuentra presente en el marisco procedente de aguas contaminadas y se presenta en zonas con problemas sanitarios, donde los alimentos o el agua pueden verse contaminados por desechos humanos, incluyendo guarderías y países del tercer mundo. Existen muchos otros tipos de hepatitis, pero actualmente sólo existen vacunas contra la A y la B.

Vacuna de la hepatitis B

La vacuna de la hepatitis B se administra mediante una serie de tres inyecciones en el transcurso de seis meses. La mayoría de pacientes la toleran bien y pocas veces experimentan otros efectos secundarios que no sea una leve irritación local. La vacuna de la hepatitis B forma actualmente parte del calendario de inmunización regular infantil. Se recomienda asimismo a pacientes pertenecientes a grupos de riesgo:

- Heterosexuales con más de una pareja sexual en los últimos seis meses.
- Hombres que mantienen relaciones sexuales con otros hombres.
- Personas que sufren una enfermedad de transmisión sexual o que la han sufrido alguna vez.
- Parejas sexuales y personas que conviven con enfermos de hepatitis B.
- Drogadictos y sus parejas sexuales.
- Personal sanitario con riesgo a exposición a la sangre.

En estos momentos se desconoce si con el tiempo será necesario administrar vacunas de recuerdo para conservar la inmunidad protectora.

Vacuna de la hepatitis A

La vacuna de la hepatitis A se administra mediante dos inyecciones separadas entre sí por seis meses de tiempo. La primera vacuna ofrece protección a las dos semanas de su administración; la segunda ayuda a conservar la inmunidad a largo plazo. La vacuna de la hepatitis A se recomienda a personas que viajen o trabajen en países con tasas elevadas de la enfermedad, a niños en comunidades con tasas elevadas de la enfermedad, a hombres que mantienen relaciones sexuales con otros hombres, a usuarios de drogas ilegales y a los que sufren enfermedades crónicas del hígado como la hepatitis C (otro tipo de hepatitis viral que se asocia normalmente a infecciones crónicas, véase el capítulo 23: *El sistema digestivo*, para más información).

Vacuna de la meningitis

Esta vacuna protege contra la meningitis meningocócica. Esta enfermedad se inicia como una gripe y progresa rápidamente hasta amenazar la vida. Los turistas que viajen a zonas donde haya epidemias deberían vacunarse. Se trata de una enfermedad de la que últimamente se han producido algunos brotes entre la comunidad escolar, por lo que es una vacuna recomendada para esta población. Este tipo de meningitis es altamente contagiosa. Se han identificado tres tipos principales de bacterias meningocócicas; desgraciadamente, la vacunación actual cubre tan sólo los tipos A y C, no el B y, por lo tanto, no cubre cerca de un treinta por ciento de los serotipos de meningococo. La vacunación proporciona inmunidad durante un mínimo de tres años.

Vacuna de la enfermedad de Lyme

El 25 de febrero de 2002, el fabricante de la vacuna contra la enfermedad de Lyme (LYMErix, de GlaxoSmithKline) anunció que dejaría de distribuir la vacuna. Su esfuerzo por lanzar al mercado una versión pediátrica de la vacuna fue retirado y, aparentemente, se ha detenido toda la inversión de la empresa destinada al desarrollo de la vacuna de la enfermedad de Lyme. La razón que se dio en su día fue la económica: un coste muy elevado y pocas ventas. A modo de referencia, suministro la siguiente información sobre la enfermedad de Lyme y su antigua vacuna.

La enfermedad de Lyme la transmiten garrapatas infectadas. Las personas que viven y trabajan en zonas con mucha hierba o regiones boscosas donde son normales las garrapatas están en el grupo de riesgo.

La enfermedad de Lyme aparece normalmente como una lesión rojiza en el lugar donde estuvo la garrapata, entre tres y treinta días después de la picadura. La lesión se extiende lentamente en cuestión de días o semanas y puede desarrollar una zona central más clara, dando el aspecto de una diana. Los estudios sugieren que para transmitir la enfermedad, la garrapata debe estar adherida durante más de doce horas. Las personas que se percatan de la lesión cutánea pueden experimentar también síntomas parecidos a los de la gripe, dolor de cabeza e inflamación de los ganglios linfáticos. Los antibióticos curan el noventa por ciento de los casos de enfermedad de Lyme, siempre y cuando se reconozca y se trate temprano. Si no se detecta o se trata a tiempo, los efectos tardíos de la enfermedad pueden provocar problemas musculares, óseos, cerebrales y cardíacos.

La vacuna estaba hecha a partir de proteínas recombinadas de la superficie y no implicaba la utilización del organismo infeccioso. Se administraba mediante una serie de tres inyecciones en el transcurso de entre seis y doce meses. Su efectividad demostrada era del setenta y seis por ciento. Entre sus efectos secundarios destacaban dolor local, dolor muscular y síntomas de gripe. La seguridad a largo plazo de la vacuna no ha sido valorada y se desconoce también cuánto tiempo dura la protección.

Vacunas vivas

Existen tres vacunas que utilizan virus vivos debilitados para no provocar la infección. Se trata de la triple vírica (sarampión, paperas y rubéola), la de la polio y la de la varicela.

Sarampión, paperas, rubéola (Triple vírica)

Los adultos nacidos en 1957 o posteriormente debieron de recibir una primera dosis en su primer cumpleaños. Los adultos nacidos antes de 1957 es probable que sufrieran esas enfermedades y no necesitaran vacunación. Se administra una segunda dosis a personas en grupos de riesgo como personal sanitario, estudiantes internos y viajeros internacionales. La vacuna no puede administrarse a mujeres embarazadas, a las que tienen planes de quedarse embarazadas en los próximos tres meses, ni a determinados pacientes con sistemas inmunitarios problemáticos.

Poliomielitis

En el caso de adultos, existe controversia en cuanto a si el riesgo de sufrir la polio relacionado con la vacuna supera el riesgo de contraer la enfermedad por exposición a una fuente de infección. La vacuna de la poliomielitis oral es una vacuna viva que conlleva el riesgo de contraer la enfermedad y la parálisis asociada a ella en un caso de cada 2,6 millones de dosis administradas. La vacuna de la polio inyectada se obtiene a partir de virus inactivados y no presenta este riesgo. Los pacientes que se planteen vacunarse contra la poliomielitis deberían discutirlo con su médico.

Varicela

La vacuna de la varicela se administra en la actualidad de forma rutinaria como parte de los programas de vacunación infantil. Puede ofrecerse también a adultos sin historial de varicela y con resultados negativos en los análisis de sangre para detectar anticuerpos de la enfermedad. Las investigaciones actuales evalúan si administrar la vacuna de la varicela a modo de recuerdo entre los cincuenta y los sesenta años de edad disminuiría el riesgo de contraer herpes zoster, la última complicación de esta infección.

11
La salud del viajero

Los viajes internacionales son cada vez más normales entre mis pacientes, y con ellos ha llegado la exposición a una amplia variedad de circunstancias adversas para la salud y a diversas enfermedades exóticas. Este capítulo expone algunas recomendaciones de sentido común para viajeros internacionales y destaca las vacunas básicas más necesarias.

Las investigaciones demuestran que entre el uno y el cinco por ciento de los viajeros internacionales precisan atención médica durante su viaje y que algunos presentan problemas lo bastante graves como para necesitar evacuación médica. La mayoría de fallecimientos de viajeros internacionales son resultado de enfermedades cardiovasculares (infarto e ictus). En segundo lugar (veinticinco por ciento de los fallecimientos) aparecen los accidentes, causa principal de muerte e incapacidad de viajeros jóvenes. Las enfermedades infecciosas causan más problemas que muertes, pero son un riesgo.

Los viajes internacionales implican la utilización de vuelos comerciales a grandes altitudes. A pesar de la presurización parcial de la cabina, la presión atmosférica en el interior de las cabinas de los aviones que realizan vuelos transoceánicos es similar a la de una montaña de tres mil metros de altura. Los niveles de oxígeno caen considerablemente a esta presión y los pacientes con enfermedades previas de pulmón o corazón pueden no ser capaces de extraer el oxígeno suficiente del aire de la cabina como para viajar con seguridad. Los pacientes con cardiopatías o enfermedades pulmonares que piensan tomar este tipo de vuelos deberían comentarlo con su médico y hacer los preparativos necesarios.

Los viajeros internacionales deberían visitar a su médico como mínimo dos meses antes de iniciar el viaje para discutir las vacunas necesarias y otro tipo de precauciones. Muchas vacunas precisan el paso de varias semanas hasta llegar a proteger al organismo de la enfermedad y la visita al médico debería ser prioritaria en el momento de planificar las vacaciones. Si se trata de un viaje exótico o prolongado, es necesario plantearse la posibilidad de someterse a un chequeo físico y dental. Finalizado el viaje, se debería acudir al médico en caso de percibir síntomas parecidos a los de la gripe o cualquier otro síntoma no habitual.

Consejos para conservar la salud en los viajes

- **Evite el sexo sin protección.** Sea consciente de que los preservativos fallan muchas veces. El SIDA, la hepatitis B, la gonorrea y otras enfermedades de transmisión sexual se contraen frecuentemente en poblaciones de alto riesgo en lugares exóticos. No son recuerdos con los que volver a casa.

- **Evite las picaduras de mosquitos.** Los mosquitos suelen transmitir enfermedades exóticas. Vístase con ropa que le proteja, minimice la exposición de la piel al exterior y extreme las precauciones al amanecer y al anochecer, cuando los mosquitos son más activos. Duerma bajo una mosquitera o en un entorno adecuado. Utilice repelente de insectos con un DEET (N,N-dietil-meta-toluamide) del treinta por ciento o superior.
- **Cálcese.** Muchas enfermedades tropicales parasitarias se transmiten a través de diminutas heridas en la planta de los pies.
- **Evite nadar en agua dulce sin tratamiento de cloro.** El agua dulce sin tratamiento de cloro de las regiones tropicales del mundo puede contener parásitos. Se trata de organismos que pueden penetrar en el cuerpo del nadador a través de los oídos, ojos, nariz, boca, genitales, ano o cualquier otra abertura corporal y provocar una enfermedad. Siempre que se viaje a estas regiones aconsejo nadar sólo en agua de mar o en agua tratada, nunca en ríos, lagos u otros recintos cerrados con agua.
- **Tome precauciones cuando prepare la comida y con el agua.** Adopte el lema de «cocinado, pelado, hervido o nada de nada». Evite el agua del grifo, incluyendo los cubitos de agua del grifo; beba únicamente agua mineral o tratada. No coma nada que le ofrezcan los vendedores ambulantes; para estos vendedores es un verdadero reto mantener sus zonas limpias y su comida a la temperatura adecuada. Coma alimentos bien cocinados y servidos calientes. Evite la fruta cruda a menos que la pele personalmente. Vigile especialmente con la lechuga y otros vegetales que puedan haber sido lavados con agua contaminada. El hecho de que los residentes puedan comer o beber comida o agua del lugar no implica que usted pueda hacerlo; con el tiempo, pueden haberse hecho tolerantes o inmunes.
- **Evite actividad física excesiva en zonas con elevado grado de contaminación atmosférica.** Inhalar aire contaminado en el volumen y cantidad exigido por el ejercicio le expone a problemas respiratorios innecesarios.
- **Cuidado con la carretera.** Evite la conducción nocturna. Lleve puesto el cinturón de seguridad. Evite ciclomotores y motos; muchos accidentes graves durante viajes tienen que ver con estos vehículos. ¿Quiere de verdad conducir a toda velocidad sin protección en un país donde no existen normas de tráfico y las transfusiones sanguíneas son más que cuestionables?
- **Evite procesos de perforación de la piel.** Espere a llegar a casa antes de someterse a acupuntura, hacerse un *piercing* o un tatuaje.
- **Evite la deshidratación.** Beba suficiente líquido.
- **Familiarícese con su cobertura de seguro médico en el extranjero.** Amplíe la cobertura del seguro en caso necesario.
- **Infórmese sobre zonas con problemas políticos o criminales en las regiones donde piensa viajar.** Investigue en las páginas web de las embajadas para encontrar información actualizada.
- **Prepare un botiquín de viaje.** Vea la sección que viene a continuación: *¿Qué debería incluir un botiquín de viaje?* para obtener un listado de medicamentos y objetos que debe llevar consigo.

¿Qué debería incluir un botiquín de viaje?

Productos sin receta médica:

- Analgésico (ibuprofeno o paracetamol).
- Pomada antibiótica.
- Vendas, gasas, apósitos adhesivos.
- Termómetro.
- Repelente de insectos con DEET del treinta por ciento o superior.
- Crema de protección solar con factor de protección solar de treinta o superior.
- Jarabe o pastillas para la tos.
- Descongestionantes y antihistamínicos.
- Spray descongestionante nasal de larga duración para congestión o hemorragias nasales.
- Pastillas para la diarrea.
- Pomada con un uno por ciento de hidrocortisona para irritaciones cutáneas y picaduras de insectos.
- Pinzas para extraer espinas o pinchos.
- Colirio salino.
- Toallitas humedecidas para el aseo.
- Tabletas o filtro para purificar el agua.
- Medicamentos contra el mareo.

Productos con receta médica:

- Los medicamentos con receta precisan especial atención. Piense que en algunos países es difícil obtener ciertos fármacos y a nadie le gusta dedicar un día entero a encontrar uno de ellos. Aconsejo a mis pacientes que lleven una dosis doble de todos sus medicamentos y que la dividan entre el equipaje de mano y el equipaje a facturar. Lleve todos los fármacos en sus envases originales para evitar problemas con las aduanas. Lleve consigo recetas para sus medicamentos con los nombres genéricos en caso de que pudiera necesitar más.
- Unas gafas o lentes de contacto de repuesto.
- Antibióticos de urgencia para tratar la diarrea del viajero (diarrea importante asociada con sensación de malestar general y fiebre). Pero no los tome con la intención de evitar una infección; el riesgo de los efectos secundarios es mayor que los beneficios, y los estudios sugieren que quien toma antibióticos de esta manera tiene un sentido de la seguridad falso y corre riesgos innecesarios. La ciprofloxacina dos veces al día durante tres días es suficiente para los casos más comunes de diarrea del viajero.

Vacunas para viajes

La que sigue a continuación es una lista de las vacunas que se administran más comúnmente a adultos que viajan. Las mujeres embarazadas o que piensan quedarse embarazadas en cuestión de tres meses, deberían consultar a su médico sobre sus necesidades especiales.

Enfermedad	Causa	Cómo se transmite	Áreas de riesgo	Período de incubación	Síntomas	Tratamiento	Prevención	¿Vacunación recomendada?
Cólera	Organismo microscópico, *vibrio cholerae.*	Agua, leche o alimentos contaminados, sobre todo marisco.	Asia, África, América Central y del Sur, India, Blangladesh.	De uno a tres días.	Diarrea líquida, dolor estomacal, vómitos que pueden llevar hasta la deshidratación y pérdida de electrolitos, con síntomas que duran normalmente entre dos y cinco días; en caso de no recibir tratamiento, los casos más graves presentan un cincuenta por ciento de mortalidad.	Terapia de sustitución de líquidos y electrolitos, tres días de antibiótico por vía oral.	Evitar alimentos sin cocinar o poco hechos, sobre todo marisco. Pelar la fruta. Evitar agua sin procesar. «Cocinado, pelado, hervido o nada de nada.»	No. Las vacunas disponibles actualmente son sólo efectivas en un cincuenta por ciento y tienen importantes efectos secundarios, como dolor local, fiebre, dolores de cabeza y fatiga.
Hepatitis A (véase capítulo 10 para más información sobre la vacuna de la hepatitis A).	Virus	Alimentos contaminados por material fecal de individuos infectados; fruta y verduras crudas, marisco y agua.	Zonas con escasas condiciones sanitarias.	De dos a siete semanas.	Síntomas similares a los de la gripe con dolor muscular, dolor de cabeza, fiebre y fatiga.	Ninguno	Lavarse las manos, mejorar las condiciones sanitarias, «Cocinado, pelado, hervido o nada de nada» y vacunación.	Sí. La primera inyección se administra al menos dos semanas antes de la partida y ofrece protección por un mínimo de un año. Una segunda inyección se administra seis meses después y extiende la protección hasta un mínimo de diez años. A pesar de que existen algunos efectos secundarios excepcionales, los pacientes suelen solamente experimentar inflamación local en el lugar de la inyección.

Enfermedad	Causa	Cómo se transmite	Áreas de riesgo	Período de incubación	Síntomas	Tratamiento	Prevención	¿Vacunación recomendada?
Hepatitis B (véase capítulo 10 para más información sobre la vacuna de la hepatitis B).	Virus	Sangre humana y líquidos del organismo (personal sanitario que maneja estos líquidos, procedimientos médicos o dentales, tatuajes, *piercing* o contacto sexual).	Sudeste de Asia y África subsahariana.	De cuatro semanas a seis meses.	Fiebre, fatiga, pérdida del apetito, náuseas y vómitos, ictericia (piel y membranas amarillas).	En desarrollo	Evitar la exposición a sangre o líquidos corporales; vacunación.	Sí, si se plantea un tratamiento médico u odontológico, una estancia prolongada en una zona de alto riesgo, exposición sexual o profesional a sangre y líquidos corporales. La vacunación es en forma de tres inyecciones repartidas a lo largo de seis meses. Entre los efectos secundarios están las reacciones en el lugar de la inyección.
Gripe (véase capítulo 10 para más información sobre la vacuna de la gripe).	Virus	Secreciones respiratorias de personas infectadas transmitidas a través de contacto directo o como gotas suspendidas en el aire resultado de la tos o de un estornudo.	Entornos con mucha gente, como el transporte público o lugares de reunión durante la «temporada de gripe».	De uno a cinco días.	Dolor de cabeza, fiebre, escalofríos, dolor muscular, tos.	La medicación antivírica iniciada en las primeras cuarenta y ocho horas de la aparición de los síntomas puede reducir la severidad y acortar la duración de dichos síntomas.	Vacunación.	Sí. Se administra una inyección anual con la vacuna de la temporada. La protección se inicia al cabo de una o dos semanas y se prolonga entre cuatro y seis meses. Algunos pacientes experimentan inflamación en el lugar de la inyección y fiebre, dolor muscular y fatiga durante uno o dos días.

Enfermedad	Causa	Cómo se transmite	Áreas de riesgo	Período de incubación	Síntomas	Tratamiento	Prevención	¿Vacunación recomendada?
Malaria	Parásito	Por la picadura de un mosquito infectado.	Trópicos y subtrópicos, sobre todo África tropical al sur del Sahara.	Varía de seis días a meses.	Escalofríos y temblores seguidos por fiebre y fatiga, que puede repetirse en ciclos de entre cuarenta y ocho y setenta y dos horas; anemia.	Medicación antiparasitaria	Evitar las picaduras de mosquito; medicación preventiva seleccionada de acuerdo con el modelo de resistencia a los fármacos visto en las especies de malaria de la zona a la que se piensa viajar. La medicación debe iniciarse una semana antes del viaje, tomarse semanalmente durante el viaje y seguirla cuatro semanas después del regreso.	No hay vacuna disponible.
Sarampión	Virus	Contacto directo con una persona afectada o transmisión por el aire mediante gotas de secreciones respiratorias de una persona infectada.	Escuelas y viviendas habitadas por personas no vacunadas.	De diez a catorce días.	Fiebre alta, fatiga, tos, mucosidad y lagrimeo entre dos y cuatro días, seguido por una erupción cutánea de color rojo que se inicia en la cara y el torso y se extiende hacia las extremidades; en adultos, síntomas gastrointestinales (dolor abdominal, vómitos y diarrea), dolor muscular y de articulaciones. Pueden producirse graves complicaciones, como infecciones secun-	Cuidados del enfermo.	Vacunación	La vacunación suele administrarse como parte del programa de vacunación infantil e incluye dos dosis a partir del año de edad. Cerca de un cinco por ciento de los pacientes vacunados experimenta fiebre y erupción cutánea.

Enfermedad	Causa	Cómo se transmite	Áreas de riesgo	Períodode incubación	Síntomas	Tratamiento	Prevención	¿Vacunación recomendada?
Sarampión *(continuación)*					darias (como la neumonía) o infecciones del sistema nervioso central (encefalitis, manifestada en forma de dolores de cabeza, epilepsia, alteración de conciencia).			
Meningitis (véase capítulo 10 para más información sobre la vacuna de la meningitis).	Bacteria	Gotas respiratorias de individuos afectados.	Puede ocurrir en cualquier lugar, pero especialmente en lugares de alta concentración de gente como barracones militares y residencias estudiantiles; se producen también brotes en toda África.	Unos días.	Enfermedad rápidamente progresiva que se extiende a través de la circulación de la sangre; las personas infectadas pueden pasar en cuestión de horas de encontrarse en perfecto estado de salud a sufrir un cuadro irreversible. Los síntomas se inician como escalofríos similares a los de la gripe, dolor muscular y fiebre alta. Aparece una erupción cutánea, sobre todo cubriendo el torso, aparecen bajo la piel diminutas zonas de hemorragia que rápidamente aumentan de tamaño. Entre los síntomas están también los dolores de cabeza, rigidez de nuca, confusión y coma.	Penicilina en dosis elevadas y cuidado de la enfermedad en una unidad de cuidados intensivos.	Tratamiento antibiótico para quienes han estado en contacto con casos sospechosos; vacunación.	Si, si se viaja a zonas epidémicas. Se administra una única inyección; la protección se inicia en dos semanas y dura un mínimo de tres años. La vacuna actual cubre sólo los tipos A y B y no protege de la C (que asciende a un treinta por ciento de los casos).

Enfermedad	Causa	Cómo se transmite	Áreas de riesgo	Períodode incubación	Síntomas	Tratamiento	Prevención	¿Vacunación recomendada?
Poliomielitis	Virus	Alimentos o líquidos contaminados con material fecal de una persona infectada.	Trópicos o países en vías de desarrollo.	De nueve a doce días para los primeros síntomas, de once a diecisiete días hasta que se establece la parálisis.	Van desde una infección ligera asintomática que lleva a una enfermedad semejante a la gripe con fiebre, cefaleas, dolor de garganta y vómitos hasta una enfermedad grave con dolor muscular, meningitis y parálisis.	Cuidados paliativos	Vacunación	Esta vacuna se administra como parte de las vacunas infantiles rutinarias. Los viajeros que recibieron una serie inicial y nunca la repitieron o viajan a una zona con polio, deberían recibir una inyección de recuerdo. Por vía oral, la vacuna puede producir polio y parálisis en una de cada 2,6 millones de personas que reciben la vacuna o en las personas que viven con ellas. Este efecto adverso no aparece cuando la administración es por vía inyectable.
Tétanos y difteria (véase capítulo 10 para más información sobre la vacuna del tétanos y la difteria).	Bacteria	El tétanos a través de esporas que entran en una herida abierta. La difteria a través de gotas en la respiración de una persona infectada.	El tétanos en todo el mundo. La difteria, brotes recientes en Rusia y Ucrania.	El tétanos, de tres a veintiún días. La difteria, de dos a cinco días.	El tétanos presenta dolor y espasmos musculares continuados. La difteria presenta fiebre, dolor de garganta, dolor al tragar, bloqueo de las vías respiratorias.	El tétanos con inmunoglobulina humana del tétanos y antibióticos. La difteria con antitoxina y antibióticos.	Vacunación	La vacuna del tétanos y la difteria se administra a los adultos cada diez años. Los pacientes con heridas graves reciben un recuerdo enseguida si su último recuerdo se ha administrado a más de cinco años de producirse la herida. Entre los efectos secundarios está el dolor en el lugar de la inyección, mareo y, rara vez, reacción alérgica.

Enfermedad	Causa	Cómo se transmite	Áreas de riesgo	Períodode incubación	Síntomas	Tratamiento	Prevención	¿Vacunación recomendada?
Fiebre tifoidea	Bacteria, *Salmonella typhi*	Alimentos o líquidos contaminados con material fecal de una persona infectada.	Sur y Este de Asia, Latinoamérica y zonas con escasas condiciones sanitarias.	De una a tres semanas.	Fiebre alta, debilidad, dolor de cabeza, dolor de estómago y pérdida del apetito.	Antibióticos y cuidados paliativos.	«Cocinado, pelado, hervido o nada de nada» y vacunación.	Sí, si se viaja a esas zonas. La vacuna oral (Vivotif Berna) requiere cuatro dosis a lo largo de siete días y ofrece protección a partir de dos semanas después de terminarla. Tiene una duración de cinco años, pero recientemente el fabricante ha dejado de distribuirla. La inyección (Typhim Vi) se administra un mínimo de dos semanas antes de viajar y su efecto dura dos años. Los pacientes suelen tolerar bien ambos formatos de vacuna, aunque algunos experimentan náuseas, vómitos y dolor abdominal.
Fiebre amarilla	Virus	Por la picadura de un mosquito infectado.	Selvas ecuatoriales de Latinoamérica, Panamá, Trinidad y África.	De tres a seis días.	Varían desde síntomas similares a los de la gripe hasta los de una enfermedad grave caracterizada por fiebre alta, cefaleas, dolor muscular, náuseas y vómitos y hemorragias nasales seguido de una segunda fase con fiebre, vómitos, hemorragias, disfunción de hígado y riñones; la mortalidad es de un cinco por ciento.	Cuidados paliativos	Prevención de la picadura de mosquito, vacunación.	Sí, si se viaja a las zonas mencionadas. Se administra una inyección diez días antes de iniciar el viaje e inyecciones de recuerdo cada diez años. De los que reciben la vacuna, entre el dos y el cinco por ciento sufren cefaleas, fatiga y dolor muscular.

A pesar de todo lo mencionado hasta aquí, el viaje internacional puede resultar segur y gratificador. Planifique de antemano para optimizar las probabilidades de disfrutar d un viaje con éxito y sin recuerdos desagradables. Visite a su médico con tiempo, si es pos ble, meses antes de viajar, para que pueda solicitar y administrarle las vacunas necesarias.

¡*Bon voyage*!

12

Plantas, vitaminas y otros suplementos nutricionales

Plantas, vitaminas y otros suplementos nutricionales: mis pacientes los toman y respecto a su utilización hay más preguntas que respuestas. Sólo en Estados Unidos, el mercado de los suplementos nutricionales asciende a quince billones de dólares anuales. En ese país, uno de cada tres adultos toma suplementos; de éstos, sólo uno de cada tres se lo explica a su médico. Según las investigaciones, las personas que toman suplementos toman una media de seis productos distintos. La química que se produce al mezclar todos esos elementos es compleja y totalmente inexplorada.

Mi punto de vista personal

Debo sinceramente admitir mi punto de vista personal antes de seguir adelante. Aquellos de mis pacientes que toman megadosis de diversos suplementos herbales y vitamínicos, bien me hacen reír, bien me frustran, dependiendo del humor que tenga ese día. Tengo al respecto dos principales preocupaciones.

En primer lugar, la medicina de las plantas tiene sus raíces en una tradición muy antigua, iniciada siglos antes de que comenzara la medicina occidental. Igual que sucede con cualquier gran cuerpo de conocimiento, se necesitan años de formación, entrenamiento supervisado y práctica para dominar los fundamentos y las complicaciones de la medicina de las plantas. Además de conocer las propiedades de las plantas en sí, las condiciones bajo las que se cultivan las plantas, se recogen y se almacenan son esenciales para determinar su actividad medicinal. Esta información no está disponible para la mayoría de los productos comercialmente preparados. El paciente medio que consume estos productos confía únicamente en el boca a boca o en la publicidad del producto y carece de formación formal sobre las sutilezas de la medicina de las plantas. La idea de que una persona laica pueda practicar con seguridad y efectividad la medicina de las hierbas es para mí algo similar a darle a un paciente enfermo de cáncer un libro sobre fármacos y dejarle que se pierda en una farmacia, con las luces apagadas, y diseñe su propia quimioterapia.

En segundo lugar, muchos de mis pacientes me comentan que prefieren las plantas a los fármacos porque no quieren meterse «química» en el cuerpo. Nuestros cuerpos son una sopa química. Todo lo que ingerimos es química, sea comida, bebida, el aire que respiramos, productos herbales o farmacéuticos. La idea de que una sustancia (obtenida a partir de una parte de una planta, cultivada y procesada en grandes dosis en una fábrica de productos químicos, concentrada centenares de miles de veces para ir más allá de su potencia natural, y combinada con numerosos y a menudo desconocidos aditivos y complementos de relleno) retendrá toda su bondad y beneficios de «producto natural», me hace reír. No creo que los herbalistas sean justos cuando intentan tenerlo todo, insistir en que sus productos son sustancias seguras y naturales y afirmar que tienen beneficios médicos. Los productos herbales son química, pura y llanamente.

Una historia legal

En 1989 se informó de que en Estados Unidos, cerca de ciento cincuenta pacientes habían contraído una dolorosa enfermedad inmunológica denominada Síndrome eosinofilia mialgia como consecuencia de la ingestión del suplemento nutricional L-triftófano. Esta sustancia se había comercializado para generar músculo, perder peso y facilitar el sueño, y fue el catalizador de una abundante atención legislativa hacia los suplementos nutricionales. Los médicos esperaban, como resultado de ello, una regulación más fuerte en el sector. Desgraciadamente, después de un intenso período de acciones de presión sobre el gobierno por parte de las empresas involucradas y del apoyo popular que en aquella época se decantaba por la desregularización, en lugar de la regularización esperada por todos, recibimos en 1994 el Acta de Salud y Educación de los Suplementos Dietéticos.

Esta acta permitía la publicidad y comercialización de productos que declararan «afectar a la estructura y al funcionamiento del organismo» como «suplementos dietéticos», sin la evaluación o aprobación de ningún tipo de agencia gubernamental, siempre y cuando la etiqueta del producto cumpliera dos puntos: 1) una nota declarando que el producto no ha sido evaluado por la FDA y 2) una declaración de que el producto no pretende diagnosticar, tratar, ni prevenir ninguna enfermedad. Para comercializar los productos no es necesario ningún tipo de prueba de garantía y seguridad. Peor aún, los fabricantes no tienen ninguna obligación de informar sobre los efectos secundarios adversos que conozcan. Por lo tanto, la agencia gubernamental, FDA, sólo investiga asuntos cuando recibe directamente un número significativo de informes de quejas o problemas por parte del público o de la clase médica.

Desde marzo de 1999, la FDA exige que los suplementos dietéticos incluyan una etiqueta similar a la de las comidas preparadas en la que aparezcan el tipo y la cantidad de ingredientes que contienen. Esta etiqueta de aspecto oficial ha provocado cierta confusión sobre la seguridad y pureza de los productos. No significa que la FDA o cualquier otra agencia gubernamental se haya tomado la molestia de estudiar el producto o aprobarlo. Estudio tras estudio han venido a demostrar que los contenidos de vitaminas y suplementos herbales, incluyendo los denominados «ingredientes activos», varían ampliamente de marca a marca, e incluso de pastilla a pastilla en una misma marca. La pureza y la potencia de los productos que se venden en Estados Unidos son auténticas desconocidas.

Las leyes actuales dañan también a los consumidores en cuanto a sus intentos de llevar a cabo un uso responsable de esos productos. El fabricante no puede legalmente ser lo bastante concreto en la etiqueta como para describir por completo para qué sirve el producto, cómo funciona, cómo ajustar la dosis sin problemas, quién debería utilizarlo y quién no, o qué fármacos podrían interaccionar con él. Ofrecer datos tan concretos significaría correr el riesgo de cruzar la línea que separa a los fármacos de los suplementos nutricionales y, posiblemente, exigir la acción por parte de la FDA. Los consumidores deben buscar esta información en fuentes externas y pueden no recibir información fiable y real relacionada con sus necesidades. Creo que ha llegado el momento de reconsiderar las leyes que regulan los suplementos dietéticos y ofrecer mayor protección e información a quienes eligen utilizarlos.

¿Son seguros los suplementos dietéticos?

Algunos suplementos dietéticos ofrecen beneficios. Tenga en cuenta, sin embargo, que a pesar de que los organismos oficiales exigen a los fabricantes listar el tipo y cantidad de ingredientes contenidos en un suplemento, nadie les exige llevar a cabo pruebas formales de seguridad de esas sustancias ni informar de los, al parecer, problemas aislados que pueden presentarse. Las regulaciones en vigor en Estados Unidos no evalúan los productos para ver si sus contenidos son consistentes de un lote o marca a otra.

¡Lea las etiquetas y sea un consumidor educado!

Consejos de sentido común

¿Qué hacer mientras tanto? Le ofrezco las siguientes sugerencias por si decide utilizar suplementos:

- **Comente sus planes con su médico.** Su médico debería ser capaz de ayudarle con las preguntas básicas relacionadas con la seguridad del producto y sus potenciales interacciones con fármacos, y puede ayudarle a sopesar los riesgos y los beneficios de los suplementos.
- **Obtenga un diagnóstico de valoración.** Si piensa utilizar un suplemento para tratar alguna enfermedad, obtenga primero un diagnóstico. Cualquier suplemento o medicina alternativa que retrase el diagnóstico de una enfermedad subyacente con terapia efectiva conocida genera potencialmente un daño por omisión de dicha terapia.
- **Sea escéptico.** Utilice el sentido común... si parece tan bueno como para ser cierto, probablemente lo es. Piense que hay mucha publicidad oculta, no evidencias de efectividad.
- **Lleve a cabo su propia investigación.** Si está planteándose utilizar un suplemento para abordar unos síntomas concretos, lleve a cabo su propia prueba terapéutica. Documente detalladamente (por escrito, ya que los estudios demuestran que la memoria no es de fiar) sus síntomas durante dos o tres semanas antes de utilizar el producto. Esto le dará la oportunidad de anotar la variabilidad natural de los síntomas que experimente. Haga lo mismo después de iniciar la administración del suplemento. Si nota mejora, detenga la administración y compruebe si regresan los síntomas. De ser así, y vuelven a desaparecer en cuanto reinicie el suplemento, es probable que haya descubierto un ganador. Entérese de cuánto tiempo necesita el suplemento para surtir efecto; los hay que tardan varios meses.
- **Una vez empiece, siga con la misma marca.** No es el momento adecuado para ir de rebajas. Por desgracia, los análisis demuestran que los distintos productos muestran

enormes variaciones de marca a marca en cuanto a la concentración de ingredientes activos, e incluso en distintos lotes de la misma marca.

- **Conozca las hierbas que consume.** Distintas partes de una misma planta pueden tener efectos distintos, algunos beneficiosos y algunos tóxicos; los productos pueden ser distintos según la parte de la planta que se utilice. Los distintos formatos de un mismo producto pueden tener potencias distintas. Una pastilla puede dar al organismo una cantidad mayor de producto, mientras que una infusión de la misma sustancia puede no dar ninguna si no se disuelve en agua. Las condiciones de cultivo, la riqueza del suelo y las técnicas de cosecha y almacenamiento pueden afectar a la potencia del producto. Las tendencias más recientes son las de comercializar suplementos nutricionales en aperitivos y caramelos que suelen exponerse junto a la caja de los supermercados. Se trata de elementos químicos demasiado serios como para ser tratados de esta manera.
- **Conozca los efectos secundarios.** Todos los productos botánicos corren el riesgo de provocar una reacción alérgica que puede presentarse en forma de erupción cutánea, molestias digestivas, dolor en las articulaciones u otros cambios en el organismo.
- **Sea consciente de que las consecuencias graves de una terapia herbal pueden no aparecer hasta décadas después.** Por ejemplo, los efectos de promoción del cáncer de la borraja, el pie de león, la consuelda y el sasafrás tardan décadas en ser visibles; el cuarenta por ciento de los pacientes analizados que tomaron diez años atrás ácido aristolóquico (un componente de un régimen para perder peso a base de hierbas chinas), están en la actualidad desarrollando cáncer de vejiga. Mientras que también es cierto que desconocemos las consecuencias a largo plazo de los medicamentos controlados, el intenso escrutinio al que están sometidos estos fármacos por parte de los organismos oficiales da como mínimo la esperanza de que sus problemas serán ampliamente investigados y hechos públicos en cuanto se descubran.
- **Tenga en cuenta que «natural» no siempre significa seguro.** Algunas de nuestras quimioterapias más potentes y venenos tóxicos vienen de sustancias «naturales». ¡Pregúntele a Sócrates sobre la cicuta!
- **Deje de tomar suplementos antes de someterse a una intervención quirúrgica.** Si tiene programada una intervención quirúrgica o una prueba invasiva, deje de tomar todos los suplementos un mínimo de tres semanas antes. Se desconocen la mayoría de las interacciones con los fármacos y en medio de una intervención quirúrgica no es el mejor momento para descubrirlo.

Suplementos dietéticos más comunes

Revisemos ahora algunos suplementos dietéticos (herbales, vitamínicos, minerales). A lo largo de las páginas que siguen, enumeraré algunos de los suplementos más comunes en orden alfabético y comentaré brevemente sus propiedades y áreas preocupantes desde el punto de vista médico.

Ajo

Puede que el ajo resulte útil para el control de los lípidos (colesterol y triglicéridos) y las cardiopatías, pero no existen estudios médicos fiables que corroboren su utilización.

Los componentes del ajo inhiben la función plaquetaria y pueden disminuir los coágulos sanguíneos. Sin embargo, el ajo puede interactuar con los anticoagulantes y parece aumentar los niveles de insulina, lo que se asocia con un aumento del riesgo de cardiopatías. En casos excepcionales, sus usuarios pueden presentar reacción alérgica. El ácido estomacal destruye muchos de los principios activos del ajo; por lo tanto, las pastillas de ajo pueden ser totalmente inútiles antes de que el organismo haya podido absorberlas.

Aloe

Los productos tópicos con aloe aceleran la curación de las heridas superficiales y se utilizan en tratamientos de quemaduras y congelaciones. No se conocen efectos secundarios, pero son productos que se combinan normalmente con otras sustancias. Evite la combinación de productos con analgésicos tópicos debido al riesgo de reacciones al analgésico. El aloe se deteriora con el tiempo, utilice un producto fresco.

El aloe por vía oral es un fuerte purgante (limpiador del aparato digestivo) y provoca efectos secundarios como dolores intestinales, diarrea, pérdida de potasio y otros electrolitos y abortos. No recomiendo su utilización.

Androstendiona

La androstendiona es un precursor de la testosterona que aumenta la fuerza y la masa muscular. Sin embargo, los usuarios de este fármaco afrontan los mismos problemas que aparecen con otros esteroides anabolizantes: acné, cambios de humor, toxicidad hepática, cardiopatías, cerramiento prematuro de las placas de crecimiento con detención del crecimiento en la adolescencia y, posiblemente, una mayor probabilidad de sufrir cáncer de próstata. El cerebro controla y regula la cantidad de andrógenos que posee el organismo. Tomar esta sustancia por vía oral hace que el cuerpo produzca menos testosterona propia. Las mujeres que utilizan este suplemento experimentan los efectos secundarios de las hormonas sexuales masculinas: voz más profunda, acné, vello facial, calvicie masculina y piel más áspera. Estos efectos secundarios son a menudo irreversibles.

En un estudio llevado a cabo con pacientes consumidores de androstendiona de distintas marcas, publicado en noviembre de 2000 en *Journal of the American Medican Association*, se vio, mediante sofisticadas técnicas de análisis de orina, que *todos* estos suplementos estaban contaminados con otros esteroides.

No recomiendo el consumo de este suplemento.

Antioxidantes

En su nivel más minúsculo, todas las sustancias están hechas de átomos. Los átomos están formados por un cuerpo central de protones y neutrones, rodeado por una nube de electrones. Los electrones existen por parejas por cuestiones de estabilidad. Los átomos que pierden un electrón en una reacción química reciben el nombre de radicales libres. Estos radicales libres buscan entonces robar otro electrón de las moléculas que les rodean para recuperar su estabilidad.

El cuerpo utiliza oxígeno para transformar los alimentos en energía. Durante este proceso, algunas moléculas de oxígeno pierden un electrón y se convierten en radicales libres. Éstos atacan a otros elementos químicos y células para robarles un electrón, lo que daña a esas células y a su ADN. Las células de mayor edad son las más vulnerables al daño. La producción de radicales libres aumenta con el tabaco, el alcohol y las dietas ricas en grasas.

Los antioxidantes son elementos químicos que «barren» los radicales libres dándoles electrones extra, en teoría antes de que tengan la oportunidad de causar mucho daño. Las dietas ricas en antioxidantes con frutas, verduras, cereales integrales y pescado, parecen limitar el daño provocado por los radicales libres. Las investigaciones sugieren que una buena dieta proporciona una cantidad suficiente de estos nutrientes (con la excepción de la vitamina E) y ofrece la protección máxima sin necesidad de añadir suplementos adicionales. A pesar de que existen muchas pruebas de lo bueno que es seguir una dieta correcta, no existen pruebas fiables de que las pastillas sean capaces de proporcionar beneficios similares. Dedique sus recursos a mejorar su dieta, y no a tragar pastillas, hasta que haya más información disponible al respecto.

Arándano

El consumo de productos del arándano produce una orina ácida que impide que los microorganismos se adhieran a las vías urinarias, ayudando en consecuencia a prevenir y tratar las infecciones de vejiga. Disminuye también el olor de la orina.

El arándano en grandes cantidades puede provocar diarrea. El beneficio de los preparados comerciales con mucho azúcar es asimismo cuestionable.

Beta-caroteno y vitamina A

Véase *Vitamina A* y *beta-caroteno.*

Calcio

El calcio es crucial para el desarrollo y el mantenimiento de un esqueleto sano. El esqueleto se desarrolla durante la infancia y hasta poco tiempo después, llegando a su máximo de densidad hacia los veinticinco años. La falta de calcio en los adolescentes puede significar que el máximo de densidad esperado nunca llegue a alcanzarse. Algo que resulta particularmente conflictivo en las adolescentes preocupadas por su figura que cambian los productos lácticos por refrescos de dieta. De hecho, los fosfatos contenidos en estas bebidas carbonatadas promueven la pérdida de calcio del hueso.

Los niños y los adolescentes deberían consumir un mínimo de mil miligramos de calcio diarios. Las mujeres posmenopáusicas y los hombres con edades comprendidas entre los cincuenta y los sesenta y cinco años que toman fármacos estimulantes del hueso, necesitan mil doscientos miligramos diarios. Los hombres que no alcanzan los cincuenta no parecen necesitar suplementos de calcio. Las mujeres posmenopáusicas sin medicamentos estimulantes del hueso y los hombres mayores de sesenta y cinco años, necesitan mil quinientos miligramos diarios.

El calcio se obtiene en la dieta a partir de los productos lácticos. La ración media de lácticos (un cuarto de litro de leche o un trozo de queso) contiene doscientos cincuenta miligramos de calcio. Los suplementos cálcicos pueden marcar la diferencia. El carbonato de calcio es barato y es el que contiene más calcio por pastilla; sin embargo, no se disuelve muy bien y necesita que haya ácido en el estómago para ser correctamente absorbido. Lo mejor es tomar los productos de carbonato cálcico durante las comidas. Los productos de citrato de calcio se absorben con mayor facilidad y no necesitan del ácido del estómago. Son más caros, pero mejores para las personas mayores y las que toman fármacos para disminuir los niveles de ácido.

Para una mejor absorción, no consuma más de quinientos miligramos de calcio en una sola toma. Evite tomar productos cálcicos junto con otros fármacos o vitaminas; el calcio puede interaccionar con esos otros productos químicos y bloquear su absorción. Supla, no obstante, el calcio con cuatrocientas o seiscientas UI (Unidades Internacionales, la medida utilizada para medir las cantidades de vitaminas) diarias de Vitamina D, que le ayudaran a que el organismo absorba el calcio.

Cáscara sagrada

La cáscara sagrada es un estimulante laxante para uso ocasional. Es moderadamente efectivo. Las mujeres embarazadas o que dan el pecho a sus hijos no pueden utilizar este suplemento. Si la cáscara es excesivamente fresca, puede producir vómitos severos. La utilización crónica de estimulantes laxantes puede ocasionar problemas metabólicos (pérdida de potasio y de otros electrolitos), pigmentación del tejido del colon y dependencia de estimulantes para llevar a cabo cualquier actividad intestinal, produciendo finalmente problemas intestinales crónicos.

Cellasene

El cellasene se comercializa para eliminar la celulitis. Contiene multitud de sustancias: ginkgo, fuco vejigoso, trébol dulce, extracto de semilla de uva, aceite de semilla de borraja, aceite de pescado y lecitina. Se dice que aumenta la circulación, elimina el exceso de líquidos y suaviza la piel, pero no existe evidencia científica que demuestre que funciona. Esta sustancia resulta muy cara. Contiene una cantidad considerable de iodina, lo que aumenta el riesgo de sufrir problemas de tiroides. Se ha informado también de aumento de la tendencia a tener hemorragias con la utilización de esta sustancia. No recomiendo la utilización de este suplemento.

Cimicifuga racemosa

La cimicifuga racemosa se utiliza para tratar las molestias premenstruales y las menstruaciones dolorosas. Afecta a la comunicación en el cerebro entre el hipotálamo y la pituitaria, dando como resultado una disminución de la producción de hormona luteinizante (LH). Los estudios sugieren que esta sustancia puede ayudar a disminuir las sofocaciones y el dolor menstrual.

Entre los efectos secundarios más normales están las molestias estomacales y la disminución de la presión sanguínea. Los efectos a largo plazo no están bien documentados. La cimicifuga racemosa no parece ofrecer los mismos beneficios que los suplementos con estrógenos en cuanto a la función ósea, cardíaca y cerebral o en cuanto al mantenimiento de tejidos sensibles a los estrógenos (piel, vagina, vejiga). Sepa bien lo que hace y utilice con precaución este suplemento después de consultarlo con su médico.

Coenzima Q-10

La coenzima Q-10 juega un papel biológico en la producción de energía de cada célula. Es necesaria para la producción de ATP, que es una fuente de energía para la actividad química que tiene lugar en las células. El músculo cardíaco, el hígado, los riñones y el páncreas poseen niveles elevados de coenzima Q-10. Los niveles tienden a descender con la edad y en pacientes con determinados tipos de cáncer se encuentran también niveles bajos. Como suplemento, la coenzima Q-10 está indicada para ayudar a que las células produzcan energía, proteger y mejorar la función cardíaca, actuar como antioxidante y estimular el sistema inmunitario. Los estudios publicados muestran una correlación entre la utilización de este suplemento y unas cuantas complicaciones de la insuficiencia cardíaca congestiva. Un estudio publicado en 1999 mostraba un efecto favorable en el descenso de la presión arterial de pacientes afectados por hipertensión y cardiopatías. Algunas pruebas realizadas con cáncer sugieren un beneficio de la coenzima Q-10 utilizada junto con determinadas quimioterapias.

La postura actual de la American Heart Association es que las pruebas disponibles en la actualidad se han realizado con pocos pacientes y no llevan a cabo un seguimiento de dichos pacientes lo bastante largo como para generalizar sobre los beneficios de la coenzima Q-10. Dos estudios recientes señalan que la coenzima Q-10 no presenta ningún beneficio cuando se administra a pacientes que tenían previamente insuficiencia cardíaca congestiva. Las personas que apoyan este suplemento afirman que se añadió demasiado tarde a esos pacientes como para tener tiempo de poder demostrar sus beneficios y que las dosis administradas eran demasiado bajas. Los fármacos que se utilizan normalmente para tratar niveles elevados de colesterol, reducen la producción celular de coenzima Q-10; los estudios actuales están observando la utilización de suplementos de coenzima Q-10 junto con fármacos para bajar el colesterol para negar este efecto. Yo no discuto con los pacientes que toman fármacos para disminuir sus niveles de colesterol y deciden tomar dosis adicionales de coenzima Q-10.

No se tienen noticias de toxicidad grave por el uso de coenzima Q-10. Los efectos secundarios más comunes son insomnio, erupción cutánea, náuseas, molestias abdominales, somnolencia, sensibilidad a la luz, irascibilidad y cefaleas.

Colestina

La colestina es un subproducto de la levadura que disminuye el colesterol. No es tan efectiva como la terapia farmacológica. Dada la bien documentada seguridad y eficacia de los medicamentos para bajar el colesterol, no veo el papel que podría ejercer este suplemento en los pacientes que necesitan disminuir sus niveles de colesterol.

Creatina

La creatina es un suplemento extremadamente popular entre deportistas para mejorar su rendimiento. Se trata de una sustancia presente en la carne y el pescado y fabricada en el hígado. Las células musculares utilizan la creatina para generar energía. Las investigaciones demuestran que mientras que los suplementos de creatina pueden ayudar en explosiones breves de energía, no muestran beneficios para el ejercicio de resistencia. Los culturistas suelen tomar veinte gramos diarios durante cinco días y luego seguir con una cantidad diaria que oscila entre los dos y los cinco gramos. La creatina parece aumentar la masa corporal gracias a la retención de líquidos.

Las dosis superiores a los cuarenta miligramos diarios pueden provocar toxicidad en los riñones y el hígado. Se conocen casos de fallecimiento de atletas jóvenes que consumieron elevadas dosis de creatina sin acompañarlas de la cantidad de líquido necesaria. Las personas que toman creatina presentan resultados alterados de los análisis de sangre utilizados para medir la función renal (creatinina). No recomiendo la utilización de este suplemento.

Chile

Las pequeñas fibras nerviosas comunican las señales de dolor a través de la utilización de la «sustancia P», un mensajero químico. El pimiento chile es un componente tópico que elimina las terminaciones nerviosas de la sustancia P y puede disminuir la sensación de dolor. Resulta útil en algunos casos de artritis, herpes zoster, neuralgia del trigémino y neuropatías diabéticas.

De entrada, y antes de empezar a surtir efecto, el chile aumenta la sensación de dolor durante unos días. Este período doloroso puede resultar muy difícil de superar para algunos pacientes. Debe aplicarse tópicamente sobre la región dolorida cuatro o cinco veces al día, y puede tardar cuatro semanas hasta alcanzar los máximos beneficios.

DHEA

La DHEA es una hormona esteroide producida por la glándula adrenal y metabolizada en el cuerpo en forma de andrógenos (hormonas sexuales masculinas) y estrógenos (hormonas sexuales femeninas). Normalmente, los niveles de DHEA en la sangre alcanzan su máximo a los veinte años y disminuyen progresivamente a partir de esa edad. Este hecho ha dado lugar a teorías que afirman que sustituir la DHEA puede ayudar a inhibir el proceso de envejecimiento. Se sabe también que las hormonas sexuales se relacionan con el estado de humor y se han hecho pruebas con DHEA para el tratamiento de alteraciones del estado de humor, incluyendo la depresión.

Presenta numerosos efectos secundarios. Las mujeres pueden experimentar acné, caída de cabello, crecimiento de vello facial y voz más grave. Estos efectos pueden ser irreversibles. Cuando los hombres toman DHEA, sus cuerpos disminuyen automáticamente su producción natural de testosterona. Esto lleva a un aumento neto de los niveles de estrógenos en los hombres y puede producirse un desarrollo del pecho. Como la DHEA se convierte en testosterona y estrógenos, puede aumentar el riesgo de tumores de pecho, útero y próstata inducidos por hormonas. Otros efectos secundarios son cambios en el estado de humor, incluyendo agresividad, manía y psicosis.

Ya que no existen pruebas convincentes de que la DHEA tenga efectos beneficiosos sobre el envejecimiento o cualquier enfermedad, y dados sus potenciales efectos secundarios, no aconsejo su toma a mis pacientes.

Dong Quai (Angélica)

El Dong Quai (*Angelica sinensis*) se utiliza para las sofocaciones y otros síntomas de la menopausia y se toma también para estimular el flujo menstrual normal y evitar sus dolores. Su efectividad es muy controvertida.

El Dong Quai evita la coagulación de la sangre y puede provocar graves problemas si se combina con anticoagulantes. La utilización de este compuesto puede provocar erupciones cutáneas inducidas por el sol. Uno de los componentes del Dong Quai es un aceite esencial que contiene safrol, una sustancia que se sabe que provoca cáncer. En los preparados herbales, el Dong Quai suele mezclarse con otras sustancias. No aconsejo la utilización de productos que lo contengan.

Efedrina (componente del Ma Huang)

La efedrina se promociona como un estimulante herbal «natural» y como un elemento que ayuda a perder peso. Yo me declaro contrario a su utilización. Entre sus efectos secundarios están el insomnio, temblores, hipertensión, glaucoma, problemas urinarios y aumento de los niveles de azúcar. Se conocen también numerosos casos de ictus como consecuencia de su utilización. La fenilpropanolamina, un fármaco similar utilizado como descongestionante, se relaciona con ictus hemorrágicos y ha sido retirada del mercado en diversos países.

Equinacea

Se supone que la equinacea aumenta la respuesta del sistema inmunitario. Las investigaciones llevadas a cabo demuestran un aumento de la actividad de los glóbulos blancos después de su exposición a la equinacea. Algo que puede ser bueno cuando los glóbulos blancos luchan contra una infección, pero malo cuando está presente una enfermedad del sistema inmunitario y los glóbulos blancos están atacando al cuerpo.

La equinacea no previene los resfriados, pero su utilización en los primeros síntomas de resfriado puede acortar los síntomas en uno o dos días. La utilización prolongada de la equinacea estimula en exceso el sistema inmunitario y aumenta el riesgo de sufrir infecciones. Su utilización no debería exceder las seis semanas, preferiblemente menos.

La equinacea comparte respuestas alérgicas con otras plantas de su grupo, entre ellas la ambrosía, las margaritas y los crisantemos. No la utilice si es alérgico a estas plantas.

Eritropoyetina

La eritropoyetina es un producto biológico que aumenta la producción de glóbulos rojos. Algunos deportistas utilizan este suplemento para mejorar la capacidad de la sangre de transportar oxígeno y para aumentar la resistencia. Sin embargo, el aumento de concentración de glóbulos rojos espesa la sangre y puede acabar produciendo coágulos, infartos e ictus.

Espino blanco

El espino blanco dilata los vasos sanguíneos, incluyendo los del corazón. Se utiliza para tratar cardiopatías, angina de pecho y algunos trastornos del sueño.

El espino blanco interactúa con otros medicamentos indicados para el control de la presión arterial y el corazón. A dosis elevadas puede provocar sedación y descenso de la presión arterial.

Dada la seriedad de las enfermedades médicas que se dice que trata y la seguridad y efectividad de los fármacos disponibles para ellas, aconsejo a mis pacientes no utilizar esta sustancia.

Extracto de semilla de uva

El extracto de semilla de uva es un antioxidante utilizado para tratar y prevenir la arteriosclerosis y sus complicaciones. Existen teorías que alientan a utilizar antioxidantes en este sentido, pero pocos datos factuales. No se conocen reacciones adversas.

Fitoestrógenos

Los fitoestrógenos son componentes de plantas que se convierten en estrógenos en el aparato digestivo. Se comercializan como sustitutos «naturales» de los estrógenos. Entre las variedades más comunes están las isoflavonas (judías de soja), las linazas (semilla de lino), la cimicifuga racemosa y el trébol rojo. Estos componentes actúan generalmente como estrógenos débiles, pero pueden tener efectos anti-estrógenos (ocupan el receptor de estrógenos de la célula, pero no lo estimulan plenamente, bloqueando entonces al receptor de la estimulación que le proporcionaría el estrógeno).

Las pruebas de sus beneficios provienen básicamente de la observación de mujeres que siguen una dieta rica en fitoestrógenos (por ejemplo, la dieta asiática tradicional). Parecen sufrir menos sofocaciones y los síntomas de la menopausia son inferiores. Algunas mujeres que consumen soja presentan una incidencia inferior de cáncer de pecho. Consumir soja puede disminuir también los niveles de colesterol.

Una palabra de advertencia: los fitoestrógenos son productos hormonalmente activos y, como tales, pueden producir diversos efectos, desde buenos hasta malos. La creencia extendida sobre la bondad de estos productos ha superado las investigaciones actuales y nuestra comprensión científica de sus efectos. La promoción de estos productos está empujada por los esfuerzos de marketing e influida por los prejuicios contra las terapias tradicionales de sustitución de estrógenos. Tenga precaución.

Folato

El folato se obtiene a partir de la carne, vegetales de hoja oscura y alimentos fortificados. Los niveles elevados de folato evitan la formación de defectos del tubo neural durante el embarazo. El folato disminuye asimismo los niveles de homocisteína del organismo y se cree que disminuye el riesgo de sufrir enfermedades cardiovasculares e ictus.

Gayuba o uva de oso

La gayuba se utiliza como antibacteriano de las vías urinarias para efectos a corto plazo. Entre sus efectos secundarios están las molestias digestivas acompañadas por náuseas y vómitos. Este producto pierde su efecto en forma de orina ácida, por lo tanto no debería combinarse con zumo de arándanos.

Ginkgo biloba

El ginkgo biloba se prepara a partir del extracto del árbol de su mismo nombre. Posee efectos químicos que dilatan los vasos sanguíneos y aumentan el riego sanguíneo. Cerca de cuarenta pruebas llevadas a cabo en Europa demuestran que este suplemento es efectivo para el tratamiento de la insuficiencia cerebral leve o moderada (disminución del riego sanguíneo cerebral) y de la claudicación intermitente (disminución del riego sanguíneo en las piernas). Se ha utilizado también, con respuesta variable, para el tratamiento de la demencia, el vértigo, los zumbidos en los oídos y los problemas sexuales relacionados con los medicamentos antidepresivos.

Existen pocas evidencias de que el ginkgo biloba pueda aumentar la memoria en personas normales o que impida el declive natural de la memoria con la edad. Un estudio sugería una mejora modesta en el funcionamiento mental de pacientes mentales que lo tomaron.

El ginkgo biloba interfiere los coágulos e interacciona con los anticoagulantes. Puede interferir con el metabolismo de otros fármacos y se sospecha que puede inducir la hipoglucemia. Se conocen problemas ocasionales relacionados con molestias estomacales, cefaleas, reacciones alérgicas y somnolencia. Utilícelo con precaución.

Ginseng

El ginseng se comercializa como un impulsor de energía para tratar el cansancio, contrarrestar el estrés y mejorar el rendimiento mental y físico. Su efectividad está poco probada; unos cuantos estudios informan de un beneficio en efectos que resultan difíciles de medir, como la calidad de vida y el vigor.

Entre sus efectos secundarios están el aumento del nerviosismo y de la excitación, cefaleas, insomnio y arritmias. Puede elevar la presión sanguínea y afectar a la potencia de los medicamentos para la diabetes haciendo descender los niveles de azúcar. Sus efectos, similares a los de los estrógenos, pueden provocar sangrados vaginales y estimulación del pecho. El ginseng puede interaccionar con los inhibidores de la monoamina oxidasa que algunos pacientes utilizan para el tratamiento de la depresión. El ginseng afecta asimismo a la acción de los anticoagulantes y no debería combinarse con ellos.

Vaya con cuidado al tomar ginseng y lleve a cabo su investigación personal, tal y como he mencionado al principio de la sección.

Glucosamina y condroitina

La glucosamina y el sulfato de condroitina son componentes naturales que el organismo utiliza para la creación del cartílago. Cerca de treinta estudios publicados sugieren que alivian el dolor y mejoran la movilidad mejor que el placebo, aunque se trata de estudios, en su mayoría, limitados, breves y con diseños problemáticos. En un estudio de tres años de duración llevado a cabo en Bélgica con una muestra de doscientos doce pacientes, dichos pacientes informaban de una disminución de sus síntomas y las placas de rayos X sugerían menos pérdida continuada de cartílago en ellos que en los pacientes que tomaban placebo. Los científicos especulan con la posibilidad de que estas sustancias impidan que las enzimas rompan el cartílago de las articulaciones enfermas, estimulen su reconstrucción y hagan que el líquido de las articulaciones sea más protector.

En general, los pacientes toleran bien estos suplementos y experimentan escasos efectos secundarios. Algunos estudios llevados a cabo con animales sugieren que pueden aumentar los niveles de azúcar en la sangre porque aumentan la resistencia a la insulina. Desgraciadamente, se trata de un medicamento carísimo y como produce elevados beneficios, diversas compañías han iniciado su comercialización. En un estudio llevado a cabo por la Universidad de Maryland, se analizaron treinta productos diferentes. Varios contenían cantidades significativamente distintas de glucosamina o condroitina de lo que se anunciaba en su etiqueta; incluso los había que ni tan siquiera la contenían.

Si desea probar estos suplementos, utilice una marca de confianza y lleve a cabo durante unos meses su investigación personal tal y como comentábamos al principio de la sección. Así verá si el beneficio justifica la elevada inversión. La dosis diaria recomendada es de mil quinientos miligramos de glucosamina y mil doscientos miligramos de condroitina.

Guaraná

El guaraná es una fuente de cafeína de origen vegetal. Se comercializa como estimulante. Entre los efectos secundarios aparecen la hipertensión, ansiedad, arritmias e interferencias con la acción coagulante de las plaquetas. No aconsejo la utilización de este suplemento.

Hierba de San Antonio o epilobio

La hierba de San Antonio se utiliza para prevenir migrañas, como tratamiento de la fiebre y para aliviar los dolores menstruales. Inhibe la producción de prostaglandinas, elementos químicos relacionados con estos problemas. Afecta también a la acción de la serotonina, un elemento químico del cerebro relacionado con el estado de humor y el comportamiento.

Las mujeres embarazadas no pueden utilizar la hierba de San Antonio porque puede producir abortos. Aconsejo también precaución al combinarla con anticoagulantes. Puede producir molestias gastrointestinales. Las hojas frescas pueden producir aftas bucales. Algunos usuarios experimentan cefaleas, alteración del sueño y/o dolores musculares o en las articulaciones al interrumpir su utilización.

Hipérico o hierba de San Juan

El hipérico o hierba de San Juan se utiliza para combatir la depresión, problemas de vejiga y piel y (en Alemania) para la ansiedad y los trastornos del sueño. El hipérico afecta a la concentración en el cerebro de diversos neurotransmisores, elementos químicos que utilizan las células nerviosas para comunicarse entre sí. Los componentes activos del hipérico son más de diez y sus papeles en el efecto de este suplemento son desconocidos. La mayoría de los estudios lo comparan con los antiguos antidepresivos; su efectividad parece ser modesta en comparación con la de estos medicamentos. Los nuevos antidepresivos, más efectivos y con menos efectos secundarios, no han sido estudiados comparativamente con el hipérico.

Entre sus efectos secundarios aparecen sequedad de boca, mareos, confusión, estreñimiento, cefaleas, náuseas y sensibilidad excesiva a la luz del sol. Afecta a los niveles sanguíneos si se toma conjuntamente con diversos fármacos, incluyendo los medicamentos para el tratamiento del asma, la insuficiencia cardíaca congestiva, la infección por VIH, los anticonceptivos orales y los medicamentos para el colesterol. El hipérico se acumula en la lente del ojo, interactúa con los rayos ultravioletas y puede provocar cataratas.

No recomiendo este suplemento, pues hoy en día hay disponibles medicamentos para tratar la depresión que son más efectivos y seguros.

Hormona humana del crecimiento

Con la edad, los niveles en la sangre de la hormona humana del crecimiento descienden naturalmente, lo que puede contribuir al decrecimiento de los músculos y los huesos y al aumento de la grasa corporal que experimentamos cuando nos hacemos mayores. Se han utilizado suplementos con hormona humana del crecimiento para tratar de prevenir o recuperar estos cambios.

La mayoría de estudios llevados a cabo con personas con niveles normales o moderadamente reducidos de hormona del crecimiento no han demostrado beneficios significativos por la utilización de suplementos. Algunas investigaciones sugieren que una cantidad adicional de hormona del crecimiento aumenta el riesgo de sufrir cáncer de colon, diabetes, insuficiencia cardíaca, hipertensión y cáncer de próstata. La hormona del crecimiento estimula, además, el crecimiento excesivo de los huesos, sobre todo en manos, pies y huesos faciales.

No recomiendo en absoluto la utilización ilícita de esta sustancia.

Impulsores del metabolismo

Los impulsores del metabolismo se comercializan para ayudar a perder peso. Estos productos contienen efedrina y cafeína obtenidas de plantas (Ma Huang y guaraná). Las dosis recomendadas exceden los límites propuestos en Estados Unidos por la FDA. Véase *Efedrina* para más detalles.

No recomiendo la utilización de estos productos.

Jengibre

El jengibre se utiliza para el tratamiento del mareo del viajero y las náuseas. Tiene también efectos antiinflamatorios que pueden resultar útiles en el tratamiento de la artritis. El jengibre interactúa también con las plaquetas y por ello puede prolongar las hemorragias.

Kava-kava

El kava-kava *(Piper methyscum)*, se comercializa como una sustancia para disminuir la ansiedad y facilitar el sueño sin la sedación, el letargo y el riesgo de adicción que se asocia a los medicamentos ansiolíticos. Se obtiene a partir de la raíz de una planta de la familia del pimiento. El mejor de numerosos estudios clínicos llevados a cabo en Alemania sugiere que es útil para algunos, aunque no ofrece ningún beneficio para un tercio de sus usuarios y sólo leves beneficios para un segundo tercio.

El kava-kava puede afectar a la coordinación o nublar la visión. Su utilización prolongada da como resultado la adicción psicológica, piel amarillenta, lesiones cutáneas y debilidad muscular. Las mujeres embarazadas no deberían utilizar este suplemento. No debería combinarse con alcohol o, debido a su interacción con los fármacos normalmente utilizados para el tratamiento de estas enfermedades, en pacientes en tratamiento para la enfermad de Parkinson, ansiedad o depresión.

L-arginina

La L-arginina se recomienda para la disfunción sexual como el «Viagra natural». Este producto químico es un precursor del oxido nítrico, que actúa localmente en el pene y en otras zonas para regular el riego sanguíneo. Existen algunas evidencias de que la L-arginina mejora el riego sanguíneo y disminuye la presión sanguínea.

Sin embargo, los investigadores dedicados al estudio de los efectos de la L-arginina han tenido que utilizar dosis muy elevadas (entre tres y seis miligramos diarios) durante varias semanas antes de ver algún tipo de mejora, en caso de producirse. Se trata de una dosis mucho más elevada de la que ofrece la publicidad del suplemento. Debido al hecho de que la disfunción sexual responde de forma importante al uso de placebos (los hombres piensan que el fármaco va a ayudarles, y por eso les ayuda), el beneficio real de este suplemento es cuestionable.

Evite la mezcla de L-arginina con otras sustancias que hagan descender la presión arterial, como el Viagra, los nitratos o los fármacos indicados para ello. Podría sufrir una caída de presión peligrosa.

Licopeno

El licopeno es el pigmento que proporciona a los tomates y a otros frutos su color rojo. Es un antioxidante. Las dietas ricas en licopeno parecen disminuir el riesgo de sufrir cáncer de próstata, de pulmón y del aparato digestivo.

Sigue sin demostrarse si el licopeno en pastillas aporta los mismos beneficios que los de las verduras y frutas. Desconocemos si es el mismo licopeno el que aporta esos beneficios o si sus beneficios descansan en algo más relacionado con plantas que lo contienen.

Luteína

Las dietas ricas en luteína se asocian con un riesgo inferior a sufrir cataratas y degeneración macular. Los vegetales de hoja verde oscura y amarilla (col rizada, espinacas, brócoli, calabaza) son los que tienen mayor cantidad de luteína. Este pigmento amarillo se concentra en la mácula (la zona del ojo responsable de la visión más exacta) y filtra la luz azul, que puede dañar la retina.

Sigue sin demostrarse si la luteína en pastillas aporta los mismos beneficios que los de las verduras y frutas. Desconocemos si es la misma luteína la que aporta esos beneficios o si sus beneficios descansan en algo más relacionado con plantas que la contienen.

Ma Huang

El Ma Huang es el origen herbal de la efedrina. Se comercializa para combatir el asma bronquial, como estimulante, y es un ingrediente frecuente en los productos indicados para perder peso. Véase *Efedrina* para más detalles.

Entre sus efectos secundarios están el insomnio, nerviosismo, palpitaciones, temblores, hipertensión, glaucoma, dificultades para orinar y niveles de azúcar elevados. El Ma Huang no se considera seguro ni efectivo para perder peso, a pesar de que suele utilizarse con ese objetivo.

Recomiendo siempre no consumir Ma Huang. En el momento de escribir este libro, y debido al aumento de casos de ictus en personas consumidoras de productos parecidos a la efedrina, están retirándose del mercado algunas de estas sustancias.

Manzanilla

La manzanilla es una sustancia que tiene diversos efectos sobre el aparato digestivo. Posee propiedades que reducen los espasmos y las inflamaciones, y resulta activa contra algunos agentes infecciosos. Se proporciona para el tratamiento de úlceras pépticas, espasmos del aparato digestivo e inflamación de boca y encías.

Los preparados de manzanilla se utilizan también de modo tópico para tratar membranas inflamadas por eccemas o heridas.

Sus efectos secundarios son excepcionales y principalmente limitados a reacciones alérgicas. Tomar grandes cantidades de manzanilla puede provocar molestias intestinales. Algunos médicos creen que la manzanilla interacciona de forma significativa con los anticoagulantes.

Melatonina

La melatonina es una hormona que segrega la glándula pineal del cerebro y que ayuda a establecer el reloj del organismo. Los datos científicos sobre los efectos de la melatonina sobre el sueño son contradictorios. Puede simplemente ayudar a cambiar las fases del sueño en lugar de ser un verdadero sedante. Es difícil saber cómo aconsejar a un paciente a utilizarla correctamente en cuanto a horarios y cantidades.

Se comercializa también como agente para aminorar el ritmo del proceso de envejecimiento, aunque es controvertida en este sentido y necesitaremos años para conocer la respuesta.

La melatonina es otro producto con grandes beneficios fabricado por diversas compañías. La fuerza y la pureza de los diferentes preparados puede variar considerablemente.

Menta

La menta disminuye las contracciones musculares del aparato digestivo y alivia algún dolor abdominal.

Su exceso puede provocar una relajación exagerada del esfínter de la parte inferior del esófago, provocando con ello que el ácido ascienda por él y cause acidez. Sólo los adultos deberían utilizar la menta como medicamento; en niños, la menta puede provocar espasmos laríngeos y bronquiales. Pueden producirse reacciones alérgicas.

MSM

El MSM (metilsulfonilmetano) se comercializa para aliviar los síntomas de la artritis, reduciendo el dolor y la inflamación. Este elemento químico es un metabolito del dimetilsulfóxido (DMSO) pero que carece del olor de pescado o de ajo. Los beneficios del MSM han sido reportados por testimonios, no por datos científicos.

Entre los efectos secundarios conocidos están las náuseas, la diarrea y las cefaleas.

Ortiga

La ortiga tiene diferentes propiedades dependiendo de la parte de la planta que se utilice. La savia es diurética. La raíz se utiliza para aliviar los síntomas que produce el aumento de tamaño de la glándula prostática. El potencial para cometer un error, por lo tanto, es evidente. El hombre que sufre un aumento del tamaño de la próstata y que por ello se ve obligado a orinar con frecuencia oye decir que la «ortiga» le irá bien, pero compra un producto hecho a partir de savia en lugar de la raíz. En este caso, la frecuencia urinaria aumenta en lugar de disminuir.

Los componentes de la raíz parecen reducir la inflamación de la próstata y pueden afectar a la respuesta de la próstata a las hormonas. Hay pocos efectos secundarios, excepto escasas alergias. Las personas con insuficiencia cardíaca o renal no deberían utilizarla.

Palmito de sierra o sabal

El palmito de sierra es un extracto de fruta bastante efectivo para el tratamiento de la hipertrofia prostática benigna. Posee propiedades antiinflamatorias y bloquea los efectos de la testosterona en la glándula prostática. No encoge la próstata, pero alivia los síntomas. En una prueba realizada con trescientos pacientes, ochenta y ocho de ellos obtuvieron beneficios.

Los efectos secundarios son muy excepcionales e incluyen molestias digestivas, cefalea y diarrea.

Pau D'Arco

Se dice que el Pau D'Arco (*Tabebuia impetiginosa*) es un agente anticancerígeno y antiinflamatorio. Los estudios llevados a cabo por el National Cancer Institute no demuestran ningún beneficio.

Pivurato

Los productos de pivurato se comercializan para mejorar la pérdida de grasas y la resistencia. Se dice que aumentan el consumo de glucosa por parte del músculo, lo que produce un efecto de escasez de proteínas durante el proceso de pérdida de peso.

Los estudios demuestran sólo una mejora en la pérdida de peso cuando se consumen cantidades muy elevadas como parte de una dieta hipocalórica. Las dosis de estas investigaciones son muy superiores a las que pueden obtenerse con los suplementos. Las dosis inferiores no parecen presentar un efecto mensurable. No recomiendo la utilización de este suplemento.

Prímula

La prímula disminuye ligeramente el colesterol en la sangre y se utiliza para tratar eccemas atópicos. No se conoce que haya provocado reacciones adversas ni toxicidad. Debido a la seguridad y efectividad de los fármacos para controlar los niveles de colesterol, aconsejo a los pacientes que deben disminuir sus niveles con la ayuda de fármacos que consulten esta terapia con su médico.

Regaliz

El regaliz se ha venido utilizando para el tratamiento de las úlceras pépticas y como expectorante. Las dosis elevadas de regaliz no presentan seguridad y aumentan la presión sanguínea, provocan retención de líquidos y generan pérdida de potasio. Las mujeres embarazadas no deberían tomar regaliz, así como los pacientes con problemas hepáticos o los que toman diuréticos o determinados fármacos indicados para cardiopatías.

SAM-e

La SAM-e (S-adenosilmetionina) se comercializó originariamente en la década de los cincuenta como antidepresivo. Recientemente se ha comercializado para combatir diversas enfermedades, destacando entre ellas la artritis, la fibromialgia y las enfermedades neurológicas. Algunos estudios sugieren que cuando se administra por vía intravenosa, la SAM-e funciona con efectividad para el tratamiento de la depresión y puede aliviar el dolor provocado por la artritis en comparación con otros fármacos recomendados para su tratamiento. Algunas investigaciones llevadas a cabo por laboratorios sugieren que la SAM-e puede afectar a la producción de componentes de cartílago.

Desgraciadamente, cuando se toma por vía oral, el organismo absorbe tan sólo un uno por ciento del fármaco y el resto lo destruyen los ácidos del estómago o el hígado. De los estudios de efectividad mencionados por quienes comercializan esta sustancia, treinta y cinco de las cuarenta pruebas se realizaron por vía intravenosa. Las cinco pruebas realizadas con pastillas tenían fallos ostensibles de concepción y daban resultados poco impresionantes.

Entre los efectos secundarios mencionados en esas pruebas aparecen las ligeras molestias gastrointestinales, erupciones cutáneas, manías e ideas grandiosas entre el cinco y el treinta por ciento de los pacientes.

Se trata de una sustancia no recomendada.

Sauce blanco

El sauce blanco es un analgésico. Se convierte en ácido salicílico (aspirina) una vez se encuentra en el interior del cuerpo, normalmente por debajo de las dosis terapéuticas. Tiene los mismos efectos secundarios que la aspirina sin presentar ninguna ventaja neta. No recomiendo la toma de este suplemento.

Sauzgatillo

La baya de sauzgatillo se utiliza para tratar los trastornos menstruales (síndrome premenstrual, dolor de pecho y síntomas de la menopausia). Se vincula con los receptores de dopamina del cerebro, inhibe la liberación de la prolactina y aumenta la concentración de progesterona con relación a la totalidad de estrógenos del organismo. Entre los excepcionales efectos secundarios aparecen las molestias gastrointestinales, los cambios menstruales y las interacciones con fármacos. No poseo ningún tipo de experiencia con relación a este suplemento.

Selenio

El selenio se aconseja para la prevención del cáncer de próstata y existen algunas evidencias indirectas que apoyarían este beneficio. En un estudio realizado en Harvard, se calculó el consumo de selenio a partir de la concentración de selenio en las uñas de los pies. El riesgo de cáncer de próstata prematuro era dos tercios menos en los hombres con mayores niveles de selenio. No se trata, evidentemente, de una prueba abrumadora a favor de sus beneficios, pero resulta interesante.

El selenio aparece en muchos vegetales; la cantidad particular varía según el contenido en selenio del suelo donde ha sido cultivada la planta. La dosis diaria recomendada de selenio es de setenta microgramos; la dosis estudiada fue de entre ciento cincuenta y doscientos microgramos diarios. Cantidades superiores de selenio resultan tóxicas y producen debilidad en las uñas, pérdida de cabello y cansancio.

Sello de oro o hidrastis

El sello de oro se utiliza para tratar las inflamaciones bucales y de las mucosas, incluyendo la gastritis. No hay datos médicos que apoyen su efectividad.

Entre sus efectos secundarios destacan las náuseas, vómitos, diarrea, estimulación del sistema nervioso y reacciones de las vías respiratorias altas.

Semilla de lino

La semilla del lino contiene ácidos grasos omega-3. Las pruebas demuestran que estas sustancias disminuyen los niveles de colesterol e impiden la aparición de coágulos. La semilla de lino resulta adecuada como laxante.

Sen

El sen es un laxante utilizado para combatir el estreñimiento. Es moderadamente efectivo. Su utilización crónica puede dar como resultado un desequilibrio electrolítico, la decoloración de las paredes del colon y daños en los nervios y músculos responsables del funcionamiento normal del colon. Debería utilizarse muy de vez en cuando. Los pacientes que creen necesitar laxantes más de una o dos veces al mes, deberían hablar de sus problemas intestinales con su médico.

Toronjil o poleo

El toronjil se ha utilizado para tratar problemas de insomnio y gastrointestinales, como el intestino irritable. Las preparaciones de uso tópico se utilizan para las lesiones producidas por el herpes simples. A pesar de que no se conocen efectos secundarios, poco se sabe acerca de la efectividad de sus componentes.

Valeriana

La valeriana se recomienda para el tratamiento del insomnio moderado. Estimula la liberación del neurotransmisor GABA, relacionado con el sueño.

Entre sus efectos secundarios está la somnolencia a la mañana siguiente de su ingesta. Las interacciones con fármacos no han sido estudiadas.

Vitamina A y betacaroteno

Mientras que existen pruebas convincentes de que una dieta rica en vitamina A y betacaroteno es saludable, los estudios actuales no muestran ningún beneficio esencial (y un potencial dañino) en el hecho de tomar suplementos de esas mismas sustancias. Fuentes alimenticias de vitamina A y betacaroteno son la carne, pescado, aceite de pescado, lácticos y verduras y frutas amarillas y de hoja verde. Las dietas ricas en estos alimentos disminuyen el riesgo de sufrir patologías cardiovasculares y cáncer de pulmón.

Un estudio aleatorio llevado a cabo durante doce años con una muestra de veintidós mil hombres no encontró ningún beneficio en las tasas de cáncer o cardiopatías después de utilizar estos suplementos. De hecho, un estudio realizado en Finlandia demostró un aumento en las muertes producidas por cáncer en personas que tomaban betacaroteno. ¿Dónde estaría la explicación? Existen cerca de cincuenta carotenoides naturales; suplementar uno de ellos puede hacer que el organismo absorba menos cantidad de los demás. Si en el suplemento no se seleccionaran los correctos, el organismo acabaría consumiendo menos de lo que necesita del tipo beneficioso de caroteno.

Vitamina B_{12}

La vitamina B_{12} existe en abundancia en la carne, pescado y productos lácticos. El cuerpo no la absorbe directamente, sino que necesita una proteína transportadora, llamada factor intrínseco, para darse cuenta de su existencia en el estómago y pasarla a la sangre a través del tejido del intestino. La vitamina B_{12} es importante para el sano funcionamiento del sistema nervioso y cerebral y para el desarrollo celular correcto.

Los pacientes ancianos que ya no producen factor intrínseco y las personas que tienen poco ácido en el estómago (incluyendo aquellas que toman medicación prolongada para suprimir el ácido), pueden tener problemas para absorber la vitamina B_{12}. Todos los adultos mayores de cincuenta años deberían tomar un suplemento multivitamínico o de vitamina B y buscar en las exploraciones regulares síntomas de deficiencias.

Vitamina C

La vitamina C debe su fama al ganador de un premio Nobel, Linus Pauling. Muchos de los beneficios atribuidos a las dosis elevadas de vitamina han sido desterrados, pero siguen todavía vivos, firmemente atrincherados en la medicina popular.

Estudios llevados a cabo demuestran que las dosis elevadas de vitamina C son inútiles en términos generales, ya que el organismo sólo es capaz de absorber una cantidad limitada. Estudios de saturación de sangre con vitamina C muestran que la máxima dosis de vitamina C que absorben los tejidos del organismo es de doscientos miligramos diarios. Mientras que se trata de una cantidad superior a lo que consume la mayoría, es fácilmente obtenible a partir de una dieta sana. Las entre cinco y nueve raciones diarias recomendadas de frutas y verduras suministran entre doscientos y trescientos miligramos de vitamina C, cantidad suficiente para saturar por completo la sangre.

¿Y la vitamina C para los resfriados? Contrariamente a la creencia establecida, no existen evidencias que demuestren que dosis elevadas de vitamina C ayudan a prevenir o aliviar los resfriados. Estudios llevados a cabo con placebos controlados demuestran su inefectividad y convencen incluso a los investigadores que en su día realizaron la propuesta.

Las dosis excesivas de vitamina C pueden resultar dañinas. Su exceso satura los riñones y los intestinos y da como resultado gases, diarreas y aumento de la posibilidad de sufrir piedras en los riñones. Una nueva investigación realizada por la American Heart Association sugiere que los pacientes que toman más de quinientos miligramos diarios de vitamina C presentan un riesgo mayor de engrosamiento de las paredes de la carótida (arteria del cuello). En un controvertido artículo publicado en 1997 en *Nature*, se afirmaba que la vitamina C en grandes dosis actúa como un pro-oxidante, no como antioxidante, y que proporciona el efecto contrario al deseado. Para añadir más leña al fuego, un estudio muy reciente sugiere que los suplementos de vitamina C disminuyen los efectos beneficiosos de los medicamentos para tratar el colesterol. En los pacientes medicados para el colesterol que toman además vitamina C, el subcomponente bueno del HDL colesterol no asciende lo que debería.

Dejando de lado las advertencias en cuanto a un consumo excesivo y su nula efectividad contra los resfriados, es esencial llevar una dieta que incluya la cantidad adecuada de vitamina C. Se ha demostrado que una cantidad extra de vitamina C dispara los niveles de HDL colesterol en aquellos individuos cuya sangre estaba de antemano saturada por menos del setenta por ciento de vitamina C. Estudios de observación llevados a cabo con una muestra de siete mil personas, demostraron que la tasa de fallecimiento por enfermedad cardiovascular era un tercio mayor en aquellos que presentaban niveles de vitamina C inferiores. Treinta y seis de cuarenta y ocho estudios de observación demostraron que las personas con más vitamina C en su dieta mostraban una incidencia menor de cáncer digestivo y pulmonar.

¿Cuál es mi recomendación? Siga una dieta rica en vitamina C consumiendo entre cinco y nueve raciones diarias de fruta y verdura. Si necesita tomar un suplemento, procure que no supere los quinientos miligramos diarios.

Vitamina D

La vitamina D ayuda al cuerpo a absorber el calcio. Se necesita un mínimo diario de cuatrocientas UI (pero no más de mil UI), sobre todo las personas mayores que suelen presentar deficiencias de esta vitamina. La vitamina D se encuentra en la carne, el pescado graso, la leche completa y la luz del sol. Si no está seguro acerca de la cantidad que debe suplementar de esta vitamina, comente con su médico la posibilidad de realizar un análisis de sangre para determinar si sufre deficiencias.

Vitamina E

La oxidación del LDL colesterol es un paso importante en el desarrollo y el progreso de la arteriosclerosis. La vitamina E es un antioxidante. A pesar de que los estudios han demostrado que las personas que consumen fruta, verdura y otros elementos con vitamina E tienen menos probabilidad de sufrir cardiopatías, dichos estudios son incapaces de decirnos si la disminución se debe a la vitamina E de la dieta o a otros factores como el ejercicio o una sustancia distinta que se encuentre también en los alimentos ricos en vitamina E.

Los estudios que tratan sobre los suplementos de vitamina E son controvertidos. Para pacientes dentro de un grupo de riesgo de sufrir enfermedades cardiovasculares, un estudio publicado el año 2000 en *New England Journal of Medicine*, descubrió que el tratamiento con vitamina E durante un tiempo medio de cuatro años y medio no mostraba efecto aparente sobre temas cardiovasculares. Sin embargo, un estudio británico sobre una muestra de dos mil pacientes, descubrió una disminución del riesgo de cardiopatías en las personas que tomaban vitamina E. Los estudios basados en cuestionarios descubrieron en una muestra compuesta por ochenta y cinco mil enfermeras con un seguimiento de ocho años, que las que consumían mayor cantidad de vitamina E presentaban un riesgo inferior de sufrir enfermedades cardíacas. Hallazgos similares se documentaron en un estudio realizado con cuarenta mil hombres.

Para sumarse a la confusión, un estudio muy reciente sugería que las dosis suplementarias de vitamina E embotaban los efectos beneficiosos de los fármacos para tratar el colesterol. El subcomponente bueno del HDL colesterol no ascendía lo esperado en pacientes medicados para el colesterol que además consumían vitamina E.

Aunque no discuto la decisión de los pacientes que desean tomar entre cuatrocientas y ochocientas UI diarias de vitamina E, he dejado de recomendársela a mis pacientes.

Yohimbina

La yohimbina se recomienda para el tratamiento de la impotencia. Afecta a las señales nerviosas hacia los vasos sanguíneos. Puede proporcionar un beneficio moderado en la función eréctil del hombre; sin embargo, presenta muchos efectos secundarios. Estimula el sistema nervioso central, puede afectar a la presión sanguínea y acelera el ritmo cardíaco, provoca náuseas y psicosis ocasional.

Debido al importante desequilibrio entre riesgos y beneficios, no recomiendo este suplemento.

Zaragatona

La zaragatona es un laxante utilizado para el estreñimiento y el intestino irritable. Disminuye también levemente los niveles de colesterol.

La zaragatona puede interferir la absorción de otros fármacos. Los productos de zaragatona deben tomarse siempre acompañados por la cantidad suficiente de líquido para evitar las obstrucciones provocadas por la acumulación de zaragatona en las vías digestivas.

13

Evaluación sanitaria

Gran parte de mi jornada en la consulta está dedicada a las exploraciones físicas. Animo a mis pacientes hasta los cuarenta años a que concierten periódicamente estas visitas extensas y a que lo hagan de modo anual, superada esa edad. Al final de la presente sección, he incluido una copia del formato estándar que utilizo para llevar a cabo mis exploraciones físicas que le servirá para darse una idea de en qué debería consistir. Antes de realizar la exploración, estudio el historial del paciente. Tomo notas del historial y de sus costumbres y decido qué pruebas de valoración debería plantearse el paciente. A lo largo de la visita, revisamos la información básica sobre el estado de salud pasado y presente del paciente, actualizamos cualquier problemática relacionada con su historial familiar y forma de vida, y llevo a cabo la exploración adecuada a cada edad. Después comentamos las pruebas a realizar, programamos los análisis de laboratorio y planificamos cualquier prueba adicional que deba llevarse a cabo. Cuando tenemos todos los resultados, reviso extensamente con el paciente su estado de salud y hago mis recomendaciones para que pueda seguir disfrutando de buena salud.

Todo eso suena muy bien y creo de verdad que con ello ayudo a mis pacientes a disfrutar de una mejor salud, pero ¿cuáles son las pruebas que demuestran que las exploraciones y las pruebas periódicas producen como resultado un mejor estado de salud? A pesar de las buenas intenciones, los pacientes encuentran pocos beneficios en todas las pruebas a las que deben someterse.

Cuando en su día inicié este capítulo, lo hice escribiendo sobre los conceptos y lecciones de la epidemiología con discusiones sobre cómo se llevan a cabo las pruebas clínicas, todo lo que médicamente se aprende de ellas y cómo se realizan adecuadamente dichas pruebas. Rápidamente me vi enredado en los conceptos estadísticos de sensibilidad, prevalencia, incidencia, fiabilidad y tendencia, sin encontrar una manera de explicar la ciencia de la valoración de forma que me sirviera para animar a los pacientes a superar ese primer párrafo. La realidad es que entre los expertos en salud existe un desacuerdo tremendo con respecto a qué pruebas deben realizarse en la medicina preventiva. Instituciones gubernamentales de todos los países publican sus propias normativas por separado. En cierto sentido, sus recomendaciones se basan en la ciencia, aunque a menudo tienen un trasfondo político.

Con el objetivo de seguir siendo sincero, he tomado la decisión de limitarme a explicarle lo que hago yo después de quince años de práctica médica.

1. Repaso con detalle el historial médico con el paciente para asegurarme de que lo que yo opino sobre él, incluyendo su historial médico y familiar, es lo correcto. A lo largo

de este proceso, suelo encontrar errores en mis notas, resultado de malentendidos previos con el paciente. Disponer de la información correcta es esencial para dar buenos consejos.

2. Permito que el paciente comente cualquier cosa que le preocupe. Para ahorrar tiempo, pido siempre que lo anote por escrito antes de venir a visitarme. De este modo, puedo identificar rápidamente los problemas que pueden ser de vital importancia para su salud.
3. Comento con el paciente todos los medicamentos, suplementos y productos herbales que consume para buscar posibles interacciones y costumbres que puedan resultar nocivas para la salud. Reviso también todas las alergias medicamentosas.
4. Comentamos problemas de familia y apoyo social. Se trata de relaciones humanas esenciales para comprender el estado de salud de una persona y cuáles son sus futuros recursos en caso de necesitar ayuda.
5. Revisamos hábitos como tabaco, bebida, drogas, ejercicio, sueño, sexo y dieta.
6. Examino el historial de vacunación del paciente y las pruebas más recientes.
7. Le pido al paciente que complete una lista detallada con preguntas sobre cada sistema orgánico en un intento de averiguar otras preocupaciones respecto a su salud.
8. Luego llevo a cabo la exploración física. Entonces, y sólo entonces, comentamos y consideramos análisis y pruebas a realizar. Con raras excepciones, si no sospecho de la existencia de algún problema llegado este momento de la exploración, pocas veces recomiendo gastar dinero en pruebas complicadas.

Pruebas, procedimientos y vacunas recomendadas

En esta sección resumo las pruebas de laboratorio, procedimientos y vacunas que recomiendo a mis pacientes.

Pruebas de laboratorio

- **Perfil automatizado de laboratorio para medir niveles de electrolitos, azúcar en la sangre, función renal, proteínas y sustancias químicas hepáticas.** No existen muchos datos que apoyen la realización de una analítica de esta envergadura, pero es relativamente barata y fácil de hacer. Los resultados de normalidad de un análisis se definen como un rango de resultados en los que se ubicaría un noventa y cinco por ciento de la población sana. Basándonos en estadística pura, siempre hay algunos resultados que caen fuera de los límites de la normalidad. Del médico depende determinar qué anormalidades son lo bastante significativas como para investigarlas. Si las anormalidades son menores y no sugieren enfermedad, puede que yo decida no investigar más.
- **Niveles de colesterol.** Resulta adecuado controlar estos niveles cada tres a cinco años si los análisis anteriores han sido normales. Los pacientes insisten cada vez más en obtener una comprobación anual.
- **Análisis de orina.** Un análisis que todo médico debería realizar.
- **Hemograma completo.** Un análisis que todo médico debería realizar.
- **PSA (antígeno específico de la próstata).** Un análisis que debería realizarse anualmente en hombres mayores de cincuenta años, y antes si existen factores de riesgo

de cáncer de próstata. Yo lo inicio a los cuarenta en hombres con historial familiar de cáncer de este tipo.

- **Función tiroidea.** Un análisis que debería realizarse cada cinco años en mujeres a partir de los treinta años de edad, o siempre que aparezcan síntomas de cansancio u otras sugerencias.

Procedimientos

- **Mamografía.** Las mujeres con edades comprendidas entre los cuarenta y los cuarenta y nueve años deberían realizarse una mamografía cada uno o dos años y anualmente después de los cuarenta y nueve.
- **Frotis de Papanicolau.** Debería iniciarse a los dieciocho años o antes, en caso de iniciar temprano la actividad sexual. Después de dos pruebas con resultados normales y un año de diferencia entre ellas, deberían practicarse exámenes rutinarios entre uno y tres años, a discreción del médico. Se aconsejan pruebas más frecuentes en mujeres situadas en grupos de riesgo (inicio temprano de la actividad sexual, múltiples parejas o resultados previos anormales). No llevo a cabo exploraciones pélvicas en mujeres que se hayan sometido a una histerectomía; allí no hay nada que examinar y, desgraciadamente, las investigaciones demuestran que no existe posibilidad de detectar a tiempo un cáncer de ovarios, para alterar con ello su desenlace.
- **Sangre oculta en heces.** Recomiendo un conjunto anual de tres a los cincuenta años de edad en aquellos pacientes que no se someten a colonoscopias.
- **Sigmoidoscopia flexible o colonoscopia.** Recomiendo una cada cinco años después de los cincuenta. Véase capítulo 23: *El sistema digestivo*, para más información.
- **Prueba de esfuerzo cardíaco.** Recomiendo esta prueba a los cuarenta y cinco años y periódicamente a partir de entonces para aquellos con cuatro o más factores de riesgo de enfermedad cardiovascular (edad, hombre o mujer en estado posmenopáusico sin estrógenos, tabaquismo, hipertensión, hipercolesterolemia, diabetes, historial familiar de enfermedades cardiovasculares tempranas), en personas que pondrían en peligro la seguridad pública en caso de sufrir un ataque repentino o en pacientes sedentarios con factores de riesgo que se planteen un programa nuevo de ejercicio vigoroso. Véase capítulo 21: *El corazón y el sistema cardiovascular*, para más información.
- **Prueba de la función pulmonar.** Recomiendo esta prueba cada dos años en fumadores mayores de cuarenta años, principalmente para detectar signos de enfisema y presionarlos más para que dejen de fumar.
- **Densitometría ósea.** Todas las mujeres posmenopáusicas que no quieren recibir o no pueden recibir terapia hormonal sustitutiva, deberían someterse a esta prueba y hacer un seguimiento periódico de los resultados. Pido también la prueba a mujeres que reciben terapia hormonal sustitutiva después de diez años de utilización (el quince por ciento desarrolla osteoporosis a pesar de las hormonas) y antes en casos con antecedentes familiares de osteoporosis.
- **ECG.** Recomiendo la realización de un electrocardiograma (ECG) de base a los cuarenta años en los hombres y a los cincuenta en el caso de mujeres. Suelo repetirlo cada cinco años, como mínimo. El treinta por ciento de los infartos son silenciosos (sin dolor pectoral, sin síntomas) y desconozco otra manera de descubrirlos.
- **Radiografía de pecho.** No recomiendo la radiografía de pecho como prueba de detección precoz. Muchos estudios demuestran su incapacidad estadística para detec-

tar de manera temprana ciertas enfermedades (incluyendo el cáncer) de modo que pudiera mejorarse su resultado. Para los fumadores asintomáticos, empieza a recomendarse la tomografía computarizada como método de detección precoz del cáncer. Existen, sin embargo, pocos datos que apoyen el precio de un programa de detección tan costoso como éste y los pacientes que se someten a esta prueba reciben mucha radiación, además de exponerse a posibles procedimientos invasivos (aunque siempre benignos) para investigar las anormalidades sospechosas que puedan verse. Yo no recomiendo la tomografía a mis pacientes.

- **Visión y detección de glaucoma.** Realizada por un especialista, recomiendo esta valoración cada pocos años después de los cuarenta.
- **Audiograma.** Pido a mis pacientes que se sometan a esta prueba si experimentan síntomas significativos. No realizo pruebas aleatoriamente. Los pacientes no suelen interesarse por la valoración del oído a menos que intuyan que tienen un problema.

Vacunas

- **Tetanos/difteria.** Recomiendo esta vacuna cada diez años.
- **Gripe.** Recomiendo esta vacuna anualmente a mis pacientes mayores de sesenta y cinco años o a los que se encuentran en un grupo de riesgo (cardiopatías, enfermedades pulmonares, enfermedades renales, enfermedad de células falciformes, diabetes, disfunción inmunitaria). La recomiendo también a cualquier paciente que desee recibirla.
- **Neumonía neumocócica.** Recomiendo esta vacuna, repetida cada cinco a siete años, a los pacientes que se encuentran en grupos de riesgo y a los mayores de sesenta y cinco años. La considero una buena idea para todos los pacientes por encima de los cincuenta dada la resistencia en aumento de este tipo de infección bacteriana a los antibióticos.
- **Hepatitis B.** Recomiendo esta vacuna a los trabajadores del sector sanitario, usuarios de drogas intravenosas, adultos sexualmente activos con diversas parejas, pacientes sometidos a diálisis y personas que conviven con enfermos de hepatitis B. Vacuno también rutinariamente a los adolescentes que no fueron vacunados de pequeños.
- **Triple vírica.** Recomiendo dos vacunas después del año de edad.

Para más información sobre estas y otras vacunas, véase el capítulo 10: *Vacunas y enfermedades asociadas* y el capítulo 11: *La salud del viajero.*

Charlotte Medical Clinic – Historial completo y exploración física

Nombre: ______________________________

Edad: ______________________________

Para poder ofrecerle los cuidados sanitarios más efectivos, necesitamos obtener cierta información básica sobre su estado de salud pasado y presente. Necesitamos también preguntarle sobre su estilo de vida porque afecta directamente a su bienestar físico y emocional. La información que proporcione a su médico es confidencial.

Anote cualquier problema concreto que le gustaría comentar con el médico:

____

____

____

____

____

____

Historial quirúrgico: ______________________________

____

Historial médico: ______________________________

____

Medicamentos: Revise, por favor, la lista adjunta y realice las correcciones y adiciones necesarias.

(Se adjunta una lista)

Anote, por favor, todos los medicamentos adicionales que tome, con su dosis y frecuencia. Asegúrese de incluir cualquier fármaco sin receta, vitaminas, píldoras anticonceptivas, remedios herbales y demás:

____

____

____

Alergias medicamentosas:

Historial familiar: hasta (fecha)
Padre (adjuntar historial conocido)
Madre (adjuntar historial conocido)
Hermanos (adjuntar historial conocido)

Preste particular atención a anotar todas las enfermedades que sean hereditarias, como diabetes, hipertensión, cáncer, cardiopatías anteriores a los sesenta y cinco años de edad, enfermedades tiroideas, depresión, problemas de colesterol o enfermedades genéticas.

Actualizaciones: ______________________________

____

____

Historial social:

Estado civil: ______________________________

Hijos: ______________________________

Estudios: ______________________________

Profesión: ______________________________

Profesión de la pareja: ______________________________

Hábitos:

¿Ha fumado alguna vez? Sí ___ No ___ (si no, pase a la sección siguiente)

Nº paquetes/día ___ Nº años como fumador ___

¿Ha querido dejarlo alguna vez? Sí ___ No ___

¿Fuma en la actualidad? Sí ___ No ___ Años sin fumar: ___

¿Es fumador pasivo en casa? Sí ___ No ___ ¿En el trabajo? Sí ___ No ___

¿Consume bebidas alcohólicas? Sí/No

Nº copas diarias <1 1 2 3 4 5 >5

(Una copa = 300 ml cerveza, 100 ml vino o 50 ml licor)

¿Consume en la actualidad fármacos o drogas por razones distintas a las médicas?
Sí ___ No ___

¿Se ha inyectado alguna vez fármacos o drogas sin receta? Sí ___ No ___

¿Practica deporte? Sí ___ No ___ ¿De qué tipo y con qué frecuencia?:

____

Puntúe la calidad de su sueño: buena correcta mala Nº horas/noche ___

¿Lleva cinturón de seguridad?: 0% 25% 50% 75% 100%

¿Corre el riesgo de sufrir una enfermedad de transmisión sexual? Sí ___ No ___

(Riesgo = relación sexual sin protección con una persona distinta a su pareja habitual, contacto sexual con >3 parejas en los últimos dos años, relación sexual homosexual no monogámica, contacto sexual con parejas con relaciones homosexuales anteriores o utilización en el pasado de drogas por vía intravenosa.)

¿Ha realizado cambios significativos en su dieta en el transcurso del último año? Sí ___ No ___

Mantenimiento sanitario:

___ **Tétanos/difteria:** Cada diez años.

___ **Gripe:** Anualmente con más de sesenta y cinco años o con cardiopatías, enfermedades pulmonares o renales, diabetes o inmunodeficiencia.

___ **Neumonía neumocócica:** A los sesenta y cinco años, luego cada siete años; antes si hay riesgo debido a diabetes, enfermedades crónicas pulmonares, cardíacas, renales, hepáticas o neurológicas.

___ **Hepatitis B:** Trabajadores del sector sanitario, adultos sexualmente activos con múltiples parejas, pacientes sometidos a diálisis, niños adolescentes.

Anote las pruebas a las que ha sometido durante el último año:

___ Mamografía ___ Papanicolau

___ Sangre oculta en heces

___ Exploración con sigmoidoscopio o colonoscopia

___ Prueba de esfuerzo cardíaco ___ Densitometría

___ ECG ___ Placa de tórax

___ Valoración de visión y glaucoma

Rodee con un círculo otros problemas que padezca:

General: aumento de peso / pérdida de peso / falta de apetito / insomnio / fatiga / agotamiento / tristeza / irascibilidad / llorar a menudo / ansiedad / imposibilidad de relajarse / preocupaciones

Piel: soriasis / eccema / cáncer de piel / rosácea / erupciones / piel seca / caspa / moratones / sudor excesivo / picores / problemas con las uñas / caída de cabello / urticaria / lunares anormales / picor persistente

Glandular: diabetes / hipoglucemia / enfermedad tiroidea / gota / colesterol / osteoporosis / sed excesiva / necesidad excesiva de orinar / cambios repentinos de visión / entumecimiento en los pies

Sangre: anemia / aumento de tamaño de los ganglios linfáticos / hemorragias / leucemia / linfoma / historial de cáncer / coágulo en venas o pulmones / infecciones frecuentes

Ojos: cataratas / glaucoma / cambio reciente de visión / ojos enrojecidos / gafas / lentes de contacto / dolor en los ojos

Nariz y boca: alergias / congestión nasal / sinusitis / hemorragias nasales / dolor de garganta / afonía / cambios en el sentido del gusto / tonsilitis / gingivitis / problemas dentales

Pulmones: asma / enfisema / neumonía / falta de aire / tos crónica / flema excesiva / bronquitis frecuente / expectoración con sangre / ronquera / exposición a la tuberculosis

Corazón: infarto / angina / dolor pectoral / insuficiencia cardíaca / tobillos hinchados / murmullo cardíaco / toma de antibióticos por intervención dental / despertarse sin aire / problemas de ritmo cardíaco / pulso irregular / presión arterial elevada / historial de fiebres reumáticas / prolapso de válvula mitral / rampas en las piernas al caminar / venas varicosas / incorporarse para respirar por la noche / marcapasos

Músculos y huesos: dolor de articulaciones / inflamaciones / rojez / calor / rigidez / artritis / artritis reumatoide / lupus / fracturas / dolor muscular / debilidad / dolor de espalda / bursitis / fibromialgia

Aparato digestivo: úlcera / hemorragia gastrointestinal / dolor rectal / intestino irritable / colon espástico / enfermedad de Crohn / estreñimiento / colitis ulcerosa / diverticulosis / hepatitis / cirrosis / piedras vesiculares / pancreatitis / hernia de hiato / ardores / indigestión / ictericia / dificultad al tragar / dolor de estómago / náuseas / vómitos / gases / diarrea / hemorroides / sangre en las heces / cambios en los hábitos de las deposiciones

Aparato urinario: enfermedad renal / piedras en el riñón / infecciones de vejiga / dificultad en el paso de la orina / ardores / picores / frecuencia / urgencia / orinar a menudo por la noche (nº veces ___) / incontinencia / sangre en la orina

Enfermedades infecciosas: infección VIH / SIDA / herpes / sífilis / enfermedad de transmisión sexual / tuberculosis / historial de drogas por vía intravenosa / historial de transfusiones sanguíneas / hepatitis C / parejas sexuales múltiples

Neurología: ictus / ataque de isquemia transitoria / cefaleas migrañosas / ataques de epilepsia / apnea del sueño / cefaleas / mareos / pérdida del conocimiento / desvanecimiento / parálisis / falta de coordinación / traumatismo craneal / caídas frecuentes / confusión

Psiquiatría: ansiedad / depresión / drogadicción / alcoholismo

Sólo mujeres: cambios en la duración del período, frecuencia, flujo / sangrado excesivo / dolores menstruales excesivos / flujo vaginal / picores vaginales / hinchazón del pecho / supuración del pecho / dolor en el pecho / enfermedad fibroquística de mama / dolor en la penetración / infertilidad
Duración de los períodos: ___ Frecuencia de los períodos: ___ ¿Menopausia? (Año: ______)
¿Lleva a cabo la autoexploración mamaria? Sí ___ No ___ Frecuencia ____________
¿Utiliza algún método anticonceptivo? Sí ___ No ___ ¿Cuál? ______________

¿Problemas con embarazos? Sí ___ No ___ Tipo ______________
¿Piensa quedarse embarazada pronto? Sí ___ No ___

Sólo hombres: dificultades de próstata / supuración del pene / impotencia / dolor / bultos / inflamación del escroto / picores / úlceras / problemas al empezar a orinar / orina frecuentemente por la noche (nº veces por noche ___) / flujo urinario débil o interrumpido / sensación de no vaciar completamente la vejiga al orinar

14

Cómo conseguir lo que desea de su visita al médico

El sistema sanitario burocratizado genera, las más de las veces, listas de espera y situaciones indeseadas que desvirtúan la calidad médica aunque ésta sea eficiente.

Por lo tanto, puede que necesite pautar su visita al médico mediante unas sencillas reglas.

- **Conozca a su médico.** Eso no se consigue estando enfermo o cuando se necesita atención urgente. Visite a su médico encontrándose bien para así conocer mejor su consulta, a su personal y a él mismo... y aproveche para que le conozcan a usted. Anticípese y pregunte cómo se gestionan las urgencias en la consulta. Conozca todos los trucos para adecuarlos a sus necesidades.
- **Deje claro el tipo de visita que usted necesita.** Concrete si necesita usted una atención física, concreta, para un problema complejo o si necesita una visita breve para un conflicto sencillo. De este modo sabrá que su visita goza del tiempo adecuado.
- **Anote su lista de preocupaciones en orden de prioridad.** Revise rápidamente sus problemas y luego dedique más tiempo a los que más le preocupen. Los médicos y enfermeras son muy eficientes en cuanto a abordar preocupaciones múltiples en caso de necesidad, siempre y cuando se organice usted bien y sea claro en sus explicaciones.
- **Represente su historia.** Explique una historia detallada y comprensible sobre el progreso de sus síntomas. Con ello, el médico podrá interpretarlos lógicamente y ayudarle. Piense que si el médico no tiene que dedicar tiempo a unir las distintas piezas del rompecabezas de su historia para que tenga coherencia, podrá dedicar más tiempo a pensar y a desarrollar soluciones.
- **No minimice sus síntomas, o su médico tenderá a hacer lo mismo.** La visita al médico no es el momento adecuado para actuar como un héroe o hacerse el tímido. Cuéntele las cosas tal y como son.
- **Sea sincero con respecto a sus preocupaciones.** He asistido a mujeres mayores que no querían explicarme nada sobre los bultos en el pecho que se habían descubierto. O bien no querían admitir el problema, o pensaban que era un tema lo bastante importante como para que lo descubriera yo mismo. Muchas veces recibo la visita de hombres que vienen a hacerse un chequeo y que no dicen tener ningún problema, y al día siguiente me llaman sus airadas esposas contándome media docena de problemas que sus maridos «olvidaron» mencionar. ¿Dejaría el coche en el taller mecánico para una revisión sin explicar los problemas que tiene? No deje a su médico en blanco; su salud sufrirá por ello y quedarán ambos como un par de estúpidos.

- **Escuche las respuestas del médico.** No hay nada que me irrite más que un paciente que claramente se pone a pensar en la siguiente pregunta sin esperar a escuchar la respuesta de la anterior.
- **Mantenga una lista donde anote los medicamentos que toma, suplementos y reacciones alérgicas.** Con ello ahorrará tiempo y evitará reacciones adversas.
- **Cree una relación con su médico.** Comprenda que en la ajetreada consulta del médico de atención primaria, la relación con su médico y la valoración general de su estado de salud es un proceso que va generándose con el paso del tiempo y a través de una serie de visitas. Las visitas que ponen de una vez todos los problemas sobre la mesa frustran al paciente y al médico y dan como resultado unos cuidados de menor calidad. Si usted me plantea diez problemas en una sola visita, el exceso de información me hará perder de vista los problemas de relativa importancia.
- **Si no comprende alguna cosa, vuelva a preguntar.** Si no queda todavía satisfecho, llame por teléfono al médico fuera de horas de visita para hablar tranquilamente con él.
- **Elija un médico de familia que coordine todos sus cuidados médicos.** Asegúrese de que todos los especialistas, o usted mismo, informan al médico de sus avances. Dividir el cuidado que recibe entre muchos proveedores es una invitación al desastre. He sido testigo de ello una y otra vez en forma de interacciones de fármacos, pruebas por duplicado y gastos sanitarios innecesarios.
- **Entérese de cómo, desde la consulta del médico, van a comunicarle los resultados de las pruebas.** Niéguese a aceptar la frase de «Si no le decimos nada es que todo está bien». Los informes se pierden. No se arriesgue a que suceda con usted.
- **Sepa lo que hacer y esperar si tiene una urgencia.** Sepa a quién llamar y dónde tiene que ir en caso de urgencia.
- **Comprenda bien su seguro sanitario privado.** Sepa qué es lo que está cubierto y lo que no, cuándo necesita autorizaciones, qué es lo que tiene que pagar, qué cobertura hay con los medicamentos. Piense que los médicos trabajan con muchos seguros distintos que tienen distintas coberturas.
- **Esté alerta en caso de problemas en la consulta.** Vigile los signos que le indiquen que en otro lugar le atenderían mejor:
  - Esperas siempre interminables para ser atendido.
  - Interrupciones frecuentes durante la visita.
  - Llamadas que no se devuelven.
  - Diferencias en la filosofía de la atención sanitaria.
  - Confianza en el médico y en sus consejos.
- **Mantenga su historial actualizado.** Piense en incluir en su historial nuevos problemas de salud que aparezcan en su familia y que pueden influir sobre su futuro.
- **Procure que su dirección y teléfono en el historial sean siempre los correctos.** Facilite a su médico la forma de contactar con usted en caso de tener resultados de pruebas u otra información que quisiera compartir con usted.
- **Coméntele a su médico cualquier último deseo que pudiera usted tener.** Si no quiere recibir transfusiones bajo ninguna circunstancia, debido a motivos religiosos u otras creencias, hágaselo saber a su médico por escrito. Si ha decidido no recibir ventilación mecánica o resucitación cardíaca, hágaselo saber a sus familiares y al médico. Si quiere donar sus órganos para trasplantes, haga lo mismo.
- **Tenga presente que, igual que sucede con los matrimonios, no todas las relaciones entre médico y paciente funcionan.** Cada año tengo varios pacientes que sé que necesitan un estilo de médico distinto al mío. Nuestra forma de ver la salud, nuestra fi-

losofía de vida y nuestro estilo general de comunicación no son compatibles y las diferencias no tienen solución. Cuando se produce este fenómeno, lo mejor para ambas partes es reconocer la incompatibilidad y seguir adelante. No quiero ni espero ser el médico favorito de nadie.

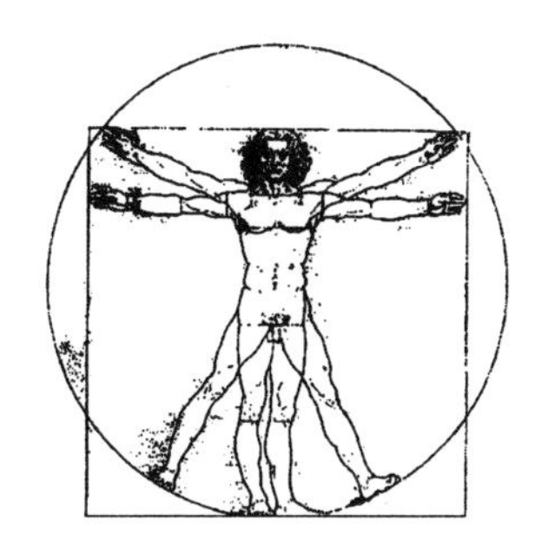

Segunda parte

Sistemas del organismo: Cómo funcionan y qué hacer cuando funcionan mal

En la segunda parte exploraremos los principales sistemas del organismo, de la cabeza a los pies, y algunas de las cosas que normalmente pueden funcionar mal en ellos.

15

La piel

La piel, considerada como una única unidad, es el mayor órgano del cuerpo. Incluye la epidermis (la capa externa), la dermis (la parte viva, más activa) y diversas estructuras como los folículos capilares, las glándulas sudoríparas y las glándulas sebáceas.

La piel ejerce tres funciones distintas:

- **Protección.** La piel es una cubierta resistente que protege el cuerpo, resiste cortes y rasguños. Protege, además, el cuerpo como la primera línea del sistema inmunitario contra invasores como astillas, bacterias y otros agentes infecciosos.
- **Conservación.** La piel proporciona un envoltorio que ayuda a proteger el cuerpo de la pérdida de líquidos. Ayuda asimismo a conservar la temperatura deseada del cuerpo. Si el cuerpo está demasiado caliente, los vasos sanguíneos que hay debajo de la piel se dilatan y le transfieren el calor, y es entonces cuando las glándulas sudoríparas se activan y refrescan el cuerpo porque la humedad se evapora en la piel. Si el cuerpo está frío, los vasos sanguíneos se contraen disminuyendo con ello el flujo sanguíneo a la piel y, por lo tanto, disminuyendo la pérdida de calor.
- **Presentación.** La piel y sus apéndices (cabello y uñas) ayudan a crear nuestro aspecto y juegan un importante papel en cómo nos ven los demás y en cómo nos vemos a nosotros mismos.

La piel se ve afectada por numerosas enfermedades y procesos. Este capítulo repasa los problemas de piel que vemos con más frecuencia en la consulta del médico de familia: acné, rosácea, dermatitis de contacto, dermatitis seborreica, dermatitis atópica y eccema, soriasis, tiña versicolor, infecciones cutáneas, cabello (poco o mucho), fotoenvejecimiento y cáncer de piel.

Acné

El *acné* es una infección crónica y un problema inflamatorio de la piel que típicamente va y viene con el tiempo. No es resultado de la falta de higiene; de hecho, frotar la zona afectada en exceso puede empeorar la inflamación subyacente y la infección. El acné afecta al ochenta por ciento o más de la población comprendida entre los doce y los veinticinco años de edad, pero puede producirse a cualquier edad. Afecta a las glándulas sudoríparas y a la grasa de la cara, el pecho y la espalda y resulta doloroso, tanto física como psicológicamente.

Las glándulas sebáceas son las estructuras mayores de la piel y las productoras de sebo, una mezcla de lípidos importante que sirve para mantener la hidratación de la piel. Los factores que producen el acné son diversos. Durante la adolescencia, la oleada de hormonas andrógenas estimula una producción superior de sebo. El exceso de material producido bloquea las glándulas sebáceas, que siguen produciendo más sebo y queratina, que dan lugar a los puntos negros y puntos blancos de grasa. Aumenta entonces en número una bacteria que reside en los folículos llamada propionibacterium acné. Esto genera una inflamación, resultado tanto del ataque que el sistema inmunitario del organismo lleva a cabo contra la bacteria, como de los ácidos grasos que produce la bacteria y que irritan la pared del folículo. El sebo se derrama fuera del folículo irritado y cae sobre la dermis que lo rodea, empeorando todavía más la inflamación.

El objetivo de una terapia para el acné es disminuir la severidad y la frecuencia de la erupción, mejorar la incomodidad que producen las lesiones inflamadas, mejorar el aspecto y prevenir o minimizar las cicatrices. La mayoría de adolescentes desea una gratificación inmediata a sus esfuerzos. Yo aviso a mis pacientes de antemano de que normalmente necesitamos seis semanas para empezar a ver los beneficios de un tratamiento contra el acné, y de que nuestro objetivo final es controlar el acné, no curarlo.

Un buen tratamiento para el acné debe afrontar tanto la parte infecciosa como la parte inflamatoria de la enfermedad. Los programas de tratamiento se conciben para acabar con las bacterias, o disminuir su número, y para prevenir la inflamación. Acabar con las bacterias lleva su tiempo. Incluso cuando las bacterias han muerto, sus cuerpos siguen estimulando el sistema inmunitario hasta que naturalmente son expulsadas de las glándulas, un proceso que lleva entre cuatro y seis semanas. Para que el tratamiento sea efectivo, es necesario tomar los medicamentos con regularidad y aplicar las terapias tópicas a zonas enteras de la piel, no sólo a cada grano. Los cosméticos grasos e hidratantes pueden taponar las glándulas sebáceas y, como consecuencia de ello, empeorar el acné. Tocar los granos, explotarlos o rascarlos en exceso irrita la piel y aumenta la probabilidad de inflamación y cicatrices. A pesar de la creencia popular, no parece ser que la dieta juegue un papel importante en el desarrollo del acné, y numerosas pruebas de restricciones dietarias rígidas no han resultado beneficiosas para mejorarlo.

A continuación, veamos las terapias más comúnmente utilizadas para el tratamiento del acné:

- **Peróxido de benzol.** El tratamiento más común es el que lo mejora matando la bacteria que produce el acné. Además, seca y produce un *peeling* en la piel que ayuda a limpiar los folículos bloqueados. Existen pocas evidencias de que un peróxido de benzol del diez por ciento sea mejor que las concentraciones inferiores, y lo que sí es seguro es que es más irritante. En general, el gel es el formato más efectivo. Mi prescripción habitual consiste en extender una capa fina de gel al cinco por ciento dos veces al día.
- **Tretinoin.** Esta terapia tópica funciona evitando la formación de puntos blancos y negros y eliminando los ya existentes. Estimula la producción de células nuevas en el interior de la glándula sebácea; debido a esto, es posible que el acné empeore primero antes de iniciar la mejoría. Dependiendo de la dosis, la piel puede aparecer más enrojecida y escamosa durante un período de entre dos y cuatro semanas; por este motivo, la terapia se inicia con la dosis más pequeña y va aumentándose lentamente. Se trata de productos que la luz del sol inactiva, por lo que es mejor aplicarlos al acos-

tarse. Los inactiva también el peróxido de benzol; por lo tanto, son dos productos que no pueden aplicarse simultáneamente.

- **Antibióticos.** Funcionan acabando con las bacterias del acné o impidiendo su crecimiento. La mayoría de las investigaciones demuestran que los antibióticos tópicos tienen una efectividad próxima a los administrados por vía oral. Yo lo dejo generalmente a elección del paciente. Mientras que tragar una pastilla es más sencillo que limpiar la piel y aplicar una crema dos veces al día, las pastillas pueden tener otros efectos secundarios desagradables.
- **Accutane.** Se trata de un fármaco potente y es el único medicamento capaz de alterar la historia natural del acné. El Accutane encoge las glándulas sebáceas y las hace mucho menos activas; disminuye el número de bacterias que hay en la glándula, cambia el tipo de sebo producido y disminuye directamente la inflamación. El noventa por ciento de los pacientes que presentan acné severo han acabado con él por completo, o casi por completo, después de una terapia de dieciséis semanas, y la mejora se ha prolongado durante mucho tiempo. Desgraciadamente, el fármaco tiene diversos efectos secundarios: irritación del tejido de la boca, párpados y nariz; sensibilidad a la luz del sol; dolor muscular y de articulaciones; cefaleas; caída de cabello; pérdida de visión nocturna; efectos adversos sobre los triglicéridos y el colesterol; problemas hepáticos y de médula ósea; problemas congénitos graves si se toma justo antes o durante el embarazo y efectos psicológicos... por lo tanto, se recomienda únicamente en casos de pacientes con acné quístico severo. El Accutane debería recetarlo sólo un médico muy familiarizado con su utilización.
- **Terapia hormonal.** La utilización de píldoras anticonceptivas aumenta los niveles en la sangre de una proteína que anula hormonas. Esta proteína anula los andrógenos, disminuyendo sus niveles en la sangre y, por lo tanto, disminuyendo la estimulación excesiva de producción de sebo.

El tratamiento efectivo del acné exige un buen nivel de cooperación entre paciente y médico y conocimientos sobre la naturaleza del acné y sus terapias.

Rosácea

La *rosácea* es una enfermedad parecida al acné que se inicia normalmente entre adultos de mediana edad. Se caracteriza por granitos diminutos y pústulas que aparecen en las mejillas, barbilla, nariz y frente, enrojecimiento y desarrollo de pequeños vasos capilares superficiales. La nariz puede desarrollar un aspecto muy característico, con crecimiento excesivo del tejido conectivo y de las glándulas sebáceas (algo así como el váter de la nariz). La rosácea empeora con el consumo de líquidos calientes como el café y el té, el alcohol, algunas comidas picantes y el sol.

La rosácea es el resultado de una infección superficial de la piel, de crecimiento lento, que se produce en pacientes sensibles. Se trata con antibióticos (tetraciclina por vía oral y antibióticos de administración tópica). El tratamiento debe prolongarse para que sea efectivo y suele ser necesario continuar con dosis bajas para evitar repeticiones. El desarrollo de los vasos capilares superficiales y el aspecto de la nariz puede minimizarse o evitarse del todo si la enfermedad se reconoce y se trata enseguida. Si los vasos capilares son grandes o numerosos, será necesario aplicar una terapia con láser para mejorar su aspecto.

Dermatitis de contacto

La *dermatitis de contacto* es una reacción inflamatoria de la piel a una sustancia con la que ha estado en contacto. Existen dos tipos de dermatitis de contacto: la *dermatitis irritativa*, provocada por la exposición a sustancias que irritan químicamente la piel (como ácido o disolventes de pintura), y la *dermatitis alérgica*, provocada por la exposición a sustancias que el cuerpo ha visto anteriormente (como plantas, productos cosméticos o antibióticos tópicos).

A menudo, la causa de la erupción se basa claramente en exposiciones recientes y en la distribución de la dermatitis por la piel. Cuando la causa de la reacción se desconoce, los dermatólogos llevan a cabo pruebas de alergia aplicando parches con pequeñas cantidades de probables sustancias causantes para ver la reacción de la piel. El calor, el sudor, la fricción o una enfermedad de piel preexistente empeoran normalmente las reacciones.

La dermatitis provocada por contacto con plantas (hiedra venenosa, roble, zumaque) provoca reacciones inflamatorias en la piel, que se caracterizan por zonas rojas, calientes e hinchadas que desarrollan ampollas superficiales llenas de un líquido transparente. Contrariamente a la creencia popular, la hiedra venenosa no se expande. Las zonas con mayor exposición de la piel más sensible son las que aparecen en primer lugar, seguidas en cuestión de uno o dos días por las zonas con menor exposición. A veces la exposición a la hiedra venenosa desencadena una respuesta inmunitaria generalizada que provoca erupciones en partes de la piel que no han sido expuestas a la planta.

Muchas veces las terapias tópicas son insuficientes para el tratamiento de la hiedra venenosa y es necesario utilizar esteroides por vía oral o inyectables. Igual que sucede con cualquier inflamación cutánea grave, existe la posibilidad de que se produzca una infección bacteriana secundaria por estar la piel al descubierto; la piel que no mejore con la terapia deberá revaluarse para una posible infección.

El mejor tratamiento consiste en conocer, y evitar, los posibles agentes irritativos. Plantéese la utilización de pomadas con efecto de barrera y guantes para protegerse de posteriores exposiciones. Si entra en contacto con un agente irritativo, utilice compresas frías o baños con harina de avena para aliviar la piel inflamada. Para aliviar el picor, pruebe con los antiguos antihistamínicos disponibles sin receta (los antihistamínicos nuevos, no sedantes, no son tan efectivos para solucionar este problema). Evite rascar y frotar la piel o exponer la piel irritada al calor, que aumenta el nivel de histamina en la piel y empeora los picores. Si la reacción es grave, el médico le recetará esteroides por vía oral o tópica.

Dermatitis seborreica

Igual que el acné, la *dermatitis seborreica* es una enfermedad inflamatoria crónica que afecta a las zonas donde las glándulas sebáceas son más relevantes: el cuero cabelludo (caspa), las cejas y las pestañas, el bigote y la barba, la frente, los canales auditivos, el pecho y los pliegues del cuerpo. La dermatitis seborreica aparece en forma de zonas rojas que pican y escamas blancas con una base grasosa. Normalmente se distribuye por el cuerpo de forma simétrica. Esta enfermedad aparece en el tres por ciento de la población y afecta algo más a hombres que a mujeres.

A pesar de que la causa que provoca la dermatitis seborreica no se conoce exactamente, se asocia con infecciones de levaduras y responde a los medicamentos tópicos antifúngicos. La higiene es importante; la limpieza frecuente con jabón evita el exceso de aceites y mejora el aspecto. La terapia se basa en preparados antifúngicos, como los champús para la caspa y otras alternativas con receta médica, administrados junto con pomadas antiinflamatorias (pomadas esteroides). El sol ayuda a disminuir la severidad de esta afección.

Dermatitis atópica y eccema

La *dermatitis atópica* y el *eccema* son también afecciones crónicas e inflamatorias de la piel. Las padecen entre el cinco y el diez por ciento de los niños y el uno por ciento de los adultos; muchos pacientes sufren dermatitis atópica antes de cumplir los cinco años de edad y por ello es una enfermedad que suelen diagnosticar los pediatras. La dermatitis atópica es a menudo un signo para pacientes que posteriormente acabarán desarrollando problemas de alergia y asma.

Mientras que la dermatitis de contacto suele solucionarse en cuestión de días o semanas, la dermatitis atópica y el eccema duran entre un mes y toda la vida. Son afecciones que se presentan como erosiones rojas y poco profundas en la piel y como granitos llenos de un líquido trasparente. El picor intenso produce zonas rojas y con marcas, sequedad de piel y alteraciones en la pigmentación de la piel. Las zonas afectadas son habitualmente cuello, zonas de codos y rodillas, muñecas y tobillos, y manos y pies. La dermatitis atópica empeora con ciertos alimentos (huevos, cacahuetes, leche, derivados de trigo y soja, y pescado), con sustancias provocadoras de alergia que flotan en el aire (polen y moho), caspa de animales, calor, irritación (tejido de lana), sudor, infecciones y estrés. Estas asociaciones sugieren que estas enfermedades se relacionan con una activación generalizada del sistema inmunitario. En el noventa por ciento de las lesiones de la dermatitis atópica, aparece la bacteria *Staphylococcus aureus*, que segrega toxinas que activan la respuesta inmunitaria de la piel; en determinados casos, la piel mejora con medicamentos que tratan esta bacteria.

La dermatitis atópica es una enfermedad crónica que no tiene cura, pero que puede mejorar identificando y eliminando los factores que la empeoran. Para ello es necesario realizar una valoración de las alergias y evitar esos factores como alimentos, agentes irritantes, estrés e infecciones. Es importante mantener la piel hidratada; van muy bien los baños de entre diez y veinte minutos de duración con aceites hidratantes. El picor se controla con antihistamínicos. Normalmente, los antihistamínicos sedantes de antigua generación son los que mejor funcionan. En general, el tratamiento se inicia con preparados suaves, y su potencia se aumenta con el paso del tiempo y según las necesidades.

Soriasis

La *soriasis* es una enfermedad crónica de la piel que suele aparecer en adultos jóvenes y que en la media de los países occidentales afecta a entre el uno y el dos por ciento de la población. La enfermedad se caracteriza por zonas inflamadas y protuberantes de color plateado y piel escamosa en cuero cabelludo, codos y rodillas.

Las células de la piel de la capa más externa mudan continuamente y son sustituidas por otras nuevas. Las nuevas células se forman en partes más profundas de la piel y maduran lentamente a medida que se encaminan hacia la superficie, un proceso que en condiciones normales se completa en el plazo de catorce días. Con la soriasis, el ciclo de la célula se acelera y la totalidad del proceso se completa tan sólo en dos días. Las células son incapaces de madurar por completo en un ciclo tan breve como éste y alteran su aspecto hasta formar las zonas escamosas típicas de las lesiones de la soriasis. Desconocemos qué es lo que provoca esta renovación acelerada de las células de la piel, pero parece tener una fuerte base genética. De los pacientes que sufren soriasis, entre un cinco y un diez por ciento desarrolla también artritis soriática. La artritis soriática es un tipo inflamatorio de artritis caracterizado por la afectación de la columna vertebral y las articulaciones de manos y pies. Suele asociarse con entumecimiento matutino prolongado durante más de treinta minutos y se inicia mayoritariamente entre los treinta y los cincuenta años de edad.

El sol mejora la soriasis. Entre otras terapias tópicas destacan las pomadas esteroides y los preparados de alquitrán de carbón. Se utilizan también como tratamiento los fármacos que afectan a la renovación celular, como el metotrexato, utilizado para el cáncer. Algunas terapias combinan la utilización de un fármaco que sintetiza la piel con dosis controladas de luz ultravioleta y continuamente se comercializan nuevas terapias. Los pacientes con soriasis entre leve y moderada deberían ponerse en manos de dermatólogos.

Tiña versicolor

La *tiña versicolor* es una enfermedad superficial de la piel que suele afectar al tronco y las zonas centrales de las extremidades. Se caracteriza por áreas circulares de pigmentación alterada de la piel; dichas zonas no se escaman si no se rascan. La afectación empeora con el calor y la humedad. La tiña versicolor no suele picar y no es contagiosa.

El causante de esta afección es un hongo denominado *pityrosporum orbiculare.* Aunque todos lo tenemos, los pacientes que desarrollan la tiña versicolor pueden ser genéticamente más susceptibles a una reacción del sistema inmunitario al hongo, provocando por ello el cambio en el aspecto de la piel.

La tiña versicolor se trata con champús antifúngicos (champús para la caspa, como el sulfito de selenio y el quetoconazol) o con dosis breves de pastillas antifúngicas. Algunos de estos medicamentos se concentran en el sudor; esto crea un mecanismo ideal de funcionamiento: el paciente toma una pastilla, espera entre treinta y sesenta minutos, luego hace deporte y deja que el sudor se seque en la piel. Esta afección suele exigir un nuevo tratamiento cada verano.

Infecciones cutáneas

Las infecciones cutáneas están provocadas por bacterias, virus u hongos. Las bacterias, normalmente *estafilococos aureus* o estreptococos del grupo A, pueden provocar una infección denominada *celulitis.* Los virus de la familia de los herpes pueden ser los causantes de una infección denominada *herpes zoster* o culebrilla. Los hongos suelen causar infecciones en las uñas de los dedos de manos y pies.

Celulitis

La *celulitis* es una infección bacteriana que típicamente se presenta en forma de inflamación rojiza, caliente y dolorosa en la superficie de la piel. La celulitis, que se expande rápidamente, necesita un corte o un rasguño en la piel para rodear las defensas naturales de la piel y provocar la infección. La celulitis que suelo observar en mi consulta aparece en el pie y en la parte inferior de la pierna y se relaciona con cortes entre los dedos de los pies provocados por un pie de atleta. La celulitis debe ser tratada sin dilación con antibióticos y es importante contactar enseguida con el médico en caso de sospecha de infección. Es primordial tratar debidamente el pie de atleta para evitar esta complicación.

Herpes zoster

El *herpes zoster* o culebrilla es una infección viral de la piel que se observa con frecuencia en la consulta. El herpes zoster está originado por el virus *varicella-zoster*, de la familia de los herpes, un virus que suele contraerse en la infancia en forma de varicela. Vive permanentemente en estado inactivo en las raíces de los nervios espinales. En cerca del veinte por ciento de pacientes, el virus acaba reactivándose y atacando a uno o más de los nervios espinales adyacentes. Esto genera una sensibilidad extrema en la piel de una zona lateral del cuerpo que forma una especie de banda, seguida por un dolor que se describe como ardor, picor intenso y escozor. Pasados unos tres días, aparecen en esta zona de piel ampollas diminutas de color blanquecino agrupadas sobre una base rojiza. El riesgo de sufrir un herpes zoster aumenta a partir de los cincuenta años, probablemente como resultado de los cambios del sistema inmunitario que se producen a esa edad.

Si tiene usted síntomas que le hagan pensar en la próxima aparición de un herpes zoster, es importante que visite enseguida a su médico. Existen medicamentos antivíricos que pueden aliviar el dolor provocado por el herpes zoster, acelerar su curación y minimizar el dolor crónico asociado a esta afección. Sin embargo, para que sean efectivos, la administración de estos medicamentos debe iniciarse en las primeras setenta y dos horas del desarrollo de la erupción. A veces he iniciado la medicación pasado ese plazo y he podido observar algún beneficio. El tratamiento temprano, no obstante, es siempre mejor.

El dolor del herpes zoster puede ser grave. Cuando los analgésicos habituales resultan inefectivos, el paciente debe acudir a un neurólogo para someterse a un bloqueo nervioso. En un bloqueo nervioso, el especialista identifica las raíces nerviosas relacionadas con el herpes e inyecta un anestésico de efecto prolongado y otros fármacos en la base de ese nervio para matar todas las sensaciones transmitidas por él. Esto cambia la sensación de dolor por otra de entumecimiento. Las inyecciones pueden repetirse si el dolor reaparece cuando acaba el efecto de la primera inyección. Algunos pacientes con herpes zoster siguen después con el desarrollo de una neuralgia post-herpética, un dolor crónico fuerte y que invalida el nervio relacionado con la infección. En estos momentos se encuentran en fase de prueba diversos tratamientos destinados a aliviar a los pacientes que sufren este tipo de neuralgia. Los investigadores están evaluando la utilización de la vacuna contra la varicela en adultos para reactivar el sistema inmunitario adulto de modo que responda al virus antes de que se produzca el herpes zoster.

Infecciones de uñas por hongos

Las infecciones de uñas por hongos son infecciones comunes que provocan el afinamiento y la decoloración (progresiva, en el transcurso de muchos años) de las uñas de pies y manos. La infección implica tanto la uña como su base y es por eso que la terapia tópica no suele resultar efectiva. Una uña del pie tarda entre nueve y doce meses en crecer; sea cual sea la terapia elegida para tratar la infección, debería proporcionar a la uña los niveles de fármaco adecuados mientras dura el crecimiento. Para la mayoría de los pacientes, las infecciones de uñas por hongos son un problema estético que no provoca molestias y no precisa tratamiento.

En los últimos años se han lanzado al mercado nuevos medicamentos para tratar estas afecciones. Se trata de fármacos antifúngicos que alcanzan en la uña altas concentraciones y que son las terapias más efectivas hasta la fecha. Con estos medicamentos, el tratamiento se prolonga durante doce semanas para las uñas de los pies y durante seis para las de las manos; sus fabricantes defienden una tasa de curación (es decir, la probabilidad de devolver la normalidad a la uña) del treinta y ocho por ciento en las uñas de los pies y del sesenta por ciento en las de las manos.

Por desgracia, hay quien sufre reacciones adversas a estos medicamentos. Entre las reacciones leves y transitorias destacan cefaleas, diarrea, indigestión, erupciones y alteración del sabor. Entre las reacciones graves, aunque excepcionales, aparecen reacciones hepáticas, cutáneas y de médula ósea. La utilización de estos medicamentos exige control médico y análisis. A menos que el paciente esté muy motivado por tratar su problema, no encuentro justificado el riesgo que conlleva esta terapia a cambio de los resultados mediocres obtenidos en la mayoría de pacientes. En estos momentos se está trabajando en formas más novedosas de utilizar estos fármacos.

Una terapia prometedora sugerida por mis pacientes es la aplicación en la uña de la pomada con vapor Vicks dos veces al día. Ayuda a fortalecer la uña y mejora su aspecto. Algunos estudios clínicos que se llevan a cabo actualmente sugieren que los productos químicos que lleva esta sustancia pueden ser efectivos para tratar la afección.

Cabello: alopecia e hirsutismo

El cabello crece en ciclos que incluyen una fase de crecimiento y una fase de reposo. Cada ciclo dura aproximadamente tres meses. Cuando un folículo piloso entra en fase de crecimiento, el nuevo cabello empuja al viejo hasta hacerlo caer, de modo que perdemos, de media, centenares de pelos al día. A veces, la pérdida de cabello aumenta temporalmente después de una enfermedad importante, el estrés de la vida diaria o un embarazo. Este aumento de la caída del cabello es normalmente síntoma de que el crecimiento del cabello ha disminuido temporalmente y de que empiezan a crecer nuevos cabellos. Dos problemas de cabello normales son la alopecia (escasez de pelo) y el hirsutismo (exceso de pelo).

Alopecia

La *alopecia* afecta a uno de cada dos hombres mayores de cincuenta años y aparece como preocupación en las encuestas en una de cada veinte mujeres. Se trata generalmente sólo de un problema estético y no es necesario tratamiento a menos que el paciente así lo desee. Entre las terapias tópicas está el Minoxidil, disponible sin receta. No sabemos exactamente cómo funciona este fármaco, aunque parece tener un efecto directo sobre los folículos capilares, que aumentan de tamaño con el tratamiento, y también sobre el número de cabellos contenidos por el cuero cabelludo. Cuando se interrumpe el tratamiento, cae el cabello que ha crecido nuevo. Entre los efectos secundarios destacan la irritación local, la sequedad del cuero cabelludo y el enrojecimiento. Los estudios de administración prolongada muestran que la solución al dos por ciento es casi tan buena como la del cinco por ciento, teniendo menos efectos secundarios.

El Finasteride, un nuevo medicamento indicado para la pérdida de cabello en el hombre, ha suscitado mucho interés. Este fármaco afecta al metabolismo de la testosterona, bloqueando la enzima que convierte la testosterona en dehidrotestosterona (DHT). La DHT abrevia la fase de crecimiento del folículo piloso y disminuir la cantidad de DHT puede ser beneficioso. De los pacientes que utilizan este fármaco, el ochenta por ciento observa una disminución de la pérdida de cabello y un sesenta por ciento observa el crecimiento de cabello nuevo. Se trata de un fármaco caro que debe utilizarse durante un mínimo de seis meses para obtener efectos. En las pruebas originales del fármaco, los efectos secundarios fueron lo bastante significativos como para que un 1,4 por ciento de pacientes dejaran de tomarlo. Entre estos efectos secundarios destacan disminución de la libido, cambios en erecciones y en la eyaculación, crecimiento del pecho y dolor en el hombro y reacciones alérgicas, incluyendo erupciones cutáneas y granitos. En estas pruebas, el cincuenta por ciento de los que tomaron el fármaco durante veinticuatro meses vieron su aspecto mejorado gracias a la medicación; sin embargo, debe tenerse en cuenta que en ese mismo estudio, el treinta por ciento de los que tomaron placebo (es decir, ninguna medicación activa) vieron también mejorado su aspecto. Se desconocen los efectos a largo plazo de la interferencia con el metabolismo de la testosterona y, para mantener el beneficio, este medicamento debe tomarse para siempre. Debido a su coste y a la incertidumbre que despierta el tratamiento prolongado, he decidido recetarlo sólo en casos muy limitados. Desgraciadamente, las mujeres que sufren alopecia tienen hoy en día pocas alternativas que no sean la de excluir afecciones comunes del cuero cabelludo que puedan provocarla.

Hirsutismo

El *hirsutismo* es el crecimiento excesivo del vello facial y del cuerpo. Puede heredarse o estar provocado por enfermedades como la enfermedad de ovario poliquístico u otras afecciones en las que se produce un exceso de andrógenos. Las mujeres que sufren esta enfermedad deberían someterse a una valoración médica para asegurarse de que no es síntoma de alguna enfermedad escondida. Una alternativa de tratamiento es la de utilizar un diurético, llamado espirinolactona, que disminuye la sensibilidad de los folículos pilosos de la piel a la estimulación de los andrógenos. Otra alternativa es la terapia con láser, con un mínimo de seis tratamientos; esta terapia puede resultar bastante efectiva y es menos dolorosa que la electrólisis, aunque existe el riesgo de alteraciones de pigmentación, sobre todo en las personas de piel oscura. Una tercera alternativa es una nueva pomada para mujeres con vello facial excesivo compuesta por eflornitina HCI. Esta pomada bloquea una enzima relacionada con la estimulación del folículo piloso y detiene efectivamente el crecimiento del vello facial en un treinta y cinco por ciento de las mujeres que la utilizan durante veinticuatro semanas. Entre los efectos secundarios destacan picores, sensación de quemazón y acné. Por su elevado coste, se trata de un fármaco recomendado para mujeres con un crecimiento excesivo del vello, no para utilizarse a modo de «prevención» de problemas en mujeres sin historial de vello facial excesivo.

Fotoenvejecimiento

El proceso normal de envejecimiento afecta a la textura y a la elasticidad de la piel. El *fotoenvejecimiento* afecta a la estructura de la piel a través de la irradiación ultravioleta crónica (es decir, exposición prolongada al sol), acelerando este proceso. El fotoenvejecimiento produce una piel más dura, granulada y áspera, con arrugas destacadas y pigmentación irregular, pérdida ocasional de las capas de la piel, aparición de capilares superficiales, aparición de moratones con facilidad y cáncer de piel. La mejor manera de prevenir el fotoenvejecimiento es evitando la exposición excesiva al sol, sobre todo durante la infancia y la adolescencia. Siempre que piense exponerse al sol durante un tiempo prolongado (como una excursión a la playa en un día soleado, o también nublado) utilice una crema solar con factor de protección (SPF) treinta o superior, y aplíquela con frecuencia.

Filtros solares: ¿Qué es el factor de protección solar o SPF?

Los filtros solares se clasifican según su SPF (*Skin Protection Factor* o factor de protección de la piel). El SPF proporciona una razón sobre cuánto tiempo puede la piel permanecer expuesta al sol con la protección que ofrece el filtro solar antes de resultar quemada y en comparación con la piel sin protección. Por ejemplo, un SPF de quince significa que la piel promedio que utiliza ese filtro solar para protegerse puede permanecer expuesta al sol sin quemarse quince veces más que una piel sin dicha protección. Se recomienda un filtro solar de SPF treinta o superior para protegerse parcialmente de los efectos nocivos de los rayos ultravioleta-B (UVB) del sol.

No existe sistema de clasificación para los rayos ultravioleta-A (UVA). A pesar de que los rayos UVA no queman, penetran en la piel con mayor profundidad y se sospecha que pueden contribuir de forma significativa a la aparición del cáncer de piel, producir lesiones cutáneas y arrugas. Busque los productos más novedosos que protegen tanto de los rayos UVB como de los UVA.

Una última cosa... si tiene productos solares del verano pasado rondando por casa, verifique su fecha de caducidad. ¡Deshágase del producto si la fecha le recuerda sus felices días de niño en la playa! Los ingredientes de los productos solares pierden las propiedades protectoras con el tiempo y utilizar filtros solares caducados no sirve de nada.

El fotoenvejecimiento se trata con terapias tópicas como el tretinoin. Esta sustancia es un metabolito de vitamina A; reduce la actividad de determinadas enzimas que destruyen la piel y aumenta la formación de colágeno en la dermis. La utilización de esta crema con una concentración del 0,05 por ciento durante un período que oscila entre los tres y los seis meses, mejora las pequeñas arrugas, el aspecto de la piel y los cambios de pigmentación. Entre los efectos secundarios están enrojecimiento, picor, *peeling* y sequedad, efectos que pueden tolerarse con el paso del tiempo. La luz del sol inactiva el tretinoin, por lo que se recomienda su utilización por la noche. Algunos productos cosméticos contienen ácidos alfa-hidróxidos que, utilizados a lo largo de un período de seis meses, pueden mejorar el aspecto de la piel; sin embargo, no existen estudios disponibles sobre los efectos de su aplicación prolongada.

Los especialistas proporcionan además otros tratamientos, como el *peeling* de la piel (dermoabrasión), la inyección de colágeno o grasa para la creación de tejido debajo de la piel, y la inyección de Botox para paralizar el músculo liso de debajo de la piel y reducir las arrugas. Antes de decantarse por cualquiera de estas opciones de tratamiento, recomiendo una consulta con su médico de familia para que le indique un especialista con la experiencia necesaria para desarrollar estos complicados tratamientos.

Cáncer de piel

El principal factor de riesgo del cáncer de piel se correlaciona con la exposición excesiva al sol. Unas cuantas quemaduras de sol graves durante la infancia o adolescencia aumentan de forma significativa el futuro riesgo de sufrir cáncer de piel. Resulta importantísimo evitar la exposición excesiva al sol, sobre todo durante las horas de máxima insolación. Según he mencionado al comentar el fotoenvejecimiento, la mayoría de filtros solares protegen contra la radiación UVB (la causa de las quemaduras) pero no ofrecen protección fiable contra la radiación UVA, que penetra en la piel más profundamente y que tal vez se relacione más con el cáncer de piel.

El cáncer de piel puede producirse en cualquier parte del cuerpo, pero es más común en zonas muy expuestas al sol, como la parte superior de las orejas, mejillas, nariz, nuca y antebrazos. El médico de familia debería evaluar cualquier lesión que le parezca que va cambiando con el tiempo o que no cura. Todos los pacientes deberían someterse a una inspección cutánea completa como parte de las exploraciones físicas periódicas.

Entre las lesiones de piel que pueden volverse cancerosas están:

- **Nevo displásico:** lunares anormales que presentan un riesgo elevado de convertirse en cancerosos. Son normalmente mayores de seis milímetros y presentan un borde mal definido.
- **Queratosis actínica:** lesiones rojas, con una textura parecida a la del papel de lija, que vienen y van. Se despegan normalmente y vuelven a crecer en el mismo punto. Se relacionan con la exposición al sol y se cree que son precursoras del cáncer de células escamosas, un tipo de cáncer invasivo y agresivo que puede extenderse a otras partes del cuerpo.
- **Carcinoma de células basales:** un cáncer localmente agresivo que puede presentarse como un crecimiento en la superficie de la piel que adquiere el aspecto de una perla o como una herida que no cura, normalmente en zonas expuestas al sol. La superficie de este tipo de cáncer contiene normalmente vasos sanguíneos que sangran con facilidad.

- **Melanoma:** un tipo de cáncer de piel grave que tiende a extenderse a otras zonas del cuerpo y que puede resultar mortal. El melanoma precisa una identificación rápida y la atención de un especialista.

El ABCD del melanoma

Reconozca los signos de un melanoma recordando el «ABCD»:

Asimetría: un signo frecuente en todo tipo de cáncer de piel.

Borde: donde el sistema inmunitario normalmente hace muescas en su intento fallido de destruirlo.

Color: que puede ser rojo debido a la inflamación, blanco debido a la ausencia de pigmento o azul/negro debido al exceso de producción de pigmentación.

Diámetro: mayor de seis milímetros.

16

El ojo

El optometrista o el oftalmólogo es el especialista responsable del cuidado ocular de los pacientes. El objetivo de este capítulo es aumentar su conocimiento sobre algunas de las afecciones más comunes que pueden afectar al ojo y a la visión para con ello buscar los cuidados necesarios en caso de requerirlos. Este capítulo revisará las enfermedades que afectan a la estructura o a la función del ojo: conjuntivitis, infecciones del párpado, hemorragia subconjuntiva, heridas oculares, cataratas, glaucoma y degeneración macular.

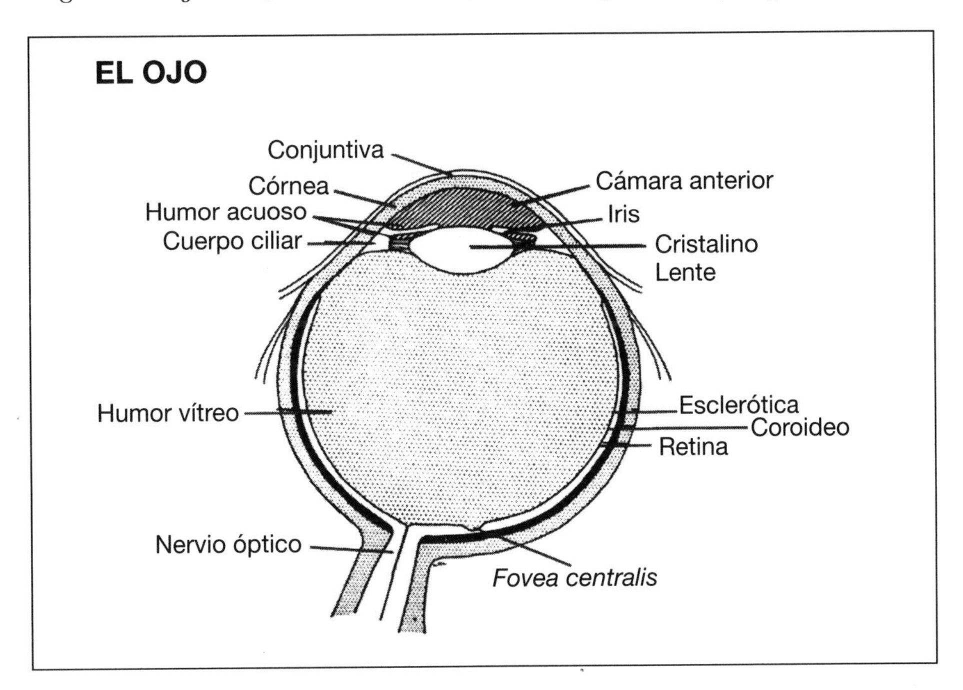

Conjuntivitis

La *conjuntivitis* es una inflamación de la conjuntiva, la parte visible del tejido húmedo que rodea el globo ocular. Cuando aparece la conjuntivitis, este tejido se enrojece, se inflama, se irrita y libera un líquido trasparente o claro. La conjuntivitis puede estar originada por una infección procedente de un virus o una bacteria, por alergias o por cualquier otra reacción inmunitaria. La *conjuntivitis infecciosa* se extiende rápidamente por contacto de un ojo al otro, o a otras personas. La extensión de la infección se limita lavándose las manos después de tocarse la cara y evitando tocar a otras personas (dar la mano). Sólo con la observación resulta complicado adivinar si la infección ha sido provocada por un virus o por una bacteria y es por eso que el tratamiento de muchos pacientes consiste en la aplicación de colirios oculares antibióticos. Igual que sucede con cualquier antibiótico, la administración del colirio debe ser regular y su duración debe ser la prescrita por el especialista (normalmente siete días). Los pacientes suelen notar una mejoría en cuarenta y ocho horas. No guarde ni comparta los colirios antibióticos; la punta del gotero suele contaminarse con las secreciones del ojo, lo que puede contagiar la infección. Algunos pacientes desarrollan alergias a los colirios; visite de nuevo al médico si el ojo parece empeorar pasados dos o tres días de tratamiento con colirio. Algunas infecciones mejoran con colirios esteroides que reducen la inflamación. Dado el potencial de efectos secundarios graves de los esteroides en el ojo, recomiendo que sólo los prescriba un especialista.

La *conjuntivitis alérgica* se diagnostica normalmente por su relación con la exposición a alergenos y por otros síntomas de alergia. Hay diversos medicamentos tópicos disponibles para su tratamiento. Los antihistamínicos orales no suelen ser efectivos para el tratamiento de los síntomas oculares.

Infecciones de párpado

Un *orzuelo*, o *bordeolum*, es una infección localizada en el párpado que puede iniciarse como una inflamación difusa y enrojecida. Su tratamiento consiste en eliminar la obstrucción y mejorar el drenaje de las diminutas glándulas situadas cerca de las pestañas, disminuir la hinchazón y la inflamación, y solucionar la infección. Se aplican al ojo infectado compresas calientes durante cinco minutos. Luego, el párpado se frota delicadamente con pequeños toques con un algodón empapado en una solución al cincuenta por ciento de champú infantil «sin lágrimas» con agua. A continuación se aplica un colirio antibiótico. El proceso se repite cuatro veces al día. El papel que juega el antibiótico en el tratamiento de este tipo de infecciones es controvertido; el principal beneficio lo aportan las compresas calientes y los toques. Algunos pacientes sufren infecciones persistentes o recurrentes y necesitan la valoración de un especialista para un posible drenaje quirúrgico.

Hemorragia subconjuntiva

Una *hemorragia subconjuntiva* aparece en forma de sangre que cubre una parte de la esclerótica (zona blanca) del ojo. A pesar de ser algo visualmente alarmante y que normalmente produce una llamada de urgencia al médico es, por fortuna, una afección completamente benigna. La provoca la ruptura y hemorragia de un vaso sanguíneo diminuto localizado en la superficie de la esclerótica y probablemente es debida a un traumatismo de poca importancia, como frotarse el ojo. Lo que en cualquier parte de la piel sería un rasguño insignificante, parece un desastre en el ojo debido al fuerte contraste de la sangre roja sobre el fondo blanco. Desgraciadamente, la sangre puede tardar varios días o semanas en ser reabsorbida de la superficie del ojo. Una hemorragia subconjuntiva no debería causar ningún dolor ni cambio de visión; de aparecer estos síntomas, busque atención médica.

Heridas oculares

Mi consejo para prevenir las heridas oculares consiste en las tres palabras siguientes: utilice gafas protectoras. Si las instrucciones que acompañan a una máquina o herramienta le dicen que utilice gafas protectoras, créala. En la consulta vemos semanalmente a pacientes con heridas oculares que podrían haberse evitado de llevar gafas protectoras. Un par de veces al año tengo que remitir a algún paciente al especialista con una herida capaz de provocar una pérdida permanente de la visión. Cualquier actividad con el potencial de generar un proyectil (un pequeño objeto volador) debería llevarle automáticamente a utilizar gafas protectoras. Y en esto incluyo actividades tan comunes como clavar un clavo (pueden desprenderse trocitos de metal de la cabeza y dañar el ojo) o utilizar herramientas de jardín. Actividades como montar en bicicleta, en moto o en lancha exigen también la utilización de gafas de sol o protectoras. Una piedrecita en el ojo a cuarenta kilómetros por hora puede hacer mucho daño.

Cataratas

El ojo enfoca la luz con una lente situada inmediatamente detrás de la pupila (el círculo negro del centro del ojo). Una *catarata* se produce cuando la lente se empaña porque las proteínas que forman la lente se agrupan. Las proteínas se agrupan cuando están dañadas por el envejecimiento, los rayos ultravioletas del sol, los productos químicos del humo del tabaco y ciertas enfermedades y fármacos (incluyendo los esteroides). La mejor manera de prevenir las cataratas es evitar el contacto con el humo del tabaco y, en el exterior, llevar gafas con protección para la luz UV.

Algunos investigadores creen que el daño que las proteínas producen en la lente es también resultado de un proceso de oxidación. El ojo contiene niveles elevados de antioxidantes y los estudios sugieren que las personas que siguen una dieta rica en antioxidantes sufren menos cataratas. No se ha demostrado que los suplementos de vitaminas antioxidantes den el mismo resultado.

Las cataratas se solucionan quirúrgicamente en los casos en que el grado de empañamiento impide la visión hasta tal punto que el paciente no puede ni conducir y le produce graves molestias. La operación de cataratas consiste en realizar una pequeña incisión en el ojo, pulverizar la lente con ultrasonidos, aspirar los fragmentos de la antigua lente e implantar en su lugar una lente artificial. La intervención se realiza con anestesia local y las molestias son mínimas. Aparecen complicaciones entre un dos y un cuatro por ciento de las ocasiones: inflamación temporal, desprendimiento de retina, aparición de glaucoma, infección o desplazamiento de la lente. Con el tiempo, la mitad de los pacientes experimenta un nuevo empañamiento de la lente, que puede solucionarse con una intervención con láser.

Glaucoma

El globo ocular normal genera un suministro constante de líquido que limpia el ojo. Si este líquido no circula debidamente, su acumulación provoca *glaucoma*, un aumento de la presión ocular. Existen dos tipos de glaucoma:

- **Glaucoma de ángulo cerrado.** Con este tipo de glaucoma se produce una obstrucción repentina del flujo de líquido en el ojo, a menudo relacionado con características anatómicas congénitas del ojo. El paciente sufre un dolor en el ojo repentino y muy fuerte, y visión borrosa acompañada a menudo de náuseas y vómitos. El glaucoma de ángulo cerrado es una urgencia médica y quirúrgica si se pretende conservar la vista.
- **Glaucoma de ángulo abierto.** Es el tipo de glaucoma más común. En esta enfermedad, la presión adicional daña lentamente el nervio óptico (un gran nervio situado en la parte posterior del ojo, que transmite signos visuales al cerebro) y acaba llevando a la pérdida progresiva de la visión y a la ceguera. El glaucoma de ángulo abierto no presenta signos de aviso. Para poder realizar una detección precoz es necesario llevar a cabo exploraciones regulares del nervio óptico y mediciones de la presión ocular. ¡Los estudios demuestran que al menos el cincuenta por ciento de los pacientes con glaucoma de ángulo abierto desconocen que lo tienen! Antes de los cuarenta y cinco, deberían realizarse exploraciones regulares entre cada tres y cinco años, y entre cada uno y tres años, después de los cuarenta y cinco. Las personas con riesgo adicional de sufrir glaucoma (elevaciones previas de la presión ocular, historial familiar de glaucoma, miopía, diabetes, hipertensión y uso prolongado de esteroides), deberían someterse a exploraciones más frecuentes. Esta enfermedad dispone de terapias médicas y quirúrgicas.

Degeneración macular

La retina, en el interior del globo ocular, recoge las imágenes visuales y las transmite como señales eléctricas al cerebro a través del nervio óptico. El área más precisa de visión se localiza en la mácula, el centro del campo visual. Es en esta zona donde se produce la mayor concentración de bastoncillos y conos (los receptores de luz de la retina). La *degeneración macular* es la ruptura de esta importante área de visión. Esto conlleva la pérdida de la visión de alta definición, es decir, la que se utiliza para leer, conducir, mirar la televisión y reconocer las caras. Mientras que la visión periférica permanece intacta, la pérdida de la visión central afecta de gran manera a la actividad diaria y acaba reduciendo la movilidad y produciendo un gran número de caídas y fracturas.

La degeneración macular es la causa principal de pérdida grave de visión en las personas mayores. Además de la edad, el tabaco es otro importante factor de riesgo (el riesgo de sufrir la enfermedad se triplica en los fumadores). Los estudios demuestran que las personas que siguen una dieta rica en frutas y verduras de hoja verde sufren menos degeneración macular. No existen pruebas que demuestren que tomar suplementos evite o trate la enfermedad.

La enfermedad se clasifica en temprana o tardía. La enfermedad temprana se identifica únicamente a partir de una exploración ocular en la que se observan depósitos amarillos en la región de la mácula, justo debajo de la superficie. En la enfermedad temprana, la visión suele ser estable durante años y la pérdida de visión es gradual.

La enfermedad tardía se divide en dos tipos: *atrófica*, caracterizada por una degeneración lenta, y *exudativa*, caracterizada por una degeneración repentina. La mayoría de pacientes sufre la de tipo atrófico. Mientras que no existe actualmente terapia para tratar esta afección, es importante realizar un seguimiento detallado con el especialista para valorar la visión que queda y la incapacidad, utilizar ayudas y dispositivos ópticos y recibir formación y sugerencias para mejorar la seguridad en el hogar. El tipo exudativo de degeneración macular puede relacionarse con una pérdida de visión repentina y severa resultado del desarrollo de líquido y diminutos vasos sanguíneos debajo de la retina. Un pequeño porcentaje de pacientes con este tipo de degeneración macular recibe terapia con láser, que disminuye el riesgo de sufrir más pérdida de visión.

17

El oído

El oído es responsable de dos funciones distintas: oír y equilibrar. Los problemas relacionados con las disfunciones del equilibrio se tratan en el capítulo 28: *El sistema neurológico.*

El oído está constituido por una parte externa grande y carnosa que ayuda a capturar los sonidos del entorno, y por estructuras internas divididas anatómicamente en diferentes niveles. El sonido viaja por el canal auditivo externo, que atraviesa el hueso del cráneo hasta alcanzar el tímpano. El tímpano se extiende por toda la base del canal y lo aísla completamente del exterior. La cavidad del oído medio se sitúa en el lado opuesto del tímpano y se conecta con la parte trasera de las fosas nasales a través de un diminuto conducto llamado trompa de Eustaquio. Este conducto sirve para ecualizar la presión del oído medio con el ambiente del exterior. Tres huesecitos colocados en serie conectan el tímpano con el oído interno, la parte del oído responsable de convertir las ondas sonoras en impulsos eléctricos transmitidos al cerebro para oír. La parte del oído relacionada con el equilibrio se localiza también en el oído interno.

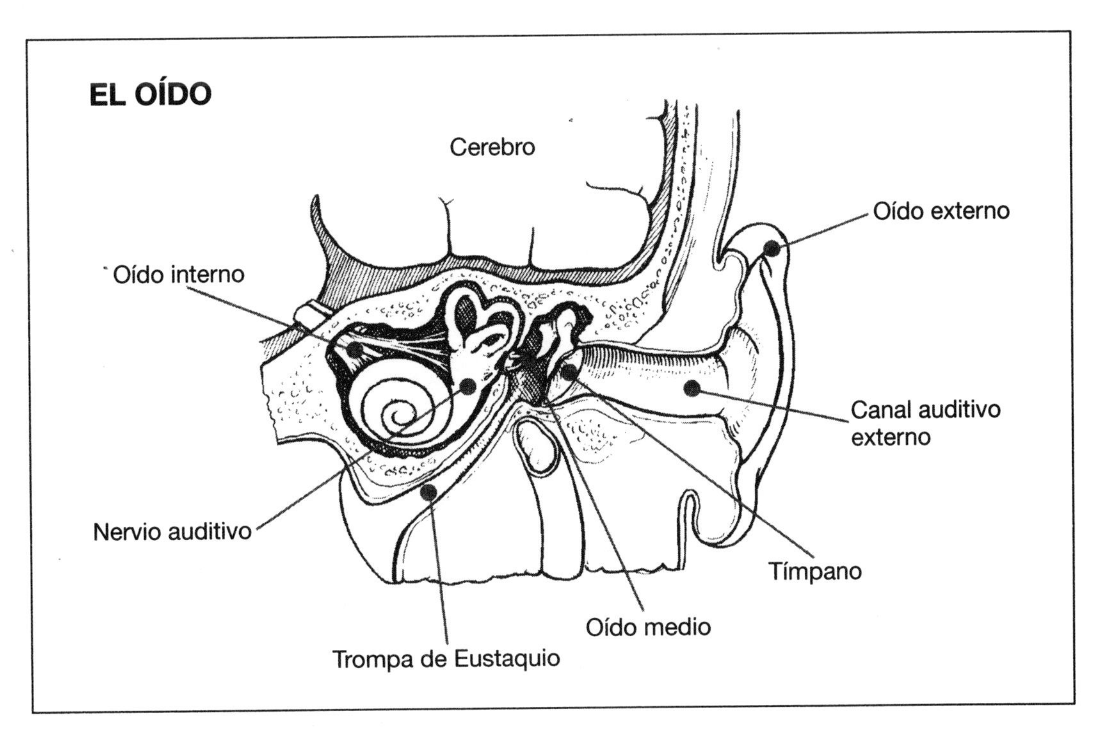

En este capítulo revisaremos aquellas enfermedades que afectan la estructura o la función del oído: otitis externa, otitis media, consecuencias de la cera en el oído y pérdida de audición.

Otitis externa («oído de nadador»)

La *otitis externa* («oído de nadador») es una infección del canal auditivo externo entre el oído externo y el tímpano. Los pacientes que sufren este tipo de infección experimentan un dolor fuerte en el oído que puede empeorar con el movimiento del oído externo o al masticar. El tejido del canal auditivo externo está muy tenso sobre el hueso del cráneo, lo que permite poco espacio para cualquier inflamación. Debido a la inflamación intensa que se produce durante la infección en un espacio tan restringido, la afección resulta extremadamente dolorosa. Normalmente, la infección la produce una ruptura del tejido de la membrana del canal auditivo externo. Esto suele ocurrir como consecuencia de un traumatismo, como la utilización de bastoncillos de algodón o la introducción de otros objetos en el oído. La punta de los bastoncillos de algodón suele ser mayor que el diámetro del canal auditivo externo, por lo que al empujar hacia dentro se provoca una tensión y se rasga el tejido, abriendo una puerta para que bacterias y hongos penetren en el tejido del canal auditivo. Las infecciones pueden ser también resultado de rupturas del tejido provocadas por la exposición a productos químicos o al agua, de ahí su nombre de «oído de nadador».

La infección se evita no introduciendo objetos en el oído y utilizando un preparado de gotas de alcohol/ácido para secar el oído después de tenerlo en el agua. Como sucede con toda afección de oído, el diagnóstico de la otitis externa requiere exploración; muchos problemas de oído generan el mismo tipo de dolor y el diagnóstico exige exploración para asegurarse de cuál es la afección. La mayoría de las infecciones del oído externo están provocadas por una combinación de organismos (bacterias y hongos) y resultan complicadas debido a la inflamación intensa que limita la posibilidad de que el medicamento llegue al lugar de la infección. Las gotas para el oído contienen una combinación de elementos químicos que tratan este tipo de infección, así como una solución de esteroides para reducir la inflamación. De forma ocasional, es necesario introducir una cánula de algodón en el canal auditivo para que el medicamento pueda llegar a todas las áreas infectadas.

Otitis media

La *otitis media* es una infección de la parte media del oído. En los adultos, sigue normalmente a una infección nasal. La inflamación de la membrana nasal puede llegar a bloquear la apertura de la trompa de Eustaquio. Esto genera una acumulación de líquidos en la cavidad del oído medio que puede entonces infectarse. Los pacientes que sufren este tipo de infección experimentan dolor agudo, fiebre y/o pérdida de la audición y a menudo describen que oyen como si estuvieran en el interior de un tambor o debajo del agua. La exploración física muestra un tímpano inflamado y abultado.

El tratamiento de la otitis media consiste en tratar la infección y disminuir la inflamación asociada. Después de abordar estos problemas, el organismo reabsorberá lentamente el líquido sobrante y a veces serán necesarias semanas para que la audición recupere la normalidad. Los médicos suelen recetar antibióticos a los adultos para limpiar la infección, seleccionando un antibiótico basándose en las causas más probables de la infección y en las características del paciente (alergias medicamentosas y probable sensibilidad a los efectos secundarios). Debido a la amplia utilización de los antibióticos, los estudios demuestran que más del cincuenta por ciento de las bacterias cultivadas procedentes de infecciones del oído medio, son parcial o totalmente resistentes a los antibióticos utilizados para su tratamiento. Cuando el paciente mejora con un fármaco que no cubría la bacteria causante de la infección, se levanta la cuestión sobre si la terapia con antibióticos es necesaria con este tipo de afección. Los pacientes parecen evolucionar igual de bien si no son tratados con antibióticos y sufren menos problemas asociados con los efectos secundarios.

Los descongestionantes ayudan a mejorar el drenaje, mientras que la utilización de sprays nasales tópicos de acción prolongada para el primer período entre cuarenta y ocho o setenta y dos horas, ayuda a aliviar la disfunción de la trompa de Eustaquio. Para pacientes que presentan inflamación aguda y dolor, se recomienda una dosis de esteroides de acción rápida para acelerar el alivio. Se administrarán analgésicos (en la mayoría de los casos, ibuprofeno o gelocatil) hasta controlar la afección.

Consecuencias de la cera en el oído

La cera del oído se genera constantemente en el canal auditivo externo. Su objetivo es hidratar el canal y capturar el polvo y otras partículas que entren en él. La cera debería fluir lentamente de dentro hacia fuera, transportando con ella los deshechos al caer gradualmente fuera del canal auditivo. En muchos pacientes, la cera es excesivamente seca, o el canal excesivamente pequeño, y el sistema no funciona. La cera empieza a acumularse y puede acabar bloqueando el canal por completo, provocando malestar y una disminución significativa de la audición.

Bajo ninguna circunstancia nadie, que no fuese un profesional experimentado, debería introducir objetos en el oído con la intención de extraer la cera. El riesgo de lesionar el canal auditivo o el tímpano es muy elevado. Los médicos extraen la cera con un instrumento que rasca con delicadeza o la retiran del canal mediante succión; otra técnica consiste en lavar el canal con un chorro de agua caliente y otros productos. Conseguido esto, el médico enseña al paciente a limpiarse el oído para evitar futuras consecuencias. Para pacientes con problemas importantes y repetitivos, recomiendo utilizar semanalmente un producto para ablandar la cera y limpiar los oídos con una jeringa especial, una vez al mes como mínimo, antes de quedarse completamente bloqueados.

Pérdida de audición

Una de cada tres personas mayores de sesenta y cinco años sufre una pérdida significativa de la audición. La pérdida de audición suele relacionarse mayoritariamente con una exposición excesiva al ruido siendo joven. En cuanto se inicia la pérdida de audición, el oído pierde parte de sus reflejos protectores y se acelera con ello el riesgo de sufrir futuras lesiones auditivas. Es extremadamente importante utilizar protección auditiva ante una exposición a ruidos fuertes, incluyendo el sonido generado por determinados electrodomésticos como secadores o cortacéspedes, para prevenir la pérdida de audición. Aconsejo a mis pacientes que compren secadores que hagan poco ruido y que utilicen tapones de espuma o de cera cuando trabajen con herramientas ruidosas y maquinaria o en otros ambientes con mucho ruido.

Los síntomas de la pérdida de audición son problemas para escuchar una conversación normal, bien al teléfono, bien en lugares donde hay ruido de fondo, como restaurantes, y dificultad para escuchar frecuencias elevadas, como las voces de mujeres y niños. Los signos de la pérdida de audición son sintonizar la radio o el equipo de música muy altos, hablar en un tono de voz muy elevado o no comprender bien las preguntas que se hacen.

Mientras que es debatible si es necesario llevar a cabo una valoración rutinaria de audición en personas que no frecuentan entornos muy ruidosos, cualquiera que se sintiese preocupado por ello debería someterse a una valoración de audición de base y realizar un seguimiento en caso de necesidad. Los aparatos para oír mejor pueden resultar muy útiles. Por desgracia, muchos de esos aparatos, baratos y con gran publicidad, se limitan a amplificar todos los sonidos y no sirven para la comprensión selectiva del habla. Los aparatos digitales han corregido mucho este problema de ruido de fondo, aunque resultan bastante caros. Si sospecha que sufre un problema de audición y desea la ayuda de un profesional, le recomiendo que su médico de familia le aconseje un especialista experimentado.

18

La nariz y las fosas nasales

¿Por qué tenemos nariz? Como niño que fui con alergias importantes e infecciones de fosas nasales recurrentes, recuerdo perfectamente mi deseo de no tener nariz. Mis frecuentes viajes al médico durante la infancia me llevaron probablemente a cultivar mi interés por la medicina y mi profesión actual.

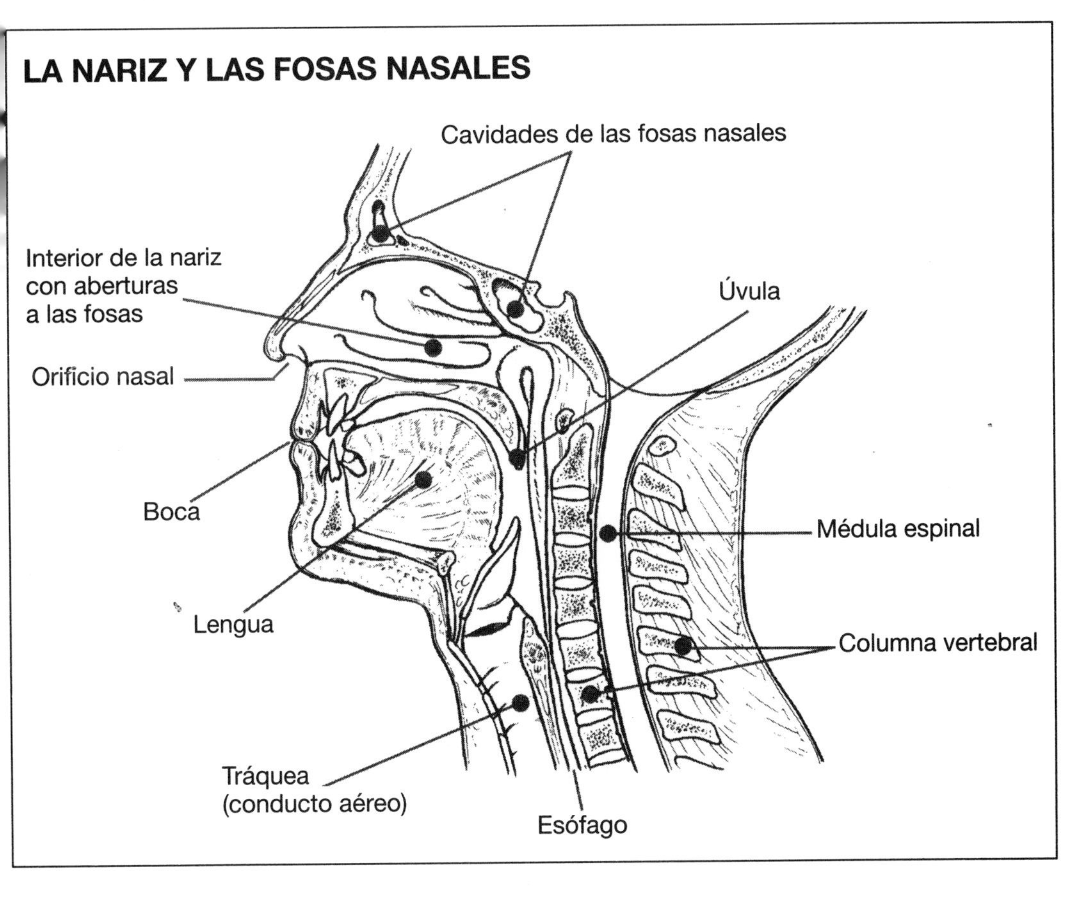

La nariz sirve para calentar y humidificar el aire antes de que éste alcance los pulmones. Actúa también como filtro y ayuda a eliminar los desechos del aire. Otras funciones son el sentido del olfato y su actuación como cámara de resonancia cuando hablamos. Las fosas nasales son bolsas de aire localizadas en los huesos; lo mejor que puedo imaginarme es que están concebidas para hacer aligerar la cara y reducir la tensión del cuello.

La nariz posee dos canales diferenciados, separados por una fina estructura denominada *septum*. El tejido nasal es una superficie húmeda llamada *mucosa*. Los numerosos vasos sanguíneos situados justo debajo de la superficie suministran calor al aire, proporcionan humedad y permiten que las células del sistema inmunitario accedan rápidamente a la nariz. Las fosas nasales se conectan a los pasajes nasales a través de unas estrechas aberturas denominadas *ostias*. Las fosas nasales están también recubiertas por una mucosa que contiene una cantidad considerable de pelos microscópicos llamados *cilios*. Las fosas nasales segregan un moco fino y transparente y los cilios se mueven al unísono, como los remos de una barca, para arrastrar esta sábana de mocos a través de las ostias y expulsarlos de la nariz. Cualquier partícula que entra en las fosas nasales, incluyendo los virus y las bacterias, se queda pegada al moco y es expulsada mediante este proceso. La calidad y la consistencia del moco, así como las aberturas de las ostias, son tremendamente importantes para mantener las fosas limpias y sanas. La sinusitis se produce cuando este sistema falla.

En este capítulo revisaremos aquellas enfermedades que afectan a la estructura o a la función de la nariz y de las fosas nasales: resfriados, sinusitis y hemorragias nasales.

Resfriados

Los *resfriados* son infecciones virales menores del tejido mucoso de la nariz y la garganta. Se sabe de la existencia de un mínimo de ocho familias de virus capaces de provocar resfriados. Una de ellas, la familia del rinovirus, posee cerca de un centenar de variedades. Con una abundancia tal de virus capaces de provocar esta afección, no se espera próximamente la aparición de un «remedio para el resfriado común».

Los resfriados son la principal causa de visitas al médico. Cuando un virus ataca a la mucosa, el sistema inmunitario inicia una reacción que provoca la mayoría de los síntomas que se experimentan. Los vasos sanguíneos de debajo de la superficie de la mucosa se inflaman y obligan al líquido a desbordarse por el tejido de debajo de la mucosa, lo que provoca la inflamación de nariz y el goteo constante. Las células que combaten la infección liberan en la mucosa sustancias químicas, lo que provoca aún más inflamación del tejido y el engrosamiento y decoloración del moco. Es entonces cuando se desencadenan reflejos protectores, como los estornudos y la tos. La inflamación puede llegar a taponar las estrechas ostias de las fosas nasales y generar con ello presión en las cavidades de las fosas y dolor facial.

A pesar de que cerca del noventa por ciento de las infecciones respiratorias vistas en las consultas están provocadas por virus, entre la mitad y los dos tercios de los pacientes que experimentan estos síntomas reciben un tratamiento de antibióticos. Es lo que esperan los pacientes, que a menudo exigen recibir una terapia basada en antibióticos. En una investigación llevada a cabo recientemente, el cuarenta por ciento de adultos con estudios creía que los antibióticos solucionaban el resfriado común. Los médicos carecen del tiempo necesario para educar adecuadamente a los pacientes sobre la causa de sus síntomas y los riesgos que conllevan los antibióticos. Esto ha desembocado en importantes problemas de resistencia a los antibióticos y a una exposición innecesaria de los pacientes a los potenciales efectos secundarios de la terapia farmacológica.

El adulto medio sufre entre dos y seis resfriados anuales. Los adultos con hijos pequeños y los que trabajan con niños, sufren más aún. Entre las medidas de prevención del resfriado están el evitar el contacto íntimo con los demás, lavarse las manos y mantener manos y dedos lejos de la cara. La mayoría de resfriados deberían tratarse con tiempo y terapia sintomática. Es muy importante mantener el nivel de hidratación adecuado. El paracetamol o el ibuprofeno ayudan a paliar las molestias. Los descongestionantes ayudan a disminuir la hinchazón y la mucosidad nasal. Los sprays nasales descongestionantes resultan útiles entre las primeras cuarenta y ocho y setenta y dos horas, a pesar de que los problemas de recuperación de la hinchazón cuando se abandona la medicación empiezan a desarrollarse en ese momento. Los antihistamínicos deben utilizarse con limitaciones; tienden a espesar el moco y pueden taponar más si cabe las ostias de las fosas nasales. Los lavados nasales con solución salina caliente resultan beneficiosos; el vapor ayuda también a disolver las secreciones nasales. Si el resfriado empeora pasados los primeros cinco días, es posible que esté desarrollándose una segunda sinusitis bacteriana que puede precisar terapia con antibióticos; de lo contrario, la mayoría de pacientes no necesita antibióticos.

¿Sabía...

... que los resfriados no pueden tratarse con antibióticos? Los resfriados están provocados por virus que, a diferencia de las bacterias, no responden a los antibióticos. (Para más información sobre virus, bacterias y antibióticos, véase el capítulo 5: *Infecciones y antibióticos.*)

... cuál es el mejor tratamiento para el resfriado? Por desgracia, no existe otro tratamiento mágico para el resfriado que no sea el tiempo, aliviar los síntomas y vigilar los posibles signos que indiquen la existencia de infecciones secundarias provocadas por bacterias que estén aprovechándose del entorno húmedo y congestionado creado por el virus.

Con los años se han adoptado muchas terapias para prevenir y tratar los resfriados, incluyendo grandes dosis de vitamina C. Numerosos estudios demuestran que la vitamina C no tiene ningún efecto sobre la posibilidad de resfriarse o la duración del resfriado, y no se aconseja la utilización de grandes cantidades de vitamina C. Existen pruebas que entran en conflicto respecto al beneficio de las píldoras de zinc; puede que acorten ligeramente la duración del resfriado. La equinacea parece también abreviar la duración del resfriado si se utiliza en el momento justo de aparición de los síntomas. Tomar el producto durante un tiempo prolongado no sirve de nada y, de hecho, puede disminuir la fuerza del sistema inmunitario. No existen pruebas de que el trabajo o el deporte prolonguen un resfriado o empeoren los síntomas, aunque este tipo de actividades pueden aumentar la posibilidad de contagiarlo a otras personas.

Sinusitis

La *sinusitis* es la infección de las cavidades de las fosas nasales. El dolor de fosas no implica necesariamente una infección. Cuando la inflamación de la mucosa bloquea las aberturas de las fosas nasales, se genera una presión en dichas fosas que puede causar un dolor considerable incluso sin que exista infección. Los síntomas de la infección de las fosas nasales son presión facial, drenaje postnasal, congestión y obstrucción nasal, alteración de los sentidos del sabor y del olor, presión o dolor de ojos y dientes, fiebre, cansancio, dolor de oído y tos. Los productos químicos del humo del tabaco interfieren con el mecanismo de limpieza natural de las fosas espesando el moco y paralizando los cilios; por lo tanto, los fumadores sufren sinusitis más a menudo. Un resfriado que empeora después de cuatro o cinco días de evolución puede significar el desarrollo de una infección secundaria de fosas nasales. La decisión del médico de tratar una probable sinusitis suele basarse en el mejor supuesto teniendo en cuenta las evidencias disponibles; durante la exploración rutinaria en la consulta, es muy difícil comprobar si las fosas están o no infectadas.

Las sinusitis se clasifican según su duración. La *sinusitis aguda* dura menos de cuatro semanas. La *sinusitis aguda recurrente* implica cuatro o más episodios en el transcurso de doce meses, cada uno de ellos de entre siete y diez días de duración, con un mínimo de ocho semanas asintomáticas entre las infecciones. Los pacientes con sinusitis aguda recurrente suelen padecer alguna anormalidad anatómica o alergia que les predispone a infecciones frecuentes. La *sinusitis subaguda*, por definición, dura entre cuatro y doce semanas. La *sinusitis crónica* es una infección que dura más de doce semanas. Las radiografías normales de fosas nasales son muy limitadas en cuanto a determinar si las fosas están o no infectadas, sobre todo en los casos de sinusitis aguda; por lo tanto, yo apenas las utilizo. Las tomografías computarizadas de las fosas son mucho más precisas para diagnosticar la sinusitis y se utilizan para la valoración de la enfermedad crónica o recurrente.

El tratamiento médico consiste en hacer todo lo posible para drenar las fosas nasales y en administrar antibióticos para tratar la infección. Los descongestionantes tópicos son efectivos para encoger el tejido mucoso de la nariz y abrir las ostias para que las fosas puedan drenarse. Pueden utilizarse sin problemas durante setenta y dos horas, pero su utilización pasado este tiempo aumenta el riesgo de un rebrote grave de la congestión al dejar de aplicar el spray, lo que puede llevar a una adicción a estos fármacos. Los descongestionantes sistémicos, como la pseudoefedrina, resultan útiles en pacientes capaces de tolerarlos, igual que los efectos antiinflamatorios de los sprays de esteroides y las pastillas. Los antihistamínicos no ayudan de forma apreciable en la congestión de fosas nasales provocada por una infección. Espesan y secan el moco, lo que empeora el problema de drenaje y por ello no se recomiendan. Se utilizan normalmente medicamentos como el Guaifenesin, que aligera el moco; a pesar de que no existen datos que verifiquen su eficacia, yo los utilizo porque parecen ir bien y carecen totalmente de efectos secundarios. La mayoría de antibióticos para la sinusitis aguda se prescriben para períodos que oscilan entre los diez y los catorce días, y no debería detenerse su administración hasta transcurridos siete días de la desaparición de los síntomas. Las personas que sufren la enfermedad recurrente o complicaciones reciben un tratamiento más prolongado.

No existe ninguna terapia aprobada para el tratamiento de la sinusitis crónica. Esta enfermedad exige los cuidados de un otorrinolaringólogo, que podría indicar una terapia de anticuerpos prolongada o técnicas de drenaje quirúrgico. Las infecciones crónicas se presentan en personas con anormalidades anatómicas que interfieren el drenaje, alergias, reacción inmunitaria a infecciones por hongos, fumadores y en personas con ciertas enfermedades que interfieren con las fosas nasales o la función inmunitaria.

Rinitis alérgica

La *rinitis alérgica* es una afección de las fosas nasales desencadenada por una reacción alérgica a sustancias inhaladas a través de la nariz. He discutido con mayor detalle esta afección en el apartado titulado *Rinitis alérgica* del capítulo 4: *Alergias.*

Hemorragias nasales

Las *hemorragias nasales* son muy normales porque la nariz posee muchos vasos sanguíneos justo debajo de su superficie, cuya función es calentar y humidificar el aire. Las hemorragias nasales son resultado de la existencia de membranas nasales secas o debilitadas, de un traumatismo provocado por un impacto o por sonarse la nariz con fuerza, o por alguna anomalía de los capilares superficiales. El origen habitual de una hemorragia nasal son los vasos sanguíneos del *septum* de la nariz. Los primeros auxilios consisten en ejercer una presión regular y firme sobre el puente de la nariz, enfriar la zona con hielo o utilizar descongestionantes tópicos (gotas nasales o spray), que encogen los vasos sanguíneos y ayudan a detener la hemorragia. La vaselina aplicada en el interior de la punta de la nariz ayuda a mantener la mucosa húmeda y reduce las fisuras y la hemorragia. Las investigaciones demuestran que la aplicación en la nariz dos veces al día durante un mes de una pomada de estrógenos aumenta el volumen del tejido nasal y disminuye las hemorragias. Los pacientes que sufran hemorragias recurrentes deberán ponerse en manos del otorrinolaringólogo, que puede decantarse por cauterizar los vasos sanguíneos involucrados.

19

La garganta

La garganta es un camino común tanto para la función de tragar alimentos como para respirar. Debido a su localización al principio tanto del sistema digestivo como del respiratorio, puede afectar o ser afectada por procesos relacionados con cualquiera de esos sistemas. La garganta dirige aire a los pulmones durante la respiración y los protege de la exposición a sustancias de la boca que están siendo tragadas. Dada la importancia de su localización, la riqueza de sus nervios sensoriales y su actividad constante, los pacientes se dan cuenta enseguida cuando su garganta les da problemas y las preocupaciones relacionadas con la garganta disparan un número considerable de visitas al médico.

En este capítulo revisaremos las enfermedades que afectan a la estructura o a la función de la garganta: garganta irritada y amigdalitis, afonía, aftas ulcerosas y mal aliento.

Garganta irritada y amigdalitis

Las gargantas irritadas son una causa muy normal de visita al médico de atención primaria. A todo el mundo le preocupan las anginas (una infección provocada por la bacteria estreptococo grupo A beta-hemolítica) que en los adultos ocupa únicamente entre el diez y el quince por ciento de todos los dolores de garganta. Otras causas de molestias de garganta son las infecciones víricas, la sequedad de garganta (provocada por entornos con humedad baja, exceso de respiración por la boca, deshidratación o medicamentos), el tabaco y otras formas de contaminación, el exceso vocal (gritar), el reflujo ácido y el cáncer.

Los dolores de garganta de origen vírico suelen asociarse a congestión nasal, mucosidad y tos. Son síntomas que no aparecen en las anginas. Las anginas suelen aparecer de forma repentina y vienen acompañadas de fiebre, la garganta y las amígdalas cubiertas por una capa blanca o amarilla e hinchazón de los ganglios linfáticos de la garganta. Desgraciadamente, ninguno de estos signos es lo bastante concreto como para realizar un diagnóstico. Cuando se me presenta un paciente que sabe que ha estado expuesto a unas anginas y muestra síntomas compatibles, suelo tratarle sin llevar a cabo más pruebas. Los análisis rápidos para detectar la presencia de estreptococos en los adultos son relativamente poco fiables. Resultan útiles cuando salen positivos y confirman la infección, pero un resultado negativo de las pruebas no significa que la infección no exista. Los cultivos estándares de garganta son más exactos, pero tardan hasta tres días en mostrar sus resultados.

El tratamiento de las anginas con antibióticos no abrevia la duración de la enfermedad; las anginas suelen solucionarse por sí solas en cuestión de una semana o diez días, tanto si se toman antibióticos como si no. El tratamiento se aplica para prevenir complicaciones como la formación de un absceso periamigdalar, la expansión de la infección por estreptococos y la fiebre reumatoide. En el caso de la fiebre reumatoide, se cree que después de la exposición al estreptococo, el sistema inmunitario crea anticuerpos que erróneamente los reconocen como partes normales del cuerpo en lugar de como otros estreptococos. Estos anticuerpos equivocados generan entonces una reacción inmunitaria contra los tejidos normales que da lugar a la fiebre reumatoide, una enfermedad que afecta al corazón y a las articulaciones. La fiebre reumatoide puede evitarse en el noventa por ciento de los casos si el tratamiento con antibióticos para unas anginas confirmadas se inicia durante la primera semana de sus síntomas. La penicilina sigue siendo el fármaco preferido para pacientes que no son alérgicos a ella.

La mononucleosis, una infección provocada por el virus de Epstein-Barr, es frecuente en adolescentes y adultos jóvenes. El malestar de garganta de la «mono» suele aparecer acompañado de fatiga, debilidad, dolor generalizado, ganglios linfáticos ostensiblemente inflamados, hepatitis (con síntomas de náuseas y pérdida del apetito) y aumento del tamaño del bazo. La mayoría de pacientes mejoran con el tiempo y el descanso, y lo único que se requiere es terapia sintomática. Los pacientes con síntomas severos pueden beneficiarse de los efectos antiinflamatorios de una tanda breve de esteroides, aunque algunas investigaciones apuntan que eso lleva implícito el riesgo de prolongar la duración de la enfermedad.

La irritación de garganta responde a las gárgaras de agua salada caliente, hidratación correcta y control del dolor. El paracetamol y el ibuprofeno son terapias beneficiosas, así como las tabletas de anestésico local. Evite el tabaco y otros elementos irritantes.

Los signos de alerta de problemas graves de garganta son la dificultad al tragar o al respirar, un síntoma anormal de gravedad (dolor o fiebre), anginas acompañadas de erupción cutánea o síntomas que se prolongan durante más de dos semanas.

La *amigdalitis* es una inflamación de las amígdalas, que son unos conjuntos de tejido linfático localizados en la garganta. Las amígdalas se hinchan, adquieren un color rojo fuerte y presentan puntos de pus. La amigdalitis suele ser de origen vírico en los adultos y para solucionarse simplemente precisa cuidados paliativos y tiempo. Los pacientes que sufren faringitis con estreptococos tres veces en el transcurso de doce meses, deberían comentar con su médico la posibilidad de someterse a una intervención quirúrgica para extraerles las amígdalas.

Afonía

Las cuerdas vocales son unas finas estructuras membranosas situadas en la laringe que vibran conjuntamente y producen sonidos. La *afonía* aparece cuando estas membranas se inflaman o se dañan y no pueden vibrar conjuntamente con normalidad.

Las causas de la afonía son infecciones víricas, alergia, drenaje posnasal, excesos vocales, el tabaco y otros contaminantes, reflujo gastroesofágico, cáncer de laringe (más común en los fumadores y en los que consumen un exceso de alcohol), nódulos en las cuerdas vocales y enfermedades que afectan de forma recurrente al nervio laríngeo, que regula el control muscular de la tensión de las cuerdas vocales.

La mayoría de las causas de la afonía se tratan con tiempo y descanso de la voz. El descanso de las cuerdas vocales disminuye la probabilidad de que se irriten más aún y les permite curarse. Hablar en un susurro pone las cuerdas vocales en mucha tensión y empeora la afonía. Si no le toca otro remedio que hablar, intente hacerlo con su volumen de voz normal... no susurre. Otra alternativa es la de utilizar un humidificador para que el aire sea más húmedo, mantenerse hidratado y tratar la congestión nasal para respirar el mínimo por la boca. Si el aire pasa primero por la nariz para calentarse y humidificarse, conseguirá reducir la irritación de la garganta.

Si la afonía persiste más de dos o tres semanas, será necesario explorar directamente las cuerdas vocales para conocer la causa y seguir un tratamiento especializado.

Aftas ulcerosas (llagas bucales)

Las *aftas ulcerosas* son úlceras pequeñas, dolorosas y poco profundas que aparecen en el tejido de la boca. Pueden presentarse como lesiones individuales o en grupos y normalmente afectan al tejido de mejillas, lengua y el interior de los labios. Aparecen habitualmente después de un traumatismo superficial de la boca (un mordisco en la mejilla o en la lengua) o acompañando otra enfermedad. Se desconoce la causa que provoca las aftas ulcerosas. Las llagan suelen curarse solas en el transcurso de una semana o diez días.

Su tratamiento consiste en evitar sustancias que puedan irritar las úlceras, como el café, la comida picante o excesivamente salada y las frutas cítricas. Los lavados con agua salada o peróxido de hidrógeno calman las lesiones. Existen muchos preparados sin receta que ofrecen beneficios variables. Para lesiones graves o recurrentes, hay medicamentos que pueden acelerar la curación.

Es rara la ocasión en que los pacientes desarrollan conjuntos continuos de aftas ulcerosas. Si aparecen, desafían a cualquier tratamiento; sin embargo, algunos médicos las tratan con fármacos experimentales que suprimen la función del sistema inmunitario para ayudar a disminuir la frecuencia y severidad de los brotes.

Mal aliento

El mal olor al respirar es bastante normal. Puede estar provocado por causas locales de la boca o de las vías respiratorias altas, o por los gases expelidos al respirar (que reflejan problemas en los pulmones o procesos metabólicos que generan gases con olor). El mal aliento continuado recibe médicamente el nombre de *halitosis*.

Causas locales

- Bacterias en la boca procedentes de restos de comida que fermentan. Pueden acumularse en grietas de las amígdalas o de la lengua, en las cavidades de los dientes, en encías enfermas o en aparatos dentales que no estén debidamente limpios.

- La falta de humedad en la boca da lugar a la pérdida de su limpieza natural y de las propiedades para combatir infecciones de la saliva. Puede deberse a la edad, a medicamentos, a respirar por la boca, a fumar, al estrés y a enfermedades que afecten a las glándulas salivares. Los enjuagues con alcohol son un remedio temporal, pero el alcohol seca aún más las membranas y empeora el problema.
- En la sinusitis u otras infecciones de las vías respiratorias altas, los procesos químicos que sufre la mucosidad infectada libera componentes olorosos.
- Los subproductos del humo del tabaco huelen por sí solos, pero además interfieren con los mecanismos naturales de limpieza de las vías respiratorias.

Causas generales

- Los alimentos pueden contener sustancias olorosas que se evaporan. Los alimentos son digeridos y absorbidos por el sistema circulatorio, la sangre pasa por los pulmones y las sustancias químicas disueltas de los alimentos se reparten por el aire de los pulmones y son exhaladas al exterior. Entre estos alimentos destacan la cebolla, el ajo, el café y también el brécol, la col, la coliflor, el rábano y el pimiento.
- Las dietas ricas en proteínas y bajas en carbohidratos producen un proceso metabólico denominado *quetosis*. Este proceso genera quetones, un gas volátil que se libera a los pulmones a través de la sangre.
- La diabetes mal controlada puede producir quetoacidosis, en la que se exhalan quetones y acetona.
- Los problemas renales y hepáticos producen un exceso de productos de desecho en la sangre que crean gases olorosos volátiles.

Tratamiento

El mal aliento puede tratarse, o mejorarse, siguiendo los siguientes consejos:

- **Busque una valoración médica.** El médico buscará la posible causa.
- **Mantenga una buena higiene oral.** Cepíllese los dientes con regularidad. Cepíllese la lengua, sobre todo si aparece descolorida. Visite al dentista dos veces al año para someterse a una limpieza profunda.
- **Mantenga la boca bien hidratada.** Beba la cantidad de líquido que necesita. Comente con su médico las distintas alternativas a cualquier fármaco que le produzca sensación de sequedad.
- **Elimine de su dieta los alimentos relacionados con la halitosis.** Entre estos alimentos se encuentran la cebolla, el ajo, el café, el brécol, la col, la coliflor, el rábano y el pimiento.
- **Deje de fumar.**

20

Enfermedades glandulares y metabólicas

Las glándulas son órganos repartidos por todo el cuerpo que fabrican y liberan sustancias químicas que pueden tener diversos efectos sobre tejidos y procesos muy alejados del lugar de localización de la glándula. Las glándulas del cerebro regulan la producción de hormonas de otros órganos. La glándula tiroides, situada en el cuello, produce hormona tiroidea, que ayuda a regular el metabolismo del cuerpo. Las glándulas paratiroideas regulan el calcio del organismo. El páncreas produce insulina para regular los niveles de azúcar en la sangre. Las enfermedades que afectan a las glándulas se hacen evidentes cuando el funcionamiento normal de la glándula se detiene y provoca problemas en el organismo que, normalmente, controla las acciones de la glándula.

En este capítulo revisaremos las enfermedades que afectan a la estructura o al funcionamiento de las glándulas y del metabolismo: diabetes mellitus, hipoglucemia, osteoporosis, enfermedades tiroideas (hipotiroidismo, hipertiroidismo, tiroiditis y nódulos tiroideos) y hemocromatosis.

Diabetes mellitus

La *diabetes mellitus* afecta como media en los países occidentales a una de cada diecisiete personas, la mitad de las cuales no sabe que la tiene. La incidencia de la diabetes ha aumentado dramáticamente en las dos últimas décadas y se atribuye al incremento de la obesidad, a la disminución de la actividad física y a un aumento del consumo de alimentos preparados de alta densidad (comida rápida). Debido a que los síntomas de la diabetes no aparecen normalmente hasta que el paciente lleva cerca de diez años con la enfermedad, sólo es posible detectarla en sus primeras fases a través de análisis de sangre.

Normalmente, el sistema digestivo desintegra los carbohidratos que contienen los alimentos (cereales, fruta, verduras, productos lácticos) y los convierte en glucosa, que se transporta a través de la circulación de la sangre. La insulina es una hormona que produce el páncreas que transfiere la glucosa de la sangre a las células donde, o bien es quemada mediante energía, o bien queda almacenada. Cuando no hay comida para procesar en el sistema digestivo, el hígado produce glucosa a través de un proceso denominado gluconeogénesis. Esto proporciona una fuente regular que cubre las necesidades de energía del organismo.

En la diabetes, la insulina no funciona con normalidad. Las células del músculo y de la grasa, entre otras, se resisten a los efectos de la insulina. Esto genera en la sangre niveles de glucosa superiores a lo normal. Las células del hígado no parecen reconocer la insulina o los niveles de glucosa y siguen produciendo cantidades excesivas de glucosa. El páncreas reconoce los niveles elevados de azúcar y bombea más insulina para intentar bajarlos.

Esta insulina adicional desencadena una gran variedad de problemas metabólicos: aumenta el riesgo de arteriosclerosis, eleva los triglicéridos, disminuye el HDL colesterol, aumenta la presión sanguínea y aumenta la tendencia a sufrir coágulos. Los niveles elevados de insulina pueden animar también el crecimiento de tumores y posiblemente son los responsables de la incidencia superior de cáncer de mama, colon, hígado y próstata que se observa en los diabéticos.

Finalmente, el páncreas no puede solucionar la necesidad de cantidades adicionales de insulina, el azúcar sigue subiendo y los vasos sanguíneos más pequeños acaban resultando lesionados. Esto daña a su vez las estructuras suministradas por esos pequeños vasos y afecta a nervios, riñones, ojos, corazón y cerebro, y aumenta el riesgo de sufrir infecciones. La diabetes es la causa principal de ceguera en los países del mundo occidental, así como de fallos renales (uno de cada tres pacientes con fallos renales sometido a diálisis es diabético)y de amputaciones no relacionadas directamente con heridas traumáticas. Entre el cincuenta y el sesenta por ciento de los diabéticos sufren neuropatía (pérdida de la función nerviosa periférica) y los infartos y los ictus son entre dos y cuatro veces más frecuentes en diabéticos que en no diabéticos.

Los síntomas de la diabetes avanzada son fatiga, pérdida de peso, necesidad frecuente de orinar, sed o hambre excesivos, alteraciones en la visión, entumecimiento o calor en los pies y cicatrización lenta de las heridas.

Diagnóstico de la diabetes

Para realizar el diagnóstico de la diabetes es necesario verificar los niveles de glucosa en sangre después de una noche en ayunas. El nivel normal es inferior a ciento diez. Los médicos comparan este nivel de normalidad con el nivel del paciente para ayudarles a diagnosticar la diabetes de la forma siguiente:

Pacientes con un nivel de azúcar en la sangre en ayunas de...	**Tienen...**
110-125	Tolerancia deteriorada a la glucosa y riesgo elevado de avanzar hacia una diabetes. Estos pacientes necesitan perder peso, hacer deporte y ser controlados de cerca
Superior a 126 en dos ocasiones	Diabetes
Superior a 200 en una ocasión, y con síntomas de diabetes	Diabetes

Una prueba antigua, la de la tolerancia a la glucosa, consiste en dar una bebida con una cantidad establecida de azúcar y verificar el nivel de azúcar dos horas después. Una lectura de azúcar en la sangre por encima de doscientos se clasifica como diabetes. Se trata de una prueba que actualmente se realiza tan sólo para detectar diabetes gestacional durante el embarazo. La prueba de la hemoglobina A1c (HgbA1c), o hemoglobina glicosilada, proporciona una media de las lecturas de azúcar en la sangre de los últimos tres meses y lo consigue midiendo los cambios en la hemoglobina provocados por niveles elevados de azúcar. Se trata de una medida útil para controlar la diabetes a lo largo del tiempo y puede utilizarse como prueba de detección de la enfermedad.

Los programas de detección consisten en verificar el nivel de azúcar en la sangre en ayunas cada tres años, como mínimo, después de haber cumplido los cuarenta y cinco, o con mayor frecuencia si existe riesgo de diabetes. Los grupos de riesgo son aquellos compuestos por personas que presentan obesidad, historial familiar de diabetes, diabetes gestacional previa o un bebé de peso superior a tres kilos y medio al nacer, presión arterial elevada o lípidos anormales (HDL colesterol inferior a treinta y cinco o triglicéridos superiores a doscientos cincuenta). Los hombres que toman más de dos copas al día tienen el doble de probabilidades de sufrir diabetes que aquellos que beben menos. El alcohol afecta a la resistencia de la insulina. Se estima que el consumo de alcohol es responsable del veinticinco por ciento de la diabetes insulino-resistente.

El tratamiento de la diabetes mediante el control del azúcar en la sangre mejora síntomas como la visión borrosa, la necesidad frecuente de orinar, el cansancio, el aumento de peso, las infecciones por hongos vaginales y los niveles anormales de colesterol. Se han llevado a cabo numerosos estudios para demostrar que el control de la diabetes ayuda a prevenir complicaciones más graves. El estudio denominado *Diabetes Control and Complications Trial* demostraba que la terapia intensa ofrecía una reducción de entre el cincuenta y el setenta y cinco por ciento en el desarrollo o avance de enfermedades provocadas por la diabetes relacionadas con los ojos, riñones y nervios. El estudio denominado *United Kingdom Perspective Diabetes Study* mostraba que por cada uno por ciento que la terapia ayuda a disminuir la HgbA1c, se produce un treinta y cinco por ciento de disminución de la tasa de complicaciones microvasculares. Este control del azúcar en la sangre no parece prevenir las enfermedades relacionadas con la diabetes que se presentan en los grandes vasos sanguíneos, como el riesgo de infarto e ictus. Por lo tanto, los pacientes que sufren diabetes deberían tratar de manera más agresiva otros factores de riesgo de estas enfermedades, como la hipertensión y las anormalidades en lípidos. Los objetivos de la terapia son conseguir una HgbAc1 inferior al siete por ciento, niveles de azúcar en la sangre antes de las comidas entre ochenta y ciento veinte, inferiores a ciento cuarenta dos horas después de las comidas, y un nivel de azúcar en la sangre al acostarse entre cien y ciento cuarenta.

Plan de gestión de la diabetes

Considero que los pacientes con diabetes deben ser los responsables de la gestión de su propia enfermedad. Deben comprenderla plenamente y tomar el papel principal de su control. En la gestión de la enfermedad, yo me considero más un consultor y un recurso en caso de necesidad. Las siguientes normas ayudan a planificar bien la gestión de la diabetes:

- **Establecer objetivos a largo y corto plazo.** «Consultaré con un especialista en nutrición y empezaré una dieta antes de la próxima visita.» «Haré ejercicio durante treinta minutos al menos cinco días por semana.» «Durante los próximos seis meses, mantendré mis niveles de azúcar en la sangre y mi HgbA1c dentro de los objetivos.»

- **Educación del paciente y de su familia.** Yo me decanto por la asesoría personal de un especialista experimentado, complementado por la lectura de libros y la utilización de los recursos disponibles en Internet.
- **Valoración y tratamiento nutricional individualizado.** No existe una dieta que funcione para todos los casos. Es esencial desarrollar una dieta con la que pueda vivir y disfrutar. Merece la pena destinar tiempo a realizar varias visitas a un especialista en nutrición y diabetes.
- **Cambios de estilo de vida, deporte, dejar de fumar y adelgazar.** Se llevó a cabo un estudio de doce años de duración con hombres diabéticos de una media de cincuenta años de edad. Teniendo en cuenta todas las variables, se descubrió que los hombres que no hacían ejercicio con regularidad presentaban un ciento setenta por ciento más de probabilidades de morir a lo largo de los doce años siguientes al estudio que los que sí lo hacían. Diabetes y tabaco unidos cuadriplicaban el riesgo de sufrir un infarto o ictus.
- **Control.** Como diabético, debería hacer lo siguiente siguiendo los intervalos programados:
  - Controlar en casa de manera rutinaria los niveles de azúcar en la sangre con la frecuencia acordada con su médico. Algunos pacientes con diabetes inestable precisan un mínimo de cuatro lecturas diarias. A la mayoría de mis pacientes con diabetes estable no insulino-dependiente, les basta con dos veces al día, tres veces por semana.
  - Analizar la HgbA1c cada tres meses. Basta con hacerlo cada seis meses si la enfermedad está controlada y no se utiliza insulina.
  - Controlar la función renal mediante análisis de sangre anuales de función renal y niveles de proteína en la orina.
  - Inspeccionar a diario las heridas, cortes y otros problemas de los pies. Debido a los problemas circulatorios y a la dificultad de combatir las infecciones, los diabéticos presentan un riesgo elevado de perder miembros por infecciones menores en los pies. Debido a los problemas neurológicos, muchos diabéticos no sienten los traumatismos en los pies.
  - Revisar los ojos con detalle anualmente. La diabetes puede afectar a los vasos sanguíneos que riegan la retina. Si los cambios se descubren a tiempo, existen tratamientos con láser que pueden tratarlos y conservar la vista. Esperar hasta percatarse de un cambio de visión puede ser demasiado tarde.
  - Visitar periódicamente al médico y someterse a sus exploraciones.
- **Medicamentos.** Los medicamentos para la diabetes actúan a través de distintos mecanismos: estimulando el páncreas para que libere más insulina, disminuyendo la producción de glucosa del hígado, aumentando la sensibilidad de los tejidos a la insulina, disminuyendo la velocidad de la conversión del almidón en glucosa en el sistema digestivo y disminuyendo la tasa de absorción de glucosa. La mayoría de diabéticos utilizan diversos fármacos para controlarse mejor. Discutir cuál es la mejor medicación para la diabetes es algo que queda más allá del alcance de este libro pero, en general, los fármacos se seleccionan según las características de cada paciente, sus deseos, respuesta y efectos secundarios.
- **Tratamiento agresivo de afecciones co-mórbidas (otras enfermedades que afectan a los mismos órganos que ataca la diabetes).**
  - Enfermedad renal. La diabetes es la responsable del cuarenta y dos por ciento de todos los nuevos casos de fallos de riñón, los pacientes con diabetes sobreviven me-

nos bien la diálisis que los pacientes que sufren fallos en el riñón por otras enfermedades. La supervivencia a cinco años de los pacientes sometidos a diálisis es sólo del diecisiete por ciento, siendo la mitad de los pacientes con fallos en el riñón debidos a complicaciones de hipertensión. La enfermedad renal diabética se detecta controlando la función renal a través de análisis de sangre y buscando cantidades elevadas de proteínas en la orina. Debería controlarse anualmente la microalbúmina, una proteína de la orina que es un marcador sensible de la enfermedad renal diabética temprana. Los medicamentos para la presión arterial conocidos como inhibidores de la ACE ayudan a disminuir la excreción de proteínas y a conservar la función renal en los diabéticos. Existen algunas pruebas de que debería iniciarse la administración de inhibidores de la ACE en todos los diabéticos para prevenir complicaciones renales y de otro tipo antes de que empezaran a desarrollarse.
- Hipertensión. El objetivo de control de presión arterial en los diabéticos es mantener la presión sistólica por debajo de ciento treinta y la diastólica por debajo de ochenta y cinco. (Los objetivos para no diabéticos es inferior a ciento cuarenta y noventa, respectivamente.)
- Cardiopatías y lípidos. La esperanza de vida para un diabético sin historial de cardiopatías es igual a la de un no diabético de la misma edad que haya sufrido ya un infarto. Por lo tanto, los objetivos de la terapia de lípidos en los diabéticos es la misma que para los pacientes de corazón. El LDL colesterol debería ser inferior a cien, los triglicéridos deberían estar por debajo de ciento cincuenta. Todos los diabéticos mayores de cuarenta años deberían someterse a la terapia de una aspirina diaria si pueden tolerarla bien. Un estudio reciente demostraba que la utilización del inhibidor de la ACE disminuía el riesgo a sufrir infarto, ictus y muerte en los diabéticos; este estudio proporciona una razón más para administrar inhibidores de la ACE a todos los diabéticos.

- **Examen dental rutinario.** La diabetes afecta a los pequeños vasos sanguíneos que alimentan los dientes y las encías, y por eso los diabéticos tienden a experimentar problemas de sequedad de boca y enfermedades dentales. Además, el sistema inmunitario de los diabéticos es menos capaz de combatir las infecciones. Los exámenes dentales regulares detectan problemas en el desarrollo y ayudan a prevenir o tratar la enfermedad dental.
- **Vacunas.** Los pacientes diabéticos deberían recibir las siguientes vacunas para mantener su buen estado de salud:
  - Pneumovax para prevenir complicaciones de las infecciones por neumococos.
  - Vacuna anual de la gripe.

Hipoglucemia

El síndrome de *hipoglucemia* se refiere a un descenso, sintomático y repentino, de los niveles de azúcar en la sangre. Sus síntomas son temblor, taquicardias, sudor, ansiedad, mareo, hambre, pérdida de la visión, debilidad extrema, cefalea e irritabilidad. Los síntomas se alivian con la ingesta urgente de azúcar. Se desconoce por qué los pacientes experimentan hipoglucemia; entre las posibles causas están la falta de comida, el exceso de ejercicio, el consumo excesivo de dulces concentrados, el exceso de medicamentos para la diabetes o problemas metabólicos extraños que afectan al metabolismo del azúcar en la sangre. La hipoglucemia debe distinguirse de los trastornos de ansiedad y otros problemas médicos que pueden imitar sus síntomas.

El tratamiento de la hipoglucemia es básicamente nutricional. Los pacientes con hipoglucemia significativa deberían buscar el asesoramiento de un especialista en nutrición. Los principios de la terapia dietética son evitar los carbohidratos simples, como azúcar, mermelada, miel y caramelos. La dieta media recomendada incluye un cincuenta por ciento de carbohidratos complejos, un veinte por ciento de proteínas y un treinta por ciento de grasas. Son importantes las comidas frecuentes y de poca cuantía, así como los tentempiés de proteínas que ayudan a mantener un nivel de azúcar más estable.

A medida que el paciente diabético envejece, se producen cambios en su función hepática y renal que pueden afectar al metabolismo de los medicamentos para la diabetes. Esto puede significar que los fármacos tienen un efecto más duradero y bajan más los niveles de azúcar en la sangre. Cuando un diabético mayor empieza a experimentar confusión u otros posibles síntomas relacionados con niveles bajos de azúcar, puede que sea necesario disminuir la dosis de su medicación para combatir la diabetes.

Osteoporosis

Resulta fácil imaginarse los huesos como hechos de hormigón, estructuras duras y rígidas que proporcionan un armazón y que son el soporte del cuerpo. Nada más lejos de la verdad. La actividad humana normal provoca diminutas fisuras en el hueso. Si el esqueleto fuese un organismo estancado, esta circunstancia acabaría dando lugar a huesos débiles y astillados. De hecho, el hueso vivo se renueva constantemente. Las células óseas, denominadas *osteoclastos*, rompen químicamente el hueso y crean grietas en él. Esta actividad estimula otras células, denominadas osteoblastos, para que rellenen las grietas con hueso nuevo. Cada varios años, todas las partes del esqueleto quedan sustituidas por hueso nuevo.

La masa ósea alcanza su máximo poco después de los treinta años de edad. A partir de ahí, se pierde anualmente cerca del uno por ciento de la masa ósea. A medida que va perdiéndose hueso, éste se torna más débil y frágil, una condición conocida como *osteoporosis.*

La osteoporosis aparece antes en las mujeres como consecuencia de la caída natural de la producción de estrógenos que se produce en la menopausia. Los hombres desarrollan también osteoporosis, aunque no sucede hasta los setenta años porque, para empezar, sus huesos son más gruesos y la pérdida de masa ósea es más lenta que en las mujeres.

La osteoporosis aumenta el riesgo de fracturas, principalmente en la cadera, columna vertebral y muñecas. Las estadísticas demuestran que cuando alguien se fractura la cadera debido a la osteoporosis, tiene entre dos y cinco veces más probabilidades de morir al año siguiente que alguien con un estado de salud similar pero sin haberse partido la cadera. A pesar de que se desconoce exactamente el por qué, se cree que estas muertes se relacionan con las complicaciones del reposo en la cama, la pérdida de fuerza y el aumento de riesgo de sufrir otras caídas y traumatismos, la depresión y sus complicaciones, o la posibilidad de que la fractura de cadera en sí represente un deterioro del estado de salud no observado hasta el momento en los estudios comparativos. El cincuenta por ciento de las personas que sufren fractura de cadera no puede volver a caminar nunca de forma independiente. La osteoporosis debe prevenirse, detectarse y tratarse antes de que se produzca la fractura.

Los principales factores de riesgo de osteoporosis son la posmenopausia sin tratamiento de estrógenos, la edad y el historial familiar de osteoporosis. Factores de riesgo menos importantes son la falta de ejercicio regular, el tabaco, el consumo excesivo de alcohol, el consumo inadecuado de calcio, los efectos secundarios de ciertos medicamentos y la delgadez.

Es importante prevenir la osteoporosis consumiendo las cantidades adecuadas de calcio durante la infancia y la edad adulta. Un problema particularmente destacable en chicas adolescentes y mujeres jóvenes que, por diversas razones, disminuyen el consumo de productos lácticos, la fuente principal de calcio. Este grupo de edad tiende, además, a ingerir más refrescos, que contienen fosfatos que químicamente animan la pérdida de calcio de los huesos. Recomiendo a mis pacientes un promedio diario de mil doscientos miligramos de calcio. Piense que cada ración de producto láctico que consume contiene aproximadamente doscientos cincuenta miligramos de calcio. Busque el calcio adicional en los suplementos cálcicos, que se absorben mejor con la comida y deberían tomarse con ella.

El ejercicio con pesas ayuda también a fortalecer la densidad ósea y es un componente crucial de un estilo de vida saludable. Elimine el tabaco. Las mujeres posmenopáusicas que decidan no tomar estrógenos deberían consumir mil quinientos miligramos de calcio diarios, así como asegurar el consumo diario de entre cuatrocientas y ochocientas unidades de vitamina D.

Diagnóstico de la osteoporosis

El diagnóstico efectivo de la osteoporosis se realiza mediante la densitometría ósea. Este proceso se utiliza para calcular la densidad del hueso en dos lugares (la cadera y la columna vertebral) y comparar la densidad ósea calculada con la densidad ósea esperada. Recomiendo la valoración en todas las mujeres que inician la menopausia y deciden no tomar suplementos de estrógenos y tratarlas como si tuvieran una densidad ósea escasa. Si la densidad ósea es normal, recomiendo realizar una segunda densitometría dos años después para detectar cualquier pérdida progresiva de intensidad y, en caso de necesidad, discutir alternativas de tratamiento.

De las mujeres que deciden tomar suplementos de estrógenos durante la menopausia, sólo el quince por ciento desarrolla osteoporosis importante; la pérdida de densidad ósea se produce de manera mucho más lenta que en las mujeres que no toman estrógenos. Por lo tanto, si una mujer decide tomar estrógenos desde el inicio de la menopausia, retraso entre cinco y diez años la primera prueba de densitometría ósea, a menos que aparezcan otros factores de riesgo. No existen normativas fijas respecto a la detección de osteoporosis en hombres mayores.

Alternativas de tratamiento

Por sí solas, las dosis adicionales de calcio y vitamina D *no* tratan adecuadamente la osteoporosis. Deben utilizarse conjuntamente con otros tratamientos. Las distintas alternativas son:

- **Estrógenos.** La utilización de estrógenos sirve tanto para prevenir el desarrollo de la osteoporosis como para tratarla una vez ha aparecido. Los estrógenos son de los fármacos más efectivos que existen. A pesar de que los estrógenos derivados de las plantas («naturales») carecen todavía de datos que apoyen su utilización en la prevención o tratamiento de la osteoporosis, existen otros estrógenos sintéticos que han demostrado un cincuenta por ciento de disminución de fracturas vertebrales debidas a la osteoporosis. Una nueva clase de medicamentos, los «SERM» (Modificadores Selectivos de los Receptores de Estrógenos, como el raloxifeno), demuestran una disminución similar de la tasa de fracturas vertebrales.
- **Bisfosfonatos.** Los bisfosfonatos son medicamentos que interfieren el trabajo de los osteoclastos «comedores de huesos». Como consecuencia de ello, hay menos hueso que se desintegra, aumenta la densidad ósea y disminuyen las fracturas. Los bisfosfonatos deben utilizarse con cuidado. El estómago los absorbe con dificultad y deben tomarse acompañados de un vaso grande de agua y con el estómago vacío. No puede introducirse en el estómago otro alimento, vitaminas o pastillas hasta que el medicamento haya dispuesto de un mínimo de treinta minutos para ser absorbido. Los bisfosfonatos pueden resultar tremendamente irritativos para el tejido del esófago y es por ello que se aconseja al paciente permanecer completamente erguido (caminando, sentado o de pie) durante los treinta minutos posteriores a la toma de la pastilla para así minimizar el riesgo de irritación del esófago. Por suerte, las nuevas formulaciones de estos fármacos permiten la toma semanal en lugar de diaria, y las indicaciones a seguir son así menos exigentes.
- **Calcitonina.** La calcitonina inhibe también los osteoclastos y previene con ello la destrucción del hueso. Se trata de un medicamento que sirve también para aliviar el dolor asociado a las fracturas resultantes de la osteoporosis. Se administra como spray nasal o inyectado.
- **Estatinas.** El tratamiento con estatinas en mujeres con colesterol elevado ha dado resultados sorprendentes, ya que en menos de un año estas mujeres disminuyen en un cincuenta por ciento su tasa de fracturas de cadera. Estos medicamentos parecen aumentar la densidad ósea estimulando el crecimiento del hueso (osteoblastos) y puede resultar muy útil para esta enfermedad. La investigación al respecto sigue en marcha.

El tiroides

La glándula tiroides es una glándula en forma de mariposa localizada sobre la tráquea en la parte delantera del cuello. Produce hormonas tiroideas, que sirven para regular muchos procesos del organismo y ayuda a establecer la tasa metabólica del cuerpo. La producción de la hormona tiroidea está controlada de forma muy precisa.

La hormona liberadora de tirotropina (TRH) del hipotálamo estimula la producción de la hormona estimuladora del tiroides (TSH), que entonces estimula la producción y liberación de la hormona tiroidea. Las hormonas tiroideas producidas en la glándula se dividen en dos tipos: T4 (la mayoría de las hormonas producidas) y T3. Las hormonas T4 se convierten en tejidos de la hormona activa, T3. Estas hormonas son transportadas por la sangre mediante proteínas. Los numerosos bucles de retroalimentación entre el hipotálamo, la pituitaria y el tiroides, ayudan a regular la cantidad de hormona producida. La glándula tiroidea almacena en su interior cantidades significativas de hormona tiroidea antes de liberarla.

Los médicos valoran la glándula tiroidea con la ayuda de los siguientes métodos:

- **Palpación.** La glándula tiroides se localiza normalmente en el cuello con facilidad. Los médicos palpan el tiroides manipulándolo con los dedos para determinar su tamaño y detectar irregularidades.
- **Análisis de sangre.** Es posible medir las hormonas producidas en el tiroides, así como las proteínas que las transportan por la sangre. Las novedosas y ultrasensibles pruebas de TSH han cambiado la forma de controlar el funcionamiento del tiroides. Ahora, en lugar de un despliegue confuso de análisis del tiroides, los médicos se limitan a utilizar los niveles de TSH y T4 para controlar la función tiroidea y sus enfermedades. El TSH posee un rango esperado; cuando hay un exceso de hormona tiroidea, la glándula pituitaria deja de enviar su señal para producir más hormona tiroidea y caen los niveles de TSH. Si no hay suficiente hormona tiroidea, la pituitaria aumenta la producción de TSH para instruir a la glándula tiroidea para que trabaje más. La medición de los niveles de hormona T4 es útil cuando los niveles de TSH están en sus límites.
- **Ecografía con ultrasonidos.** Este procedimiento no invasivo sirve para confirmar el tamaño y las características de la glándula tiroides. Para realizar el procedimiento, se unta con gel la piel situada encima del tiroides con el fin de mejorar la imagen; entonces, las ondas ultrasónicas observan el tamaño y la estructura interna de la glándula. Con la ecografía pueden verificarse bultos para ver si son sólidos o quísticos y planificar más exploraciones a partir de ahí.
- **Gammagrafía con isótopos radiactivos.** La glándula tiroidea capta ávidamente el yodo. Las gammagrafías con yodo radiactivo son seguras y constituyen una herramienta importante para valorar con exactitud la anatomía y la información funcional de la glándula tiroidea.
- **Aspiración con aguja**. En este procedimiento, que se realiza en la misma consulta, los médicos especialistas utilizan una aguja fina para extraer muestras de tejido de los nódulos tiroideos. Después de analizar las muestras, el médico puede determinar si el tejido puede ser canceroso.

Hipotiroidismo

El *hipotiroidismo* es la producción de hormona tiroidea inferior a las cantidades normales. El hipotiroidismo severo puede ser mortal. Los síntomas de hipotiroidismo moderado son cansancio, inactividad, aumento de peso, caída del cabello, aumento de tamaño del tiroides, estreñimiento y depresión. El hipotiroidismo se trata con la administración de hormona tiroidea sintética en forma de pastillas; estos suplementos de hormona tiroidea sintética son químicamente idénticos a la hormona producida naturalmente por el organismo. Después de que el paciente toma durante seis semanas una dosis regular de suplemento tiroideo, el médico calcula el nivel de TSH del paciente para determinar si la dosis seleccionada es la correcta y ajustarla hacia arriba o hacia abajo para que el nivel de TSG caiga dentro de los límites de la normalidad.

Algunos pacientes presentan *hipotiroidismo subclínico.* Estos pacientes no presentan síntomas reconocidos, aunque un análisis de sangre revela una ligera elevación de TSH. El nivel de T4 de estos pacientes suele situarse dentro de los límites de la normalidad. Existen pruebas de que incluso con ausencia de síntomas, la ligera elevación de TSH debería tratarse con dosis adicionales de hormona tiroidea. Entre los beneficios del tratamiento destacan la mejora de la memoria, mejor respuesta a los antidepresivos en el caso de que el paciente se sienta deprimido, mejores niveles de colesterol y desaparición de la sensación de cansancio. En algunos casos, el paciente que presenta niveles de TSH en los límites, recibe un tratamiento de hormona tiroidea adicional durante un período que oscila entre los tres y los seis meses con el fin de observar si nota alguna mejoría. A menudo, los síntomas del hipotiroidismo son tan sutiles que los pacientes no se percatan de que los tienen hasta que se sienten mejor.

Debido a la frecuencia de casos de hipotiroidismo subclínico, recomiendo realizar una valoración de la presencia de la enfermedad mediante un análisis de TSH cada cinco años en mujeres mayores de treinta y cinco años. Esta enfermedad es menos común en los hombres y no existen reglas a seguir para ellos en cuanto a pruebas a realizar.

Hipertiroidismo

El *hipertiroidismo* aparece cuando se produce un exceso de hormona tiroidea como resultado de una glándula tiroides irritada que libera hormonas almacenadas anteriormente o de una glándula tiroides excesivamente estimulada para fabricar y liberar hormona tiroidea. Los síntomas del hipertiroidismo son temblores, sudoración, taquicardias, diarrea, ansiedad, problemas de sueño y de capacidad de concentración y pérdida de peso. El hipertiroidismo agudo puede ser mortal.

Como sucede en el hipotiroidismo, algunos pacientes presentan cuadros de hipertiroidismo subclínico. Los análisis muestran que el nivel de TSH está ligeramente eliminado mientras los niveles de hormona tiroidea (T4) son normales. Se ha demostrado que el hipertiroidismo subclínico es un factor de riesgo de la falta de densidad ósea; aumenta asimismo el riesgo de arritmias cardíacas, hasta llegar a triplicar la tasa de fibrilación atrial, un ritmo cardíaco caótico que se asocia con graves consecuencias médicas. La afección de los pacientes con hipertiroidismo subclínico suele agravarse con el paso del tiempo. Las alternativas de tratamiento del hipertiroidismo subclínico deberían discutirse con el médico de asistencia primaria.

Las causas que provocan el hipertiroidismo son la enfermedad de Grave y la tiroiditis. La *enfermedad de Grave* se produce cuando el sistema inmunitario genera un anticuerpo que estimula la glándula tiroides de la misma forma que la estimula la TSH. Esto lleva a un exceso de producción y liberación de hormona tiroidea que los mecanismos habituales de retroalimentación del organismo se ven incapaces de controlar. La enfermedad de Grave se trata con medicación, a pesar de que los fármacos actuales presentan numerosos efectos secundarios y suele recurrir en cuanto se detiene su administración. En la mayoría de casos de pacientes con enfermedad de Grave, existe la posibilidad de administrar terapia con yodo radiactivo. La glándula tiroides capta ávidamente el yodo y éste la destruye. El paciente queda entonces dependiente para siempre de los suplementos de hormona tiroidea, aunque es algo que no presenta problemas.

Tiroiditis

La *tiroiditis* se produce cuando, bien el sistema inmunitario, bien una infección vírica, irritan la glándula tiroides y hacen que la hormona tiroidea ya producida se libere en cantidades excesivas. La tiroitidis de Hashimoto es la forma de tiroiditis autoinmune más común y en ella el organismo desarrolla una reacción autoinmune que destruye la glándula tiroides. Inicialmente, la hormona tiroidea almacenada se libera en cantidades excesivas y da como resultado un hipertiroidismo. Finalmente, a medida que va destruyéndose la glándula, no queda más hormona tiroidea que liberar y se desarrolla un hipotiroidismo.

Nódulos tiroideos

Los *nódulos tiroideos* (bultos en la glándula tiroides) son muy comunes. Entre el cuatro y el siete por ciento de la población presenta nódulos tiroideos perceptibles con palpación. Estudios realizados a partir de autopsias de la glándula tiroides en personas fallecidas por otros motivos muestran la presencia de nódulos en el cincuenta por ciento de los casos. Aproximadamente el cinco por ciento de todos los nódulos tiroideos son malignos. La manera más rápida, fácil y segura de evaluar los nódulos tiroideos es mediante su aspiración con una aguja fina, seguida por el estudio de las células extraídas en el laboratorio. Los resultados de esta prueba pueden mostrar que las células son benignas (y en este caso el nódulo sólo requiere un seguimiento para ver si con el tiempo aparecen cambios), malignas o sospechosas (donde es necesaria la cirugía para extirpar una parte de la glándula) o «no diagnosticables» (lo que exige una segunda biopsia o cirugía, según decidan el médico y el paciente).

Un *bocio* es una glándula tiroides grande y abultada. Si la evaluación muestra que el bocio es benigno y no provoca síntomas, no es necesario realizar ningún tratamiento a menos que resulte estéticamente incómodo. Antiguamente se daban dosis súplementarias de terapia hormonal tiroidea para intentar cambiar el sentido de la TSH y encoger el bocio. Los beneficios respecto a ello son controvertidos; sólo el veinticinco por ciento de los bocios se encogen con este tipo de terapia y el suministro de hormona adicional presenta algunos riesgos. Coméntelo con su médico si se plantea seguir este tipo de terapia. En un paciente joven, puede ser razonable intentar esta terapia de supresión; si en cuestión de un año no se obtiene una mejoría significativa, yo recomendaría detener este tipo de terapia.

El cáncer de tiroides se divide en *cáncer papilar de tiroides* (ochenta por ciento), *cáncer de células foliculares* (entre el diez y el quince por ciento), *cáncer medular* (cinco por ciento, normalmente heredado) y *cáncer anaplástico no diferenciado* (cinco por ciento). Los cánceres papilar y de células foliculares suelen ser benignos y a menudo se solucionan con cirugía. Los tejidos tiroideos absorben muy bien el yodo, por lo que a veces, después de la intervención quirúrgica, se realizan gammagrafías con yodo radiactivo para detectar cualquier cáncer residual y se utilizan dosis altas de yodo radiactivo para tratar cualquier resto de la enfermedad.

Hemocromatosis

El hierro es esencial para la salud. Es necesario para la producción de la hemoglobina, que transporta oxígeno. El seis por ciento de la población occidental (quince por ciento de mujeres jóvenes) necesita hierro adicional, que se aconseja normalmente suministrar como un suplemento. Las personas sanas absorben cerca del diez por ciento del hierro en los alimentos que comen.

La *hemocromatosis* es una enfermedad del metabolismo del hierro en la que el intestino absorbe demasiado hierro. La hemocromatosis tiene dos genes. Si el paciente posee uno de estos genes, su organismo absorbe cerca del quince por ciento de hierro con los alimentos, en lugar del diez por ciento que sería normal; si el paciente posee ambos genes, el cuerpo absorbe hasta el veinte por ciento. Si a esto le añadimos unos cuantos suplementos multivitamínicos y de hierro, pueden llegar a absorberse cantidades importantes de hierro.

El cuerpo carece de la habilidad de excretar hierro a través de los riñones, como hace con prácticamente todas las sustancias. Las mujeres pierden una buena cantidad de hierro a través de la pérdida de sangre menstrual. La muda de las células de la piel significa la pérdida de pequeñas cantidades de hierro. A pesar de estas pequeñas pérdidas de hierro, si el organismo sigue absorbiendo cantidades excesivas de hierro, acaba produciéndose una sobrecarga de hierro que se asocia con cáncer, cardiopatías, artritis, fatiga crónica, diabetes, enfermedades hepáticas e impotencia.

La hemocromatosis es una de las enfermedades hereditarias metabólicas más comunes. Una de cada ocho personas posee un único gen para la hemocromatosis; una de cada doscientas cincuenta, posee ambos genes. La detección se realiza midiendo los niveles de hierro en la sangre. Si las pruebas muestran sospechas de sobrecarga de hierro, un análisis de sangre puede confirmar la presencia de los genes. La biopsia hepática sirve también para confirmar la presencia de un exceso de hierro. Cuando un paciente es diagnosticado de hemocromatosis, todos sus familiares deben también someterse a pruebas de valoración.

El tratamiento de la hemocromatosis es relativamente sencillo cuando la enfermedad se descubre en una fase temprana. Se trata de descargar el exceso de hierro; eso se consigue extrayendo una unidad de sangre regularmente (cada una o dos semanas) hasta que los niveles de hierro del paciente recuperan la normalidad, y luego con extracciones periódicas (normalmente cuatro veces al año), para mantener un nivel de hierro normal.

21

El corazón y el sistema cardiovascular

El corazón es un músculo dividido en dos partes que bombea sangre en el cuerpo. El lado derecho del corazón recibe sangre utilizada por el organismo y la bombea hacia los pulmones, donde se liberan los gases de desecho y la sangre recibe un suministro de oxígeno. Esta sangre rica en oxígeno regresa entonces al lado izquierdo del corazón, donde es bombeada hacia todo el cuerpo.

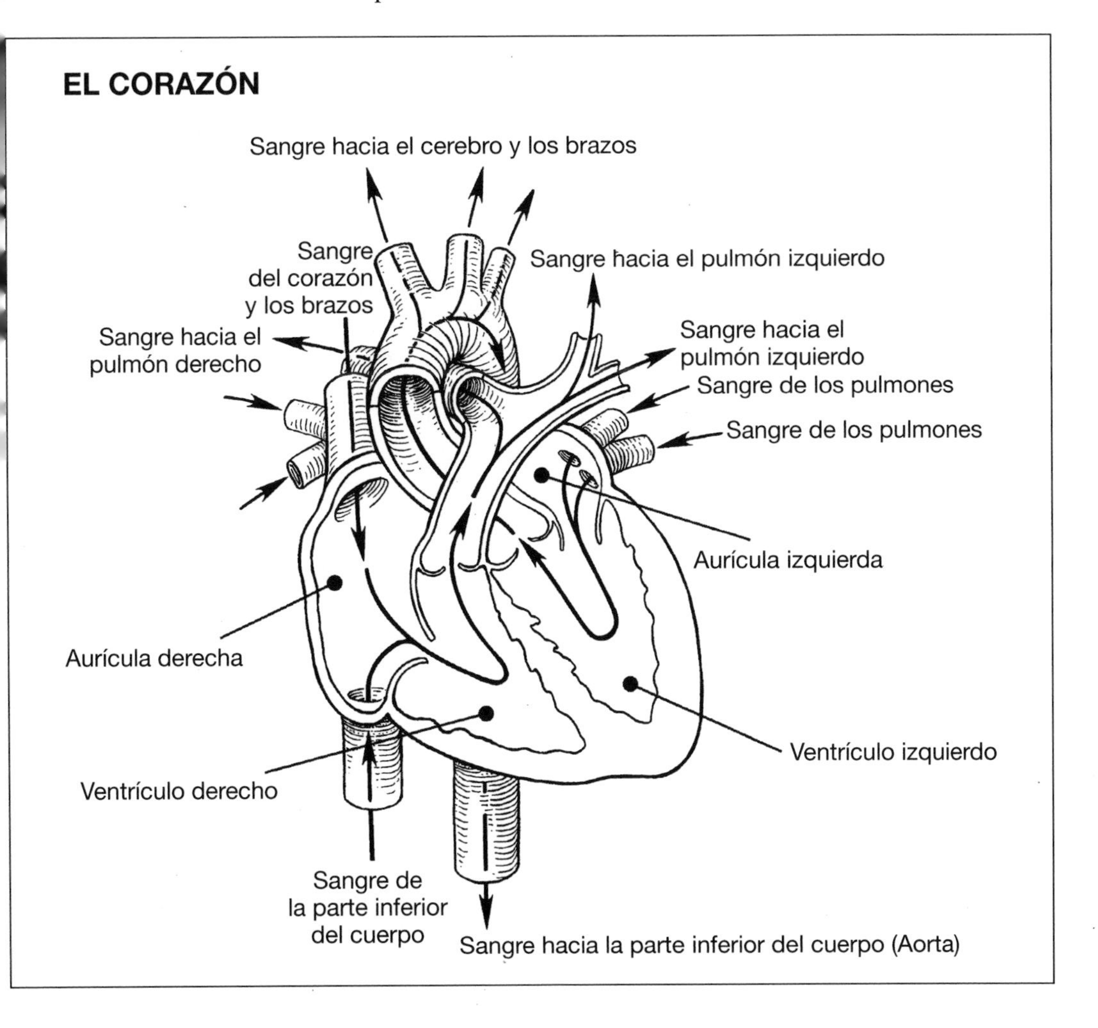

Cada lado del corazón posee dos cámaras. La primera cámara, la *aurícula*, recibe la sangre y funciona a modo de bomba hacia la segunda cámara, el *ventrículo*. Los ventrículos son cámaras más grandes y potentes porque deben bombear sangre hacia los pulmones o el resto del cuerpo. En cada lado existe una válvula unidireccional que mantiene la sangre circulando en el sentido correcto y que separa la aurícula del ventrículo. Esta válvula se abre cuando la sangre fluye desde las aurículas hacia los ventrículos y se cierra cuando los ventrículos se contraen para que la sangre no se derrame de nuevo hacia las aurículas. En el lado derecho del corazón es la llamada *válvula tricúspide*. La del lado izquierdo del corazón recibe el nombre de *válvula mitral*.

Cuando los ventrículos se contraen, la sangre debe pasar de nuevo a través de una válvula unidireccional. El ventrículo derecho bombea sangre a los pulmones a través de la válvula pulmonar. El ventrículo izquierdo bombea sangre a la *aorta*, un gran vaso sanguíneo a partir del cual se ramifican todas las demás arterias, a través de la válvula aórtica. Las válvulas pulmonar y aórtica evitan que la sangre regrese a los ventrículos entre contracciones.

La aurícula y el ventrículo se contraen de forma rítmica y organizada. Esto es así gracias a un conjunto especial de tejido neurológico situado en el interior del músculo cardíaco, que inicia un latido y lo propaga por unos caminos predeterminados del músculo cardíaco, de modo que el músculo se contrae de una forma que optimiza el flujo de sangre más eficiente.

El corazón debe suministrarse también sangre a sí mismo y necesita un suministro abundante y constante porque el músculo cardíaco está siempre en funcionamiento. Este suministro sanguíneo llega a través de las *arterias coronarias*, que parten de la zona inicial de la aorta y viajan por la superficie del músculo cardíaco.

Las *arterias* son vasos sanguíneos que transportan sangre desde el corazón hacia los tejidos. Cuando el músculo cardíaco se contrae, genera una presión que empuja la sangre hacia adelante. Las arterias pueden tolerar esta presión porque son vasos musculosos de paredes gruesas que se expanden primero para aceptar sangre en su interior y luego se contraen cuando la sangre sale de ellas hacia los tejidos. Las arterias van dividiéndose en vasos cada vez más pequeños hasta convertirse finalmente en capilares. Los capilares son los vasos sanguíneos más pequeños, con paredes muy finas para que el oxígeno y otros nutrientes puedan pasar fácilmente a los tejidos que alimentan.

Las *venas* son vasos sanguíneos por donde fluye la sangre utilizada de los capilares. Estas diminutas venas se unen a venas cada vez mayores para devolver la sangre al corazón. Las venas poseen paredes más delgadas y dependen de las contracciones de los músculos que las rodean para contraerse y devolver la sangre al corazón. Las venas poseen válvulas unidireccionales similares a las del corazón para que la sangre pueda circular únicamente en la dirección correcta. El mejor ejemplo de este proceso es la contracción rítmica de los músculos de las piernas, que al caminar empujan la sangre hacia arriba en dirección al corazón.

En este capítulo revisaremos las enfermedades que afectan a la estructura o a la función del sistema cardiovascular: hipertensión, venas varicosas, función valvular (enfermedad de la válvula cardíaca y prolapso de válvula mitral), irregularidades del latido cardíaco (palpitaciones y fibrilación auricular), colesterol elevado, anormalidades de las paredes de los vasos sanguíneos (arteriosclerosis, enfermedad vascular periférica y aneurisma aórtico), insuficiencia cardíaca congestiva, angina de pecho y bloqueo de los vasos sanguíneos, infarto de miocardio, enfermedad vascular cerebral e ictus y enfermedad tromboembólica. Estudiaremos también los diversos procedimientos utilizados para diagnosticar problemas cardíacos y veremos cómo prevenir la aparición de cardiopatías.

Hipertensión

Cuando el ventrículo izquierdo se contrae, genera un máximo de presión que empuja la sangre. Esta presión máxima es la *presión sanguínea sistólica.* La presión de la sangre cae entonces lentamente hasta la siguiente contracción del ventrículo. La presión mínima antes de que llegue la nueva oleada de sangre es la llamada *presión sanguínea diastólica.*

Estas presiones se averiguan con la ayuda de un tensiómetro. Normalmente el aparato se coloca en el antebrazo. Consta de una almohadilla que se bombea hasta que su presión supera la de la presión de la sangre sistólica, lo que hace que la arteria mayor del antebrazo se colapse, ya que se ejerce más presión en el exterior del vaso que en su interior. Se aplica entonces un estetoscopio sobre esa arteria; como la sangre no circula, no se oye ningún sonido. Entonces va bajándose lentamente la presión del tensiómetro. Cuando la presión del tensiómetro cae por debajo de la presión sistólica, la arteria se abre transitoriamente al máximo de presión y se oye un sonido. Este primer sonido marca la presión de sangre sistólica. Cuando la presión de la sangre en la arteria cae por debajo de la presión del tensiómetro, la arteria vuelve a colapsarse y deja de oírse el sonido de la sangre circulando. A medida que va bajándose la presión del tensiómetro, la persona que está tomando la presión oirá la apertura intermitente de la arteria en el momento en que la presión del tensiómetro se sitúe en un punto entre las presiones sistólica y diastólica. Una vez la presión del tensiómetro cae por debajo de la presión diastólica, la arteria permanece todo el rato abierta, y dejan de oírse los sonidos de abrir y cerrar. En el momento en que se detecta la ausencia de estos sonidos, la presión que aparece en el tensiómetro señala la presión de sangre diastólica.

Existe un rango esperado de presión normal de la sangre. La *hipertensión* aparece cuando la presión de la sangre asciende por encima de su rango. La *hipertensión sistólica* se define como una presión máxima (sistólica) igual o superior a ciento cuarenta. La *hipertensión diastólica* se define como una presión mínima (diastólica) igual o superior a noventa. Esta combinación 140/90 es ciertamente arbitraria. Las enfermedades asociadas a la hipertensión, como las cardiopatías y el ictus, aparecen con mayor frecuencia cuando las presiones sanguíneas están por encima de este rango. Sin embargo, los pacientes con presiones significativamente inferiores a 140/90 tienen incluso tasas inferiores de estas enfermedades que pacientes con una presión «normal» de 139/89. La mayoría de pacientes deberían tener la presión sanguínea situada en menos de 130/85 para minimizar riesgos.

Clasificación de la presión sanguínea

	Sistólica	*Diastólica*
Normal	Inferior a 130	Inferior a 85
Normal alta	130-139	85-89
Hipertensión		
Fase 1 (suave)	140-159	90-99
Fase 2 (moderada)	160-179	100-109
Fase 3 (severa)	180-209	110-119
Fase 4 (muy severa)	Superior a 209	Superior a 119

La mayoría de presiones elevadas se clasifican como hipertensiones esenciales, lo que significa que no tienen causa identificable. Se piensa que existe un componente genético y a menudo aparece un historial familiar de hipertensión. Rara vez la presión sanguínea se eleva debido a problemas renales, de vasos sanguíneos u hormonales. Pistas para que así fuese serían la presencia de hipertensión en la juventud, el desarrollo repentino de una hipertensión severa o una presión sanguínea elevada que no responde a la terapia farmacológica normal.

La hipertensión no presenta síntomas y se detecta mediante pruebas de detección. Todos deberíamos verificar la presión sanguínea una vez al año. Las personas con lecturas previas situadas en el rango normal alto, o con historial familiar de hipertensión, deberían verificarla más a menudo.

Después de detectar la presencia de presión elevada, pido a mis pacientes que se compren un tensiómetro. Lo traen a la consulta, donde verificamos su correcto funcionamiento, y les enseño cómo funciona para que puedan controlarse en casa. No me fío únicamente del valor obtenido el día de la visita así que, en visitas posteriores, reviso las distintas presiones que el paciente ha tomado en casa para, de este modo, seguir las mejores decisiones terapéuticas. Los estudios demuestran que entre el veinte y el treinta por ciento de las personas que presentan una presión sanguínea elevada en la consulta, la tienen normal en casa. Es, por lo tanto, una tontería confiar en las lecturas obtenidas en la consulta del médico. Son muchas las cosas –entre ellas y para empezar, el estrés y la ansiedad que acompañan la visita al médico– que pueden afectar a la presión sanguínea y dar como resultado un tratamiento exagerado con un gasto y unos efectos secundarios innecesarios.

La hipertensión aumenta el riesgo de cardiopatías coronarias, problemas renales e ictus. Un estudio de veinte años de duración llevado a cabo en Suecia con un millar de hombres de cincuenta años, se centró en observar el efecto de la presión sanguínea elevada sobre la función cognitiva. A los setenta años, esos hombres fueron sometidos a pruebas de atención, cálculo, memoria y velocidad de pensamiento. Los hombres que a los cincuenta presentaban ya hipertensión eran los que conseguían una puntuación inferior en las pruebas cognitivas realizadas a los setenta. Estos resultados se explicaban por la *demencia vascular*, o pequeñas embolias que van sucediéndose en el cerebro de los pacientes que sufren hipertensión.

La terapia para la hipertensión consiste en controlar el peso, restringir la sal, moderar el consumo de alcohol (menos de dos copas diarias los hombres y menos de una las mujeres), realizar ejercicio aeróbico regular y abandonar el tabaco. Cuando la hipertensión es leve y no existen otros factores de riesgo de sufrir una enfermedad cardíaca, antes de iniciar un tratamiento farmacológico nos plantearíamos entre seis y doce semanas de esfuerzo para cambiar los hábitos de vida antes mencionados.

La terapia farmacológica para la hipertensión disminuye el riesgo de sufrir infarto, ictus y otras enfermedades asociadas con la presión sanguínea elevada. El tratamiento farmacológico de la hipertensión es muy variado. Se trata de fármacos que aceleran y fortalecen las contracciones del músculo cardíaco, el tono muscular de las arterias (que afecta a la resistencia de la sangre a circular por ellas), el volumen de sangre y/o la regulación química y hormonal de la presión sanguínea. La terapia se diseña a medida de cada paciente y teniendo en cuenta factores como la edad, enfermedades existentes y sensibilidad a los efectos secundarios. Los estudios han demostrado que las medicaciones más antiguas de la categoría de los diuréticos y los beta bloqueadores son las que ofrecen mayores beneficios para la salud, junto con algunos nuevos datos destacables sobre los beneficios de los fármacos más novedosos como la enzima convertidora de angiotensina (inhibidores ACE) y los bloqueadores de los receptores de angiotensina (ARB). La discusión sobre la terapia farmacológica más recomendada está más allá del alcance de este libro.

Venas varicosas

Entre el diez y el veinte por ciento de la población padece de *venas varicosas.* Las arterias, que transportan la sangre a presión desde el corazón hacia los tejidos, son vasos sanguíneos musculados con paredes gruesas. Las venas, que transportan la sangre utilizada desde los tejidos hacia el corazón, tienen las paredes más delgadas. Para devolver la sangre al corazón, dependen de que los músculos de su alrededor ejerzan presión. Además, poseen válvulas unidireccionales para evitar que la sangre retroceda entre contracciones musculares. El desarrollo de venas varicosas indica que este sistema ha sido superado. Las venas se dilatan, las válvulas no funcionan y el aumento de presión resultante puede generar venas agrandadas y retorcidas bajo la piel de la pierna.

Las venas varicosas siguen patrones heredados. Aparecen normalmente con la edad y las mujeres tienen cuatro veces más probabilidades de desarrollarlas que los hombres. La sensibilidad al tacto, el dolor y la sensación de pesadez suelen acompañar la presencia de venas varicosas. Los tobillos se hinchan porque el líquido se derrama en los tejidos debido al aumento de presión en las venas. La piel se tiñe con los pigmentos de los glóbulos rojos y, en los casos más graves, aparecen úlceras en la piel.

Los pacientes con venas varicosas deberían evitar actividades que aumentaran todavía más la presión en las venas. Deberían elevar las piernas siempre que les fuera posible, evitar estar sentados o de pie durante períodos prolongados y evitar el estreñimiento y otras actividades que les obligaran a forzar. Va muy bien realizar un ejercicio regular, como caminar.

Las alternativas de tratamiento son las medias de compresión, que ayudan a aliviar la pesadez y a disminuir la hinchazón. La escleroterapia venosa, que se realiza principalmente por razones estéticas, se lleva a cabo inyectando una sustancia irrigante en la vena que la obliga a cerrarse. Las intervenciones quirúrgicas oscilan desde operaciones menores en las que se extirpan pequeños segmentos de las venas superficiales mediante diminutas incisiones en la piel, hasta operaciones mayores donde se aborda la totalidad del sistema venoso de la pierna. Ya que no existe una terapia efectiva para las presiones venosas elevadas que se generan una vez las válvulas de las venas profundas dejan de funcionar, las operaciones para las venas varicosas son soluciones temporales y con el tiempo aparecen nuevas zonas problemáticas. Existen muchos centros donde realizan tratamientos para venas varicosas. Recomiendo pedir al médico de familia que recomiende un centro con reputación.

Enfermedad de la válvula cardíaca y prolapso de válvula mitral

Las válvulas cardíacas son estructuras situadas entre la primera bomba (aurícula) y la bomba principal (ventrículo) de cada lado del corazón, o entre el ventrículo y un vaso sanguíneo de salida (aorta o arteria pulmonar). Su función es garantizar que la cámara del corazón que empuja la sangre lo haga siempre hacia adelante, no hacia atrás. La *enfermedad de la válvula cardíaca* es una enfermedad de las válvulas del corazón que interfiere el flujo de la sangre. Las válvulas pueden tener problemas para abrirse y cerrarse, y eso da lugar a las siguientes afecciones:

- *Estenosis valvular*, que se produce cuando una válvula no se abre todo lo que debería, lo que dificulta el flujo de la sangre a través de ella.
- *Regurgitación valvular*, que se produce cuando una válvula no se cierra correctamente, lo que permite que la sangre retroceda cuando el corazón se contrae.

Dependiendo de cuál sea la válvula afectada y de la gravedad de la disfunción, la enfermedad de la válvula cardíaca puede provocar síntomas como sensación de ahogo, arritmias o pérdida de conciencia. La enfermedad de la válvula cardíaca se detecta auscultando las válvulas del corazón con la ayuda de un estetoscopio u observando la imagen del corazón en una ecocardiografía. Determinados tipos de enfermedad de la válvula cardíaca provocan turbulencias en la circulación de la sangre, lo que aumenta la probabilidad de sufrir una infección de la válvula cardíaca cuando las bacterias circulan por la sangre. Los pacientes con este tipo de enfermedad necesitan antibióticos antes de someterse a intervenciones dentales u otras que pudieran introducir bacterias en la sangre.

El *prolapso de válvula mitral* es una anomalía muy común de la válvula mitral, localizada entre la aurícula izquierda y el ventrículo izquierdo. La válvula mitral tiene dos hojas que se abren y se cierran como la puerta de un *saloon* del Oeste. En el lado ventricular, las hojas está sujetas por unos hilos de tejido que recuerdan las cuerdas de un paracaídas. Esto permite que la válvula mitral se cierre debidamente cuando el poderoso ventrículo izquierdo se contrae y no balancearse en exceso hacia el interior de la aurícula izquierda, lo que provocaría una regurgitación. El prolapso de válvula mitral aparece cuando una o ambas hojas de la válvula mitral se inflan hacia el interior de la aurícula izquierda en el momento en que se contrae el ventrículo.

Entre el tres y el seis por ciento de la población media de los países occidentales sufre prolapso de válvula mitral. La mayoría de pacientes con esta afección son asintomáticos y nunca saben que la sufren. Si el prolapso de válvula mitral no se asocia a una regurgitación significativa, no es necesario administrar antibióticos y la afección no pasa de ser un hallazgo curioso a lo largo de una exploración médica.

Por razones que se desconocen, algunos pacientes con prolapso de válvula mitral presentan síntomas importantes como pueden ser patrones inusuales de dolor pectoral, ansiedad, palpitaciones, sensación de ahogo y cansancio. A veces estos síntomas pueden ser graves y resultar en una invalidez. Raramente los pacientes con prolapso de válvula mitral presentan episodios sostenidos de taquicardia (un ritmo cardíaco acelerado y anormal); ya que se trata de una afección tan común, es probablemente más coincidencia que relacionada con la enfermedad. Los pacientes con prolapso de válvula mitral sintomático deben someterse a una evaluación y tranquilizarse. Los síntomas tienden a empeorar con la deshidratación y mejoran con el consumo adecuado de líquido. Ocasionalmente, se necesitan unos fármacos denominados beta-bloqueadores para controlar el dolor pectoral y las palpitaciones.

Palpitaciones y fibrilación auricular

El corazón posee un marcapasos natural denominado *nodo sinoauricular*. Esta región del corazón inicia el latido cardíaco entre sesenta y ciento diez veces por minuto, como media. Los impulsos eléctricos del nodo sinoauricular viajan a lo largo de un camino de tejido conductivo especializado y propagan por el corazón de forma organizada la señal de la contracción del músculo cardíaco. Típicamente, el ritmo cardíaco orquestado por el nodo sinoauricular es muy regular.

Todas las células del corazón pueden potencialmente asumir la función de marcapasos del nodo sinoatrial. Ocasionalmente, una de estas células se impacienta y dispara una señal antes de que lo haga el nodo sinoatrial. Esta nueva señal usurpa la señal regular e inicia la oleada de actividad eléctrica que controla el latido cardíaco. Si la nueva señal se produce cerca del momento en que debería producirse la señal sinoauricular, no se nota nada extraño. Pero si la nueva señal se produce fuera del ritmo normal, puede percibirse un salto del latido cardíaco.

Cuando el nodo sinoauricular intuye una señal procedente de cualquier otra parte del corazón, se detiene, se reajusta y vuelve a iniciar entonces su ritmo habitual. La sangre en movimiento tiene una inercia y sigue circulando por el corazón mientras el ritmo se reajusta. Por lo tanto, con el siguiente latido, el corazón se encuentra más lleno de sangre de lo normal y se genera la sensación de un latido forzado. En el momento en que se unen varios de estos latidos forzados adicionales es cuando se siente un latido irregular o *palpitaciones.*

Todo el mundo tiene estos latidos de más. Algunas personas son tremendamente sensibles a ellos y otras no sienten nada. Determinadas sustancias y afecciones aumentan el número de latidos adicionales: suele relacionarse con estimulantes (como la cafeína y los descongestionantes), falta de sueño, ansiedad o excitación emocional y prolapso de válvula mitral. Normalmente son latidos que no hacen ningún daño y que no tienen consecuencias para la salud.

Existen también otras anomalías del ritmo cardíaco, bien en forma de «cortocircuitos» espontáneos del sistema eléctrico, bien como un reflejo de una enfermedad cardíaca subyacente. Una de las anomalías más comunes es la *fibrilación auricular.*

En los casos de fibrilación auricular, el ritmo cardíaco se interrumpe por completo y la actividad eléctrica en la aurícula se vuelve caótica. Los impulsos eléctricos se transmiten de manera intermitente por las partes superiores del sistema de conducción, lo que da como resultado un latido cardíaco irregular. Mientras que el ventrículo sigue contrayéndose metódicamente porque el sistema de conducción inferior permanece intacto, la aurícula pierde por completo la actividad eléctrica organizada y fibrila. La eficiencia del corazón cae entonces como resultado de la falta de funcionamiento de la bomba principal y se generan en la aurícula temblorosa diversas áreas de sangre estancada que pueden animar la formación de coágulos.

La fibrilación auricular la sufre un dos por ciento de la población y es más común en personas de edad avanzada. Los pacientes con fibrilación auricular tienen entre tres y cinco veces más probabilidades de sufrir un ictus. Tienen también mayor probabilidad de morir en el plazo de diez años, principalmente por ictus y por el hecho de que la fibrilación auricular indica la existencia de una cardiopatía subyacente.

Síntomas

Los síntomas de la fibrilación auricular son palpitaciones, episodios de desmayos, cansancio y sensación de ahogo. Algunos pacientes con fibrilación auricular no son conscientes de esta alteración de su ritmo cardíaco, que se detecta únicamente a lo largo de una exploración médica rutinaria o cuando el paciente experimenta una complicación, como un ictus o una insuficiencia cardíaca congestiva. Las afecciones que aumentan la probabilidad de fibrilación auricular son las enfermedades que afectan al suministro de sangre o a la estructura del corazón, las enfermedades tiroideas, la enfermedad pulmonar obstructiva crónica, las infecciones graves, los coágulos de sangre pulmonares o los traumatismos.

Tratamiento

El tratamiento de la fibrilación auricular consiste en controlar el ritmo cardíaco, reestablecer un ritmo normal siempre y cuando sea posible y prevenir los ictus. Existen muchos fármacos en el mercado destinados a controlar el ritmo cardíaco, pero su administración suele exigir ingreso hospitalario hasta que el paciente se estabilice.

Cuando el médico está seguro de que el paciente llega a su consulta para una valoración justo después de haber desarrollado una fibrilación auricular, puede iniciar en ese mismo momento los esfuerzos para recuperar el ritmo cardíaco normal. Cuando a un paciente se le descubre que está sufriendo una fibrilación auricular, es importante protegerle de la posibilidad de que en su aurícula se haya desarrollado un pequeño coágulo. De haberse desarrollado, cuando se recupera el ritmo normal, la contracción de la aurícula podrá empujar el coágulo hacia el sistema circulatorio y potencialmente provocar un ictus. Lo que se hace con estos pacientes, antes de intentar recuperar la normalidad de su ritmo cardíaco, es administrarles un tratamiento con fármacos anticoagulantes durante un mínimo de tres semanas y luego mantenerlos hasta tener la seguridad de que el ritmo cardíaco normal podrá mantenerse.

Cuanto más tiempo está presente la fibrilación auricular, menos probable es que pueda recuperarse el ritmo cardíaco normal. La fibrilación auricular parece provocar una remodelación del sistema eléctrico cardíaco y, pasado un tiempo, ya no es posible conseguir ritmos normales. La fibrilación auricular tiende, además, a recurrir. Los mejores fármacos disponibles sólo mantienen el ritmo cardíaco normal durante un año en entre el sesenta y el setenta por ciento de los pacientes.

Esto deja a muchos pacientes sujetos a una fibrilación auricular crónica, con su propio ritmo cardíaco. Es necesario controlar entonces el latido cardíaco y la mayoría de síntomas adicionales; a pesar de ello, la aurícula sigue siendo una fuente potencial de coágulos sanguíneos. Múltiples investigaciones demuestran que la administración de anticoagulantes disminuye de manera significativa el riesgo de sufrir un ictus. En general, el riesgo de ictus se reduce del 4,5 por ciento anual sin anticoagulantes, al 1,4 por ciento con ellos. La utilización de anticoagulantes en pacientes con fibrilación auricular con un riesgo inferior a sufrir un ictus (pacientes menores de sesenta y cinco años sin hipertensión, historial de ictus o de ataque isquémico transitorio, insuficiencia cardíaca congestiva o enfermedad de tiroides) debería decidirse caso por caso.

Colesterol elevado

El *colesterol* lo fabrica el organismo y se obtiene a partir de alimentos de origen animal. Las lipoproteínas lo transportan a través de la sangre. Los dos tipos principales de lipoproteínas son:

- *LDL o lipoproteína de baja densidad* (*Low Density Lipoprotein*), que deposita el colesterol en la pared arterial y contribuye con ello a la aparición de la arteriosclerosis. La LDL es la conductora «mala» del colesterol y se relaciona directamente con el desarrollo de enfermedades del corazón y de los vasos sanguíneos.
- *HDL o lipoproteína de alta densidad (High Density Lipoprotein)*, que transporta el colesterol por las arterias hacia el hígado para que sea eliminado. La HDL es la conductora «buena» del colesterol y ofrece cierta protección contra el desarrollo de enfermedades.

Además de los niveles absolutos de LDL y HDL colesterol, el riesgo de cardiopatías depende también de la razón entre el LDL y el HDL colesterol y del tamaño de las partículas de LDL y HDL. La razón ideal LDL/HDL debería ser inferior a 2,5. En general, las partículas de LDL y HDL de mayor tamaño son más sanas que las pequeñas. Actualmente, sólo pocos laboratorios especializados son capaces de medir el tamaño de la partícula de colesterol.

Los *triglicéridos* son una segunda sustancia grasa que aumenta independientemente el riesgo de cardiopatías. Los niveles elevados de triglicéridos pueden disminuir el nivel de HDL colesterol (el «bueno»). Las lipoproteínas que llevan triglicéridos pueden depositar directamente triglicéridos en las paredes de los vasos, donde el organismo rompe los triglicéridos y los convierte en partículas pequeñas y densas de LDL que se consideran bastante peligrosas. En un estudio de ocho años de duración llevado a cabo en Dinamarca, las personas con los niveles más altos de triglicéridos tenían el doble de probabilidades de sufrir un infarto de miocardio que sus compañeros. Diversas investigaciones demuestran niveles más elevados de triglicéridos en las personas que sufren ictus.

Los niveles de colesterol y triglicéridos se controlan mediante análisis de sangre. Debería evitarse realizar ejercicio vigoroso en las veinticuatro horas anteriores a la prueba y consumir sólo agua y los medicamentos normales durante las doce horas anteriores a la extracción.

¿Cuál es el nivel óptimo de colesterol?

Las pruebas de colesterol revelan cinco medidas distintas de niveles: el nivel total de colesterol (que calcula el total de todos los tipos de colesterol), el nivel de lipoproteína de baja densidad (LDL), el nivel de lipoproteína de alta densidad (HDL), la razón entre LDL y HDL, y el nivel de triglicéridos (TG). Los niveles óptimos para cada uno de ellos son los siguientes:

Su...	Debería ser...
Nivel de colesterol	Inferior a 200
Nivel de LDL	Inferior a 130
Nivel de HDL	Superior a 50
Razón LDL/HDL	Inferior a 2,5
Nivel de triglicéridos	Inferior a 150

¿Cuándo es necesario administrar fármacos para reducir el colesterol? Su médico tiene acceso a un modelo estadístico que sirve para predecir la probabilidad de sufrir un infarto en el transcurso de los próximos diez años. Estos modelos utilizan la edad, el sexo, la presión sistólica y los valores de colesterol para calcular este riesgo. Si su riesgo de sufrir un infarto en los próximos diez años es del veinte por ciento o mayor, debería recibir un tratamiento tan agresivo como cualquier persona que ha sufrido ya un infarto. Las nuevas normativas sugieren la necesidad de medicación para disminuir el colesterol en pacientes con enfermedad arterial coronaria o diabetes y niveles de LDL superiores a cien. La terapia médica debería incluso considerarse en caso de existir otros factores de riesgo de sufrir enfermedades cardíacas (hipertensión, tabaquismo, historial familiar de cardiopatías) y tener un LDL superior a ciento treinta, o cuando no hay otras enfermedades y los niveles de LDL se mantienen por encima de ciento sesenta a pesar de la dieta y el ejercicio.

Estudios recientes han empezado a observar las diferencias de tamaño entre las partículas de LDL y HDL. Los pacientes con partículas de LDL pequeñas presentan un riesgo significativamente más elevado de sufrir enfermedades arterioscleróticas, incluso presentando unos niveles generales de colesterol aceptables. Estos estudios intentan determinar si los medicamentos que inducen cambios en el tamaño de la partícula ayudarán a disminuir este riesgo. El resultado de estos estudios puede producir cambios significativos en el tratamiento del colesterol.

Bajar el colesterol

Como media, una dieta adecuada puede disminuir el colesterol entre el diez y el quince por ciento. A continuación encontrará algunas reglas generales para bajar el colesterol (para más detalles, véase el capítulo 2: *Alimentación y sentido común*).

- Restrinja el consumo total de grasas a menos del treinta por ciento de las calorías que consume diariamente.
- Minimice el consumo de grasas saturadas (proteínas animales, aceites de coco...).
- Restrinja el consumo de grasas polisaturadas (aceites de girasol, maíz, soja) al diez por ciento de su consumo total de grasas. Las grasas monosaturadas (aceite de oliva, de cacahuete, de lino) son aceites sanos; utilícelos para cocinar o elija alimentos que los contengan.
- Evite la utilización de aceites parcialmente hidrogenados (margarina, alimentos procesados) que son el origen de los ácidos grasos que aumentan el nivel de LDL y disminuyen el de HDL.

Además de la dieta, el ejercicio aeróbico regular ayuda a disminuir los niveles de colesterol total y LDL y aumentan los de HDL. Los pacientes obesos pueden aumentar sus niveles de HDL si adelgazan, y los fumadores, dejando de fumar.

Una dieta adecuada y un programa de ejercicio son esenciales para tratar el colesterol. Normalmente, los pacientes sin una enfermedad cardiovascular establecida siguen terapia de dieta y ejercicio durante un período de seis meses antes de probar con los medicamentos anticolesterol; en el caso de pacientes con enfermedades cardiovasculares conocidas, se suele acompañar los cambios en la dieta y el ejercicio con terapia farmacológica. Incluso en pacientes que necesitan medicación, la dieta y el ejercicio juegan un papel esencial y maximizan la respuesta de los medicamentos.

¿Por qué bajar los niveles de colesterol?

Numerosos estudios demuestran que los beneficios que se obtienen al hacer descender los niveles de colesterol se observan en hombres y mujeres entre uno y tres años después. Los datos de las pruebas de cateterismo cardíaco (en la que se captan imágenes de rayos X de las arterias coronarias en pacientes con cardiopatías establecidas), no muestran ninguna disminución del tamaño de estos depósitos de colesterol en pacientes sometidos a tratamiento farmacológico. Los beneficios de este tipo de tratamiento se relacionan con depósitos de placa más estables y con una disminución del riesgo de que dichos depósitos se rompan. Cuando se comparan los estudios de angioplastia por intervención (utilizando un balón dirigido mediante un catéter para abrir las arterias colapsadas) con los de tratamiento farmacológico del colesterol, se observa que muchos pacientes se encuentran mucho mejor siguiendo el tratamiento con fármacos. En un estudio reciente, se administró tratamiento farmacológico para disminuir el colesterol a seis mil quinientos noventa y cinco hombres de edades comprendidas entre los cuarenta y cinco y los sesenta y cuatro años. Los pacientes con terapia farmacológica consiguieron un treinta por ciento de disminución en la cifra de cardiopatías y fallecimiento por causas cardiovasculares. Otros estudios han dado resultados similares.

¿Qué son las estatinas?

El Pravastatin y el Simvastatin son ejemplos de fármacos del grupo de las estatinas. Se trata de fármacos que bloquean un paso de la fabricación bioquímica del colesterol. Son medicamentos seguros y efectivos en términos generales, y con escasos efectos secundarios. Está demostrado que este tipo de fármacos disminuye el riesgo de infartos y muerte en pacientes con cardiopatías documentadas y parecen efectivos para evitar la aparición de un primer infarto en pacientes con colesterol elevado.

Los efectos secundarios son excepcionales, aunque graves, y son irritación muscular y anormalidades en la química hepática. Los riesgos y beneficios de la terapia para disminuir el colesterol es algo que debe discutirse con el médico, quien puede llevar a cabo análisis y controles periódicos para controlar estos problemas.

No existen estudios clínicos que confirmen que los medicamentos para disminuir niveles moderadamente elevados de triglicéridos (entre ciento cincuenta y cuatrocientos) ofrezcan algún tipo de beneficio que supere los riesgos que conllevan esos fármacos. ¿Qué puede hacerse, entonces, para disminuir los triglicéridos sin tomar medicamentos? La respuesta es perder peso, dejar de fumar, realizar ejercicio con regularidad, minimizar el consumo de azúcar, alcohol y grasas, y consumir pescado rico en ácidos grasos omega-3, como el salmón.

La *niacina* es un suplemento que disminuye los niveles de colesterol y triglicéridos y aumenta los de HDL. Se ha demostrado que la niacina aumenta favorablemente el tamaño de los subcomponentes de LDL y HDL. Pero es un suplemento de difícil administración. Los efectos secundarios más comunes son irritación estomacal y enrojecimiento y picor cutáneos. Parece ser que la niacina afecta contrariamente a la homocisteína, una sustancia de la sangre relacionada con el riesgo de sufrir cardiopatías. Actualmente se investiga la utilización de niacina como terapia del colesterol.

Arteriosclerosis (estrechamiento de los vasos sanguíneos)

El *endotelio vascular* es el tejido liso del interior de los vasos sanguíneos. Es flexible y se expande y se contrae junto con el vaso. Esta superficie ayuda a que la sangre fluya sin problemas y previene la formación de coágulos sanguíneos. La *arteriosclerosis* es un proceso que tiene lugar en este tejido, que genera depósitos de colesterol y otras sustancias, y que produce daños y el estrechamiento de la arteria.

La arteriosclerosis avanza a lo largo de varias fases. En la *pre-arteriosclerosis* se observan pequeños cambios no visibles en el tejido vascular, que produce menos óxido nítrico y no se relaja como debería. El *engrosamiento adaptativo* se produce a una edad tan temprana como los cuatro o cinco años, momento en que el tejido del vaso sanguíneo empieza a engrosarse en puntos cortados (zonas de circulación turbulenta de la sangre). Posteriormente, se depositan en el tejido del vaso glóbulos blancos, llamados *macrófagos*, que van llenándose de grasa. Se cree que estas células se involucran en un proceso inflamatorio en el interior del tejido del vaso sanguíneo que puede, finalmente, debilitar el desarrollo de la placa de colesterol. Gradualmente, empiezan a formarse sobre estos depósitos pequeñas zonas estancas de grasa (colesterol, triglicéridos y otras sustancias grasas). Sobre esta parte del vaso empieza entonces a formarse una cubierta, denominada *fibroadenoma*; esta cubierta está compuesta por tejido fibroso (parecido al de una cicatriz) y músculo liso, y es una zona de inflamación activa y de actividad metabólica. Cuando se alcanza esta fase, este depósito colectivo, llamado *placa compleja*, puede romperse, ulcerarse o rasgarse y dejar expuesto a la circulación de la sangre su contenido interno (grasas, células inflamatorias y fibrina). El organismo considera esta ruptura en la placa igual que si fuese un corte o una herida y forma un coágulo de sangre para remediar el daño. Pero mientras que la formación de un coágulo es una buena idea para solucionar un corte en el dedo, un coágulo en una placa fracturada situada en el interior de una arteria coronaria que sale del corazón puede colapsar el flujo de sangre del interior del vaso y producir un infarto o la muerte.

Antes se creía que la arteriosclerosis era un fenómeno que se desarrollaba gradualmente y que ocasionaba problemas únicamente cuando la placa se hacía lo bastante grande como para bloquear de manera significativa el paso de la sangre a través de una arteria. Según las leyes de la física, una cañería debe estar bloqueada en cerca de su setenta por ciento para llegar a afectar al paso a través de ella de un líquido de una densidad semejante a la de la sangre. En consecuencia, se esperaba que los pacientes desarrollaran síntomas de aviso de disminución del flujo de sangre coronario cuando su arteriosclerosis fuera lo bastante grave, o que pudiese descubrirse la enfermedad como resultado de una prueba de esfuerzo, antes de que el vaso se cerrara por completo y el músculo cardíaco sufriera daños.

Investigaciones más recientes demuestran que este concepto de la naturaleza de esta cardiopatía es incorrecto. Dichos estudios demuestran que el noventa por ciento de los ataques al corazón se producen en lesiones de placa activa que bloquean sólo entre el treinta y el cincuenta por ciento del vaso sanguíneo. Se trata de lesiones blandas, con una cubierta fina, llenas de grasa y células inflamatorias que debilitan la cubierta, y tienen en ellas poco músculo liso que proporcione estabilidad. Las lesiones que bloquean más del setenta por ciento del vaso sanguíneo, y de las que se esperaría que emitiesen señales de alarma o que pudiesen ser descubiertas mediante una prueba de esfuerzo, son responsables de menos del catorce por ciento de esos ataques.

¿Por qué se rompen estas placas más pequeñas? Se trata de una pregunta clave en la cardiología moderna. La ruptura de placas parece relacionarse con la cantidad de lípido de la placa, el grosor y la madurez de la cubierta que tapa la placa, y la cantidad de inflamación de la placa. Confiando una vez más en la física, la ley de Laplace nos proporciona la relación entre la fuerza radial de la pared del vaso y el tamaño de ese vaso. Los cálculos demuestran que la fuerza de la pared de un fibroadenoma que bloquea el cincuenta por ciento del vaso es cinco veces mayor que una lesión del noventa por ciento. Se especula que esa fuerza superior puede ser la causa del número mayor de rupturas que se ven en placas más pequeñas.

Las investigaciones actuales se centran en la prevención del desarrollo de placas de ateroma y de la ruptura de las que ya estén formadas. Los medicamentos antiinflamatorios, como la aspirina y el ibuprofeno, disminuyen la inflamación de la placa y la hacen más estable. Parte de los daños que sufre la placa se producen como resultado de la oxidación del LDL colesterol; actualmente se llevan a cabo investigaciones para evaluar la utilización de dietas antioxidantes y suplementos nutricionales que puedan prevenirlo. Algunos fármacos para disminuir el colesterol y para controlar la presión sanguínea parecen endurecer la capa fibrosa y estabilizar la placa. Los medicamentos para el control de la presión sanguínea, como los beta bloqueadores, disminuyen la fuerza entre la presión sistólica más elevada y la diastólica más baja, y reducen la tendencia a que se rompan las placas. Los investigadores están evaluando terapias que prevengan la formación de coágulos sanguíneos en placas fracturadas y, por lo tanto, interrumpan el paso final que lleva a la formación del bloqueo del vaso sanguíneo. Algunos investigadores estudian también el papel que pueden jugar ciertas bacterias en el desarrollo de la placa y su ruptura, y los beneficios que pudiese aportar una terapia de antibióticos.

Enfermedad vascular periférica

El proceso de arteriosclerosis que acabamos de describir y que se produce en las arterias coronarias, puede desarrollarse en cualquier arteria. La *enfermedad vascular periférica* es una enfermedad que se produce en los vasos sanguíneos que suministran sangre por todo el cuerpo. Estos vasos sanguíneos son normalmente más grandes; por lo tanto, se necesita una cantidad mayor de placa para llegar a bloquearlos. A pesar de que los bloqueos de estos vasos sanguíneos no pueden provocar ictus o infartos, pueden llegar a producir dolor en las extremidades o complicaciones como la falta de cicatrización de heridas o la amputación de miembros.

Síntomas

El dolor crónico en las piernas es un síntoma de enfermedad vascular periférica. Al caminar, los músculos necesitan más oxígeno. Si el suministro de sangre queda bloqueado, no reciben la cantidad de oxígeno adecuada y, con el ejercicio, se producen dolorosas rampas que mejoran con el reposo. Es frecuente que los pacientes sepan hasta dónde pueden caminar sin que se inicie el dolor y ajusten sus actividades en consecuencia. Otros signos de enfermedad vascular periférica son el entumecimiento y el hormigueo en las piernas, debilidad, dolor en los pies al descansar, una herida en la pierna que no cura, piernas o pies fríos, cambios de color en los pies (rojos o amoratados si están colgando y blancos al elevarse) y pérdida de apéndices cutáneos, como cabello y uñas. Los factores de riesgo de enfermedad vascular periférica son: edad superior a cincuenta años, tabaquismo, diabetes, obesidad, hipertensión, hipercolesterolemia e historial familiar de angiopatía o enfermedad vascular.

Los médicos diagnostican esta enfermedad estudiando con detalle el historial del paciente y comparando las presiones sanguíneas en brazos y tobillos. La presión sanguínea de los brazos debería ser similar a la de los tobillos; la aparición de una discrepancia significa que hay un problema de riego sanguíneo. Los médicos utilizan la prueba del Doppler en los vasos de las piernas para encontrar el lugar del bloqueo y calcular el grado de obstrucción, y otras pruebas radiológicas (como la angiografía por resonancia magnética) para obtener un mapa detallado del sistema arterial.

Tratamiento

Hay dos formas destacadas con las que el paciente puede aliviar los síntomas de la enfermedad vascular periférica, que son hacer más ejercicio y, en caso de ser fumador, dejar de fumar. Los pacientes con una enfermedad vascular periférica estable que llevan a cabo un programa regular de paseos acaban abriendo nuevos caminos para que la sangre fluya más allá de las obstrucciones y aumentan significativamente el espacio de tiempo que pueden caminar sin sentir dolor. El tabaco hace que la pared muscular de las arterias enfermas sufra espasmos y se estreche, además de restringir la cantidad de oxígeno disponible en el sistema circulatorio. Si el paciente sufre otras enfermedades asociadas a la enfermedad vascular periférica, como hipertensión y diabetes, dichas enfermedades deberían asimismo ser tratadas con agresividad.

La *angioplastia*, la espiral y el *bypass* son procedimientos que sirven para abrir bloqueos críticos. La angioplastia consiste en realizar una incisión bajo anestesia local a través de la cual se accede a un vaso sanguíneo por donde pasar un catéter que alcance la zona bloqueada e inflar un balón hasta que se consiga romper el bloqueo. Otras veces, se coloca en el área bloqueada un hilo diminuto, denominado espiral, que evita que el vaso sanguíneo vuelva a cerrarse y se utilizan medicamentos para evitar que se vuelva a formar un coágulo en la zona hasta que el tejido del vaso sanguíneo crezca alrededor del hilo. A veces los bloqueos son lo bastante graves como para proceder a una intervención quirúrgica en la que se coloca un nuevo vaso sanguíneo (*bypass*) que redirige el flujo sanguíneo evitando la zona de la obstrucción. Esto sólo funciona cuando los vasos sanguíneos que rodean la zona están lo bastante sanos como para aceptar el nuevo flujo sanguíneo.

Aneurisma aórtico

Un aneurisma se define como la inflamación localizada de un vaso sanguíneo hasta alcanzar un diámetro superior al cincuenta por ciento de lo que es habitual. En la aorta, y según su localización, se distinguen dos tipos de aneurismas:

- *Aneurismas de aorta torácicos*, donde los vasos sanguíneos se dilatan hasta alcanzar diámetros entre 3,5 y cuatro centímetros.
- *Aneurismas de aorta abdominales*, donde los vasos sanguíneos se dilatan hasta alcanzar diámetros de tres centímetros.

Los aneurismas de aorta abdominales son más frecuentes en hombres que en mujeres y la posibilidad de aparición aumenta con la edad. Se producen en el tres por ciento de la población y en el nueve por ciento de las personas que sufren hipertensión y enfermedad de las arterias coronarias. Más del veinte por ciento de los familiares directos de pacientes que sufren aneurismas aórticos abdominales, acabarán sufriéndolos también con la edad. El aneurisma aórtico torácico es mucho menos frecuente.

Los aneurismas suelen aumentar de tamaño unos cuatro milímetros anuales. El riesgo de ruptura se relaciona con el tamaño, la presencia de enfisema y la presión diastólica. La mitad de los pacientes que sufren una ruptura de aneurisma aórtico abdominal fallecen; en el caso de ruptura de aneurisma aórtico torácico, los fallecimientos ascienden al noventa por ciento. Si el aneurisma se identifica antes de que se produzca la ruptura, las manos expertas de un cirujano que repare el aneurisma pueden descender la tasa de mortalidad a un dos y un diez por ciento, respectivamente.

Cuando el aneurisma aórtico abdominal es inferior a cuatro centímetros, se controla con ecografías o tomografías cada seis o doce meses. Si tiene cinco centímetros o más, se aconseja la intervención quirúrgica siempre y cuando el paciente goce de un buen estado de salud. La intervención de aneurismas aórticos abdominales de entre cuatro y cinco centímetros de diámetro se considera caso a caso según el estado de salud y la esperanza de vida del paciente. Debido al elevado riesgo que conlleva la intervención, los aneurismas aórticos torácicos se mantienen en observación hasta que alcanzan los seis centímetros y entonces es cuando se plantea la intervención.

Las técnicas para reparar quirúrgicamente los aneurismas antes de que se rompan se llevan a cabo desde la década de los cincuenta. Últimamente empiezan a practicarse técnicas de reparación del vaso sanguíneo dañado que consisten en implantar un diminuto tubo metálico, denominado espiral, en la región donde se encuentra el aneurisma; esta técnica recibe el nombre de *reparación endovascular.* La elección de candidatos para someterse a esta técnica depende de la salud de los pacientes y de la anatomía del vaso sanguíneo que rodea el aneurisma. Los pacientes que se someten a esta técnica se libran de una incisión importante, pierden menos sangre y salen antes del hospital; sin embargo, existen también puntos negativos: la mortalidad en la operación es la misma, es una técnica más cara y los pacientes que se someten a ella están obligados a pasar por exploraciones con tomografía cada seis meses durante el resto de su vida para controlar el estado del injerto.

Insuficiencia cardíaca congestiva

La *insuficiencia cardíaca congestiva* se produce cuando el corazón es incapaz de mantener la carga de trabajo que se le exige. Esto típicamente sucede cuando el ventrículo izquierdo se debilita, se dilata como un balón hinchable y es incapaz de generar fuerza suficiente para producir el riego sanguíneo adecuado. El riego empieza entonces a estancarse en los pulmones y el cuerpo, provocando falta de aire e hinchazón en piernas, tobillos y brazos. La causa de la insuficiencia cardíaca congestiva que sufren algunos pacientes es muy distinta: la *función diastólica.* Con esta afección, el ventrículo izquierdo es grueso y rígido y no se relaja adecuadamente para que fluya la sangre en su interior, dando como resultado los mismos problemas de riego y síntomas similares.

En los países occidentales, padece insuficiencia cardíaca congestiva el uno por ciento de los adultos mayores de cincuenta años y más del diez por ciento de los adultos mayores de ochenta. La insuficiencia cardíaca congestiva es responsable de un número importante de muertes anuales, la mayoría de las cuales se producen repentinamente. Cuando un paciente no muestra síntomas de insuficiencia cardíaca congestiva, pero en el ecocardiograma aparece un ventrículo izquierdo que empieza a fallar, que dispara menos del cuarenta por ciento de la sangre con cada contracción, tiene una probabilidad del cincuenta por ciento de sobrevivir más de cinco años. En pacientes con insuficiencia cardíaca congestiva grave, la supervivencia de cinco años es muy inferior.

Síntomas

La insuficiencia cardíaca congestiva no presenta síntomas exclusivos: sensación de ahogo al realizar ejercicio y al acostarse, episodios repentinos de sensación de ahogo a media noche, acumulación de líquidos en tobillos y extremidades y fatiga. Se confirma mediante exploración física y pruebas como radiografías y pruebas específicas de función cardíaca.

Causas

Las causas de la insuficiencia cardíaca congestiva son la enfermedad cardíaca arteriosclerótica isquémica (enfermedad de las arterias que nutren el músculo cardíaco), la enfermedad de la válvula cardíaca (véase la sección dedicada a la *Enfermedad de la válvula cardíaca y prolapso de válvula mitral*), el abuso de alcohol y de otras drogas, hipertensión, infecciones víricas del músculo cardíaco, enfermedad de tiroides y causas desconocidas. Otros factores de riesgo de insuficiencia cardíaca congestiva son: diabetes, edad, obesidad y tabaco. En algunas ocasiones, la insuficiencia cardíaca congestiva sólo se hace evidente cuando el corazón se ve forzado a realizar más trabajo, como cuando aparece fiebre, anemia, arritmias, infecciones o exceso de sal y líquidos. Es importante cuidar estos elementos reversibles para evaluar y gestionar los problemas cardíacos.

La clasificación de la insuficiencia cardíaca congestiva de la New York Heart Association se utiliza a menudo para pronosticar y valorar la invalidez.

Este nivel...	**Indica...**
Clase 1	Ninguna limitación de la actividad física; el paciente no presenta síntomas durante la actividad física normal.
Clase 2	Alguna limitación de la actividad física; bien en situación de descanso; el paciente presenta síntomas durante la actividad física normal (ya no puede jugar ese tercer set de tenis).
Clase 3	Marcada limitación de la actividad física; bien en situación de descanso; el paciente presenta síntomas durante una actividad física inferior a la normal (tiene dificultades en desplazamientos cortos).
Clase 4	Incapaz de llevar a cabo sin problemas cualquier actividad física; el paciente presenta síntomas en períodos de descanso.

Tratamiento

La insuficiencia cardíaca congestiva se trata como sigue:

- Valoración del estado de salud de las arterias coronarias y disminución de cualquier riesgo de nueva lesión cardíaca. Tratamiento de las enfermedades relacionadas como la hipertensión (véase la sección *Hipertensión*) y el colesterol elevado (véase la sección *Colesterol elevado*).

- Mantener un equilibrio de líquidos correcto, restringir el consumo de sal y controlar el peso. El consumo de agua no acostumbra a ser el problema; es la sal que contiene el agua en el interior del sistema cardiovascular la que produce la retención de líquidos y la hinchazón de los miembros.
- Mejorar la condición física. Los programas de ejercicio físico supervisados disminuyen los síntomas y mejoran la capacidad física de todos los pacientes con insuficiencia cardíaca congestiva, exceptuando los casos más severos.
- Evitar la utilización de medicamentos que pueden empeorar la insuficiencia cardíaca congestiva, incluyendo el antagonista del calcio utilizado para controlar la presión sanguínea y los medicamentos antiinflamatorios (no esteroides) utilizados para la artritis.

La insuficiencia cardíaca congestiva tiene diversos tratamientos farmacológicos. De los que aparecen a continuación, sólo los inhibidores de la ACE y los beta bloqueadores han demostrado su capacidad para disminuir las tasas de mortalidad.

- **Digoxina.** La digoxina es una medicación que puede tratar los síntomas residuales de la insuficiencia cardíaca congestiva una vez se ha controlado el exceso de líquidos. A pesar de que no afecta directamente a la supervivencia del paciente a la insuficiencia cardíaca congestiva, la digoxina aumenta la tolerancia al ejercicio y disminuye la frecuencia de hospitalización en pacientes con insuficiencia cardíaca congestiva. Los niveles de digoxina en la sangre deben controlarse; niveles excesivos pueden resultar letales.
- **Diuréticos.** Los diuréticos son útiles para controlar la retención de líquidos. Los pacientes pueden controlar fácilmente desde casa su peso y ajustar las dosis de diuréticos según las necesidades. Los diuréticos alivian los síntomas, pero no han demostrado todavía que prolonguen la tasa de supervivencia. Sus efectos secundarios son el agotamiento de potasio y magnesio, lo que puede empeorar la función cardíaca y provocar arritmias. Los diuréticos pueden activar un sistema hormonal conocido como sistema de la renina-angiotensina y empeorar con ello la insuficiencia cardíaca congestiva de no controlarse y tratarse concienzudamente.
- **Espirinolactona.** La espirinolactona es un diurético que bloquea, además, el efecto de la hormona aldosterona, responsable de la regulación del equilibrio entre sal y agua del organismo. En un estudio reciente publicado en *New England Journal of Medicine*, fueron tratados con dosis bajas de espirinolactona, durante un período de dos años, mil seiscientos sesenta y tres pacientes con insuficiencia cardíaca congestiva y una fracción de eyección (una medida del porcentaje de sangre que el ventrículo eyecta a cada contracción) inferior al treinta y cinco por ciento. Los pacientes tratados con este fármaco presentaron un treinta por ciento menos de mortalidad o de nuevos ingresos hospitalarios. La importancia de esta respuesta se desconoce, ya que pocos de los pacientes del estudio seguían las dosis recomendadas de inhibidores de la ACE y menos del diez por ciento utilizaban beta bloqueadores (véase a continuación).
- **Inhibidores de la ACE.** Los inhibidores de la ACE interfieren con los pasos metabólicos que sigue la formación de la angiotensina II, un importante vasoconstrictor (un elemento químico que provoca el estrechamiento de las arterias) en pacientes con insuficiencia cardíaca congestiva. Después de un período de terapia que oscila entre el mes y los tres meses, el paciente medio de insuficiencia cardíaca congestiva nota una mejoría de los síntomas y tolera el ejercicio. Los inhibidores de la ACE disminuyen la velocidad de progresión de la cardiopatía y prolongan la supervivencia. Los

pacientes que utilizan estos fármacos experimentan entre un veinte y un veinticinco por ciento de disminución en las tasas de mortalidad y entre un treinta y un treinta y cinco por ciento de disminución en el riesgo combinado de hospitalización y muerte. Los beneficios son extensibles a todos los grupos de edad y parecen ser mayores cuanto más elevadas son las dosis. Los efectos secundarios de los inhibidores de la ACE son presión sanguínea excesivamente baja, disfunción renal y tos.

- **Beta bloqueadores.** Antes los médicos evitaban recetar beta bloqueadores para el tratamiento de la insuficiencia cardíaca congestiva porque son fármacos que pueden deprimir aun más la función del ventrículo izquierdo. Pero ahora se ha comprendido que muchas de las causas que producen la insuficiencia cardíaca congestiva se relacionan con el sistema nervioso simpático, que bloquea los beta bloqueadores. Varios estudios de larga duración demuestran que, en realidad, los beta bloqueadores mejoran la función cardíaca con el tiempo y pueden llegar a disminuir la mortalidad de los pacientes que sufren insuficiencia cardíaca congestiva en un treinta y cinco por ciento. Debido a sus efectos negativos sobre la función cardíaca, los pacientes con insuficiencia cardíaca congestiva deben empezar el tratamiento con dosis muy pequeñas de determinados beta bloqueadores y ser controlados muy de cerca a medida que la dosis aumenta lentamente con el paso del tiempo. Físicamente, los pacientes pueden sentirse peor durante las primeras seis semanas de terapia, pero luego deberían mejorar.

La progresión y el tratamiento de la insuficiencia cardíaca congestiva siguen aún en estudio. Según los datos disponibles, todos los pacientes que sufren de insuficiencia cardíaca congestiva deberían tomar inhibidores de la ACE y beta bloqueadores a menos que una causa muy fuerte se lo impidiese.

Hasta este momento, la mayoría de las referencias que he hecho de la insuficiencia cardíaca congestiva han sido de pacientes con disfunción sistólica (cuando el músculo cardíaco es débil, o demasiado grande y no se contrae como es debido). La insuficiencia cardíaca congestiva puede estar también provocada por una disfunción diastólica (cuando el músculo cardíaco es demasiado grueso o rígido y no se relaja lo bastante entre contracciones como para permitir que la sangre entre y llene debidamente las cámaras de bombeo). Los pacientes con disfunción diastólica suelen ser personas mayores, mujeres, con historial de hipertensión y sin evidencia de enfermedad arterial coronaria. Su fracción de eyección ventricular izquierda (el porcentaje de sangre que eyecta el ventrículo a cada contracción) suele ser superior al cincuenta por ciento. Un ventrículo izquierdo rígido acumula líquido en pulmones y piernas y genera los síntomas clásicos de insuficiencia cardíaca congestiva. El tratamiento de la disfunción diastólica consiste en eliminar cualquier bloqueo significativo de las arterias coronarias, mantener un ritmo normal con el funcionamiento adecuado de la aurícula y utilizar una terapia farmacológica que incluya inhibidores de la ACE, beta bloqueadores, bloqueadores del canal de calcio y una utilización juiciosa de diuréticos.

Angina de pecho

La *angina* es un dolor de pecho, presión, entumecimiento u otros síntomas provocados por una insuficiencia temporal de riego de sangre en el corazón. Dura generalmente escasos minutos y luego desaparece. Las actividades que aumentan el trabajo del corazón (el ejercicio o el estrés, por ejemplo), generan la necesidad de un riego sanguíneo mayor para alimentar el músculo cardíaco. Cuando una arteria coronaria está enferma y parcialmente bloqueada, no puede aumentar su riego sanguíneo lo bastante y el corazón sufre por la falta de oxígeno. El reposo disminuye las demandas del corazón y mejora la angina. Por *angina estable por esfuerzo* se entienden los síntomas que se generan cada vez que el paciente intenta realizar un determinado nivel de ejercicio. Está generalmente provocada por un bloqueo fijo que limita el riego de un vaso coronario. La *angina inestable* es un patrón de dolor de pecho en aumento, con episodios subsecuentes que se producen con mayor frecuencia, con menos ejercicio, que duran más tiempo o que se presentan estando en reposo. La angina inestable suele ser señal de la formación de un coágulo en un vaso dañado y necesita atención médica urgente.

Infarto de miocardio (ataque de corazón)

El infarto de miocardio (un ataque de corazón), se produce cuando se bloquea una arteria coronaria y, como resultado de ello, el músculo cardíaco que depende de su suministro de sangre, muere. Como hemos comentado anteriormente, esto suele suceder cuando la placa de ateroma bloquea entre el treinta y el sesenta por ciento de un vaso sanguíneo y se rompe, exponiendo su contenido a la circulación de la sangre y desencadenando un coágulo sanguíneo que bloquea por completo la arteria. La cantidad de músculo dañado se correlaciona con la cantidad de músculo que dependía de la arteria coronaria involucrada para su suministro de sangre y con la posibilidad de que otras arterias coronarias puedan ofrecer a la región del músculo cardíaco afectada un suministro de sangre alternativo. El músculo cardíaco que muere no puede volver a crecer.

Si está leyendo este capítulo porque cree estar sufriendo un ataque al corazón...

¡PARE!

¡Deje el libro y llame rápidamente a urgencias!

Cómo reconocer los signos de un infarto o de una angina de pecho:

Aparición repentina de dolor en el pecho, una sensación de opresión o presión que puede irradiar desde el centro del pecho hacia la mandíbula o un brazo; los síntomas pectorales suelen durar entre dos y veinte minutos, o más en el caso de estarse produciendo daño cardíaco grave. Estos síntomas suelen aparecer como resultado del estrés físico o emocional y se alivian con reposo.

Síntomas asociados:

- Sensación de ahogo
- Sudoración
- Náuseas
- Debilidad intensa
- Latido cardíaco irregular
- Pérdida de conciencia

Otros posibles síntomas: un dolor atípico, como ardor de estómago o dolor en la mandíbula, brazo o espalda, asociado con cualquiera de los síntomas mencionados, puede representar asimismo un dolor relacionado con el corazón.

Tenga presente que el treinta por ciento de los infartos no se asocian a ningún tipo de sensación de dolor.

Síntomas

Los síntomas de un infarto son la aparición repentina de dolor pectoral, sensación de ahogo, sudoración, náuseas, debilidad intensa, latido cardíaco irregular y pérdida de conciencia. La descripción clásica de la angina de pecho es la de una sensación de opresión debajo del esternón, «como si tuviese un elefante sobre el pecho», que puede irradiar hacia la mandíbula o hacia el brazo izquierdo. Sin embargo, muchos pacientes no experimentan ningún tipo de dolor, o un dolor atípico que puede malinterpretarse como acidez de estómago, o un dolor que aparece en la mandíbula, el brazo o la espalda en lugar de hacerlo en el pecho. Se estima que el treinta por ciento de los infartos son «silenciosos», sin dolor en el pecho. Visite al médico si experimenta cualquier síntoma inusual, sobre todo si tiene factores de riesgo de poder sufrir un infarto.

«¡El tiempo es el miocardio!»... es decir, que a cada minuto que transcurre durante un infarto, más músculo se pierde. Los pacientes que experimentan síntomas que sugieren un ataque de corazón, deberían plantearse la posibilidad de estar realmente sufriéndolo y ser valorados rápidamente hasta que el diagnóstico esté claro. El médico revisará el historial del paciente y los factores de riesgo y llevará a cabo una breve exploración en busca de signos de fallo cardíaco o afecciones relacionadas. Cuando el músculo cardíaco resulta dañado, se altera el flujo de fuerzas eléctricas que lo atraviesan. Una alteración que es posible ver a través de un electrocardiograma (ECG), que muestra deflexiones en las ondas eléctricas normales que pueden sugerir un daño grave del músculo cardíaco. Cuando el músculo cardíaco resulta dañado, libera sustancias químicas en la sangre. La medida de los valores de dichos elementos (troponina e isoenzimas CPK) pueden servir para confirmar la presencia de una lesión cardíaca.

Tratamiento

Los objetivos de la terapia de un paciente que sufre un infarto grave son la supervivencia, minimizar el alcance de la lesión y reducir el riesgo de aparición de un segundo ataque. Si el paciente que sufre el ataque busca y recibe ayuda con la suficiente rapidez (en el transcurso de las primeras horas), el esfuerzo primordial de la asistencia consiste en reabrir la arteria coronaria bloqueada y suministrar sangre fresca al músculo cardíaco. Algo que puede realizarse de varias maneras:

- **Fármacos que rompen y disuelven el coágulo.** Es lo que se conoce como terapia trombolítica.
- **Cateterización cardíaca urgente y angioplastia con balón.** En este proceso, se introducen catéteres en una arteria de la pierna o del brazo y se dirigen hacia el corazón. Con la ayuda de rayos X, se obtienen imágenes de los vasos sanguíneos del corazón. Las arterias bloqueadas pueden abrirse haciendo llegar un balón a través del catéter hasta la zona del bloqueo para hincharlo una vez allí, aplastando el colesterol y otros materiales que estén provocando el bloqueo contra las paredes del vaso y restaurando el flujo de sangre.
- **(Ocasionalmente) Cirugía de *bypass* de arteria coronaria de urgencia.** Esta técnica implica colocar quirúrgicamente un nuevo vaso sanguíneo para dirigir el riego sanguíneo por una zona alrededor del bloqueo del vaso original.

Cuanto antes reciba asistencia médica el paciente con sospecha de infarto, mayor es la probabilidad de tener éxito en la tarea de restaurar el flujo sanguíneo.

En los últimos treinta años, la tasa de fallecimientos en pacientes con infarto agudo de miocardio ha disminuido de forma importante gracias a la educación del público que busca recibir asistencia más rápidamente ante la presencia de síntomas que sugieran un ataque y gracias también a la mejora de los procedimientos médicos. La tasa de mortalidad cinco años después de sufrir un ataque permanece elevada. Las mujeres, los ancianos y los diabéticos son quienes presentan mayor riesgo de complicaciones después de un infarto.

Existen actualmente diversas terapias farmacológicas para mejorar la supervivencia y el funcionamiento después de un infarto.

- **Aspirina.** La aspirina inhibe la formación de coágulos de plaquetas. Las investigaciones demuestran que la utilización de aspirina durante un infarto disminuye en un veinte por ciento la tasa de mortalidad a corto plazo y a dos años. La aspirina suele administrarse de manera inmediata a los pacientes que presentan dolor pectoral, si no son alérgicos a ella, con dosis que oscilan entre ochenta y uno y trescientos veinticinco miligramos.
- **Beta bloqueadores.** Estos fármacos reducen el ritmo cardíaco, hacen descender la presión de la sangre, disminuyen la cantidad de oxígeno demandada por el tejido del músculo cardíaco y disminuyen la tensión de las paredes del corazón. Estudios sobre la utilización de beta bloqueadores llevados a cabo con cerca de veintisiete mil pacientes desde la década de los setenta, muestran un catorce por ciento de reducción en las tasas iniciales de mortalidad por infarto agudo de miocardio asociadas a estos fármacos. Los pacientes que siguen terapia prolongada con beta bloqueadores tienen entre un veinte y un veinticinco por ciento menos de probabilidades de experimentar infartos posteriores o morir. El beneficio de los beta bloqueadores es superior en aquellos que sufren una lesión mayor en el tejido cardíaco, mayor disminución de la función ventricular izquierda e insuficiencia cardíaca congestiva (véase la sección: *Insuficiencia cardíaca congestiva*).
- **Inhibidores de la ACE.** Los inhibidores de la ACE son medicamentos orales cuya administración se inicia entre dos y tres días después de haber sufrido el infarto y se continúa indefinidamente. Estos fármacos hacen disminuir la presión arterial y reducen los cambios en el músculo cardíaco posteriores al infarto que pueden producir una insuficiencia cardíaca congestiva. Estos fármacos tienen también efectos beneficiosos sobre las paredes del vaso sanguíneo y las células que producen su tejido (células del endotelio). Las paredes de los vasos de los pacientes que se tratan con inhibidores de la ACE crecen más flexibles y las placas de colesterol que pueda haber en ellas no tienden a romperse. Un estudio reciente sobre la utilización de inhibidores de la ACE llevado a cabo con nueve mil trescientos pacientes demuestra un veinticinco por ciento de disminución de la tasa de mortalidad en los pacientes que los toman, incluso en ausencia de las indicaciones tradicionales (hipertensión o insuficiencia cardíaca congestiva) que apoyan el uso de esta medicación.
- **Estatinas.** Les estatinas son medicamentos para bajar los niveles de colesterol que pueden disminuir el LDL colesterol hasta un sesenta por ciento y que se ha demostrado que disminuyen el riesgo de ataques posteriores en pacientes enfermos del co-

razón. La mayoría de pacientes que sufre un infarto obtendría un beneficio de estos fármacos, independientemente de cuál fuera su nivel de colesterol. Estudios recientes sugieren una ventaja de supervivencia cuando la toma de estos medicamentos se inicia justo después de haber sufrido el ataque.

- **Terapia trombolítica.** Los fármacos trombolíticos disuelven los coágulos que se producen en placas y otras zonas. Recuperan el riego sanguíneo hasta un nivel similar al que existía antes de que se iniciaran los coágulos. Para obtener beneficio, es necesario administrarlos pocas horas después de que se haya producido el ataque. Se trata de medicamentos que no se utilizan con la frecuencia con que podría hacerse porque muchos pacientes llegan al tratamiento demasiado tarde como para que sea efectivo. Estos fármacos aumentan el riesgo de hemorragias en el organismo (incluyendo las hemorragias cerebrales, que pueden resultar mortales) y se administran, por lo tanto, en las unidades de cuidados intensivos y bajo estricto control hospitalario.
- **Heparina y heparina de bajo peso molecular.** La heparina es un anticoagulante que se administra en presencia de tromboembolismos para impedir la formación de nuevos coágulos. Se administra por vía intravenosa o (en el caso de la versión más novedosa del fármaco, la llamada heparina de bajo peso molecular) en forma de inyecciones dos veces al día después de haber sufrido el infarto y mientras dura la hospitalización, para con ello reducir la probabilidad de ataques recurrentes.
- **Inhibidores del receptor de glicoproteína (inhibidores de GPIIb-IIIa).** Las plaquetas están siempre presentes en la sangre. Cuando el organismo forma un coágulo, estas plaquetas se «activan» o se ponen en marcha y empiezan a apiñarse. La activación de las plaquetas se produce en el momento en que se recibe una señal a través de la estimulación de un determinado receptor de la superficie de la plaqueta (el receptor de GPIIb-IIIa). Las plaquetas activadas aumentan de tamaño, se vuelven adhesivas y se agrupan para formar coágulos. Se cree que existen una especie de enchufes de plaquetas microscópicos que juegan el papel de disminuir el riego a las zonas donde el músculo cardíaco está dañado, empeorando ese daño. Además, cuando las arterias coronarias vuelven a abrirse con la ayuda de la angioplastia y las espirales, pueden volver a formarse coágulos de plaquetas que bloqueen de nuevo el vaso. Los fármacos que son inhibidores de GPIIb-IIIa bloquean los receptores de GPIIb-IIIa de la superficie de la plaqueta e impiden que las plaquetas se activen. Se trata de fármacos dramáticamente efectivos en cuanto a aumentar el beneficio de los fármacos tromboembólicos y las intervenciones quirúrgicas de urgencia.
- **Rehabilitación cardíaca.** La rehabilitación cardíaca después del infarto, llevada a cabo mediante un programa de ejercicio estructurado, aumenta la probabilidad de supervivencia.

Las estrategias de tratamiento de los pacientes que han sufrido un infarto están cambiando. La mayoría de estos pacientes deberían estar tomando tres o cuatro medicamentos distintos, además de adquirir hábitos de dieta sana y seguir un programa de ejercicio.

Enfermedad vascular cerebral e ictus

Si cree que usted o algún conocido está sufriendo un ictus, llame inmediatamente a urgencias, no a la consulta del médico. Dispone de menos de tres horas desde la aparición del primer síntoma para recibir terapia farmacológica capaz de solventar el ictus.

Cómo reconocer los signos de un ictus:

- Aparición repentina de debilidad, entumecimiento u hormigueo en un lado del cuerpo.
- Somnolencia.
- Dificultad para conversar, tanto de formar palabras como de comprenderlas.
- Dificultad para caminar.
- Pérdida repentina de visión, en un ojo o en un lado del campo visual.
- Mareos graves y sin explicación, falta de coordinación o caída.
- Dolor de cabeza agudo y sin explicación, a menudo acompañado por vómitos y pérdida de conciencia.

El cerebro recibe su suministro de sangre a partir de dos grandes vasos situados en la parte frontal del cuello (las arterias carótida derecha e izquierda) y de dos vasos de menor tamaño localizados en la parte trasera del cuello (arterias vertebrales). Estas arterias suministran al cerebro sangre rica en oxígeno. Los vasos van dividiéndose en ramas cada vez más pequeñas que alimentan áreas discretas del cerebro. Los síntomas aparecen en el mismo momento en que el riego sanguíneo queda bloqueado por un coágulo o por una placa de colesterol. Cuando el vaso involucrado es pequeño, los vasos colindantes pueden hacerse cargo de su papel, suministrar sangre y solucionar los síntomas. Pero cuando no se soluciona la interrupción de riego sanguíneo, el cerebro muere (una afección denominada *ictus isquémico*). Cuando el vaso sanguíneo queda debilitado, explota y produce una hemorragia en el cerebro, lo que da como resultado una afección denominada *ictus hemorrágico.*

Los ictus pueden producirse a partir de los cambios de aterioesclerosis que se producen en los vasos sanguíneos que alimentan el corazón, similar a lo descrito para la enfermedad coronaria arterial. Pueden producirse también a partir de coágulos que se desarrollan en cualquier sitio y que son transportados a través del vaso sanguíneo hasta el cerebro, dejando el vaso bloqueado una vez el coágulo llega a un vaso más pequeño que él. Son las llamadas *embolias.*

Síntomas

La parte del cerebro que resulta dañada es la que dicta los síntomas que se desarrollan. Véase el cuadro anterior para conocer los síntomas del ictus.

No todos los ictus presentan síntomas. Algunos se producen en áreas silenciosas del cerebro. Una investigación llevada a cabo a partir de tres mil cuatrocientas quince imágenes cerebrales obtenidas por resonancia magnética en personas mayores de sesenta y cinco años, demostraba que un tercio de esos individuos mostraba cambios producidos por un ictus previo del que no habían reconocido los síntomas. Los individuos fueron sometidos a diversas pruebas cognitivas y físicas. Las personas con ictus silenciosos previos rendían notablemente peor en estas pruebas funcionales.

Un *ataque isquémico transitorio* es idéntico a un ictus, pero sus síntomas se solucionan por completo en cuestión de minutos. El ataque tiene una duración media de entre cinco y siete minutos; si los síntomas persisten durante más de una hora, sólo desaparecerán en el transcurso de veinticuatro horas en el catorce por ciento de los pacientes. Antiguamente no se daba importancia al hecho de diferenciar que un paciente experimentara un ataque isquémico transitorio o un ictus: poco podían hacer los médicos para cambiar los resultados. En la actualidad existen diversos medicamentos capaces de disolver los coágulos localizados en el interior de las arterias del corazón o del cerebro. Se trata de medicamentos que deben administrarse durante las tres primeras horas posteriores a la aparición de los síntomas de ictus. Administrados después de este período, los fármacos no sirven para recuperar la función cerebral y pueden llegar incluso a aumentar el riesgo de hemorragia cerebral y de muerte.

Prácticamente todos los servicios de urgencias disponen de procedimientos para identificar y evaluar rápidamente a los pacientes que experimentan síntomas de ictus, en un intento de realizar la valoración a tiempo para disfrutar de las ventajas que aportan estos nuevos fármacos. Desgraciadamente, sigue produciéndose un gran retraso debido al tiempo que precisa el paciente o quienes le rodean para reconocer la posibilidad de un ictus y pedir asistencia médica.

Factores de riesgo

Se han identificado varios factores de riesgo de ictus:

- Ataque previo de isquemia transitoria.
- Fibrilación auricular (véase *Palpitaciones y fibrilación auricular*).
- Hipertensión (véase *Hipertensión*).
- Hipercolesterolemia (véase *Colesterol elevado*).
- Tabaquismo.
- Diabetes (véase *Diabetes mellitus*).
- Cardiopatía.
- Obesidad central (grasa abdominal).
- Apnea del sueño.
- Niveles elevados de homocisteína.
- Estrés e irritabilidad crónica.

Es posible modificar estos factores de riesgo de la siguiente manera:

- Si es posible identificar a los pacientes que sufren cuadros de isquemia transitoria, los médicos pueden ser también capaces de indagar causas corregibles de los síntomas y tratar al paciente con medicación o intervenciones quirúrgicas para prevenir un posible ictus. Los pacientes con ataques de isquemia transitoria tienen un cuatro por ciento de riesgo de sufrir un ictus en el transcurso de un mes, un trece por ciento en un año y un cincuenta por ciento en cinco años. Además, el cincuenta por ciento de los pacientes con isquemia transitoria sufren infartos en el transcurso de cinco años. Desgraciadamente, muchos pacientes que experimentan estos ataques no lo comentan nunca con su médico y pierden cualquier posibilidad de prevenir los desafortunados acontecimientos subsiguientes.

- La fibrilación auricular es la responsable de la mitad de las embolias reconocidas. La administración de anticoagulantes disminuye el riesgo de ictus en más de un setenta por ciento. En las personas que no pueden tomar anticoagulantes, la administración de aspirina reduce el riesgo en un tercio. Véase *Palpitaciones y fibrilación auricular* para más información.
- El tratamiento de la hipertensión reduce el riesgo de ictus en un cuarenta por ciento. Véase *Hipertensión* para más información.
- Tres importantes estudios demuestran un treinta por ciento de reducción de ictus en pacientes que toman estatinas para controlar su elevado nivel de colesterol. Véase *Colesterol elevado* para más información sobre estos medicamentos.
- El tabaco aumenta el riesgo de ictus. Este riesgo es proporcional al número de cigarrillos diarios; por ejemplo, fumar dos paquetes al día dobla el riesgo de ictus. Cuando el fumador abandona el tabaco, necesita dos años para que el riesgo de ictus vuelva a ser similar al de un paciente que no ha fumado nunca.

Tratamiento

Los pacientes que presentan signos de ictus y se ponen en tratamiento en el transcurso de las tres horas posteriores a la aparición de los síntomas, pueden recibir los novedosos medicamentos intravenosos que ayudan a disolver el coágulo responsable de la afección. Estos fármacos pueden únicamente administrarse a individuos que sufren un ictus isquémico que están seguros de cuándo se han iniciado los síntomas (y se encuentran en la ventana de tres horas durante la que la terapia es admisible), cuyo déficit neurológico es mensurable (debilidad demostrada u otros cambios neurológicos en la exploración), y cuyas tomografías craneales no muestran evidencia de hemorragia cerebral. La utilización de fármacos para disolver los coágulos puede mejorar dramáticamente o eliminar todos los signos del ictus; sin embargo, son fármacos que entrañan un riesgo. El principal es una hemorragia cerebral grave, que afecta a entre el cuatro y el seis por ciento de los pacientes que toman estos medicamentos. Este riesgo varía según el tamaño y la severidad del ictus. Por esta razón, los fármacos para disolver coágulos se administran únicamente en los servicios de urgencias o en las unidades de cuidados intensivos, donde los pacientes pueden estar controlados al detalle. Los pacientes que no cualifican para estos fármacos son aquellos que acuden a urgencias demasiado tarde (lo más normal, desgraciadamente), los que han sufrido otro ictus o un traumatismo craneal en los últimos tres meses, los que se han sometido a una intervención quirúrgica en las últimas dos semanas, quienes presentan historial de hemorragia gastrointestinal en las últimas tres semanas, presión demasiado elevada, epilepsia asociada al ictus o análisis de sangre con anomalías.

Los pacientes que sufren ataques de isquemia transitoria o presentan sonidos anormales en el cuello durante la exploración física, deben someterse a una ecografía de carótida para buscar pruebas que demuestren presencia de arteriosclerosis en los vasos del cuello. Los pacientes con más del setenta por ciento de bloqueo en las arterias carótidas pueden beneficiarse de una intervención quirúrgica denominada *endarterectomía*, que previene el ictus. En esta intervención, se limpia el vaso carótido enfermo. Los estudios han demostrado que con un buen cirujano y una selección correcta de pacientes, la intervención disminuye entre un veintiséis y un nueve por ciento el riesgo de aparición de cualquier ictus resultante del bloqueo del vaso y entre un trece y un dos y medio por ciento el riesgo de un ictus importante o fatal.

Enfermedad tromboembólica (coágulos sanguíneos)

El cuerpo debe mantener el riego sanguíneo para que pueda alcanzar los pequeños vasos y alimentar a los tejidos. Debe ser también capaz de detener la hemorragia en caso de que se produzca un corte u otro traumatismo. Con este propósito existen sistemas químicos opuestos y competidores que crean y rompen coágulos sanguíneos. El equilibrio existente entre estos dos sistemas es muy delicado, una ruptura de dicho equilibrio genera sangrado (*hemorragia*) o coagulación (*trombosis*).

La *trombosis venosa profunda* es un coágulo sanguíneo en las venas mayores, particularmente en la pierna. Este coágulo interfiere el drenaje sanguíneo de la pierna y produce hinchazón, calor y enrojecimiento. La pierna puede doler o resultar muy sensible al tacto. Esta afección se presenta anualmente en una de cada mil personas.

Factores de riesgo

Los factores de riesgo de esta afección son:

- Cirugía ortopédica o abdominal reciente.
- Traumatismo, incluyendo fracturas de columna, pelvis, cadera y pierna.
- Inmovilización por enfermedad o viaje prolongado (sobre todo viaje aéreo prolongado).
- Cáncer.
- Embarazo.
- Utilización de estrógenos. Los anticonceptivos orales aumentan el riesgo, sobre todo durante los primeros seis meses de utilización. Un estudio publicado en el número de enero de 2000 de *Archives of Internal Medicine*, siguió a ocho pacientes que experimentaron trombosis venosa profunda tomando anticonceptivos orales. Siete de estas pacientes tenían defectos hereditarios en el sistema de coagulación. Se cree que los anticonceptivos orales son un factor de riesgo en mujeres que han sufrido ya trastornos de coagulación, aunque nunca hayan experimentado problemas.
- Deshidratación.
- Coágulos anteriores.
- Afecciones hereditarias del sistema de coagulación.

Los pacientes con trombosis venosa profunda se identifican por los síntomas que presentan, los resultados de la exploración física y las pruebas. La prueba más común consiste en la realización de una ecografía por doppler que observa imágenes de las venas y de la sangre circulando por ellas. Esta prueba detecta los coágulos y la falta de riego sanguíneo que los acompaña. Sin embargo, esta prueba no es muy buena para visualizar las venas de la pantorrilla, donde puede resultar muy complicado detectar coágulos minúsculos.

Tratamiento

El tratamiento de la trombosis venosa profunda consiste en la utilización de anticoagulantes para prevenir el desarrollo de más coágulos mientras el propio sistema de disolución de coágulos del organismo disuelve lentamente los originales. La heparina es un anticoagulante común que se administra en la vena de forma continua. Actúa de inmediato y requiere un catéter intravenoso y extracciones de sangre para controlar ajustes de dosis y efectividad. Una versión novedosa de este fármaco es la llamada heparina de bajo peso molecular, que se dosifica por peso y se administra en forma de inyección dos veces al día. No requiere la instalación de un catéter intravenoso, ni control mediante análisis de sangre. La warfarina es una pastilla que actúa en el hígado y bloquea la producción de las proteínas que coagulan la sangre. Necesita varios días para surtir efecto por completo y la respuesta del organismo se controla mediante análisis de sangre. La mayoría de pacientes recibe, de entrada, tratamiento con una heparina de efecto rápido para luego pasar a la warfarina para una terapia continuada. En los casos que no presentan complicaciones, este curso inicial de la terapia se prolonga entre tres y seis meses.

Los pacientes que presentan coágulos únicamente en las venas profundas de la pierna por debajo de la rodilla, requieren un seguimiento detallado y prolongado. El riesgo de embolismo pulmonar en este tipo de coágulo se sitúa sólo entre el cinco y el diez por ciento y suele producirse después de que el coágulo haya ascendido hacia el muslo. Los pacientes que presentan únicamente coágulos en la pantorrilla se observan con ecografías continuas durante varias semanas para controlar cualquier evidencia de que el coágulo avance hacia el muslo. De no ser el caso, el coágulo puede llegar a disolverse por sí solo y de este modo evitarse los riesgos asociados a los anticoagulantes.

Los pacientes con coágulos que aparecen solamente en venas pequeñas localizadas debajo de la piel, lo que se denomina *tromboflebitis superficial*, reciben tratamiento con calor húmedo y fármacos antiinflamatorios, como el ibuprofeno. Esta afección suele presentarse después de que una vena haya recibido un traumatismo, bien por parte de un catéter intravenoso, bien como una herida mecánica (un golpe o un corte en la piel situada encima de la vena). Estos coágulos no se rompen ni se desplazan; por lo tanto, no es necesario administrar anticoagulantes.

Complicaciones

Un coágulo en una vena profunda puede llegar a dañar las válvulas de esa vena y aumentar con ello la presión existente en ella provocada por los intentos de la sangre de regresar al corazón. A largo plazo, esta presión acabará distendiendo las venas y puede producir dilatación de las venas superficiales (*venas varicosas*), retención de líquido en las piernas, decoloración y ruptura de la piel. Es lo que se denomina síndrome posflebítico.

Un coágulo en una vena profunda puede siempre romperse y desplazarse hasta el corazón y los pulmones. Es lo que se denomina *embolismo pulmonar.* Un coágulo lo bastante grande puede tener consecuencias mortales. Los pacientes con embolismo pulmonar pueden experimentar desde síntomas muy sutiles hasta síntomas tremendamente evidentes como sensación de ahogo, dolor en el pecho, latido cardíaco acelerado o arritmias (véase *Palpitaciones y fibrilación auricular*). Los pacientes con embolia pulmonar masiva experimentan pérdida de conocimiento, parada cardíaca o *shock*.

Las embolias pulmonares se confirman después de una exploración, radiografías y análisis de gases en la sangre, así como mediante pruebas especializadas entre las que destacan los escáneres, que comparan la circulación de aire y de sangre en las distintas regiones del pulmón. Las embolias pulmonares se tratan con la misma terapia que se aplica a las trombosis de venas profundas. Los pacientes que siguen sufriendo embolias a pesar de la administración de anticoagulantes, o que no pueden tomar anticoagulantes debido a otros problemas médicos, pueden someterse a una intervención a lo largo de la cual se coloca un filtro metálico (una «sombrilla») en la vena central del abdomen (la vena cava) que evita que los coágulos sigan avanzando por la vena cava y lleguen al corazón.

El tratamiento del embolismo pulmonar varía según la localización y la gravedad del embolismo. Los pacientes con embolias potencialmente mortales reciben terapia tromboembolítica para intentar disolver el coágulo que, en estudios realizados en unidades de cuidados intensivos, demuestran una disminución de la tasa de mortalidad desde el treinta hasta el ocho por ciento. Los pacientes con embolias pulmonares menores necesitan tan sólo atención y anticoagulantes.

Procedimientos de diagnóstico cardíaco

El procedimiento más útil para diagnosticar problemas cardíacos no es otro que los oídos y el cerebro experimentados de un especialista que escucha al paciente cuando le describe sus síntomas. Nunca deberíamos perder esta técnica a prueba del paso del tiempo en favor de los avances interminables de la cardiología moderna.

El estetoscopio

Cuando circula por el corazón, la sangre genera diversos sonidos. Se producen como resultado del paso turbulento de la sangre a través de las diferentes cámaras y vasos, así como de su paso a través de las válvulas, además del sonido de las mismas válvulas al abrirse y cerrarse. El oyente experimentado es capaz de distinguir los sonidos cardíacos normales de los anormales y correlacionarlos con los probables cambios que tienen lugar en la estructura y la función del corazón.

El electrocardiograma (ECG)

Cuando el músculo cardíaco se contrae, se generan en él unos cambios químicos que producen un impulso eléctrico. El electrocardiograma (ECG) mide en la superficie del pecho estas ondas de impulsos eléctricos. Esta lectura es similar entre la mayoría de nosotros. Pero los impulsos cambian en el momento en que el músculo cardíaco resulta dañado o enferma. Se crean entonces desvíos en el campo eléctrico resultante que provocan los cambios característicos en el patrón que muestra el ECG. El observador experimentado será capaz de reconocer a través de los patrones precisos que aparecen en la superficie de un ECG, un corazón normal, un sistema de conducción enfermo, un corazón que está sufriendo una lesión en ese preciso momento (infarto) o un corazón que ya ha sido dañado.

La prueba de esfuerzo

En la prueba de esfuerzo se registra continuamente un ECG superficial antes, durante y después de un programa de ejercicio predeterminado. Este registro continuo sigue la respuesta del corazón al ejercicio, cualquier problema de ritmo cardíaco y cualquier cambio en los campos eléctricos que se produzca durante el ejercicio. Cuánto tarda el corazón en acelerar hasta llegar a un cierto nivel, qué nivel de ejercicio tolera y qué síntomas desarrollados durante el ejercicio proporcionan una medida de la condición física del individuo sometido a la prueba. Se mide también la respuesta de la presión sanguínea al ejercicio, lo que da pistas acerca de la salud del corazón. Cuando una zona del músculo cardíaco está alimentada por una arteria que sufre un bloqueo significativo (del setenta por ciento o superior), dicha zona no recibe durante el ejercicio el riego necesario para cubrir sus necesidades de energía. Esto crea una lesión que aparece como las típicas desviaciones del campo eléctrico medido por el ECG.

Algunos pacientes sometidos a la prueba de esfuerzo, sobre todo mujeres y pacientes con ECG con comportamiento anormal, presentan cambios en el ECG durante el ejercicio imposibles de interpretar. En estos pacientes es necesario realizar medidas adicionales durante la prueba de esfuerzo que ayuden a aumentar su utilidad.

El ecocardiograma de esfuerzo compara imágenes ultrasónicas del corazón inmediatamente antes y después del ejercicio. En él se busca la presencia o ausencia de cambios esperados en el movimiento del músculo cardíaco con el ejercicio (con ejercicio, el músculo cardíaco sano aumenta la velocidad y el vigor de sus contracciones) y detecta anormalidades en el músculo cardíaco o en la función valvular que se producen bajo el esfuerzo del ejercicio. (Véase la sección *El ecocardiograma* para más información sobre esta prueba.)

La prueba de esfuerzo con medicina nuclear utiliza uno de varios elementos químicos durante la prueba y luego observa con gammagrafías la distribución de ese elemento en el músculo cardíaco durante el ejercicio. Por ejemplo, el talio es un elemento radiactivo que captan las células cardíacas sanas. Se administra una inyección de talio en el momento cumbre del ejercicio. Se realiza entonces una gammagrafía del corazón para ver cómo se distribuye el talio en el corazón. Los puntos luminosos que aparecen en la imagen indican que las células cardíacas sanas captan el talio y, por lo tanto, reciben el riego de sangre necesario durante el ejercicio, mientras que las células que reciben un riego incorrecto no captan el talio y aparecen más oscuras en pantalla. Varias horas después se realiza otra imagen para ver si las áreas que aparecían oscuras en la anterior prueba se han iluminado, indicando con ello que algunas células del músculo cardíaco reciben un riego inadecuado durante el ejercicio pero siguen vivas y captan el talio cuando se les da tiempo para ello. Las áreas oscuras que permanecen oscuras en la segunda prueba indican zonas musculares muertas.

Algunos pacientes no pueden someterse a pruebas de esfuerzo por problemas ortopédicos o enfermedades pulmonares. En estos casos, se les puede administrar sustancias químicas que mimetizan los efectos del ejercicio sobre el corazón y se realiza la prueba según se ha descrito.

El ecocardiograma

Esta prueba no invasiva (es decir, sin agujas ni tubos) utiliza los ultrasonidos para observar el tamaño de las cámaras cardíacas, el movimiento del músculo cardíaco y la estructura y la función de las válvulas del corazón. Las técnicas de doppler calculan la velocidad con que la sangre atraviesa dichas válvulas, para con ello calcular su funcionalidad.

El cateterismo cardíaco

El cateterismo cardíaco es una prueba común que se lleva a cabo bajo ingreso hospitalario y que sirve para investigar síntomas o verificar resultados que sugieran la presencia de cardiopatías, para diagnosticar problemas de corazón y para guiar la terapia a seguir.

El proceso se realiza bajo anestesia local y consiste en realizar una incisión en una arteria importante en un punto de la ingle o del brazo. Se inserta entonces en el vaso sanguíneo un tubo largo y flexible, denominado catéter, y se conduce hasta el corazón guiándose con rayos X. Una vez situado en el lugar adecuado, el catéter se utiliza para medir presiones en el corazón y en los principales vasos sanguíneos y para inyectar líquido radiológico que ayude a investigar la estructura del corazón y de las arterias coronarias. La prueba verifica la presencia de arterias coaguladas, la capacidad de bombeo del corazón, la función de las válvulas cardíacas y la estructura general del corazón.

Un equipo de cardiólogos y de cirujanos cardiovasculares revisa posteriormente la película de las imágenes del proceso. Los especialistas se sirven de los detalles de anatomía, movimiento del músculo cardíaco y riego sanguíneo para destacar problemas y elegir la terapia más adecuada.

La *angioplastia* utiliza el catéter para abrir arterias coaguladas. Lo hace inflando un balón diversas veces en la zona donde se encuentra la placa hasta conseguir aplastarla contra la pared del vaso sanguíneo. Cuando éste se cura, la arteria debería permanecer abierta y permitir la libre circulación de la sangre. En un porcentaje pequeño de intervenciones, los intentos de llevar a cabo una angioplastia acaban dañando el vaso. Ocasionalmente, este daño exige cirugía urgente a corazón abierto para repararlo y salvar el músculo cardíaco alimentado por la arteria en cuestión. Por este motivo, las angioplastias no pueden realizarse nunca de modo simultáneo a la cateterización que se utiliza para buscar un diagnóstico inicial. Es necesario tener a punto un equipo quirúrgico dispuesto a intervenir en caso de que surgiesen complicaciones.

La *ateroctomía* utiliza un dispositivo dirigible en forma de rotor que estropea la placa y la retira. Algunos procesos utilizan el láser a modo de ayuda.

Las *espirales* son dispositivos que recuerdan muelles metálicos que se colocan en las arterias después de haber llevado a cabo los procedimientos anteriores para mantenerlas abiertas.

En general, la cateterización cardíaca es una intervención complicada pero relativamente segura si la realizan manos expertas. Los principales riesgos que conlleva son hemorragia o coagulación, ruptura del músculo cardíaco o de un vaso sanguíneo, reacción alérgica a los líquidos radiológicos, infarto, ictus y muerte. Si el médico le recomienda someterse a un cateterismo cardíaco es porque cree que los beneficios de la información obtenida o de la terapia proporcionada con la intervención superan los posibles riesgos de la enfermedad cardíaca que usted sufre.

Se espera que llegue un día en que las técnicas no invasivas (como la angiografía por resonancia magnética) sustituyan la parte de diagnóstico que alberga la cateterización cardíaca.

El estudio electrofisiológico (EPS)

El *estudio electrofisiológico* (EPS) se realiza para investigar comportamientos de ritmo anormales del corazón (arritmias). La prueba se realiza de modo similar al cateterismo cardíaco, con la excepción de que los catéteres que se colocan en el corazón son catéteres especiales que estimulan y registran la actividad eléctrica. Se crea un mapa que muestra el flujo de la actividad eléctrica en el corazón y se intenta reproducir la arritmia del paciente mientras se le realiza la prueba. De conseguirlo, se prueban fármacos que eviten la arritmia o se utilizan más catéteres para aniquilar electrónicamente el sistema de conducción con el objetivo de que la arritmia no vuelva a producirse. Esta prueba conlleva los mismos riesgos que la cateterizacion cardíaca.

Tomografía computarizada y cardiopatías

El calcio se relaciona con la presencia de arteriosclerosis. Las técnicas de tomografía computarizada rápida son capaces de detectar la presencia de calcio en los vasos coronarios, lo que ha llevado a los medios de comunicación y a diversos profesionales de la medicina a concluir y publicar que estas pruebas sirven para diagnosticar cardiopatías. Por desgracia, se trata de una prueba que genera resultados inconsistentes y que, por lo tanto, no parece ser todavía clínicamente útil.

En un estudio realizado con seiscientos treinta y dos pacientes sometidos a estas pruebas y que luego fueron seguidos durante treinta y dos meses, el cuatro por ciento de dichos pacientes experimentó un infarto o falleció durante el período de estudio. Cuando se revisaron las puntuaciones de calcio obtenidas por estos pacientes a partir de las tomografías, se observó que la inmensa mayoría presentaba elevaciones leves o moderadas de los niveles de calcio. Esto es consistente con la patofisiología de los infartos discutida al inicio de este capítulo: el infarto se produce cuando se da la ruptura de una placa blanda que obstruye parcialmente, no cuando una vieja placa calcificada bloquea finalmente el riego sanguíneo. Soy de la opinión de que las personas que proponen la tomografía para la detección de cardiopatías van por el camino equivocado. Un segundo estudio en el que los pacientes se sometían a dos tomografías, en el mismo aparato, pero en fechas distintas, ofrecía resultados que variaban considerablemente.

Hasta que la técnica no esté mejor refinada, debería limitarse al área de la investigación. Ándese con cuidado.

Cirugía de *bypass* de la arteria coronaria

La cirugía de *bypass* de la arteria coronaria se realiza en pacientes a quienes no se les puede practicar la angioplastia ni la aterectomía: en los casos en los que la zona de bloqueo es demasiado grande, cuando el catéter no puede llegar a ella o cuando se produce en una ramificación o vaso donde corregir el bloqueo provocaría un segundo bloqueo en otro punto. Otras situaciones en las que se realiza la cirugía de *bypass* en lugar de otras técnicas es cuando se presentan bloqueos en la arteria principal izquierda, bloqueo simultáneo de los tres vasos con función cardíaca debilitada, o bloqueo de dos vasos (uno de los cuales es la arteria anterior izquierda descendiente que alimenta la parte principal de bombeo del corazón) con presencia de diabetes o de función cardíaca debilitada. Todos estos ejemplos son afecciones en las que un fracaso en la angioplastia o la aterectomía podría ser fatal para el paciente si el equipo no dispusiera del equipamiento quirúrgico necesario para solucionar el problema.

La cirugía de *bypass* se realiza bajo anestesia general. En la técnica estándar, se parte el esternón, se abren las costillas y la sangre se reconduce del corazón hacia una máquina que realiza la función del corazón y de los pulmones. Las contracciones cardíacas se detienen, los vasos bloqueados se sustituyen por arterias o venas procedentes de otra parte del cuerpo, la sangre se recupera de la máquina y se reinicia el corazón. Se cierra entonces la caja torácica. Los pacientes quedan hospitalizados después de la intervención durante una semana y necesitan tres meses para volver a su actividad normal. Entre un uno y un tres por ciento de los pacientes fallece durante la cirugía de *bypass*; el quince por ciento sufre graves complicaciones (infarto, ictus, infección y problemas renales).

Una técnica novedosa de cirugía de *bypass* es lo que se conoce como «mini-toracotomía», en la que se realiza una pequeña incisión entre las costillas a través de la cual se repara el corazón. Esta técnica requiere la intervención de un equipo quirúrgico especializado y sólo puede aplicarse a pacientes cuyos bloqueos se localicen en lugares accesibles a los instrumentos que utiliza la técnica. Otra técnica es la de realizar el *bypass* en zonas limitadas sin detener en ningún momento el corazón ni utilizar la máquina de *bypass* cardíaco y pulmonar. Estas técnicas se emplean cuando la aorta está demasiado enferma como para conectarse sin problemas a la máquina de *bypass* cardíaco y pulmonar.

Prevención de las cardiopatías

Hasta el momento, hemos hablado de las enfermedades del corazón, sobre sus síntomas y su tratamiento. Más importante que su tratamiento, es su prevención. Prevenir las cardiopatías significa identificar los factores de riesgo asociados con su desarrollo y modificarlos o eliminarlos. Los factores de riesgo son:

- **Colesterol.** A partir de los dieciocho años, los pacientes deberían analizar sus niveles de lípidos cada cinco años. Los que sufren enfermedades cardíacas, deberían tratar agresivamente sus problemas de colesterol con terapia farmacológica.
- **Tabaco.** El tabaco estrecha y daña las arterias, disminuye la cantidad de oxígeno de la sangre, estimula químicamente el proceso de coagulación y disminuye el HDL colesterol. Fumar sólo entre uno y cuatro cigarrillos diarios dobla el riesgo de sufrir una cardiopatía. Evitar que los adolescentes y los jóvenes fumen y tratar que los adul-

tos dejen de fumar, debería ser una prioridad sanitaria. Véase el capítulo 7 para mayor información.

- **Diabetes.** Los pacientes con diabetes se enfrentan al mismo riesgo de futuros infartos que los pacientes que ya han sufrido uno. La mayoría de diabéticos tiene diabetes desde diez años antes de que se le descubra. La diabetes debería ser detectada lo antes posible mediante un control agresivo de los niveles de azúcar en la sangre que ayude a disminuir el desarrollo de enfermedades de los vasos sanguíneos. Véase *Diabetes mellitus*, para mayor información.
- **Hipertensión.** La presión sanguínea elevada es un importante factor de riesgo de cardiopatías. No sólo presentan este riesgo las personas con hipertensión aguda, sino que, además, dos tercios de los pacientes que experimentan infartos tienen la presión sanguínea sólo moderadamente alta o normal elevada. El control de la presión muestra un cuarenta por ciento de reducción del riesgo de ictus y un veinte por ciento de reducción del riesgo de infarto.
- **Historial familiar.** Los pacientes cuyos parientes más cercanos sufren enfermedades del corazón presentan un elevado riesgo de sufrirlas también. La presencia de otros factores de riesgo de enfermedades cardíacas deberían recibir un tratamiento agresivo y estos pacientes deberían ser debidamente controlados y seguidos.
- **Hábitos de ejercicio.** Varios estudios llevados a cabo con hombres y mujeres que realizan ejercicio con regularidad durante años muestran su relación con un riesgo inferior de sufrir enfermedades cardiovasculares y muerte. El ejercicio aeróbico y de fortalecimiento disminuye la presión sanguínea, eleva el HDL colesterol, mejora la circulación de retorno, induce cambios químicos que evitan la formación de coágulos y aumentan la actividad del sistema nervioso parasimpático del corazón, lo que reduce el riesgo de ciertos problemas de alteración del ritmo cardíaco. Véase el capítulo 1 para más información sobre cómo iniciar un programa de ejercicio.
- **Tendencia a coágulos sanguíneos.** La terapia de aspirina disminuye la capacidad de las plaquetas de formar coágulos sanguíneos, disminuyendo en teoría el riesgo de formación de coágulos en las placas irritadas de colesterol de las arterias. Además, la aspirina posee propiedades antiinflamatorias que ayudan a reducir la cantidad de inflamación de las placas de ateroma y hace que su ruptura sea menos probable. Estudios prolongados muestran una reducción de afecciones de corazón en pacientes que toman regularmente aspirina. Yo aconsejo una dosis de ochenta y un miligramos diarios a pacientes capaces de tolerar la terapia con aspirina.
- **Prevención de oxidación.** El papel de los suplementos antioxidantes en la prevención o tratamiento de las cardiopatías está controvertido. Un estudio realizado en 1993 mostraba un cuarenta por ciento de reducción del riesgo de cardiopatías en pacientes que tomaban niveles elevados de vitamina E. Algunos estudios muy bien concebidos posteriores a esa época han sido incapaces de reproducir tal beneficio. Estudios recientes sugieren que el suplemento de vitamina E puede disminuir el beneficio de elevar el HDL que aportan algunos fármacos para tratar el colesterol. Aconsejo a mis pacientes que sigan una dieta rica en antioxidantes, pero he dejado de aconsejar los suplementos con pastillas.
- **Niveles elevados de homocisteína.** La homocisteína es un aminoácido (bloque constructor de proteína) producido por el organismo. Los niveles elevados de homocisteína oxidan el LDL colesterol y aumentan los coágulos. Existe una excepcional enfermedad hereditaria que produce niveles elevadísimos de homocisteína que se asocia con un riesgo elevado de enfermedades cardiovasculares a edad muy temprana. Los

niveles normales de homocisteína se sitúan entre cinco y quince y los niveles óptimos son por debajo de diez. El consumo diario de folato (cuatrocientos microgramos), vitamina B6 (cincuenta miligramos) y vitamina B12 (cincuenta microgramos), reduce los niveles de homocisteína. Estas necesidades se cubren con el consumo de cereales y verduras de hoja verde. A partir de los cincuenta años edad, pueden resultar necesarias dosis adicionales de vitamina B12 porque el cuerpo es menos eficiente en su absorción. Los pacientes con enfermedad cardiovascular prematura deberían controlar sus niveles de homocisteína. Yo le miento un poco a la ciencia y recomiendo a todos mis pacientes con factores de riesgo de cardiopatías que tomen un complejo de multivitamina B con folato.

- **Estrógenos.** Los estrógenos afectan a los lípidos, a la coagulación, a las plaquetas y al funcionamiento del tejido de los vasos sanguíneos. Su administración en forma de pastillas disminuye el LDL y aumenta el HDL. Cerca de veinte estudios sobre la terapia hormonal sustitutiva después de la menopausia sugieren una reducción media del cuarenta por ciento del riesgo relativo a cardiopatías en aquellas mujeres que la siguen. Por lo tanto, los estrógenos se han aconsejado tradicionalmente como un medio para disminuir el riesgo de cardiopatías en mujeres posmenopáusicas. Los datos que soportaban tal recomendación procedían de estudios de observación en los que se interrogaba a grandes poblaciones de mujeres y se examinaban sus costumbres y características en comparación con el tipo de problemas médicos que experimentaban. Pero la confusión la han generado investigaciones más recientes, con un diseño científico más preciso. El *Heart and Estrogen/Porgestin Replacement Study* (HERS) realizó un seguimiento de dos mil setecientas mujeres con cardiopatía conocida; en este estudio, la mitad de las mujeres eran tratadas con estrógenos y la otra mitad con placebo. Después de cuatro años de seguimiento, no se observó ningún beneficio general debido a la administración de estrógenos. Durante el primer año de la prueba, destacó un cincuenta por ciento de aumento de accidentes cardiovasculares en el grupo que tomaba estrógenos. El segundo y el tercer año del estudio no mostraba diferencia entre ambos grupos. Hacia el final del estudio, se apreciaba la tendencia opuesta: los accidentes cardiovasculares que habrían adquirido significado estadístico de haber seguido adelante el estudio se habrían reducido. Los estrógenos aumentan los coágulos, pero también mejoran los niveles de lípidos. Se cree que los primeros años del estudio mostraban el efecto de los coágulos en mujeres con cardiopatías conocidas, y que los últimos años del estudio empezaban a mostrar los beneficios de los estrógenos sobre los lípidos. Estudios futuros esperan destacar qué mujeres son las que mejor pueden beneficiarse de la terapia hormonal sustitutiva. Por ahora, se deja prácticamente todo en manos de la opinión y preferencias personales. Véase el capítulo 26 para más información sobre la terapia hormonal sustitutiva.
- **Proteína C-reactiva elevada.** La proteína de alta sensibilidad C-reactiva es un marcador de la inflamación y estudios recientes muestran que los niveles elevados de proteína C-reactiva se correlacionan con el riesgo de enfermedad cardiovascular. La utilización de esta prueba es un tema en evolución; se desconoce si las terapias administradas en un intento de mejorar los resultados de la prueba aportan algún tipo de beneficio a la enfermedad cardiovascular.
- **Clamidia.** La clamidia es un agente infeccioso que aparece con frecuencia en las placas de ateroma. No se sabe con seguridad si estos organismos juegan algún papel en el desarrollo o maduración de las placas de ateroma, o si son espectadores inocentes

de la enfermedad. Se llevan a cabo en la actualidad más estudios relacionados con el papel de estos organismos y con su respuesta a la terapia con antibióticos.

- **Estrés.** El estrés y la hostilidad parecen jugar un papel en el desarrollo de las cardiopatías. El estrés emocional acelera el latido cardíaco, eleva la presión sanguínea, estimula los elementos químicos que forman los coágulos y evitan su desintegración, estrecha las arterias coronarias y altera el ritmo cardíaco. Además de estos cambios fisiológicos, los individuos hostiles se alejan de los demás y, por lo tanto, carecen de apoyo social y de hábitos saludables. En el estudio *Multiple Risk Factor Intervention Trial* (MRFIT) sobre factores de riesgo de las cardiopatías, las personas hostiles presentaban un cincuenta por ciento más de probabilidades de desarrollar enfermedades coronarias o de sufrir un infarto. En otro estudio realizado en Harvard con población masculina, los hombres más ariscos experimentaban un riesgo tres veces superior de sufrir infarto.

22

El sistema respiratorio

La principal función de los pulmones es obtener oxígeno para el organismo y eliminar gases de desecho (dióxido de carbono). El aire fluye desde la boca y la nariz hasta la *tráquea*. La tráquea se divide en dos ramas denominadas *bronquios*, que conducen a los pul-

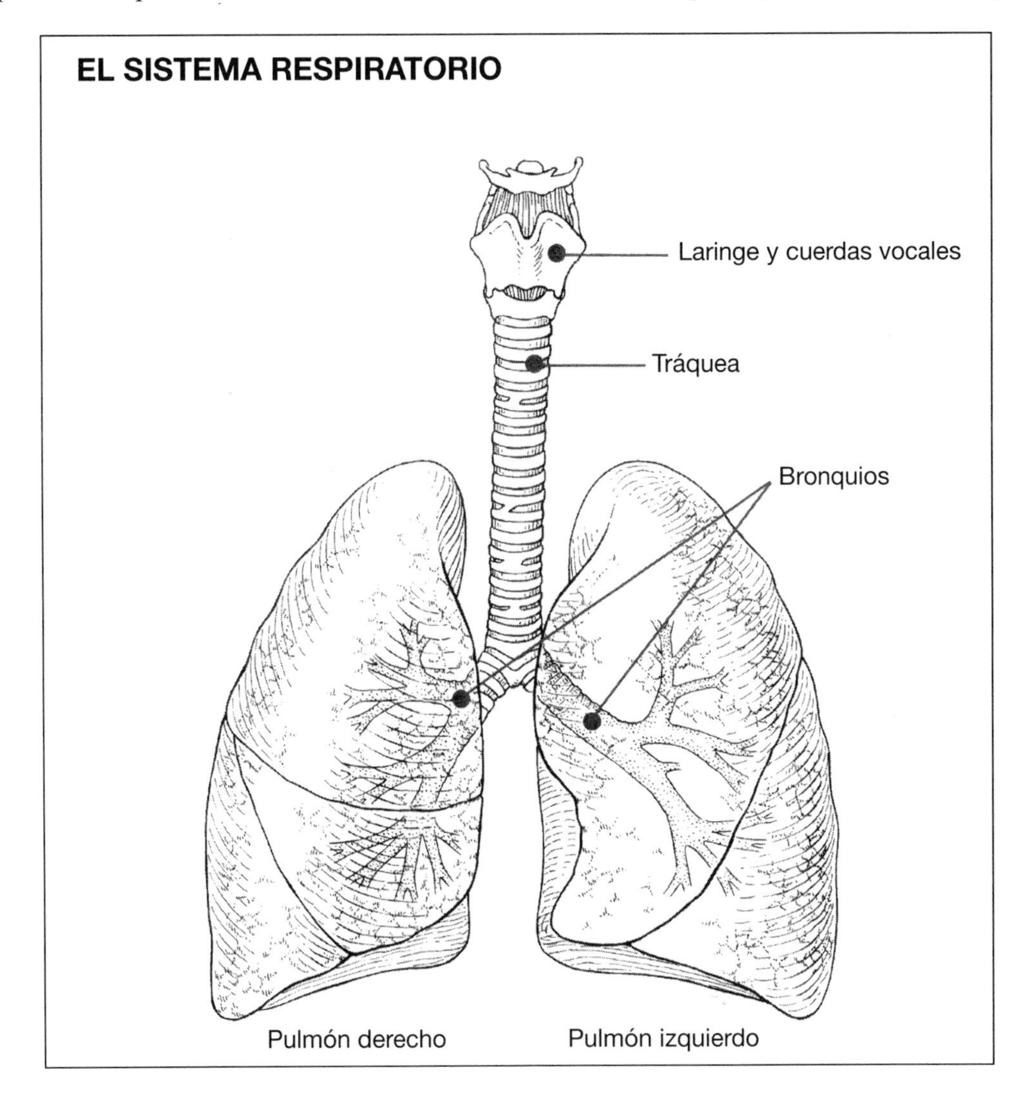

mones derecho e izquierdo. Estas vías respiratorias se subdividen una y otra vez hasta llegar a las más pequeñas de las vías respiratorias, los denominados bronquíolos terminales, taponados por diversos sacos de aire diminutos, llamados *alvéolos*. Estas estructuras terminales tienen el aspecto de pequeños racimos de uvas. Todas las vías respiratorias, exceptuando las más diminutas, están recubiertas por una membrana con abundantes vasos sanguíneos que contiene glándulas, fibras de músculo liso y unos pequeños pelos denominados *cilios*. Las glándulas segregan una fina capa de mucosidad que ayuda a mantener las vías respiratorias húmedas y que sirve para que en ella se adhieran el polvo y otras partículas. Los cilios se sacuden rítmicamente de modo que esta capa de mucosidad se ve lentamente arrastrada por las vías respiratorias en dirección a la tráquea, limpiando constantemente los pulmones a lo largo de un pasaje llamado *elevador mucociliar*. En paralelo a estas ramificaciones de las vías respiratorias, se encuentran las ramificaciones de los vasos sanguíneos. Las *arterias pulmonares* transportan la sangre utilizada y con poco oxígeno desde el lado derecho del corazón hacia los pulmones; las *venas pulmonares* retornan la sangre fresca y llena de oxígeno desde los pulmones hacia el lado izquierdo del corazón, desde donde es bombeada hacia el resto del organismo.

Los alvéolos de finas paredes forman una membrana entre el aire de los pulmones y la sangre de los vasos sanguíneos. Esta membrana, de tan sólo dos células de volumen, permite que los gases se difundan fácilmente por ella para suministrar sangre con oxígeno y liberarla del dióxido de carbono. Si extendiéramos sobre un lugar plano el área de superficie de los alvéolos, el tamaño de la membrana sería aproximadamente el de un campo de fútbol.

El diafragma, un músculo con forma de cúpula situado en la base de los pulmones y que separa la cavidad pectoral del abdomen, es el principal responsable de trasladar el aire hacia el interior de los pulmones. Cuando el diafragma se contrae, presiona hacia abajo y genera una presión negativa hacia el interior de la cavidad pectoral que hace que el aire fluya hacia los pulmones. Cuando el diafragma se relaja, la pared pectoral y los pulmones se aflojan, forzando la presión y empujando el aire hacia fuera. Cuando el cuerpo respira de manera forzada, se ven involucrados, además, otros músculos.

El examen de la función respiratoria

El médico utiliza distintos medios para valorar la función pulmonar:

- **Preguntas directas al paciente.** Hablar con el paciente sobre los síntomas y señales que éste percibe proporciona la mayor parte de la información necesaria. El médico pregunta al paciente sobre su respiración, tos y producción de esputo. ¿Nota que se ahoga cuando duerme? ¿Qué nivel de actividad física puede llegar a realizar sin sentirse ahogado? ¿Le influye la postura que adquiera en su respiración? ¿Se asfixia cuando se acuesta? ¿Mejora al sentarse? ¿Tiene pitos (ruidos agudos al respirar que indican que las vías respiratorias están estrechadas)? Y pregunta asimismo sobre su exposición al humo del tabaco y a otras toxinas contaminantes, así como alergias y otras afecciones de las vías respiratorias que pueden afectar a su respiración.
- **Exploración.** La exploración de los pulmones incluye la observación de la forma de la caja pectoral y su movimiento. ¿Se expanden las costillas con normalidad? ¿Tiene dimensiones normales la caja pectoral? ¿Obliga una respiración trabajosa a utilizar músculos adicionales del cuello y del abdomen? ¿Muestra el cuerpo otros signos de

suministro inadecuado de oxígeno? La auscultación de los pulmones al respirar sirve para verificar el movimiento normal del aire y para detectar zonas donde están presentes sonidos adicionales (provocados por un exceso de mucosidad, inflamación o estrechamiento de las vías respiratorias), o donde no aparecen sonidos esperados (como la ausencia de un flujo correcto de aire debido a una retención de líquido, una obstrucción o tejido pulmonar infectado).

- **Radiografía de pecho.** La radiografía de pecho ofrece información sobre el estado físico de los pulmones. El tejido sólido, como los huesos, el corazón, los vasos llenos de sangre o las acumulaciones de líquido, bloquean parcialmente los rayos X. En las radiografías, son las áreas que aparecen en blanco. Los rayos X atraviesan el aire, como en los pulmones, y son las zonas que aparecen más oscuras en la imagen. Enfermedades como la neumonía acumulan mucosidad y otros desechos en el tejido pulmonar, generando con ello una zona blanca en la radiografía. Del mismo modo, los tumores o las acumulaciones de líquido aparecen como zonas de color blanco. Un lector de radiografías con experiencia conoce el aspecto de una radiografía normal; los cambios en esa normalidad son pistas de enfermedades en los pulmones. Otros métodos utilizados para observar la estructura pulmonar son las tomografías computarizadas (una forma tridimensional de rayos X) y la broncoscopia, en la que los neumólogos utilizan un dispositivo de fibra óptica para examinar directamente las vías respiratorias del paciente sedado.
- **Pruebas de funcionalidad pulmonar.** Las pruebas de funcionalidad pulmonar estudian los volúmenes de aire de los pulmones, la velocidad con la que el aire avanza por las vías respiratorias al respirar y la eficiencia del pulmón en cuanto a intercambio de gases. La *gasometría*, o prueba del gas en la sangre arterial, utiliza una muestra de sangre extraída de una arteria para calcular la función pulmonar viendo qué cantidad de oxígeno y dióxido de carbono lleva la sangre que acaba de pasar por el pulmón. La *espirometría* es una prueba que consiste en respirar fuerte en un dispositivo que mide la entrada de aire y la compara con los estándares de normalidad. Las enfermedades que inflaman y estrechan las vías respiratorias (como el asma) reducen la tasa máxima de entrada de aire. Los *cálculos de volumen pulmonar* examinan la cantidad total de aire que contienen los pulmones, así como la cantidad de aire que puede salir de los pulmones con esfuerzo. En enfermedades como el enfisema, puede darse el caso de que los pulmones contengan un volumen de aire superior al normal; sin embargo, debido a la afección que sufre el tejido pulmonar, el aire no puede moverse con la efectividad deseada y se produce un «atrapamiento de aire» que da como resultado una cantidad inferior de intercambio de aire utilizable cada vez que respiramos.

Este capítulo comentará los desafíos más comunes que afrontan la estructura y la función pulmonar: tos, infecciones (bronquitis y neumonía), inflamación (asma), desintegración de la estructura (enfermedad pulmonar obstructiva crónica y enfisema) y anormalidades en el control del flujo del aire (apnea del sueño).

Tos

La tos es uno de los mecanismos de defensa importantes del cuerpo. Varias veces al día, los pulmones se contraen con fuerza y producen velocidades de salida del aire que llegan a los ochocientos kilómetros por hora. Esto sirve para expeler elementos irritantes que se encuentran en las vías respiratorias, como el polvo o las secreciones pesadas. A pesar de que toser es normal, la frecuencia de la tos aumenta a veces por diversas razones y se convierte en molesta:

- **El resfriado común.** Un exceso de secreciones que se acumulan en las vías respiratorias y que desencadenan la tos.
- **Alergias.** Reacciones alérgicas que pueden producir una inflamación de las vías respiratorias y un exceso de secreciones.
- **Infecciones del aparato respiratorio.** Algunas infecciones del aparato respiratorio como la gripe, la bronquitis y la neumonía, pueden también provocar un exceso de tos.
- **Tabaco.** El humo del tabaco daña el elevador mocociliar y provoca secreciones espesas y pegajosas que depositan residuos irritantes en los pulmones.
- **Efectos secundarios de fármacos.** Los inhibidores de la ACE, utilizados para el tratamiento de la hipertensión y de las cardiopatías, o los fármacos que secan las secreciones, pueden provocar una tos persistente.
- **Afecciones cardíacas.** La insuficiencia cardíaca congestiva genera una acumulación de líquido en los pulmones que desencadena una tos que aumenta con el ejercicio o que empeora al acostarse.
- **Reflujo gastroesofágico.** Las oleadas de ácido del estómago en el esófago pueden desencadenar un reflejo neurológico que provoca tos.

La terapia contra la tos consiste en expectorantes, que ayudan a afinar la mucosidad para que pueda expelerse con mayor facilidad cada vez que se tose, eliminadores de la tos (tanto sin receta, como fármacos con receta médica que incluyen derivados de la codeína), y pastillas y otros anestésicos tópicos que eliminan el reflejo de la tos. Mientras que todas ellas son terapias beneficiosas, es importante tratar la causa de la tos, no limitarse a ocultarla.

Bronquitis

La *bronquitis* es una infección de las vías respiratorias de tamaño grande y mediano. La bronquitis aguda en pacientes sin enfermedad pulmonar preexistente suele estar siempre causada por un virus. Se trata de infecciones altamente contagiosas, que se transmiten fácilmente de persona a persona mediante las gotas de secreciones respiratorias que produce un estornudo o la tos. La bronquitis se caracteriza por ser una enfermedad de aparición repentina que se inicia con una tos que normalmente produce sólo cantidades escasas de flema. Otros síntomas son mucosidad nasal, dolor de garganta, sensación de quemazón en la traquea, malestar y fiebre baja o escalofríos. Los síntomas son peores durante los primeros días, pero deberían mejorar significativamente o desaparecer, sin tratamiento, en cuestión de una semana.

Si los síntomas empeoran transcurridos los primeros cinco días, es que se ha producido una segunda infección bacteriana. Esto significa que algunas bacterias se han aprovechado del caos provocado por la inflamación y las secreciones del pulmón que ha provocado el virus, para ocasionar una segunda infección en la misma zona. Esta segunda infección puede requerir la administración de antibióticos. La bronquitis bacteriana puede ser también resultado del exceso de tabaco, del espesamiento de las secreciones respiratorias (debido a la deshidratación, los efectos secundarios de los medicamentos o una enfermedad pulmonar preexistente), del exceso de consumo de alcohol o de una anestesia general. Los síntomas son una tos más frecuente y severa, la producción de flema con pus, congestión de pecho y malestar, estornudos y sensación de ahogo.

La bronquitis aguda se expande rápidamente en lugares de trabajo, colegios y comunidades, y es por ello un motivo frecuente de consulta al médico de asistencia primaria. Su mejor tratamiento es el tiempo y la administración de terapia para mejorar los síntomas: reposo, consumo de líquidos para evitar la deshidratación y mantener la mucosidad fluida, paracetamol o ibuprofeno para la fiebre y el malestar, y medicamentos para la tos.

¿Por qué no tratar a todo el mundo con antibióticos? Los antibióticos tratan las infecciones bacterianas, no las víricas. Ya que las infecciones de bronquitis aguda están provocadas por un virus, los antibióticos no resultan efectivos y pueden hacer incluso más mal que bien (véase el capítulo 5 para mayor información). Sin embargo, se prescriben cuando la bronquitis aguda se convierte en la infección bacteriana secundaria que antes hemos mencionado.

Los pacientes con una enfermedad pulmonar preexistente, como asma o enfisema, tienen mayor riesgo de sufrir infecciones respiratorias porque sus pulmones no funcionan tan bien como para eliminarlas y porque su función pulmonar no es lo bastante fuerte como para superar la fuerza de la infección. Normalmente reciben un tratamiento más agresivo en presencia de bronquitis e infecciones similares, incluyendo una utilización temprana de los antibióticos.

Neumonía

La *neumonía* es una infección de los pulmones, incluyendo las vías respiratorias menores y los alvéolos. Se trata de una enfermedad grave. Una de cada ocho personas hospitalizadas por neumonía fallece, a pesar de recibir una terapia agresiva. Mientras que los estudios clínicos han identificado los tipos más comunes de bacterias de la neumonía, la causa exacta por la que aparece una neumonía se desconoce; de hecho, menos del cuarenta por ciento de los cultivos obtenidos a partir de pacientes hospitalizados (y un porcentaje inferior incluso de los cultivos obtenidos a partir de pacientes que reciben valoración y tratamiento en la consulta del médico) revelan la identidad del organismo concreto responsable de la infección. Los pacientes reciben tratamiento farmacológico urgente para cubrir las causas más probables según sean las características de la infección y el modelo de enfermedad presente en aquel momento en la comunidad.

Síntomas

Los síntomas de la neumonía son fiebre y escalofríos, aumento del ritmo respiratorio, tos, producción de esputo que puede ser sanguinolento o lleno de pus, sensación de ahogo, malestar, fatiga y dolor pectoral. Si la neumonía irrita el tejido pulmonar, se genera al respirar un patrón particular de dolor pectoral agudo, localizado y severo, denominado *pleuresía* que suele empeorar o mejorar según la postura adoptada. Algunos tipos de neumonía se relacionan con síntomas más amplios: cefalea, dolor muscular, confusión, náuseas o erupción cutánea. Las neumonías son mucho más graves en pacientes mayores porque aparecen asociadas con menos síntomas y el paciente de edad avanzada puede ponerse bastante enfermo antes de que el problema se haga evidente.

Los médicos diagnostican la neumonía a partir de los síntomas, de los descubrimientos realizados durante la exploración física (sonidos anormales en el pecho o ausencia de sonidos normales, embotamiento al tacto de la caja pectoral) y anormalidades radiológicas. Los pacientes que sufren infecciones de las vías respiratorias altas, como bronquitis, que empeoran transcurridos cuatro o cinco días, deberían someterse a una nueva exploración para detectar esta posible complicación.

Tratamiento

La neumonía exige una tanda completa de antibióticos y una valoración de seguimiento por parte del médico para garantizar que la infección responde y acaba solucionándose con el tratamiento. Mientras que lo habitual es que la infección responda después de una tanda de antibióticos de entre diez o catorce días de duración, suelen ser necesarias varias semanas para que el paciente recupere su normalidad. Durante este tiempo de recuperación, el paciente debería adaptar sus actividades y responsabilidades con tal de permitir que dicha recuperación sea más rápida y completa.

A veces es necesario hospitalizar a algunos pacientes para tratar su neumonía, a pesar de que cada vez es una situación menos frecuente gracias a los antibióticos orales más novedosos. Los pacientes susceptibles de recibir hospitalización son los mayores de sesenta años, los que sufren otras enfermedades (enfermedad pulmonar obstructiva crónica, diabetes, disfunción renal, insuficiencia cardíaca congestiva, alcoholismo, ausencia del bazo) y los que muestran signos de neumonía importante, como tasa respiratoria superior a treinta, presión sanguínea baja, fiebres superiores a treinta y ocho grados o confusión.

Asma

El *asma* es una enfermedad crónica e inflamatoria de las vías respiratorias menores (bronquíolos). Las reacciones inflamatorias del asma involucran unas células blancas denominadas *eosinófilos* además de muchas otras células y sustancias químicas del sistema inmunitario. Esta enfermedad se caracteriza por la inflamación del tejido de las vías respiratorias, producción de mucosidad y espasmos del músculo liso de la pared de las vías respiratorias que las estrechan aun más. El ochenta por ciento de los pacientes con asma la desarrollan antes de los diez años de edad.

Síntomas

Los síntomas del asma son pitos recurrentes, sensación de ahogo, sensación de tirantez en el pecho, o tos que se prolonga durante más de una semana. Los médicos la diagnostican repasando los síntomas y midiendo los cambios episódicos de la función pulmonar. El asma se diagnostica cuando estos cambios de la función pulmonar son reversibles y se excluyen otras causas.

Esta inflamación crónica de las vías respiratorias altas provoca su estrechamiento pues los músculos que las rodean realizan movimientos espasmódicos y se contraen. Las vías respiratorias altas se convierten entonces en extremadamente sensibles a las sustancias que flotan en el aire. En unas vías respiratorias espasmódicas e inflamadas, los tapones de mucosidad atrapan el aire en el interior de los pulmones e interfieren con la expulsión del aire utilizado y la captación de aire fresco.

La causa del asma es desconocida, aunque se trata de una enfermedad que tiende a ser hereditaria. Los niños cuyo padre, madre o hermanos padecen asma tienen tres veces más posibilidades que otros de sufrir también asma. El entorno juega además su papel. En una población aislada de Nueva Guinea se introdujo por vez primera el tejido de algodón y los casos de asma se multiplicaron por cincuenta. Se piensa que el fenómeno tuvo algo que ver con la creación de condiciones de vida en el interior de las viviendas favorables para los ácaros del polvo.

Los desencadenantes de una respuesta asmática se relacionan con los factores alérgicos (por ejemplo, mohos, caspa de animal, ácaros del polvo, excrementos de cucaracha, aditivos alimenticios y medicamentos) y con otros no relacionados con la alergia (por ejemplo, gases químicos, perfumes, humo, infecciones, ejercicio, aire frío y reflujo gastroesofágico). El seguimiento de un diario de la actividad asmática ayuda a identificar los desencadenantes de cada caso. El asma que empeora durante ciertas estaciones del año se relaciona con otros síntomas alérgicos derivados del polen y los mohos; las pruebas de alergia ayudan en estos casos. Los ataques de asma después de hacer la cama o de pasar el aspirador se relacionan con los ácaros del polvo. Las respuestas asmáticas ante la presencia de animales domésticos se relacionan con la caspa de animal; las respuestas que aparecen en sótanos, trasteros o baños se relacionan con los mohos. Las sinusitis crónicas son causas comunes de problemas respiratorios en personas asmáticas; los síntomas en sí pueden ser extremadamente sutiles y pasar desapercibidos entre la actividad asmática.

Evitar los desencadenantes del asma resulta crucial. Los ácaros del polvo son criaturas microscópicas que viven en todos los hogares y, debido a los cambios de calor y humedad, son más propensos de julio a diciembre. La exposición a los ácaros del polvo puede minimizarse cambiando el entorno del hogar. Por ejemplo, retirar las alfombras del dormitorio y fregar semanalmente. Minimizar la utilización de cortinas muy pesadas y de mobiliario tapizado. Lavar las cortinas un mes sí, un mes no. Utilizar cubrecamas y almohadas fabricados con tejidos especiales antialérgicos. Utilizar un deshumidificador para bajar la humedad ambiental. Los ácaros del polvo viven en las mantas y en los peluches; para acabar con ellos, meta esos objetos una noche entera en el congelador y lávelos semanalmente con el agua a sesenta grados de temperatura. La severidad del asma mejora significativamente aplicando estas medidas, según estudios de investigación.

La caspa de gato resulta problemática para las personas con alergia y asma. El tamaño de las partículas de la caspa de gato es tan pequeño y ligero que la fuerza de la gravedad no es capaz de hacerlas caer y las deja suspendidas en el aire. Cubren las ropas y se transportan de este modo muy fácilmente. Estudios de calidad del aire en las aulas muestran una concentración de caspa de gato mayor en las clases que tienen niños con gatos en casa.

El asma nocturna es un problema grave (más del sesenta y cinco por ciento de muertes por asma se producen por la noche) que debería tratarse agresivamente. En el momento en que nos acostamos se produce un importante cambio en el mecanismo de los pulmones. La gravedad deja de colaborar con el esfuerzo del diafragma, lo que da como resultado una respiración más profunda y unos volúmenes pulmonares inferiores. Estos volúmenes pulmonares inferiores llegan a las vías respiratorias menores y aumentan la resistencia a la entrada de aire. Cualquier organismo posee líquido adicional entre las células. Durante el día, cuando la persona está de pie, la gravedad hace que este líquido adicional descienda hacia las piernas. En estado supino, por la noche, la gravedad deja de empujar el líquido y, en consecuencia, se acumula más en los pulmones. Los estudios llevados a cabo con asmáticos demuestran que por la noche sus vías respiratorias se inflaman más y que los músculos de esas vías son más reactivos. Además, los nervios y las hormonas que regulan la función pulmonar experimentan diversos cambios nocturnos. Esto se asocia con un aumento de la cantidad de eosinófilos en el tejido de las vías respiratorias a primera hora de la mañana.

Gestión

Tal y como está la ciencia en estos momentos, el asma no tiene curación. El objetivo actual es gestionar la afección de los asmáticos para minimizar los efectos de la enfermedad y sus complicaciones. Lo que sigue a continuación, son consejos para gestionar mejor el asma:

Sepa cómo evoluciona su asma: utilice un medidor de flujo espiratorio máximo

Diversos estudios demuestran que ni los pacientes ni los médicos pueden valorar exactamente la severidad del asma sin obtener medidas objetivas de la entrada de aire. El sesenta y uno por ciento de pacientes asmáticos cuyas medidas de función pulmonar mostraban niveles peligrosos de actividad asmática, creían tener su asma controlada. Se piensa que el asma crónica genera una sensación alterada de la falta de aire y los pacientes, entonces, no adivinan que se encuentran en una situación complicada hasta que es ya muy tarde.

Los medidores de flujo espiratorio máximo son sencillos dispositivos para medir la entrada de aire que se utilizan como indicadores de la actividad del aire de entrada en los pacientes asmáticos. Todos los asmáticos deberían tener uno y utilizarlo con regularidad. Las lecturas varían según el momento del día y por ello es necesario tomar lecturas que sirvan de base a la misma hora cada día.

Utilización del medidor de flujo espiratorio máximo

1. Vacíe la boca.
2. Ponga el contador a cero.
3. Póngase en pie y respire hondo.
4. Ponga la boca en el aparato, no bloquee el orificio con la lengua.
5. Sople tan rápido y tan fuerte como pueda.
6. Anote la mejor puntuación después de tres intentos.

Los resultados del medidor de flujo espiratorio máximo se comparan con los mejores resultados obtenidos en estado de inactividad asmática y utilizando las siguientes reglas:

Esta zona...	Indica...
Verde	Entre el ochenta y el cien por cien del flujo de entrada de aire esperado. Ahí es donde debería estar siempre.
Amarilla	Entre el cincuenta y el ochenta por ciento de lo esperado. Síntomas posibles: tos, pitos, sensación de ahogo y tensión en el pecho. Puede resultar difícil dormir o realizar determinadas actividades.
Roja	Menos del cincuenta por ciento de lo esperado. Síntomas posibles: tos, sensación de ahogo extrema, dificultad para hablar o durante el ejercicio físico. Los pitos pueden disminuir porque no hay suficiente aire en movimiento como para hacer ruido.

Los pacientes con asma y sus médicos deben preparar «planes de acción» que ofrezcan instrucciones por escrito sobre lo que debe hacerse con los medicamentos habituales y con los de urgencia, así como normas a seguir para buscar asistencia médica según los resultados obtenidos con las lecturas. Los medidores de flujo espiratorio máximo deberían ser considerados unos dispositivos de alerta: termómetros de la actividad asmática.

Busque terapia agresiva para el asma, pronto

Busque terapia agresiva para el asma tan pronto como aparezca la enfermedad. El asma genera cambios permanentes en la arquitectura de los pulmones, una afección que se conoce como «remodelación de las vías respiratorias». La remodelación de las vías respiratorias consiste en la ruptura del tejido pulmonar, aumento del número de células en el tejido pulmonar, aumento del líquido en las vías respiratorias, aumento de la masa de músculo liso e interrupción de la estructura de soporte del pulmón. Se cree que estos cambios tienen lugar al principio del curso de la enfermedad y son irreversibles. La intervención temprana y agresiva sobre el asma parece prevenir o minimizar estos cambios. No se trata de una enfermedad que ignorar a la espera de que desaparezca.

Utilizar rutinariamente medicación de control

Utilizar rutinariamente medicamentos de control (fármacos que se utilizan regularmente para mantener el asma bajo control) como:

- **Antiinflamatorios inhalados (corticosteroides, cromolin y nedocromil sódico).** Evitan la inflamación de las vías respiratorias, reducen la inflamación ya presente y hacen que las vías sean menos sensibles a los agentes irritantes. Es necesario tomarlos entre cuatro y seis semanas para empezar a percibir los beneficios.
- **Modificadores del leucotrieno (montelukast, zafirlukast).** Se trata de pastillas que bloquean los efectos de los potentes mensajeros de la inflamación, los leucotrienos, evitando con ello la inflamación y haciendo que las vías respiratorias sean menos sensibles a los agentes irritantes.
- **Broncodilatadores de efecto prolongado (salmeterol y formatos orales de albuterol).** Estos fármacos relajan los músculos de las vías respiratorias y solucionan y evitan su estrechamiento.
- **Corticosteroides orales (prednisona).** Estos fármacos solucionan y evitan la inflamación de las vías respiratorias y reducen la mucosidad de los pulmones. Desgraciadamente, los potenciales efectos secundarios de los esteroides sobre el resto del organismo (diabetes, presión sanguínea elevada, osteoporosis, retención de líqui-

dos, cataratas y debilitamiento del sistema inmunitario) limitan su utilización en personas con actividad asmática severa.

- **Productos de combinación.** Existe en la actualidad un producto que mezcla las propiedades antiinflamatorias de los corticosteroides con los efectos prolongados broncodilatadores del salmeterol para alcanzar un resultado superior al que tendrían ambos por separado. Este producto se administra mediante un dispositivo fácil de utilizar que se activa al respirar.

Utilizar adecuadamente medicamentos relajantes

Los medicamentos relajantes son fármacos como los *inhaladores beta-agonistas* de corta duración (albuterol). Estos fármacos relajan los músculos que rodean las vías respiratorias, reducen los espasmos y abren las vías. Surten efecto en cinco minutos y su acción se prolonga durante tres o cuatro horas. Utilizados para solucionar los síntomas, estos fármacos se administran también antes de realizar ejercicio para prevenir posibles ataques, como sucede en el caso de pacientes con asma inducido por el ejercicio. La utilización de medicamentos relajantes puede servir como medida para saber lo bien que controla un paciente su asma. Un asmático bien controlado debería utilizar únicamente un par de frascos de albuterol al año.

Los pacientes con asma más severa funcionan mejor combinando varios medicamentos. A pesar de que todos los fármacos mencionados tienen sus riesgos y efectos secundarios, que deberían discutirse con el médico, el mayor riesgo, de lejos, es un asma mal tratada.

El aparato que sirve para administrar la mayoría de las medicaciones para el asma recibe el nombre de *inhalador de dosis medidas* (*metered dose inhaler* o MDI). Los pacientes con asma reciben formación para utilizar debidamente los MDI y con ello garantizar su uso correcto y obtener todos los beneficios de esos medicamentos. El espaciador es un depósito especial unido al MDI que aumenta la cantidad de medicamento que llega directamente al pulmón. De este modo no queda rociado por la boca y la lengua para ser tragado a continuación. Prefiero que mis pacientes utilicen espaciadores siempre que les sea posible.

La utilización del inhalador de dosis medidas

1. Retire el tapón y agite el inhalador. Verifique que el orificio de apertura está limpio.
2. Únale el espaciador.
3. Póngase de pie o siéntese con la espalda recta e incline la cabeza ligeramente hacia atrás.
4. Respire hasta sentirse cómodo.
5. Sujete el frasco boca abajo como una pipa, cierre los labios alrededor de la apertura del espaciador (si no utiliza espaciador, sitúe el inhalador a unos cinco centímetros de la boca bien abierta).
6. Active el frasco al principio (o justo antes) de un movimiento de respiración (si no utiliza espaciador, actívelo al principio de iniciar la respiración).
7. Continúe respirando lenta y profundamente hasta tener los pulmones completamente llenos.
8. Aguante la respiración entre cinco y diez segundos.
9. Exhale lentamente.
10. Espere veinte segundos o más antes de repetir la operación.

¿Le parece complicado? Lo es. La mayoría de los pacientes no utilizan correctamente su inhalador de dosis medidas. Es importante que el médico controle su técnica de utilización. Por suerte, los avances tecnológicos en la administración de medicamentos para los pulmones acabarán solventando las dificultades.

Enfermedad pulmonar obstructiva crónica

La *enfermedad pulmonar obstructiva crónica* (EPOC) es una combinación de dos enfermedades: bronquitis crónica y enfisema. La bronquitis crónica se define por los signos y síntomas que tiene el paciente; significa tos y producción de esputo durante un mínimo de tres meses consecutivos, durante más de dos años consecutivos. El enfisema se define por los cambios físicos que se producen en el pulmón; significa que los alvéolos situados al final de los bronquíolos terminales se han distendido y que las finas membranas que los separan se han roto de manera que las bolsas de aire son mayores (como varias burbujitas de jabón combinándose para dar lugar a burbujas de mayor tamaño). La bronquitis crónica y el enfisema suelen coexistir en el mismo pulmón. Son diagnósticos difíciles de separar en un único paciente y, por lo tanto, se unen y se clasifican como EPOC.

En la EPOC, el tejido de las vías respiratorias menores se hincha e inflama y contienen más mucosidad que tejido pulmonar. Con el tiempo, las vías empiezan a cicatrizarse, lo que las estrecha todavía más. Cuando las bolsas de aire (alvéolos) del enfisema se unen y se hacen mayores, se hace menos eficiente la difusión del oxígeno y de los gases de desecho a través de ellos. Los gases deben viajar por los alvéolos a través de cantidades mayores de espacio vacío hasta alcanzar la membrana donde se intercambian con gases en la sangre. El paciente con EPOC sufre, además, otros cambios estructurales en el pulmón. En el pulmón normal, los numerosos alvéolos actúan como marco de apoyo estructural de las vías respiratorias menores, manteniéndolas abiertas. Cuando las paredes alveolares se rompen, las vías respiratorias menores dejan de quedar abiertas y tienden a colapsarse durante la presión que se ejerce al exhalar aire, atrapando gas en el interior del pulmón. En estas áreas de gas atrapado, el oxígeno y el dióxido de carbono no pueden intercambiarse. Esta falta de oxígeno tiene efectos secundarios sobre la circulación sanguínea en los pulmones y puede elevar la presión sanguínea de la circulación pulmonar. Y todo ello puede acabar produciendo un fallo cardíaco.

Síntomas

Cuando las vías respiratorias son pequeñas y están inflamadas y tienden a colapsarse bajo la presión de exhalar el aire, el pulmón tiene dificultades para mover el aire hacia dentro y hacia fuera. Cuando las tasas respiratorias caen al cincuenta por ciento de lo normal, los pacientes se ahogan al realizar ejercicio. Cuando las tasas respiratorias caen a menos del veinticinco por ciento de lo normal, la sensación de ahogo se siente incluso en estado de reposo. Desgraciadamente, una vez se establece la fisiología de la EPOC, avanza con el tiempo lenta e inexorablemente hasta provocar la pérdida de la función pulmonar.

La principal causa de la EPOC es, con diferencia, el tabaquismo. Otras causas son la contaminación, ciertas exposiciones profesionales, infecciones y defectos metabólicos hereditarios (deficiencia de alfa-1 antitripsina) que afectan a la estructura pulmonar. La EPOC es una causa muy importante de invalidez y muerte en todo el mundo.

Tratamiento

El tratamiento de la EPOC consiste, por encima de todo, en eliminar la exposición al tabaco. **Nunca es demasiado tarde para dejar de fumar.** Las personas que se encuentran en un estado poco avanzado de la enfermedad son quienes más se benefician de esta medida, pero incluso los pacientes más avanzados observan una mejora en la función pulmonar y en la oxigenación. Un programa de ejercicio físico gradual puede mejorar asimismo la función pulmonar y la adaptación del cuerpo. Los fármacos referenciados en la sección dedicada al asma han sido utilizados para el tratamiento de la EPOC, aunque con resultados variables. En pacientes con EPOC resulta esencial controlar las infecciones para no comprometer con ellas la función pulmonar remanente; por lo tanto, los antibióticos se utilizan con mucha mayor libertad. La administración de oxígeno puede mejorar los síntomas y la calidad de vida.

Apnea del sueño

La *apnea del sueño* se produce cuando el paciente deja de respirar periódicamente mientras duerme. Esto sucede diversas veces en el transcurso de la noche. Más del noventa por ciento de casos de apnea del sueño tienen origen obstructivo, lo que significa que algo bloquea el paso del aire en la tráquea. Raramente, la apnea del sueño tiene su origen en una causa central en la que los músculos utilizados para la respiración no reciben la señal que les indica que se muevan para poder respirar.

La apnea del sueño obstructiva aparece en un dos por ciento de las mujeres y un cuatro por ciento de los hombres en edad laboral. Aparece con mayor frecuencia en personas mayores, obesas o que roncan a diario. La abrumadora mayoría de pacientes que padecen apnea del sueño entre moderada y severa no han sido diagnosticados de la afección, desconocen que la sufren y no siguen tratamiento.

En esta afección, el colapso de las vías respiratorias altas se relaciona con la anatomía, el tamaño de las vías, su forma y el tono muscular. La obesidad es un factor de riesgo importante porque aumenta el tejido blando de las vías respiratorias. En algunos pacientes, un aumento de peso de entre dos y cuatro kilos puede producir un efecto dramático sobre el diámetro de las vías respiratorias y generar ronquidos y apnea del sueño. De día, las señales neurológicas mantienen un tono muscular de reposo más elevado que conserva abiertas las vías respiratorias. De noche, este tono de reposo se pierde, las vías aéreas se relajan y se cierran.

Cuando las vías se colapsan, el aire fresco rico en oxígeno se ve incapaz de llegar hasta los pulmones, a la vez que tampoco pueden salir los gases de desecho cargados de dióxido de carbono. La presión sanguínea cae y luego sube lentamente. Los niveles de oxígeno disminuyen, lo que provoca que el músculo liso de las paredes de las arterias pulmonares sufran espasmos y que aumenten los niveles de dióxido de carbono. Después de alcanzar un cierto grado de severidad, el cuerpo dispara una señal de urgencia y el cerebro entra en funcionamiento. El paciente se despierta parcialmente, da unas cuantas vueltas y suspira en cuanto se restablece el flujo de aire. El latido cardíaco y la presión sanguínea se elevan de repente, la respiración se reinicia y los niveles de oxígeno se recuperan. Finalizada la urgencia, el estado de excitación termina, se reinicia el sueño y el ciclo se repite.

Síntomas

Los síntomas de la apnea del sueño son somnolencia excesiva durante el día, ronquidos fuertes e intermitentes, actividad física anormal durante el sueño, problemas psicológicos como depresión, cefaleas a primera hora de la mañana (del diez al veinte por ciento), orinarse dormido, impotencia, pérdida de la memoria reciente, incapacidad de prestar atención, fatiga crónica y problemas de concentración.

Hay varios problemas médicos más asociados también con la apnea del sueño:

- **Hipertensión.** Con la apnea, la presión sanguínea aumenta en ciclos durante la noche. Más del cincuenta por ciento de los pacientes con apnea sufren hipertensión durante el día. No se sabe a ciencia cierta si es la apnea del sueño la que provoca esta hipertensión o si ambas afecciones se producen en el mismo paciente porque comparten factores de riesgo. La mayoría de estudios sobre el tratamiento de la apnea del sueño demuestran que la elevación de la presión sanguínea durante el día no mejora con la terapia para la apnea del sueño.
- **Hipertensión pulmonar.** La elevación anormal de la presión de los vasos sanguíneos de los pulmones aparece en más del quince por ciento de pacientes con apnea del sueño obstructiva. Eso puede producir con el tiempo problemas de corazón y pulmones importantes e irreversibles.
- **Arritmias cardíacas.** Los latidos del corazón irregulares aparecen a menudo en pacientes con apnea del sueño. Las alteraciones del ritmo cardíaco que pueden resultar mortales se presentan cuando los niveles de oxígeno caen severamente durante las apneas.
- **Enfermedad arterioesclerótica vascular.** Los pacientes con apnea del sueño tienen más probabilidades de sufrir esta enfermedad en la que se producen depósitos de colesterol y estrechamiento de las arterias que suministran sangre al músculo cardíaco. Una vez más, no se sabe con seguridad si es la apnea del sueño la que provoca esta cardiopatía o si ambas afecciones se producen en el mismo paciente simplemente por sus factores de riesgo compartidos.
- **Traumatismo.** Los pacientes con apnea del sueño tienen siete veces más probabilidades de ser culpables de un accidente de coche que los que no la sufren.

La mortalidad a cinco años vista de pacientes con apnea del sueño obstructiva entre moderada y severa es la misma que los pacientes sin apnea del sueño que sufren cardiopatías importantes.

Tratamiento

El tratamiento médico de la apnea del sueño es bastante limitado. Numerosos estudios demuestran que la pérdida de peso beneficia la disminución de episodios de apnea del sueño, mejora la saturación del oxígeno, disminuye el colapso de las vías respiratorias altas y aumenta su tamaño. Es posible apreciar mejoras significativas a partir de una pérdida de peso de entre el cinco y el diez por ciento del peso corporal. La valoración médica debería buscar enfermedades asociadas con la apnea del sueño, como las enfermedades tiroideas. Los cambios de postura mejoran la situación. Algunos pacientes tienen menos obstrucción si se acuestan de lado que boca arriba y va muy bien coser una pelota de tenis en la espalda del camisón o pijama que provoque una molestia que les obligue a dormir de lado. También ayuda tratar las alergias y otras causas de obstrucción nasal.

Existen dispositivos que aumentan la presión positiva en las vías respiratorias y actúan como una tablilla neumática que mantiene abierta la vía respiratoria. Los dispositivos de presión positiva continua de las vías respiratorias (CPAP) llevan tiempo siendo la terapia más efectiva para la apnea del sueño. Para recibir esta terapia, el paciente se aplica una mascarilla que cierre bien sobre la boca o sobre la nariz y la boca. Esta mascarilla se conecta a una bomba de aire que fuerza la entrada de aire en las vías respiratorias del paciente, aumentando la presión en ellas y manteniéndolas abiertas. Estos aparatos pueden salvar la vida al paciente, pero precisan tiempo para que éste aprenda a utilizarlos debidamente y a gestionar los efectos secundarios. Los pacientes más motivados aprenden a tolerar estos aparatos y observan una mejora tan drástica en la calidad de su sueño y de su conciencia durante el día que están dispuestos a olvidar los inconvenientes de su utilización. Algunos pacientes responden a aparatos más sencillos que se aplican en la boca para extender la mandíbula hacia delante y mantener las vías respiratorias abiertas.

En pacientes cuidadosamente seleccionados cuya apnea del sueño se debe a una obstrucción física de las vías respiratorias altas corregible mediante cirugía, se realizan intervenciones quirúrgicas. La operación retira parte del tejido blando de las vías respiratorias, abre los pasos de aire y minimiza las posibilidades de que se produzcan obstrucciones nocturnas. Estas intervenciones tienen una tasa de éxito razonablemente elevada pero exigen las manos de un otorrinolaringólogo experimentado y especialista en pacientes con apnea del sueño. La intervención más común consiste en la extracción de amígdalas, campanilla y parte de los laterales de la garganta y de los tejidos blandos del paladar; esta intervención puede curar a cerca de un cincuenta por ciento de pacientes con apnea del sueño y ofrecer mejoras significativas a otro veinticinco por ciento de los pacientes.

23

El sistema digestivo

El aparato digestivo es como una planta procesadora que extrae los nutrientes de los alimentos que consumimos y empaqueta los desperdicios. Los dientes rasgan y trituran los alimentos. Las glándulas salivares les añaden humedad adicional y sustancias químicas

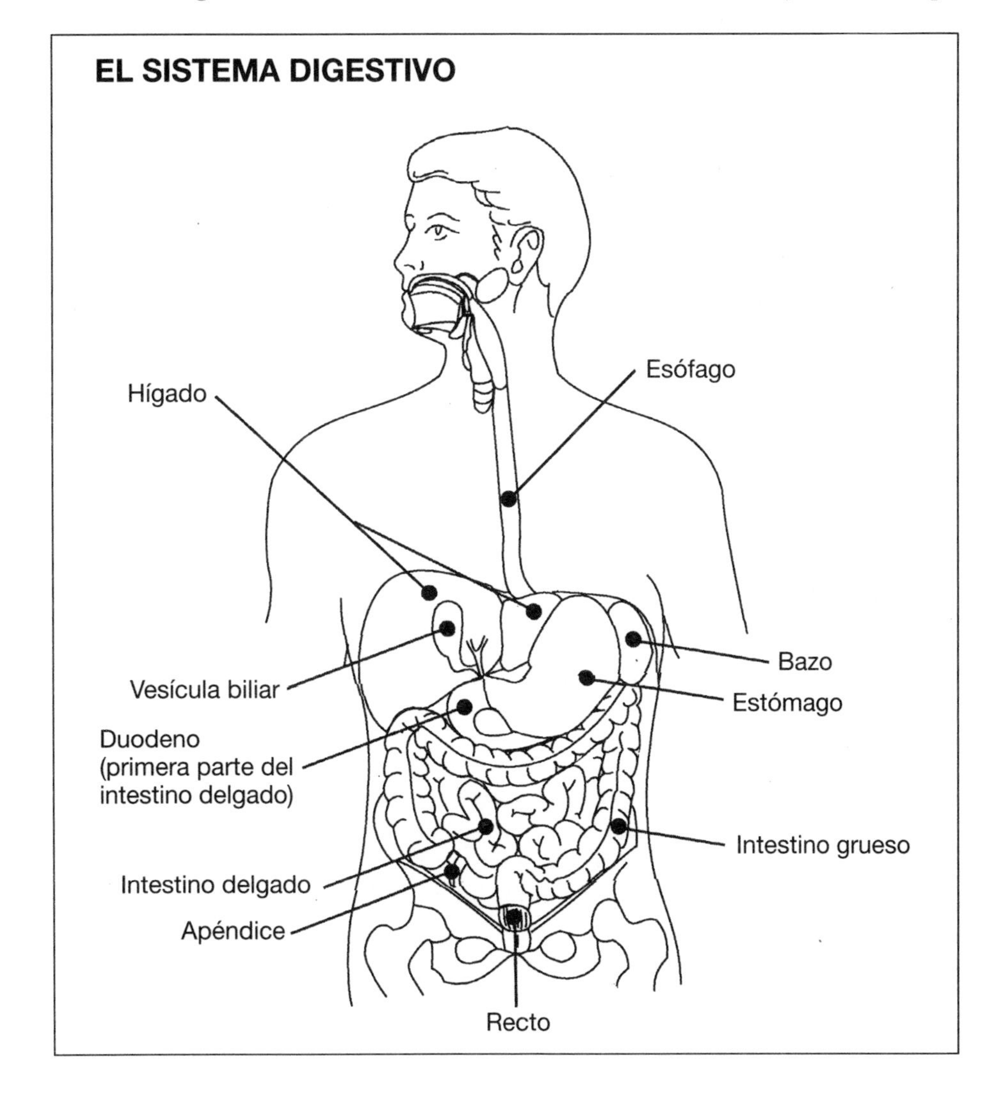

que empiezan a desintegrar la estructura de los alimentos. La lengua mueve la comida en la boca para que la masticación sea más efectiva y la acumula en pequeños bolos alimenticios blandos, en la parte trasera de la boca, para ser engullida. El esófago es el tubo largo y muscular que transporta el bolo alimenticio desde la boca hasta el estómago con la ayuda de una serie de contracciones musculares que empujan el alimento a lo largo de él. Este proceso es lo suficientemente efectivo como para permitirnos tragar agua cabeza abajo. El esófago posee músculos esfínter en su extremo superior e inferior que se relajan o se tensan para permitir que el bolo alimenticio pase o para evitar que las sustancias tomen el camino equivocado.

El estómago es una fuerte cámara muscular que añade ácidos y sigue mezclando y desintegrando los alimentos. En la primera parte del intestino delgado es donde se añaden los jugos del hígado (ácido biliar) y del páncreas (enzimas) para realizar el proceso digestivo. Es en el intestino delgado donde se absorben la mayoría de los nutrientes, bien pasando a través de la pared intestinal a la sangre, bien siendo transportados a través de los tejidos por proteínas especiales. El intestino grueso absorbe el líquido y almacena y empaqueta los desechos sólidos para su eliminación. En el intestino viven bacterias que fabrican importantes vitaminas que son absorbidas por el organismo. El recto y el ano ofrecen una estructura que permite controlar voluntariamente los movimientos intestinales.

En este capítulo revisaremos aquellas enfermedades que afectan a la estructura o a la función del sistema digestivo: dificultad al tragar (disfagia), exceso de ácido que penetra en el esófago (enfermedad del reflujo gastrointestinal), ruptura del tejido estomacal (enfermedad de la úlcera péptica), desarrollo de cristales en la vesícula biliar (cálculos biliares), inflamación del hígado (hepatitis), movimientos intestinales anormales (estreñimiento y diarrea), trastornos intestinales (diverticulosis, diverticulitis, síndrome del intestino irritable y enfermedad del intestino inflamado), debilidad de las venas o músculos que rodean los órganos del sistema digestivo (hemorroides y hernia) y cáncer de colon.

Disfagia (dificultad de deglución)

La *disfagia*, o dificultad de deglución, tiene varias causas posibles. Para comprenderla mejor, evaluaremos el problema separando las distintas fases de la función de deglución. La *disfagia de transferencia* se refiere a los problemas que afrontan la boca y la garganta para preparar el bolo alimenticio para el esófago. La *disfagia de transporte* se refiere a los problemas de deglución que sufre el esófago. La dificultad para tragar sólidos pero no líquidos se relaciona habitualmente con un bloqueo mecánico en el esófago; la dificultad para tragar tanto sólidos como líquidos se relaciona normalmente con un problema de función o coordinación del músculo esofágico.

En la disfagia de transferencia, los pacientes se enfrentan con problemas al empezar a tragar, por diversos motivos: la comida no se mastica adecuadamente, la comida va por el camino indebido, la parte superior de la garganta tiene las fuerzas debilitadas o el esfínter esofágico superior no se relaja debidamente con la deglución. Estas razones son normalmente de origen neurológico (un ictus, por ejemplo) o se relacionan con una anormalidad anatómica de la zona. Puede que el esófago tenga una bolsa herniada (divertículo de Zenker) que se llena de comida e interfiere la deglución, o que el tono muscular del esfínter esofágico superior sea demasiado alto. Estas afecciones se detectan a través de una prueba denominada *deglución de bario modificado,* en la que el paciente tiene que engullir distintas sustancias. Estas sustancias aparecen en una radiografía detallada que registra la deglución. El tratamiento de trastornos de deglución identificados consiste en entrenar al paciente en técnicas efectivas de deglución, en cambiar la consistencia de los alimentos consumidos o en aplicar procedimientos quirúrgicos que mejoran los bloqueos o alteraciones de la función muscular.

La dificultad de tragar alimentos sólidos que presenta la disfagia de transporte puede ser intermitente o continua. Las causas intermitentes suelen relacionarse con la *hernia de hiato.* Normalmente, la transición entre el esófago y el estómago se produce en el nivel del músculo diafragmático (que separa la cavidad pectoral de la abdominal). Cuando aparece una hernia de hiato, el estómago asciende (se hernia) a través del diafragma hacia la cavidad pectoral. Esto empuja el fondo del esófago lejos del diafragma y hacia la cavidad pectoral, donde su funcionamiento es menos eficiente y puede producir problemas intermitentes de deglución y reflujo (oleadas de contenidos estomacales que ascienden por el esófago). La disfagia constante implica la existencia de un bloqueo mecánico fijo en el esófago; esto se produce a menudo debido al reflujo ácido del estómago, que quema y lesiona el tejido del esófago, o al cáncer de esófago.

La dificultad para tragar tanto sólidos como líquidos que se produce en la disfagia de transporte es resultado de procesos que afectan a la función del músculo del esófago. Las enfermedades que se relacionan con ella son:

- Espasmo esofágico difuso, donde las contracciones del músculo no están coordinadas.
- Esclerodermia, una enfermedad reumatológica donde las heridas internas del esófago detienen la contracción de los músculos que transportan la comida hacia el estómago e interfieren con el funcionamiento del esfínter esofágico inferior.
- Acalasia, donde el esfínter esofágico inferior no se relaja al tragar y el esófago por encima de ese músculo se hincha y pierde su capacidad para contraerse.

Los trastornos de deglución se evalúan de entrada con la ingestión de bario. En esta prueba, el paciente bebe un vaso de bario, una sustancia que recubre el tejido del aparato digestivo superior y permite verlo con rayos X. El médico observa el avance de ese bario esófago abajo a medida que va tragándose y en busca de anormalidades en la estructura y el funcionamiento del sistema digestivo superior. La endoscopia superior, en la que el especialista introduce un tubo de fibra óptica por la boca y el estómago del paciente sedado, permite al médico observar directamente las estructuras de la parte superior del aparato digestivo, realizar biopsias de las zonas sospechosas o utilizar balones hinchables u otros instrumentos para abrir zonas estrechadas.

Una tercera afección que causa una sensación de lleno en la garganta, pero que no interfiere la función de deglución, es la denominada *globus.* Se trata de una sensación de origen desconocido y a menudo de difícil tratamiento.

Enfermedad de reflujo gastroesofágico

El estómago está recubierto por una mucosidad gruesa que lo protege de su propio ácido. El esófago carece de dicha protección. Entre el estómago y el esófago se encuentra un músculo con forma de anillo, el esfínter esofágico inferior, que cierra la parte inferior del esófago y evita que el ácido ascienda. En la *enfermedad de reflujo gastroesofágico*, puede suceder que el músculo no se relaje cuando deba hacerlo o que no se cierre por completo.

Síntomas

Los síntomas de la enfermedad de reflujo gastroesofágico son ardor, dolor pectoral, asma, tos y laringitis. Los síntomas aparecen a menudo después de una comida copiosa, cuando la presión excesiva en el estómago anima el reflujo, o con la ingestión de determinadas comidas que irritan el esófago o empeoran el reflujo. La posición erguida ayuda a mantener el ácido en el interior del estómago, mientras que acostarse anima la aparición del reflujo y empeora los síntomas. Las complicaciones de la enfermedad de reflujo gastroesofágico son la ulceración y formación de lesiones en el esófago que pueden acabar bloqueando la deglución, así como cambios premalignos en las células del tejido que recubre el esófago, afección conocida como esófago de Barrett.

Los médicos ayudan a los pacientes que experimentan los síntomas clásicos de la enfermedad escuchando su descripción de los síntomas e iniciando una terapia con medicamentos que, o bien reducen el contenido ácido del estómago, o bien estimulan las contracciones musculares que colaboran en el vaciado del estómago o retrasan la tendencia de las sustancias de ascender en oleadas hacia el esófago. Si el paciente no responde a la terapia, o si los síntomas siguen apareciendo, el médico lleva a cabo una *endoscopia superior* mediante un tubo de fibra óptica para observar directamente el esófago. Si el paciente presenta dificultad al tragar, el médico precede la endoscopia con una dosis de bario para obtener más información sobre la anatomía y la función muscular del esófago. Si estas pruebas no apuntan hacia una causa, el médico realizará otras pruebas como la manometría esofágica, durante la cual se introduce en el esófago un tubo que contiene un medidor de presión para con ello determinar cuál es la contracción que el esófago realiza para empujar los alimentos hacia el estómago, y una prueba de pH de veinticuatro horas, en el transcurso de la cual se conecta un catéter sensible al ácido a un aparato de registro y se introduce por la nariz del paciente hasta el esófago para medir los niveles de ácido durante el día entero.

Síntomas de alivio

Los cambios de estilo de vida para aliviar la enfermedad de reflujo gastroesofágico son un importante componente de cualquier terapia. Estos cambios son lo bastante efectivos como para aliviar los síntomas en un porcentaje que oscila entre el veinte y el veinticinco por ciento de los pacientes, eliminando con ello la necesidad de medicación de cualquier tipo.

- **Elevar la cabecera de la cama entre diez y quince centímetros.** Elevar la cabeza para dormir permite que la gravedad ayude a mantener el ácido en el estómago. La forma más efectiva de hacerlo es colocando mantas u otro tipo de bulto debajo del colchón en la parte de la cabeza para que la cama quede ligeramente elevada. Añadir almohadas de más puede que no baste, porque eso produce una inclinación de la cintura que produce aún más presión en el estómago y aumenta el reflujo.
- **Duerma sobre su lado izquierdo.** Esta postura sitúa anatómicamente el estómago debajo del esófago y disminuye el reflujo.
- **Realice comidas más ligeras.** El estómago poco lleno genera una presión inferior y disminuye el reflujo.

- **Evite alimentos que empeoren la afección.** Los zumos cítricos, los productos con tomate, el café y el alcohol irritan directamente el esófago. El chocolate, la menta, la cebolla, el ajo y la grasa relajan el esfínter esofágico inferior. La grasa disminuye la velocidad del vaciado del estómago y hace que el contenido del estómago disponga de más tiempo para crear un reflujo. Las bebidas carbonatadas hinchan el estómago, aumentan la presión y el reflujo.
- **Evite acostarse hasta que no hayan pasado dos o tres horas desde la comida**. Pasada esta cantidad de tiempo, la comida ha abandonado el estómago para pasar al intestino delgado. Un estómago vacío no estimula la producción de ácido y tiene material limitado en su interior con el que realizar un reflujo.
- **Deje de fumar**. La nicotina relaja el esfínter esofágico inferior y aumenta la producción de ácido del estómago.
- **Pierda el exceso de peso**. Reducir el peso en la zona abdominal reduce también la presión en el estómago.
- **Evite los cinturones y la ropa apretada**. Una vez más, la presión adicional en el estómago aumenta la probabilidad de que se produzca reflujo.
- **Evite medicamentos potencialmente dañinos**. Hay muchos fármacos que bajan el tono del esfínter esofágico inferior, incluyendo los bloqueadores del canal de calcio (medicamentos para la presión sanguínea) y la teofilina (un fármaco para enfermedades pulmonares). Algunos fármacos irritan directamente el tejido del esófago, incluyendo los medicamentos para la artritis y algunos fármacos para la osteoporosis.

Tratamiento

Además de los cambios de estilo de vida, la enfermedad del reflujo gastrointestinal dispone de muchas alternativas de tratamiento. En los casos en los que el único síntoma que presenta el paciente son los ardores, entonces sólo es necesario aplicar terapia cuando los síntomas aparecen o en las circunstancias que se espera generen esos síntomas. Estas terapias consisten en antiácidos y medicamentos sin receta que bloquean la producción de ácido en el estómago. Los síntomas más persistentes precisan de más pruebas y/o terapia continuada.

¿Qué medicamentos se utilizan para el tratamiento de la enfermedad de reflujo gastroesofágico?

Los dos tipos más usuales de medicamentos para reducir el ácido del estómago son los bloqueadores H2 y los inhibidores de la bomba de protones.

Los **bloqueadores H2** llevan mucho tiempo en el mercado. Surten efecto con mayor rapidez y son más baratos que los inhibidores de la bomba de protones, pero no son tan efectivos en cuanto a suprimir el nivel total de ácido. Los bloqueadores H2 son particularmente efectivos para suprimir el tipo de secreción ácida que se produce después de un ágape copioso.

Los **inhibidores de la bomba de protones** son más efectivos sobre la producción total de ácido y la curación de problemas relacionados con el ácido en el tejido del sistema digestivo superior, pero tardan unos días en alcanzar su máximo beneficio y son mucho más caros.

La exposición crónica del esófago al ácido puede provocar alteraciones en el tejido que lo recubre (esófago de Barrett), lo que representa un factor de riesgo para el cáncer esofágico. El riesgo de sufrir esófago de Barrett se correlaciona con el tiempo que el paciente lleva experimentando reflujo y con la severidad de los síntomas. Las normas actuales recomiendan la realización de una endoscopia para controlar los cambios del esófago de Barrett en aquellos pacientes que sufren ardores diarios a pesar de seguir un mes de tratamiento, en aquellos que han sufrido ardores al menos dos veces por semana durante un año o que los han sufrido al menos una vez por semana durante cinco años.

Los pacientes con síntomas crónicos de enfermedad de reflujo gastroesofágico, o cuyos episodios de reflujo gastroesofágico han dañado ya su esófago (*esofaguitis erosiva*), reciben un tratamiento de mantenimiento destinado a eliminar la producción de ácido. Los inhibidores de la bomba de protones son los que mejor van para esta afección. Su utilización en pacientes con esófago erosivo cura al noventa y uno por ciento de los pacientes después de ocho semanas de terapia y, si se prosigue con el tratamiento, el ochenta por ciento de los pacientes siguen bien durante un año. Si en cambio lo que se utiliza son dosis elevadas de bloqueadores H2, sólo el cincuenta por ciento de los pacientes permanece bien al cabo de un año. Existen diversas marcas de inhibidores de la bomba de protones, y los fármacos más novedosos de este tipo parecen mejores en su grado de eliminación del ácido y alivio de los síntomas.

Enfermedad de la úlcera péptica

El estómago está bien protegido de su propio ácido. Su interior está recubierto por una capa gruesa formada por mucosidad que contiene niveles elevados de bicarbonato que amortiguan el ácido. Las *úlceras* son heridas o cráteres en el tejido que recubre el estómago. Una *úlcera perforada* es una úlcera lo bastante profunda como para atravesar por completo la pared del estómago. En los últimos diez años, nuestro conocimiento de la enfermedad de la úlcera ha cambiado dramáticamente. Se creía anteriormente que las úlceras eran resultado de una secreción de ácido excesiva; ahora tenemos evidencia de que la inmensa mayoría de las úlceras están provocadas por desintegraciones del tejido protector del estómago causadas por la infección de una bacteria denominada *helicobacter pilori*, por heridas causadas por fármacos antiinflamatorios no esteroides o por los efectos del consumo de tabaco o alcohol.

Entre el cinco y el diez por ciento de la población media de los países occidentales experimentará enfermedad de úlcera péptica en algún momento de su vida. Los hombres presentan el doble de probabilidades que las mujeres de sufrir úlcera. El ochenta por ciento de las úlceras se producen en la primera parte del intestino delgado (duodeno) y aparecen sobre todo entre los cuarenta y cinco y los cincuenta y cuatro años de edad. Las úlceras en el estómago suelen aparecer en pacientes diez años mayores, y suelen relacionarse con cáncer del tejido del estómago.

Síntomas

Los pacientes con úlcera experimentan dolor abdominal en la zona comprendida entre las costillas y el ombligo o sufren hemorragia gastrointestinal. Mientras que la comida empeora los síntomas de la enfermedad de reflujo gastroesofágico, amortigua de entrada el ácido del estómago y suele aliviar los síntomas de la enfermedad de úlcera péptica. El dolor de la úlcera aumenta entre comidas y puede despertar al paciente por la noche. Si la úlcera provoca la inflamación suficiente a su alrededor, puede obstruir la salida del estómago y producir náuseas y vómitos. Los signos de hemorragia se hacen evidentes en forma de vómitos con sangre o, de modo más sutil, en forma de heces pegajosas y negras. Cuando la sangre pasa por el colon, las bacterias existentes allí oxidan el hierro de la sangre y la transforman de roja a negra. Las heces negras pueden significar una urgencia médica, incluso en ausencia de otros síntomas, y debería informar de ello rápidamente a su médico.

Tratamiento

El tratamiento de la enfermedad de úlcera péptica consiste en recetar medicación para eliminar la producción de ácido del estómago y en verificar la existencia de infección por *helicobacter pilori.* Esta prueba se realiza mediante la observación directa de las muestras obtenidas de la úlcera mediante endoscopia o buscando la presencia de anticuerpos en la sangre que indiquen la infección por *helicobacter pilori.* El tratamiento contra este organismo se realiza con diversos medicamentos que reducen dramáticamente el riesgo de sufrir futuras úlceras. Se recomienda al paciente que se ha sometido a un tratamiento por úlcera, someterse a pruebas de confirmación que demuestren que la úlcera se ha curado por completo.

Cálculos biliares

La vesícula biliar es un pequeño órgano en forma de saco situado en la base del hígado. Almacena la bilis que se produce en el hígado y cuando una comida grasa la estimula, se contrae para verter bilis en el intestino delgado que ayude en el proceso de la digestión. Los ácidos de la bilis contienen una elevada concentración de colesterol; cuando en la vesícula biliar esta concentración de colesterol se sobresatura, empiezan a formarse pequeños cristales que pueden acabar convirtiéndose en piedras o *cálculos biliares.*

El riesgo de sufrir cálculos biliares aumenta con la edad, la pérdida de peso repentina, el embarazo, ser mujer y el historial familiar. Dos tercios de los cálculos biliares son silenciosos y nunca dan problemas; estas piedras silenciosas se descubren por casualidad en el transcurso de pruebas relacionadas con otras enfermedades y no suelen presentar complicaciones. No existe evidencia que demuestre que la extirpación de cálculos biliares asintomáticos ofrezca algún tipo de beneficio para la salud.

Síntomas

Algunas piedras bloquean el sistema de drenaje de la vesícula biliar. Esta obstrucción produce la aparición de un dolor repentino en el costado derecho, debajo de las costillas, que normalmente (a pesar de que el modelo de dolor es muy diverso) irradia hacia la espalda. Este dolor progresa rápidamente en cuanto a intensidad, es regular, dura menos de tres horas y suele ir acompañado de náuseas. Una vez se presenta un episodio de dolor vesicular, el riesgo de ataques recurrentes es importante; el cincuenta por ciento de los pacientes sufrirá un nuevo ataque en el transcurso de doce meses.

La *colecistitis* se produce con la inflamación de la pared de la vesícula, algo que ocurre cuando una piedra obstruye la vesícula biliar, aunque entre el cinco y el diez por ciento de los casos no ofrecen presencia de piedras. Además de los signos normales de la piedra, los pacientes con colecistitis se encuentran peor, tienen mayor sensibilidad al tacto en el cuadrante superior derecho del abdomen y pueden tener fiebre. El dolor se prolonga durante más de tres horas y exige tratamiento urgente.

La enfermedad vesicular se diagnostica con la ayuda de los síntomas que describe el paciente, así como mediante la exploración física y los análisis de sangre. La vesícula comparte su sistema de drenaje con el páncreas; puede así darse el caso de que los cálculos biliares bloqueen la ruta del drenaje pancreático y generen una pancreatitis, afección que se detecta a través de historial, exploración y análisis de sangre adicionales. (Véase el capítulo 20: *Enfermedades glandulares y metabólicas*, para más información sobre el páncreas y su función.) La ecografía es una técnica excelente para la observación de la vesícula; presenta una tasa de aciertos del noventa y cinco por ciento en el diagnóstico de cálculos superiores a los dos milímetros. Las piedras se visualizan mejor cuando la vesícula se encuentra distendida; por eso, para permitir que la vesícula se llene de bilis, las pruebas se realizan en ayunas. Otra prueba relacionada con la vesícula es el escáner hepatobiliar, en el que el paciente, en ayunas, recibe una inyección intravenosa de una sustancia química radiactiva que se excreta por los conductos biliares. Las imágenes de los conductos biliares, la vesícula biliar y el intestino delgado se visualizan entre treinta y cuarenta y cinco minutos después. El hecho de que no pueda visualizarse la vesícula significa que el conducto está bloqueado.

Tratamiento

El tratamiento es principalmente quirúrgico. Las técnicas de cirugía laparoscópica han mejorado el proceso de recuperación y disminuido las complicaciones de la cirugía de vesícula y son las que se utilizan normalmente cuando la anatomía y el proceso de la enfermedad lo permiten. La cirugía de vesícula por laparoscopia consiste en la realización de pequeñas incisiones en la pared abdominal a través de las cuales se introduce el laparoscopio (un aparato de visualización hecho con fibra óptica) y diversos instrumentos. El cirujano manipula dichos instrumentos y extirpa la vesícula y su contenido.

Hepatitis

La *hepatitis* es una inflamación del hígado. La *hepatitis vírica* es la hepatitis provocada por un virus infeccioso. En la mayoría de los casos, la hepatitis vírica genera síntomas no exclusivos de la enfermedad, parecidos a los de la gripe, y desaparece por sí sola sin terapia. Antes de que aparezcan los síntomas, y después de la exposición al virus, se produce un período de incubación que oscila entre las dos semanas y los seis meses. Los síntomas son malestar, pérdida del apetito, náuseas, alteraciones del sentido del gusto y del olfato, fiebre baja, molestias abdominales y cansancio. Los pacientes se recuperan en cuestión de seis a ocho semanas. Algunos, sin embargo, experimentan una enfermedad más grave, con hepatitis aguda y disfunción hepática. Otros avanzan hacia una hepatitis crónica, con inflamación continuada que puede acabar degenerando en *cirrosis* (desintegración del hígado) y fallo hepático.

La hepatitis se clasifica en distintos tipos. En este capítulo, estudiaremos tres de ellos: hepatitis A, hepatitis B y hepatitis C.

Hepatitis A

La hepatitis A se transmite de persona a persona por la ingestión de comidas o por el contacto con secreciones contaminadas. La infección se difunde en condiciones sanitarias pobres y zonas muy pobladas. A menudo, la contaminación del agua por excrementos humanos produce la enfermedad en personas que viajan a países del tercer mundo. Se tarda una media de treinta días en empezar a experimentar los síntomas. La hepatitis A se evita mediante vacunación.

Hepatitis B

La hepatitis B se transmite de persona a persona a través de la sangre o de los líquidos corporales, incluyendo la transmisión sexual (responsable al menos del cincuenta por ciento de los casos), compartir agujas infectadas (drogadicción, tatuaje o *piercing* sin la esterilización adecuada), o sangre infectada. A diferencia de la hepatitis A, el tiempo entre la exposición a la hepatitis B y la aparición de los síntomas varía; el período de incubación medio es de doce semanas, pero puede oscilar entre cuatro semanas y seis meses. Entre el cinco y el diez por ciento de los casos se convierten en infecciones persistentes. Los efectos a largo plazo de la infección crónica son la cirrosis y el cáncer de hígado. La hepatitis B se evita con vacunación.

Hepatitis C

La hepatitis C se transmite principalmente por el contacto de sangre a sangre. Entre las personas que corren el riesgo de contraerla se encuentran aquellas que recibieron transfusiones de sangre antes de que se realizaran pruebas para su detección, y las que comparten artilugios relacionados con las drogas o no esterilizados correctamente. El cinco por ciento de las embarazadas que la sufren pueden contagiarla al bebé al dar a luz; menos del uno y medio por ciento de hombres y mujeres infectados la transmiten a su pareja sexual. El período de incubación promedio es de siete semanas. La posibilidad de desarrollar una infección crónica y enfermedades asociadas es mayor con la hepatitis C que con otras formas de hepatitis. Actualmente no existe vacuna contra la hepatitis C.

De cada cien personas infectadas con hepatitis C, ochenta y cinco desarrollarán una infección crónica; en un espacio de tiempo comprendido entre los veinte y los treinta años, diecisiete de esas personas acabarán sufriendo cirrosis. Cuatro de esas personas morirán de fallo hepático y dos desarrollarán un cáncer de hígado. La enfermedad de la hepatitis C avanza lentamente; desde el inicio de la infección hasta el desarrollo de la cirrosis pueden pasar entre veinte y treinta años. En la actualidad, estamos experimentando una epidemia silenciosa de hepatitis C. En una investigación llevada a cabo recientemente, el 8,6 por ciento de los pacientes hospitalizados por otros motivos presentaban en la sangre anticuerpos que demostraban una infección previa de hepatitis C. La hepatitis C es la principal causa de los trasplantes hepáticos. Los enfermos de hepatitis C que consumen alcohol en exceso, son mayores de cuarenta años o sufren una segunda infección de hepatitis A, hepatitis B o virus VIH, suelen presentar problemas más graves en el transcurso de la enfermedad.

Los pacientes con hepatitis C deberían vacunarse contra la hepatitis A y B, abstenerse del consumo de alcohol y recibir la formación necesaria para evitar transmitir el virus a otras personas. Deberían, además, controlar regularmente los elementos químicos hepáticos así como la concentración del virus en la sangre.

Para más información sobre las vacunas contra la hepatitis, véase el capítulo 10.

Tratamiento

Los tratamientos más novedosos pueden llegar a curar la hepatitis C hasta en el cuarenta y uno por ciento de los pacientes que la sufren. El tratamiento se ofrece actualmente a pacientes que presentan enzimas hepáticas persistentemente elevadas hasta tres veces por encima de los valores normales, con niveles elevados del virus en la sangre y con biopsias hepáticas que muestran cambios cirróticos. Dada la lenta progresión de la enfermedad y las alternativas de tratamiento que van apareciendo, los pacientes con hepatitis C que no cumplen los criterios que obligan al tratamiento, deberían discutir con su médico si someterse a las terapias disponibles o si es mejor esperar a que en el transcurso de los próximos años aparezcan mejores terapias.

Estreñimiento y diarrea

El ritmo de evacuación intestinal normal oscila, dependiendo de los hábitos personales y de la dieta, entre tres veces al día y una vez cada tres días. A medida que las contracciones musculares empujan el contenido del colon hacia el ano, el colon absorbe agua y sales y forma excrementos sólidos. Cuando se absorbe demasiada agua, las heces secas y duras dan como resultado el *estreñimiento.* Y cuando se absorbe poco líquido, o si la pared intestinal se encuentra irritada y segrega líquido, se produce la *diarrea.* En este proceso, la fibra es un elemento crítico; su masa y su textura retienen líquido en las heces y ayuda a regular la consistencia de dichas heces.

Estreñimiento

El *estreñimiento* (evacuación de heces secas y duras) reduce la evacuación intestinal a menos de tres veces por semana. Se asocia con una sensación de hinchazón abdominal, incomodidad e inactividad generalizada. Entre sus causas destacan una dieta inadecuada (es decir, con un consumo de fibra escaso), falta de ejercicio físico, consumo de líquido incorrecto, medicamentos (narcóticos, antiácidos, hierro, antidepresivos), síndrome de intestino irritable, embarazo, edad avanzada, viajes, abuso prolongado de laxantes, historial de ignorar la necesidad de defecar, enfermedad tiroidea y algunas enfermedades neurológicas.

Cuando no se descubre otra enfermedad que lo provoque, el estreñimiento se trata aplicando cambios en la dieta y administrando suplementos de fibra. Es bueno comer legumbres, cereales integrales, fruta y verduras, así como limitar la carne, el queso y las comidas preparadas. La ingesta de mucho líquido y el ejercicio a diario aceleran el tránsito del material por el colon. En caso de decidirse por la utilización de laxantes, los mejores son aquellos que ayudan a formar masa (laxantes que contengan sustancias como salvado, que añaden masa a las heces). Los ablandadores de heces funcionan también así como los lubricantes (supositorios de glicerina que se insertan en el recto), que facilitan el paso de las heces duras. Los laxantes que contienen estimulantes que provocan la contracción artificial del intestino grueso deben usarse con cuidado; la utilización prolongada de este tipo de laxantes puede dañar la red neurológica del colon y provocar un funcionamiento inadecuado de las contracciones musculares del colon.

Diarrea

La *diarrea* es la expulsión frecuente de heces poco consistentes. Suele estar acompañada por dolores abdominales provocados por el aumento de la actividad muscular del colon. La diarrea es la forma que el organismo tiene de protegerse y de expulsar rápidamente elementos irritantes a través del colon, y es una respuesta útil a algunas infecciones víricas y bacterianas. A pesar de que muchas diarreas tienen su origen en un virus, la diarrea puede producirse también como resultado de toxinas o por la contaminación bacteriana de alimentos, como efecto secundario de la utilización de antibióticos u otros fármacos, como parte de una respuesta al estrés, y en relación a la intolerancia a determinados alimentos. Las infecciones parasitarias con Giardia son el resultado de beber agua contaminada no tratada, lo que sucede cuando se bebe el agua de un riachuelo durante una excursión. Las diarreas crónicas (más de dos semanas de duración) y recurrentes pueden ser signo de la existencia de otras enfermedades intestinales, diabetes, enfermedades tiroideas y otras afecciones médicas.

El tratamiento de la diarrea consiste, en primer lugar, en detener la estimulación del sistema digestivo; es decir, no ingerir alimento sólido y beber agua a pequeños sorbos y con frecuencia para mantenerse hidratado. No es conveniente empezar a tomar fármacos para detener la diarrea hasta que no hayan pasado seis horas desde la aparición de los síntomas, para con ello darle oportunidad al colon de que se limpie de toxinas. Durante este período, deben evitarse la leche y los alimentos lácticos; la diarrea arrastra del tejido intestinal la enzima que ayuda a digerir el azúcar de la lactosa de los productos lácticos y, en consecuencia, impide que el estómago absorba la lactosa. Las comidas grasas y los fritos prolongan asimismo la diarrea. Hasta que la evacuación recupere la normalidad, lo mejor es seguir una dieta compuesta por alimentos de fácil digestión y altos en carbohidratos como plátano, arroz, patatas hervidas y manzana hervida.

Cuando las heces se presentan de color negro o sanguinolentas es imprescindible solicitar atención médica, así como cuando el dolor abdominal es agudo y no se alivia con nada, cuando el paciente es incapaz de beber líquido para permanecer hidratado o si la diarrea aparece acompañada por fiebre de treinta y ocho grados o más, escalofríos, vómitos persistentes y desvanecimientos. Se aconseja también la valoración del médico cuando la diarrea aguda (es decir, un volumen importante de heces cada par de horas) se prolonga durante más de veinticuatro horas o cuando la diarrea leve dura más de dos semanas. Cuando no aparecen síntomas de gravedad, las diarreas, incluso las provocadas por bacterias, desaparecen por sí solas sin terapia.

Diverticulosis y diverticulitis

La pared del colon está recubierta por capas de músculo que ayudan a empujar las heces a través suyo. Estas capas de músculo refuerzan la pared del colon como un neumático con cadenas. Los divertículos (bolsitas del colon que empujan entre el tejido muscular y que parecen sacos que sobresalen del colon) se forman en puntos debilitados de la pared muscular.

La afección que acompaña la aparición de divertículos se denomina *diverticulosis.* Se trata de un fenómeno normal en pacientes mayores de cuarenta años. La diverticulosis no suele provocar síntomas y se detecta cuando se realiza una exploración del colon por otros motivos, como el diagnóstico precoz de un cáncer de colon. A veces pueden producirse complicaciones, como infección (una afección denominada *diverticulitis*) y hemorragia.

La diverticulitis aparece cuando se bloquea la apertura entre el saco diverticular y el colon, bien sea por una partícula de las heces (una semilla sin digerir o un fragmento de un fruto seco), bien por la inflamación de la boca del divertículo. Esto deja una pequeña parte de las heces emparedada dentro del saco diverticular. Las heces contienen bacterias, que empiezan a crecer y multiplicarse en este espacio confinado, dando como resultado una infección. En el divertículo aumenta la presión, las paredes se inflaman y esta inflamación pueden expandirse a los tejidos adyacentes provocando dolor. El divertículo infectado puede romperse, verter su contenido en la cavidad abdominal y producir un absceso.

Cuando las heces pasan por el colon, el agua se absorbe y las heces se solidifican. Las presiones que se generan en el colon para empujar las heces solidificándose son superiores a las necesarias para mover heces líquidas. Es en estas zonas de alta presión (el final del intestino o colon sigmoide) donde aparecen la mayoría de divertículos.

Síntomas

Los síntomas de la diverticulitis son dolor y aumento de la sensibilidad del cuadrante inferior izquierdo del abdomen, fiebre y cambios en la frecuencia de evacuación intestinal (estreñimiento o diarrea). El médico suele diagnosticar la diverticulitis únicamente en base a los síntomas que sufre el paciente y a los descubrimientos que realiza a lo largo de la exploración física. Los niveles de glóbulos blancos suelen aparecer elevados. La tomografía computarizada puede descubrir signos sugerentes de inflamación en la pared del colon, aunque también es posible que en las primeras fases de una diverticulitis, los resultados de esta prueba aparezcan completamente normales. En pacientes con diverticulitis aguda no es recomendable realizar estudios endoscópicos, como una colonoscopia, por temor a que la presión adicional que se genera en el colon durante la exploración pueda provocar la ruptura del divertículo infectado.

Tratamiento

El tratamiento de la diverticulitis consiste en reposo intestinal, administración de antibióticos adecuados para el tipo de bacteria descubierta en las heces y un control minucioso del paciente. Los casos leves pueden tratarse en casa. El reposo intestinal consiste en seguir una dieta de fácil digestión y que no genere mucha masa fecal (una dieta consistente en líquidos, sopas ligeras y carbohidratos). Se administran analgésicos y las visitas al médico son continuas hasta que se observa una mejoría. Algunos pacientes precisan de administración de líquidos por vía intravenosa que permitan un reposo intestinal completo, administración de antibióticos por vía intravenosa y control hospitalario. La mayoría de los pacientes se recupera sin problemas. Algunos, sin embargo, deben someterse a una intervención quirúrgica que drene un área del absceso o extirpe una parte del colon.

La prevención de la diverticulitis consiste en seguir la dieta rica en fibra que se recomienda a todo el mundo. Una dieta rica en fibra es aquella que incluye cereales y pan integral, fruta y verduras. El consumo regular de fibra y la ingesta correcta de agua producen heces más blandas que el colon transporta con mayor facilidad porque requieren menos presión por parte del final del colon y, por lo tanto, se producen menos problemas con los divertículos. Los pacientes que sufren brotes recurrentes de diverticulitis deben evitar los alimentos que generen pequeñas partículas en las heces, como semillas, frutos secos y palomitas.

Síndrome del intestino irritable

El *síndrome del intestino irritable* está clasificado como un trastorno intestinal funcional. Funcional significa que no existe una anormalidad discernible en la estructura del intestino, sólo que no funciona como es debido. Esta afección aparece en entre el quince y el veinte por ciento de la población adulta, más en mujeres que hombres.

Síntomas

El síndrome del intestino irritable se caracteriza por retortijones de dolor abdominal y se asocia con episodios dolorosos en los que se alternan estreñimiento y diarrea, a menudo acompañados por gases. Ni los sangrados, ni la fiebre, ni la pérdida de peso son síntomas de este síndrome. La comida (comer provoca contracciones reflejas en los intestinos que aumentan con comidas hipercalóricas y con elevado contenido en grasa) y el estrés (que interactúa con la red nerviosa que controla el movimiento intestinal) son los desencadenantes de los episodios.

Un diagnóstico formal de síndrome de intestino irritable exige tres meses de síntomas continuos o recurrentes de dolor abdominal que se alivian con la defecación y que se asocian con un cambio de consistencia de las heces o un cambio de frecuencia de defecación. Deben, además, producirse dos de los siguientes síntomas:

- Alteración de la frecuencia de defecación (más de tres veces al día o menos de tres veces por semana).
- Alteración de la forma de las heces.
- Alteración del pasaje de las heces (prisas, urgencia, evacuación incompleta).
- Defecación con mucosidad.
- Gases abdominales.

Los síntomas del síndrome de intestino irritable se asocian con la motilidad gastrointestinal, es decir, con las contracciones musculares normales de la pared intestinal. Se cree que los pacientes con síndrome de intestino irritable sienten de manera anómala la actividad normal de los intestinos y la perciben como dolorosa. Investigaciones recientes se dedican a estudiar este proceso anormal de las señales que emiten los intestinos y se centran en los receptores de la 5-hidroxitriptamina, que regula las contracciones musculares del sistema digestivo y la activación de las glándulas. Esta investigación tiene como objetivo descubrir nuevas terapias médicas que interactúen en esta área.

Tratamiento

La terapia tradicional de tratamiento del síndrome de intestino irritable consiste en aumentar el contenido en fibra de la dieta, disminuir la grasa de las comidas, disminuir el consumo de calorías concentradas y eliminar el tabaco. Estas medidas acallan con toda seguridad algunos de los síntomas más molestos de este síndrome. La fibra mantiene el intestino distendido y evita la aparición de espasmos. La administración de dosis bajas de amitriptilina, un antiguo antidepresivo, sirve para regular la actividad intestinal de algunos pacientes. Algunos de los antidepresivos de última generación, que apuntan a la serotonina, parecen también aliviar los síntomas de intestino irritable, incluso en pacientes no deprimidos. Estamos tan sólo empezando a comprender la complejidad neurológica, hormonal y química del control de la función intestinal y cómo el mal funcionamiento desemboca en una enfermedad.

Enfermedades inflamatorias del intestino

Las *enfermedades inflamatorias del intestino*, como la *colitis ulcerosa* o la *enfermedad de Crohn*, son afecciones crónicas y reincidentes caracterizadas por la inflamación de la pared intestinal. Se desconocen las causas de estas enfermedades, pero se sabe que los factores ambientales (como organismos infecciosos) y la predisposición genética juegan un papel importante.

En la colitis ulcerosa, aparecen en las paredes del recto y en la parte inferior del colon, pequeñas zonas de inflamación que pueden extenderse progresivamente hacia arriba. En las paredes y en la mucosidad que recubre el colon se desarrollan diminutas heridas abiertas y aparece sangre en las heces. La colitis ulcerosa aparece típicamente en pacientes jóvenes, de edades comprendidas entre los quince y los cuarenta años. Sus síntomas son dolor abdominal, diarrea con sangre, fiebre, cansancio, pérdida del apetito y deshidratación. Ocasionalmente, aparecen involucrados también otros órganos (probablemente a través del sistema inmunitario): piel, articulaciones, vista e hígado. La enfermedad puede oscilar entre leve y severa. Los pacientes con colitis ulcerosa prolongada tienen más riesgo de sufrir cáncer de colon.

La enfermedad de Crohn puede involucrar la totalidad del sistema digestivo, desde la boca hasta el ano. La enfermedad va dando saltos y presenta por ello áreas de intestino no afectado entre áreas de actividad. Los síntomas son dolor abdominal, diarrea persistente y fiebre de décimas, a menudo acompañados por sangrado rectal y pérdida de peso. Mientras que la colitis ulcerosa es una enfermedad inflamatoria superficial, la inflamación de la enfermedad de Crohn es profunda y puede abarcar todo el grosor de la pared que tapiza el sistema digestivo. Esto produce un mayor número de complicaciones en el colon, incluyendo abscesos y fístulas (canales entre el intestino y otros órganos o hacia la piel) o bloqueo intestinal. Pueden también verse afectados otros sistemas del organismo (articulaciones, piel, ojos y riñones).

Diagnóstico

El diagnóstico de las enfermedades inflamatorias del intestino precisa algún tiempo. No existen análisis de sangre que sean concretos para este tipo de enfermedad, de modo que lo único que pueden hacer los médicos es repasar sus sospechas y los síntomas persistentes de los pacientes y evaluar la respuesta a la terapia con el paso del tiempo. El análisis de muestras de heces ayuda a descartar infecciones del colon que podrían aparecer enmascaradas como enfermedades inflamatorias del intestino, así como la exploración del tejido del colon a través de radiografías o endoscopias.

Tratamiento

El tratamiento de las enfermedades inflamatorias de intestino es variado. No existe dieta concreta para pacientes con enfermedades inflamatorias del intestino, a pesar de que algunos notan que determinados alimentos (como los productos lácticos o la fruta y las verduras crudas) agravan sus síntomas. Dependiendo de la sección del sistema digestivo involucrada, el organismo puede verse incapaz de absorber determinadas vitaminas que tienen entonces que administrarse en forma de suplemento. Sin embargo, tampoco se ha demostrado que las grandes dosis de vitaminas sirvan para algo, y lo que sí es evidente es que resultan dañinas. La terapia farmacológica consiste en medicamentos para el tratamiento del dolor y los síntomas de la diarrea, y en disminuir la inflamación o eliminar las reacciones del sistema inmunitario. Cerca del setenta por ciento de los pacientes con enfermedad de Crohn acaban sometiéndose a intervenciones quirúrgicas para solucionar complicaciones como abscesos, perforación u obstrucción, mientras que entre el veinte y el veinticinco por ciento de los pacientes con colitis ulcerosa precisan la extracción del colon para controlar las hemorragias o tratar otras complicaciones.

Hemorroides

Todo el sistema digestivo está recubierto por abundantes vasos sanguíneos. Las *hemorroides* son venas localizadas al final del colon que acaban distendiéndose e inflamándose, en parte debido a la excesiva presión que sufren. Puede ser resultado del estreñimiento, de un embarazo, de permanecer durante mucho tiempo de pie o sentado, o de la obesidad. Defecar con fuerza contribuye también a la aparición de hemorroides. Las hemorroides pueden ser internas (en el interior del canal anal) o externas (sobresaliendo del ano).

Síntomas

Las hemorroides irritadas provocan picores, dolor y malestar. Las complicaciones de las hemorroides son hemorragias y trombosis rectal, en la que se forma un coágulo en el interior de la hemorroide. La hemorragia de una hemorroide aparece en forma de sangre roja que sale por el recto y cuyo rastro se percibe en el papel higiénico o en el asiento del inodoro. La sangre que procede de una parte más interna del colon es de color marrón oscuro o negra, debido a la oxidación de la sangre que producen las bacterias del colon. Una hemorroide con trombosis aparece como una masa firme en el ano tremendamente sensible como resultado de la inflamación que sufre la vena.

Tratamiento

El tratamiento de las hemorroides se inicia con el intento de no empeorarlas y de aliviar los síntomas que provocan. Las heces secas y duras que acompañan el estreñimiento irritan las hemorroides. Tanto para curar como para prevenir la aparición de hemorroides, las heces deberían ser húmedas y blandas, algo que puede conseguirse añadiendo la fibra necesaria a la dieta para crear una masa fibrosa en las heces. La fibra se obtiene a partir de frutas, verduras y cereales o mediante el consumo de suplementos de fibra. La ingesta de fibra debe ir acompañada de líquido. Los ablandadores de heces o los lubricantes (supositorios de glicerina o de aceite mineral) ayudan a que las heces pasen sin forzar. Aplicar hielo en el recto reduce la inflamación, igual que los baños de agua caliente. Existen muchos medicamentos de uso tópico que igualmente alivian los síntomas. Vigile aquellos que contienen anestésicos como la lidocaína, ya que pueden producir alergias por contacto. El médico puede, además, recetarle pomadas esteroides y supositorios que ayudarán a aliviar la inflamación cuando sea necesario. Ocasionalmente, se precisa una intervención quirúrgica para secar las hemorroides con trombosis o extirpar las más problemáticas.

Hernia

El tejido de la cavidad abdominal está reforzado con capas de músculo y tejido conectivo, como un neumático con cadenas. La *hernia* aparece en el momento en que se produce un defecto en la pared abdominal que permite que sobresalga por él el contenido de la cavidad abdominal (grasa, líquido, intestinos, etcétera). La *hernia ventral* es la que aparece en mitad del abdomen entre dos músculos que corren desde el pecho hasta la pelvis. La *hernia umbilical* es la que se produce en el ombligo. La *hernia inguinal* aparece junto a los genitales, en la base del abdomen. En los hombres, la hernia inguinal sigue el canal que originalmente permitió que los testículos (que se desarrollan en el abdomen) descendieran hasta el escroto antes del nacimiento. La *hernia femoral* se produce en el canal por donde los principales vasos sanguíneos y nervios pasan desde el abdomen hacia la pierna.

Síntomas

Las hernias pueden aparecer como un bulto localizado, en forma de dolor o, simplemente, ser detectadas en el transcurso de una exploración rutinaria. Normalmente, son más perceptibles bajo circunstancias que aumenten la presión local, como estando en pie o realizando un estiramiento. Pueden llegar a desaparecer por completo cuando la presión desaparece también, como en el momento de acostarnos. La principal complicación de una hernia es lo que se denomina un *aprisionamiento*. Esto se produce cuando el tejido, como podría ser una vuelta de intestino, se desliza entre la hernia y se queda allí, lo que puede dar como resultado una inflamación o una torcedura lo bastante importante como para impedir el riego sanguíneo al tejido herniado y producir una urgencia médica.

Tratamiento

Las hernias aumentan de tamaño con el tiempo y se intervienen mejor cuando son pequeñas. La decisión de intervenir una hernia se basa en su localización, tamaño, síntomas y en el estado general de salud del paciente.

Cáncer de colon

El *cáncer de colon* es un tipo de cáncer muy común y causa de numerosas muertes. Las probabilidades de desarrollar un cáncer de colon aumentan firmemente con la edad y siguen aumentando incluso después de los ochenta años. El riesgo de sufrir un cáncer de colon a lo largo de la vida es del seis por ciento. El riesgo se dobla si algún miembro de la familia ha sufrido cáncer de colon; si ese familiar lo ha tenido antes de los cincuenta, el riesgo es del veinte por ciento o superior. La supervivencia depende de la detección temprana del cáncer de colon. El noventa y dos por ciento de los pacientes a quienes se les detecta el cáncer de forma temprana y localizada sigue con vida cinco años después. Si la enfermedad se ha difundido a los nódulos linfáticos situados en la vecindad del colon, la tasa de supervivencia cae al sesenta y dos por ciento. Sólo el siete por ciento de los pacientes sigue con vida cinco años después, cuando el cáncer está extendido más allá del abdomen en el momento de ser diagnosticado.

El colon (intestino grueso) es un largo tubo muscular recubierto por una rica membrana de tejido llamado *mucosa.* En la superficie de la mucosa se desarrollan a veces unas protuberancias denominadas *pólipos,* similares a los granos que aparecen en la piel. Los *pólipos hiperplásticos* son pequeños y parecen insignificantes. Los *pólipos adenomatosos* sufren cambios, con el tiempo, que acaban produciendo un cáncer de colon. Se cree que los pólipos adenomatosos tardan entre diez y quince años en desarrollarse y convertirse en cáncer. El objetivo de la prevención del cáncer de colon es detectar y extirpar estos pólipos adenomatosos antes de que se desarrolle el cáncer o se extienda.

Síntomas

El cáncer de colon presenta pocos síntomas antes de llegar a sus últimas fases. Una señal son las heces con sangre, aunque no todos los cánceres sangran. Otros signos son los cambios continuados en los hábitos de evacuación intestinal, diarrea o estreñimiento. Cambios en el tamaño y la consistencia de las heces, dolor abdominal, pérdida de apetito, debilidad o cansancio, anemia y sensación urgente de defecar que no se solventa después de la evacuación.

Los factores de riesgo de cáncer de colon son un anterior cáncer de colon o pólipo adenomatoso, enfermedades intestinales como enfermedad inflamatoria de intestino o poliposis congénita (enfermedad hereditaria en la que los pacientes forman numerosos pólipos a edad muy temprana), historial familiar de cáncer de colon, edad y dieta abundante en carne. El síndrome de intestino irritable no es un factor de riesgo de cáncer de colon. Sin embargo, el noventa y cinco por ciento de los pacientes con cáncer de colon no presentan un factor de riesgo identificado.

Reducción del riesgo

Se han realizado diversas sugerencias para reducir el riesgo de cáncer de colon. La mayoría de dichas sugerencias tienen poca base científica y se basan en la simple observación de grupos grandes de personas con y sin cáncer de colon, estando sujetas, por lo tanto, a todas las desviaciones que afectan a ese tipo de estudios.

- **Mejore su dieta.** Siga una dieta menos grasa y con menos carne roja. Plantéese tomar un suplemento dietético con elevado contenido en fibra con antioxidantes, como ácido fólico, calcio y vitaminas C, E y B.
- **Beba menos alcohol.** Según un estudio llevado a cabo por Harvard, los hombres que beben dos o más copas al día, doblan su tasa de cáncer de colon.
- **Tome a diario aspirina o medicamentos antiinflamatorios.** La aspirina o los fármacos antiinflamatorios bloquean la acción de unos elementos químicos llamados prostaglandinas, que pueden tener cierto papel en la transición de los pólipos adenomatosos hacia el cáncer.
- **Tome estrógenos después de la menopausia.** Estudios de observación muestran una reducción de cáncer de colon entre el treinta y el cincuenta por ciento en las mujeres posmenopáusicas que toman estrógenos. Estudios científicos más recientes y mejor elaborados confirman el beneficio.
- **Sea una persona físicamente activa.** El ejercicio regular acelera el paso de los desechos por el colon, dando como resultado un tiempo inferior de contacto entre las sustancias que provocan el cáncer y el tejido del colon. Estudios realizados con personas deportistas muestran una reducción del cincuenta por ciento en la edad de incidencia esperada de cáncer de colon.
- **No fume.** Los carcinógenos del tabaco llegan al colon a través de la sangre y los estudios sugieren una tasa de cáncer de colon más elevada entre fumadores.

Puede que estos consejos de prevención le resulten de utilidad, pero la prevención de fallecimientos por cáncer de colon exige una búsqueda regular y sistemática de la enfermedad. Como este diagnóstico precoz implica la detección y extracción de los pólipos intestinales que podrían convertirse en cáncer, el cáncer de colon es una de las pocas enfermedades en las que la valoración puede tanto detectar como prevenir el cáncer. La mayoría de los pacientes que se someten a pruebas de detección y de seguimiento de los resultados, eliminan prácticamente su probabilidad de morir debido a ese cáncer.

Pruebas de detección precoz

- **La exploración digital rectal.** En esta prueba, realizada durante una exploración de próstata o una exploración pélvica, el médico utiliza el dedo, enfundado en un guante, para palpar anormalidades en el ano y el recto y obtener una puesta de heces para analizar. Las masas o las anormalidades que el dedo puede alcanzar, como el cáncer anorectal, se identifican al tacto.

- **Prueba de sangre oculta en heces (prueba de Guaiac).** Hay cánceres de colon y pólipos que sangran y que provocan pequeñas cantidades de sangre en las heces que no se observan a simple vista pero que pueden detectarse químicamente. Para realizar esta prueba es necesario recoger muestras de tres evacuaciones intestinales del paciente que se analizan químicamente en la consulta en busca de presencia de sangre. Se trata de una prueba relativamente barata y sencilla que debería realizarse anualmente a partir de los cincuenta años de edad. Algunas sustancias, sin embargo, pueden provocar resultados falsos: una ingesta de vitamina C superior a doscientos cincuenta miligramos diarios interfiere la química de la prueba y puede hacer pasar por alto la presencia de sangre. Determinadas sustancias pueden aparecer como sangre y no serlo. Cantidades importantes consumidas de carne roja, nabos, rábanos o melón pueden falsear el análisis. También puede producirse contaminación por parte de sangre procedente de otras fuentes, como la menstruación. Para maximizar la efectividad de la prueba, siga las instrucciones con detalle al efectuar la recogida de las muestras. Sólo la utilización de la prueba de las heces, sin otras pruebas adicionales de valoración, disminuye entre un treinta y tres y un cuarenta por ciento la mortalidad ocasionada por el cáncer colorectal.
- **Sigmoidoscopia flexible.** Esta prueba se realiza en la consulta del médico, quien utiliza un fibroscopio flexible para explorar el recto y la mayoría del lado izquierdo del colon en busca de pólipos y otras anormalidades. La sigmoidoscopia flexible alcanza sólo un tercio del colon y para una penetración más profunda se precisa sedar al paciente para controlar el dolor. Si en el transcurso de esta limitada exploración se visualizan anormalidades, el médico puede decidir entre obtener una biopsia o remitir al paciente para la realización de una colonoscopia completa y biopsias. La preparación para realizar la sigmoidoscopia flexible es sencilla: una cena ligera la noche anterior y enemas de limpieza durante las horas previas a la realización de la exploración. No es necesaria sedación. Según mi experiencia, en el transcurso de la exploración los pacientes perciben únicamente ligeras molestias o gases. Un estudio reciente demostraba que la combinación de la prueba de sangre oculta en heces y la sigmoidoscopia identificaron el setenta y seis por ciento de los cánceres de colon descubiertos en una colonoscopia simultánea.
- **Colonoscopia.** En resumen, la colonoscopia se realiza con un sigmoidoscopio más grande y más complejo que tiene la longitud suficiente como para explorar la totalidad del colon. El aparato dispone, además, de las herramientas necesarias para extraer pólipos de tamaño mayor. Esta prueba la realiza un médico especialista y permite una exploración más detallada del colon. Por motivos anatómicos, no siempre es posible introducir la totalidad del colonoscopio en el colon; estudios llevados a cabo por Harvard muestran que las limitaciones técnicas que impiden ver todas las partes del colon hacen que en un quince por ciento de las ocasiones se pasen por alto pólipos de tamaño inferior a un centímetro. La colonoscopia precisa también mayor preparación (normalmente un día entero de laxantes fuertes para limpiar el colon de todo su contenido). Debido a las molestias que provoca esta profunda exploración, es necesario administrar sedación intravenosa y analgésicos, y la prueba se realiza en el hospital o en un centro especializado. El riesgo de complicaciones es también superior: la tasa de perforación de colon por colonoscopia se sitúa entre el uno y el ocho por mil, aumentando a entre el diez y el veinte por mil cuando a la exploración se le suma la extirpación de un pólipo. (El riesgo es cerca del uno por diez mil en el caso de la sigmoidoscopia.)

Otras pruebas, menos comunes, son:

- **Enema de bario.** En esta prueba con rayos X, se utilizan laxantes para limpiar por completo el colon de heces. A través del recto, y en forma de enema, se introduce en el colon bario líquido y luego se infla el colon con aire. Se toman entonces imágenes de la cubierta de bario sobre la pared del colon. En un estudio aparecido en *New England Journal of Medicine* en junio de 2000, se demostraba que los enemas de bario no detectaban el cincuenta por ciento de pólipos de un centímetro de tamaño o menores. Los enemas de bario tienen un uso limitado para diagnosticar el cáncer colorectal. La preparación es la misma que para la colonoscopia y es una prueba que acarrea bastante malestar. Los enemas de bario resultan a veces útiles para examinar aquellas partes del colon que no se han alcanzado mediante la exploración con sigmoidoscopio.
- **Colonoscopia virtual.** Es comprensible que mis pacientes no cesen de preguntarme sobre pruebas de detección precoz del cáncer de colon que no requieran colonoscopia. Se trata de técnicas que en estos momentos están en fase de investigación y que no están todavía disponibles. Las técnicas más comunes son las que utilizan un escáner. Para realizarlas, primero es necesario limpiar totalmente el colon con la ayuda de laxantes. Después se administra medicación para paralizar temporalmente el colon y detener las contracciones. Entonces el colon se llena de aire y un escáner equipado con un paquete de software especial toma radiografías del colon; el programa de ordenador utiliza estos rayos X para reconstruir una imagen tridimensional del colon. Desgraciadamente, la resolución de los programas actualmente disponibles es poco mejor que la del enema de bario y pasa por alto las lesiones de un centímetro o de tamaños inferiores. Las áreas de anormalidad detectadas requieren la práctica de una colonoscopia para posterior valoración.

Mis pacientes tienden cada vez más a solicitar una colonoscopia detallada antes que la sigmoidoscopia flexible. ¿Qué prueba les recomiendo? Sigo las directrices actuales recomendadas por la American Cancer Society, la American Gastroenterology Society y la United States Preventive Services Task Force:

- Exploración digital rectal anual, más una de las siguientes pruebas:
  - Prueba anual de sangre oculta en heces más sigmoidoscopia flexible cada cinco años, o
  - Colonoscopia completa a los cincuenta años de edad, y cada diez años si el resultado es normal.
- Los pacientes con elevado riesgo de cáncer por historial familiar o historial personal de pólipos previos requieren una consideración especial en la valoración y deberían discutir sus circunstancias particulares con su médico. Los pacientes con historial familiar deberían iniciar las valoraciones al menos diez años antes de la edad en la que el miembro más joven de la familia fue diagnosticado de cáncer colorectal.

Las recomendaciones de pruebas de diagnóstico precoz de la U.S. Preventive Services Task Force fueron publicados en el número de julio de 2002 de *Annals of Internal Medicine.* Estas recomendaciones validan más aun la aceptabilidad tanto de la sigmoidoscopia flexible combinada con la prueba de sangre oculta en heces, como de la colonoscopia completa. En el resumen de recomendación, el autor afirma: «No queda claro si la mayor exactitud de la colonoscopia comparada con los métodos de diagnóstico alternativos [...] superan las complicaciones adicionales de la prueba, inconvenientes y costes».

24

El sistema urinario

En resumen, el sistema urinario sirve para limpiar la sangre de productos de desecho, almacenando y reprocesando estos productos de desecho hasta que el organismo considera conveniente expulsarlos.

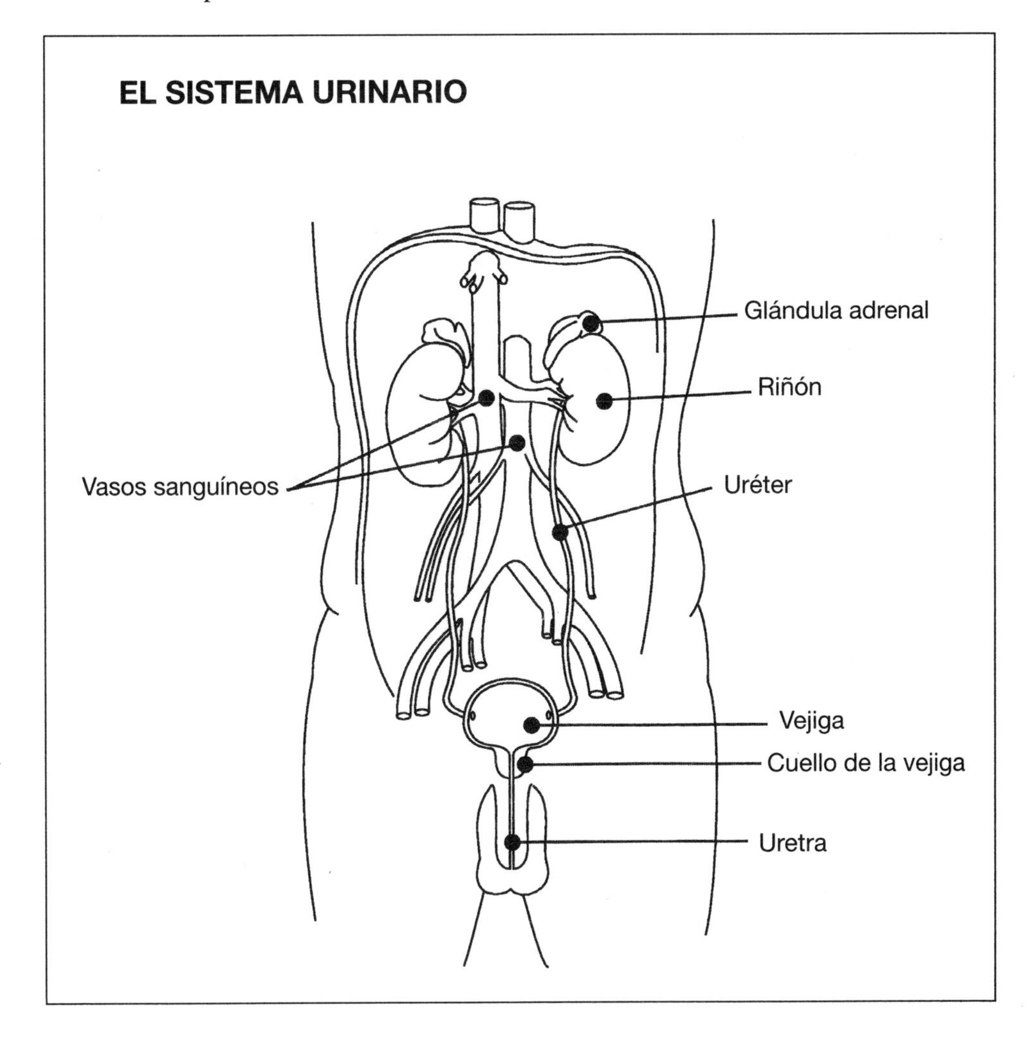

Los riñones son un par de filtros situados en la parte trasera superior del abdomen. Reciben un flujo continuo de sangre a partir de ramificaciones que parten de la aorta, la mayor arteria del corazón. Esta sangre pasa a través de unas unidades de filtraje diminutas denominadas *glomérulos,* que separan los glóbulos y los componentes de mayor tamaño de la sangre (como las proteínas) de la parte líquida de la sangre, el plasma. Inicialmente, este líquido filtrado contiene tanto componentes que el organismo desea como productos de desecho que no quiere. Este líquido filtrado pasa entonces a través de un conducto largo, recubierto por estructuras especializadas que siguen procesando el líquido transfiriendo las sustancias deseadas (determinadas sales, azúcares y agua) al organismo y segregando productos de desecho adicionales que se suman al líquido filtrado. El resultado es la orina.

Cuando los riñones han procesado la orina, ésta pasa a la *vejiga,* (un tanque de depósito musculoso donde se guarda la orina hasta el momento de ser eliminada) a través de dos largos conductos denominados uréteres. Los músculos de la vejiga se estiran a medida que la vejiga se llena y se contraen para generar una fuerza cuando toca eliminarla.

El cuello de la vejiga es una zona especial situada en la base de la vejiga y que rodea la *uretra,* el canal de salida. Los músculos que rodean el cuello de la vejiga pueden contraerse, sellando la salida de la vejiga y evitando vertidos, o relajarse para permitir la emisión de orina. Para orinar, los músculos de la vejiga deben contraerse mientras los músculos del cuello de la vejiga se relajan. Para guardar el contenido, los músculos de la vejiga deben relajarse mientras los músculos del cuello de la vejiga se contraen.

La uretra, el conducto que sale de la vejiga y transporta la orina hacia el exterior del cuerpo, atraviesa los músculos del suelo pélvico. Estos músculos se controlan a voluntad y pueden pinzar la uretra, actuando, cuando tenemos una necesidad intensa de orinar, a modo de llave de paso mientras no llegamos hasta el baño.

En las mujeres, la uretra es un conducto relativamente corto que va desde la vejiga hasta la vagina. Su salud y capacidad de soporte depende del estado de los tejidos adyacentes que a su vez son dependientes de los estrógenos. En los hombres, la uretra pasa por el centro de la glándula prostática y al salir de la vejiga se une a dos conductos procedentes de ambos testículos. A partir de ahí, la uretra atraviesa los músculos del suelo pélvico y se dirige hacia el pene.

En este capítulo discutiremos los retos más comunes que afrontan la estructura y la función del sistema urinario: infecciones del tracto urinario, cistitis intersticial, imposibilidad de retener la orina (incontinencia), piedras en el riñón y enfermedades de transmisión sexual e infecciones genitourinarias (herpes, vaginitis, uretritis, verrugas genitales, clamidia y enfermedad inflamatoria pélvica).

Infecciones del tracto urinario

Las infecciones del tracto urinario se producen cuando se introducen bacterias en la orina, normalmente estéril, a través de la abertura de la uretra. Esto sucede con mayor frecuencia en mujeres que en hombres porque la uretra de las mujeres es más corta. El riesgo de contraer una infección del tracto urinario se correlaciona con diversos factores. Los factores locales son los que determinan cuántas bacterias se introducen en la uretra. En la mujer sana, el tejido vaginal es grueso y húmedo y está colonizado por unas bacterias útiles denominadas *lactobacilos*. Estas bacterias producen sustancias que disminuyen el pH de la vagina, lo que impide el crecimiento de otras bacterias dañinas. Esta protección natural queda interrumpida por el uso prolongado de antibióticos (que matan los lactobacilos), la pérdida de estrógenos que acarrea la menopausia (que produce un tejido vaginal más fino y seco), traumatismos locales que pueda recibir la uretra (actividad sexual o diafragmas), productos químicos (duchas y espermicidas), otras causas de inflamación local (infecciones vaginales y enfermedades de transmisión sexual) o una cantidad excesiva de bacterias (restos fecales por incontinencia o limpiarse de «atrás hacia adelante»).

El funcionamiento de la vejiga determina también el riesgo de infección. En la vejiga entran normalmente bacterias. Si la vejiga es capaz de drenarse rápidamente y por completo, las bacterias presentes son expulsadas antes de que puedan multiplicarse y establecer una infección. El drenaje de la vejiga, sin embargo, puede verse interrumpido cuando la uretra se estrecha o cuando la vejiga no funciona como debería. La uretra puede ser estrecha de nacimiento (una causa de infección de vejiga infantil) o resultar dañada por infecciones previas o procedimientos aplicados a ella. La glándula prostática puede llegar a aumentar de tamaño lo bastante como para provocar un pinzamiento de la uretra cuando pasa por ella, restringiendo de este modo el paso del líquido y aumentando el riesgo de infección. En algunos casos, es la misma vejiga la que no funciona como debería. La vejiga puede perder tono muscular o coordinación y no vaciarse por completo en cada contracción que realiza. Esto deja en la vejiga un residuo de orina estancada que ofrece a todas las bacterias presentes la posibilidad de multiplicarse y provocar una infección. Ignorar la necesidad de orinar y aguantarse puede dañar también el funcionamiento de la vejiga y provocar infecciones.

Algunas bacterias se muestran más agresivas que otras en cuanto a provocar infecciones de vejiga. Poseen características especiales que les permiten fijarse al tejido de la uretra y la vejiga y no se eliminan fácilmente al orinar.

Síntomas

Los síntomas de una infección del tracto urinario son:

- Aumento del número de veces que se va a orinar, incluyendo por la noche.
- Urgencia para ir a orinar («¡Tengo que orinar ya!»).
- Dolor en el momento de orinar, tanto sensación de ardor en la abertura uretral como dolores abdominales debido a los espasmos de la vejiga.
- Incontinencia.
- Alteraciones en el olor de la orina.
- Orina espesa o con alteraciones de color.
- Fiebre, escalofríos y signos de malestar generalizado.
- Dolor lumbar y lateral en las infecciones renales.

No todas las infecciones de vejiga son sintomáticas. Las infecciones asintomáticas se descubren en el transcurso de un análisis de orina. La mayoría de las investigaciones sugieren que estas infecciones de vejiga asintomáticas no se relacionan con problemas de salud y, en consecuencia, no requieren tratamiento. Las excepciones a esta regla son las mujeres embarazadas, en las que el veinticinco por ciento de las infecciones de vejiga avanzan hasta convertirse en infecciones de riñón, pacientes a punto de someterse a una intervención quirúrgica del tracto urinario, y algunos pacientes con problemas de defensas inmunitarias.

Decisiones de tratamiento

La decisión de tratar a un paciente que sufre una infección de vejiga se basa principalmente en los síntomas que sugieren dicha infección y en los resultados del análisis de orina con tira reactiva que se realiza en la consulta. Este análisis consiste en introducir una tira de papel con reactivos químicos en una muestra de orina del paciente. En cuestión de minutos, los distintos reactivos sufren un cambio de color en el caso de detectarse anormalidades en la orina como presencia de proteínas, glóbulos blancos o glóbulos rojos, que pueden indicar una infección. Además de esta prueba química, también es posible centrifugar una muestra de orina de modo que se concentren las células y puedan así examinarse en el microscopio en busca de una infección. Muchos antibióticos alcanzan en la vejiga altos niveles de concentración; las infecciones más sencillas se tratan con terapia de antibióticos de entre tres y cinco días de duración. Esta infección común no precisa la realización de un cultivo de orina, una prueba en la que la orina se remite al laboratorio de microbiología para examinar la presencia de bacterias.

Existen múltiples excepciones a este tratamiento sencillo. Los siguientes casos exigen una evaluación más detallada y terapias prolongadas:

- Personas con anomalías estructurales o funcionamiento anormal del tracto urinario.
- Personas con infecciones recurrentes.
- Personas que sufren fiebre, escalofríos y dolor en el costado (indicación de que está involucrado también el tracto urinario superior).
- Personas que han seguido recientemente un tratamiento con antibióticos y que pueden tener alterada la flora bacteriana.
- Todos los hombres con infecciones (debido a sus diferencias anatómicas).
- Pacientes que no responden al tratamiento sencillo inicial.

Cuando una mujer sufre más de tres infecciones de vejiga en un período de doce meses, o cuando un hombre sufre más de una, es necesario llevar a cabo una valoración que busque la razón oculta de todo ello. El médico iniciará su evaluación mediante la redacción detallada del historial y una exploración concienzuda y podrá remitir al paciente al urólogo para evaluar la anatomía y el funcionamiento del tracto urinario. Las alternativas de tratamiento variarán dependiendo del problema de origen descubierto. Las técnicas más comunes para ayudar a las personas que sufren infecciones con frecuencia son la utilización de una dosis única de antibióticos después de la actividad sexual, antibióticos diarios a modo de prevención, o la utilización de una terapia que el paciente, bajo la supervisión del médico y después de recibir la formación adecuada, iniciará por su propia cuenta cuando note la aparición de los síntomas.

Prevención

La prevención de las infecciones del tracto urinario consiste en disminuir la cantidad de bacterias que se introducen en el tracto urinario y mejorar el flujo de orina y la eliminación de las bacterias presentes. Evitar el uso innecesario de antibióticos ayuda a mantener la población normal de lactobacilos vaginales y a limitar la presencia de bacterias menos deseables. Las mujeres deben mantener la salud vaginal utilizando estrógenos después de la menopausia, evitando productos químicos como los de las duchas vaginales y los espermicidas, y limpiándose de delante hacia atrás después de ir al baño para disminuir el número de bacterias fecales que entren en la vagina. Las mujeres pueden también disminuir los traumatismos que sufre la uretra lubricando adecuadamente la vagina para la penetración. Tanto hombres como mujeres pueden disfrutar de un flujo urinario saludable si beben mucho líquido y orinando siempre que sientan la necesidad.

Cistitis intersticial

Los síntomas de las infecciones recurrentes de vejiga pueden confundirse con una afección menos común denominada *cistitis intersticial*, un trastorno inflamatorio crónico de la vejiga. Los síntomas de la cistitis intersticial son dolor recurrente en la vejiga o zonas adyacentes que puede ir desde leve a agudo, necesidad urgente de orinar y necesidad de orinar con frecuencia. El noventa por ciento de los pacientes con esta enfermedad son mujeres. A pesar de sus síntomas, pruebas médicas repetidas no dan muestras de infecciones de vejiga en pacientes con cistitis intersticial y no responden a la terapia con antibióticos.

Diagnóstico

Las pruebas básicas a las que se someten los pacientes con sospecha de cistitis intersticial son examen de muestras de orina, cultivos de orina y cistoscopia. En la cistoscopia, el médico inserta un tubo flexible del diámetro de un lápiz en la vejiga del paciente anestesiado. El cistoscopio lleva una luz y unas lentes para poder examinar el interior de la vejiga, instrumentos para obtener biopsias de las paredes de la vejiga y un canal para instilar líquido en la vejiga para distenderla y determinar su capacidad.

El diagnóstico de la cistitis intersticial requiere:

- Síntomas recurrentes de necesidad urgente de orinar y dolor de vejiga.
- Evidencia cistoscópica de inflamación de la pared de la vejiga.
- Ausencia de infección de otras enfermedades que puedan provocar los síntomas.

El tratamiento de la cistitis intersticial se ve obstaculizado por una falta de conocimiento con respecto a su causa. La mayoría de investigadores cree que lo que en este momento se diagnostica como cistitis intersticial no es sino varias enfermedades con características similares. Y esta conclusión es resultado de la tremenda variabilidad vista en cómo los pacientes responden a las distintas alternativas de tratamiento.

Alternativas de tratamiento

Las alternativas de tratamiento de la cistitis intersticial son:

- **Distensión de la vejiga.** Muchos pacientes mejoran después de la evaluación de diagnóstico inicial en la que la vejiga se distiende para realizar la cistoscopia. La distensión periódica de la vejiga, bajo anestesia, ayuda a algunos pacientes.
- **Instilación de la vejiga.** Es posible limpiar periódicamente la vejiga con elementos químicos para aliviar los síntomas. Normalmente se inyecta semanalmente, a través de un catéter, DMSO (dimetil sulfóxido) durante un período que oscila entre las seis y las ocho semanas.

- **Medicación oral.** El fármaco recomendado, pentosan polifosfato sódico, se toma tres veces diarias. La tasa de respuesta a este medicamento es del treinta y ocho por ciento, aunque puede requerir hasta seis meses para conseguir el máximo beneficio.
- **Analgésicos.** Los analgésicos, incluyendo la aspirina, el ibuprofeno y otros fármacos con receta, alivian a algunos pacientes. Los antidepresivos, que parecen interferir la transmisión de las señales de dolor a las fibras nerviosas menores, ayudan también a algunos pacientes.
- **Dieta.** Algunos pacientes comentan los beneficios de los cambios dietéticos que eliminan determinadas sustancias, principalmente el alcohol, las especias, el chocolate y otras fuentes de cafeína, alimentos ácidos como los tomates y las frutas cítricas, y edulcorantes artificiales. La eliminación del tabaco da también buenos resultados.
- **Cirugía.** Cuando todo falla, existen diversas técnicas quirúrgicas susceptibles de aliviar el dolor de los pacientes que sufren cistitis intersticial. Los resultados son a menudo impredecibles.

Incontinencia

La *incontinencia urinaria* se define como una pérdida involuntaria de orina lo suficientemente grande como para convertirse en un problema para el paciente. El ochenta y cinco por ciento de la incontinencia la sufren mujeres porque la uretra femenina es más corta, por el traumatismo pélvico que supone tener hijos y por la pérdida de soporte vaginal que puede producirse después de la menopausia. La incontinencia puede resultar embarazosa, interferir el sueño, los viajes, la realización de actividades físicas y la voluntad de participar en funciones sociales. Puede interferir significativamente con aspectos que proporcionan calidad de vida. El problema de la incontinencia tiene, además, una perspectiva médica: la orina es ácida y resulta muy cáustica para la piel.

Síntomas

Existen tres tipos básicos de incontinencia, a pesar de que muchos pacientes presentan una mezcla de los tres:

- *Incontinencia por urgencia,* caracterizada por una necesidad repentina de orinar debida al exceso de actividad o al espasmo de los músculos de la vejiga. Los pacientes sufren incontinencia si no pueden ir al baño rápidamente. Normalmente van repetidas veces durante el día y la noche en los momentos más inesperados y poco convenientes. La vejiga es excesivamente sensible a la estimulación química; la ingesta de bebidas con cafeína produce una necesidad de orinar desproporcionada a la cantidad de líquido consumido.
- *Incontinencia por estrés,* caracterizada por el goteo involuntario de la vejiga como reacción a la presión física que ejerce la tos, un estornudo o un esfuerzo. Cuando la vejiga está llena, los pacientes pueden experimentar incontinencia en el momento de levantarse de la cama o de una silla, o cuando hacen algún tipo de ejercicio. Deben orinar con frecuencia para evitar accidentes. La incontinencia por estrés suele ser resultado del debilitamiento de los músculos del suelo pélvico, que ofrecen poco soporte.

- *Incontinencia por sobrecarga,* que aparece cuando la vejiga está demasiado llena. Puede ser resultado de problemas neurológicos que impiden orinar, de unos músculos de la vejiga debilitados o excesivamente distendidos o de una obstrucción de la salida de la vejiga provocada por una próstata que ha aumentado de tamaño o un estrechamiento anormal de la uretra. Típicamente, los pacientes orinan muy despacio y están mucho rato haciéndolo. La vejiga se vacía en pequeñas cantidades, nunca parece vacía y se tienen prisas sin resultados. Los pacientes tienen ganas de orinar a menudo durante la noche.

Son muchos los factores que aumentan el riesgo de incontinencia. Los impedimentos físicos que sufren los ancianos y los discapacitados pueden interferir su capacidad de respuesta a las urgencias de la vejiga. Los embarazos, los traumatismos del parto y la falta de soporte vaginal generan problemas especiales en las mujeres. La demencia y otros factores cognitivos pueden disminuir la percepción de la necesidad de orinar. El tabaco, la diabetes, la hipertensión, los problemas de colesterol y las enfermedades neurológicas afectan a los nervios menores que controlan la función muscular de la vejiga.

Tratamiento

El tratamiento de la incontinencia incluye terapia tanto médica como de comportamiento.

- **Limite el consumo de líquidos.** Una recomendación común para controlar la incontinencia es limitar la cantidad de líquido consumido: la teoría de «cuanto menos entra, menos sale». Mientras que se trata de una técnica efectiva, muchos de los pacientes que sufren incontinencia son personas mayores que sufren de por sí riesgo de deshidratación. Excepto en el caso de ocasiones sociales especiales, no suelo recomendar a mis pacientes que limiten el consumo de líquidos.
- **Evite productos alimenticios que tiendan a estimular el funcionamiento de la vejiga.** Se trata de evitar bebidas con cafeína y carbonatadas, alcohol, zumos de frutas cítricas, comidas picantes y edulcorantes artificiales.
- **Orine en intervalos rutinarios.** No espere a que sea la vejiga quien dé la señal de orinar.
- **Pierda peso.** El exceso de grasa abdominal ejerce más presión externa sobre la vejiga y aumenta la probabilidad de sufrir pérdidas.
- **Rellene la vagina mediante terapia hormonal sustitutiva sistémica o tópica.** Con la pérdida de producción de estrógenos que se produce con la llegada de la menopausia, el tejido de la base de la vejiga, que depende de la producción de estrógenos, se encoge un tercio o más. La terapia hormonal sustitutiva por vía tópica aplicada en la base de la vejiga es efectiva en mujeres posmenopáusicas con tejido vaginal fino, aunque suele necesitar meses para que la mejora del control de la vejiga sea perceptible.
- **Refuerce la musculatura pélvica.** El ejercicio destinado a fortalecer los músculos del suelo pélvico (los denominados ejercicios de Kegel) resulta efectivo para controlar la incontinencia por estrés. Los estudios demuestran que el ochenta por ciento de las pacientes con incontinencia urinaria por estrés mejoran después de ocho semanas de poner en práctica esta terapia de comportamiento. Los ejercicios consisten en lo siguiente:

¿Qué son los ejercicios de Kegel y cómo se realizan?

Los *ejercicios de Kegel* son una técnica utilizada para fortalecer los músculos que soportan la pelvis. Unos músculos del suelo pélvico fuertes ayudan a controlar la incontinencia urinaria por estrés. Realice los ejercicios tal y como sigue:

1. Identifique los músculos:
   a. Siéntese en el baño y empiece a orinar.
   b. Intente detener el flujo de orina a medias contrayendo los músculos del suelo pélvico.
2. Cuanto tenga identificados los músculos, contráigalos cuando no esté orinando. Mantenga la contracción durante diez segundos.
3. Repita el ejercicio varias veces, aprendiendo a contraer los músculos sin tensar la pared abdominal.

Realice los ejercicios tres veces al día, quince contracciones cada vez, y en posturas distintas (de pie, sentada o acostada).

- **En caso de sufrir incontinencia por urgencia, practique el control del reflejo.** El entrenamiento de respuesta a la sensación de urgencia emplea un método similar para los que sufren de incontinencia por urgencia. En el momento en que se siente la urgencia de orinar, el paciente debe practicar para controlar el reflejo deteniéndose, relajándose y luego realizando los ejercicios de reforzamiento del suelo pélvico que acabábamos de describir. Todo ello antes de dirigirse al baño. Psicológicamente, si los músculos voluntarios del suelo pélvico se contraen a la primera señal de urgencia de la vejiga, se inician una serie de bucles neurológicos que impiden la contracción del músculo liso de la vejiga y detienen temporalmente la urgencia de orinar.
- **Tome medicamentos para controlar las contracciones.** Existen medicamentos para controlar las contracciones de la vejiga y del cuello de la vejiga. Los distintos receptores de estas zonas de músculo se estimulan mediante paquetes químicos liberados por terminaciones nerviosas locales que producen contracción muscular o bien relajación. Estos receptores pueden ser estimulados también mediante medicamentos. Desgraciadamente, dichos receptores están asimismo presentes en otras partes del cuerpo y los medicamentos que afectan a los que se localizan en la vejiga estimulan también los de otras partes, dando como resultado efectos secundarios como sequedad de boca, estreñimiento, visión borrosa, sequedad en los ojos y confusión. Los nuevos fármacos son cada vez más selectivos y se dirigen a los receptores concretos de la vejiga, prometiendo escasos efectos secundarios.

  Una técnica extrema consiste en utilizar medicación para intentar detener todo el flujo de orina de la vejiga, para que de este modo el paciente contenga la orina pero sea necesario insertarle varias veces al día un catéter para drenar la vejiga. Los efectos secundarios de la medicación suelen limitar la aplicación de este tipo de práctica.
- **Plantéese la cirugía.** Las técnicas quirúrgicas, incluyendo las inyecciones de colágeno y la intervención de los tejidos que soportan la vejiga, resultan efectivas para algunos casos.

Piedras en el riñón

Las *piedras en el riñón,* la formación de un exceso de calcio y otros minerales en los riñones, se producen en un tres por ciento de la población en algún momento de su vida. En cuanto el paciente expulsa la piedra, existe un quince por ciento de probabilidades de que en un año expulse otra piedra, un treinta y cinco por ciento de que lo haga en el transcurso de los cinco años siguientes y cerca de un cincuenta por ciento de que suceda en los siguientes diez años.

Síntomas

El dolor que produce una piedra en el riñón no es sutil. Normalmente se presenta como un dolor repentino y muy agudo localizado en un lado del abdomen. El dolor se produce cuando la piedra, que se ha formado en los espacios líquidos grandes del riñón, intenta abrirse paso por la pequeña uretra en dirección a la vejiga. La localización del dolor se correlaciona con el lugar donde la piedra se queda atascada. Si esto sucede en el tramo superior, cerca del riñón, el dolor se produce en el costado. Si la piedra ha conseguido bajar y ha conseguido acercarse a la vejiga antes de quedarse atascada, el dolor es en la parte inferior del abdomen o en la ingle y puede confundirse con otros tipos de dolor abdominal, como el provocado por la apendicitis. Este dolor agudo suele presentarse acompañado de náuseas, vómitos y sudoración. Los pacientes con piedras renales sintomáticas precisan atención médica urgente debido a la severidad de sus síntomas.

Tratamiento

El principal objetivo de la terapia médica es llevar a cabo el diagnóstico adecuado y proporcionar un alivio rápido y efectivo del dolor. El diagnóstico de la existencia de una piedra en el riñón suele realizarse a partir del historial relatado por el paciente y por la detección de presencia de sangre en la orina. Además de examinar la orina, puede que una radiografía abdominal muestre la localización y el tamaño de la piedra. Se da el caso, entre el setenta y el noventa por ciento de los pacientes (sobre todo aquellos con piedras de cinco milímetros o más pequeñas), que la piedra acaba descendiendo por su propia cuenta y la terapia consiste en ayudar a controlar el dolor y las náuseas.

Otras pruebas a realizar son la *pielografía intravenosa* y la *tomografía computarizada espiral.* La pielografía utiliza un material de contraste que se inyecta en la vena y que luego filtra el riñón. Se toman entonces radiografías que detectan el material de contraste cuando forma una silueta del riñón y su sistema de recogida de orina, mostrando normalmente el nivel de obstrucción provocado por la piedra (en la zona de uretra que queda por debajo de la piedra no se visualiza el contraste). La tomografía computarizada espiral utiliza un escáner muy rápido para tomar una serie de radiografías transversales del abdomen que permiten al radiólogo seguir los uréteres a partir de los riñones y observar si se encuentran dilatados o bloqueados.

Ya que la mayoría de piedras pasan espontáneamente, son muchos los pacientes que pueden controlarse sin necesidad de hospitalización. Para aliviar el dolor se administran narcóticos, fármacos para aliviar las náuseas y se instruye al paciente para que beba mucho líquido. El paciente recibe un recipiente donde orinar para, de este modo, poder recuperar la piedra y analizarla. Los pacientes que experimentan dolores muy agudos y náuseas que no responden a la terapia, o que presentan una piedra obstructiva complicada con una infección del tracto urinario, ingresan en el hospital. Si la orina está infectada y no puede expulsarse, puede producirse una infección renal que destruya rápidamente los riñones o que se extienda por la sangre (es lo que se denomina *sepsis*).

Los pacientes que no pueden expulsar las piedras disponen de diversas alternativas terapéuticas. La *litotricia* se sirve de ondas ultrasónicas para desintegrar las piedras de mayor tamaño y convertirlas en pedazos más pequeños y más fáciles de expulsar. Los urólogos realizan la *cistoscopia,* una intervención quirúrgica con el paciente anestesiado en el curso de la cual se inserta en la uretra un tubo flexible de fibra óptica que llega hasta la vejiga. A través del cistoscopio pueden insertarse dispositivos especiales (cestas y probetas) para romper, recoger y retirar las piedras. Por el mismo método, pueden colocarse también unos tubitos metálicos, denominados *espirales,* que abran el bloqueo y permitan la expulsión de la orina para proteger el riñón y ganar tiempo hasta llegar a controlar la piedra.

¿Por qué se forman piedras en el riñón?

Existen diversas teorías sobre la formación de piedras en el riñón. La orina contiene concentraciones elevadas de determinados elementos químicos, como el oxalato de calcio y el ácido úrico. Igual que en el experimento que hacíamos de pequeños en el que añadíamos azúcar al agua hasta que se quedaba sobresaturada y aparecían cristales, también es posible que se formen cristales en la orina cuando estos productos químicos se concentran. Cuando los cristales empiezan a formarse, su superficie atrae a más productos químicos, que cristalizan a su vez, hasta acabar formando la más dolorosa de las piedras, la piedra renal. La teoría sostiene que debido al escaso consumo de líquido, a factores dietéticos o a cambios heredados sobre cómo el riñón maneja estas sustancias, la concentración crece hasta exceder la cantidad que la solución es capaz de albergar, y se inicia entonces la cristalización.

La orina contiene, además, sustancias que impiden la formación de piedras, como el magnesio, el citrato y determinadas proteínas. Algunos pacientes que forman piedras lo hacen porque no poseen las cantidades adecuadas de estas sustancias. Además, la capacidad de un elemento químico de permanecer en solución depende del pH (estado ácido-base) de dicha solución. Los pacientes con niveles de pH en orina anormales, bien debido a defectos renales, infecciones del tracto urinario o efectos secundarios de medicamentos, tienen mayor probabilidad de desarrollar determinados tipos de piedras.

Factores de riesgo

Los factores de riesgo de formación de piedras en el riñón son:

- Historial previo de piedras en el riñón.
- Historial familiar de piedras en el riñón.
- Dieta rica en proteínas animales.
- Dieta rica en sodio.

- Consumo escaso de líquido, resultando en menos de dos a tres litros de orina al día.
- Dieta pobre en calcio. No, no me equivoco. Ya que la mayoría de piedras están compuestas por elementos cálcicos, parecería razonable que los pacientes que siguen dietas ricas en calcio o quienes toman suplementos de calcio tuviesen más piedras en el riñón. Pero las investigaciones demuestran exactamente lo contrario. Parece ser que cuando se sigue una dieta baja en calcio, lo que hace el intestino es absorber más oxalato. El oxalato en la orina se une con el calcio y forma piedras.
- Enfermedad de Crohn y otras enfermedades del intestino delgado, en las que se absorbe más oxalato.
- Determinadas enfermedades crónicas, como la gota (piedras de ácido úrico que provocan dolor agudo en las articulaciones) y el hiperparatiroidismo (secreción excesiva de la hormona paratiroidea, que contribuye a la formación de piedras de calcio).

Reducción del riesgo

Para reducir el riesgo de aparición de futuras piedras:

- Aumentar el consumo de líquido para producir un mínimo de dos litros y medio de orina al día. Siempre digo a mis pacientes con historial de piedras en el riñón que si no se levantan como mínimo una vez por la noche para orinar, es que no beben lo suficiente.
- Disminuir la cantidad de proteínas animales de la dieta.
- Disminuir la cantidad de sodio de la dieta.
- Incluir en la dieta la cantidad de calcio conveniente (entre mil doscientos y mil quinientos miligramos diarios, en general).
- Disminuir el consumo de oxalato: té, bebidas con cola y algunos vegetales de hoja verde oscura.
- Plantearse los medicamentos siguientes: diuréticos del tipo tiazida (HCTZ) para disminuir los niveles de calcio en la orina, alopurinol para la gota para disminuir el ácido úrico en la orina y otros fármacos que alteran el pH de la orina y retrasan la formación de piedras.

Enfermedades de transmisión sexual e infecciones genitourinarias

Herpes

El *herpes simple* está provocado por un virus ADN con una estructura genética similar a la de nuestras propias células. El virus se adquiere mediante la exposición directa a una persona infectada y penetra en el organismo a través de piel abierta o de las membranas mucosas. Normalmente, pasados entre dos y doce días del momento de la exposición, el paciente desarrolla los síntomas iniciales de picor, quemazón y enrojecimiento de la zona infectada. La infección provoca la muerte de las células epiteliales, que liberan en la piel un líquido transparente que clásicamente aparece en forma de grupos de pequeñas ampollas con una base roja. Estas ampollas están llenas de virus infecciosos de herpes. Se presentan entonces síntomas parecidos a los de la gripe, aumenta el tamaño de los nodos linfáticos de la zona infectada y, en cuestión de dos o tres semanas, la erupción inicial forma costras y se cura.

Por desgracia, el virus del herpes no se limita tan sólo a la piel. Viaja por las terminaciones nerviosas hacia el núcleo de los nervios de los ganglios sensoriales, donde se incorpora a la estructura del ADN de las células. Una vez allí, la infección no puede eliminarse y estará presente toda la vida.

Normalmente, el sistema inmunitario mantiene a raya el herpes. Con el paso de los años, las personas infectadas tienen menos erupciones y éstas son cada vez menos severas. El virus puede pasar semanas, meses o incluso décadas sin aparecer. Es frecuente que la primera infección caiga en el olvido o que ni tan siquiera fuese reconocida de entrada. Sin embargo, cuando el sistema inmunitario falla en su función de vigilancia, el virus del herpes puede reactivarse, descender de nuevo hasta las terminaciones nerviosas y provocar una nueva y dolorosa erupción exactamente en el mismo punto donde tuvieron lugar los brotes previos. Los desencadenantes de un nuevo brote pueden ser cualquier cosa que altere la función inmunitaria: exposición a luz ultravioleta, temperaturas extremas, fiebre, el ciclo menstrual, traumatismos locales (incluyendo intervenciones de cirugía estética), estrés, falta de sueño y otras enfermedades. La recurrencia del herpes puede resultar desesperante, sobre todo cuando se produce décadas después de la infección original. Cerca de dos veces al año, me toca explicar con detalle a una pareja que aunque estén casados, sean monógamos y no hayan tenido síntomas durante muchos años, un brote de herpes en uno de los componentes de la pareja no demuestra una infidelidad reciente.

Como media en los países occidentales, uno de cada seis adultos tiene herpes genital, y entre el cuarenta y el sesenta por ciento de los adultos tiene herpes en los labios. Ambas localizaciones del herpes son las más comunes y se asocian generalmente a diferentes cepas del virus; a pesar de ello, también es posible que el contagio se cruce. Por ejemplo, una persona con un herpes activo en el labio puede contagiar los genitales de su pareja practicando sexo oral.

Existe terapia antiviral que elimina la reproducción del virus del herpes. La aplicación de la terapia en el momento de la aparición del brote reduce la duración de la producción del virus y la descamación, acelera la curación y limita la gravedad del brote. La medicación antiviral se recomienda a diario para pacientes con seis o más brotes al año, o en pacientes con brotes asociados a síntomas graves tanto físicos como psicológicos. Esta terapia de eliminación reduce la frecuencia de los brotes víricos en cerca del ochenta por ciento y es normalmente bien tolerada. La terapia intermitente consiste en la administración de fármacos durante un período limitado de tiempo en el momento de la aparición de los primeros signos de un brote (picores) o antes de un acontecimiento que pueda provocar un bote (un viaje a la playa o a la montaña para esquiar).

Vaginitis

La *vulvovaginitis* es una inflamación de los genitales femeninos. Entre sus causas más comunes están la vaginosis bacteriana, la candiasis (infección por hongos), la tricomoniasis (un parásito) y la vaginitis atrófica (por carencia de estrógenos). Son enfermedades que se caracterizan por dolor vaginal, irritación, picores, quemazón, flujo anormal y/u olor. Mientras que la tricomoniasis se origina por transmisión sexual, las causas de los restantes tipos de infecciones vaginales no están completamente claras. Puede contribuir a ello cualquier cosa que afecte a la flora bacteriana vaginal normal, incluyendo la utilización de antibióticos, la aplicación de productos químicos en la vagina (duchas, espermicidas, perfumes) y la exposición a múltiples parejas sexuales. Para poder clasificar la vaginitis es necesario realizar una exploración física del moco vaginal.

La *vaginosis bacteriana* es la infección vaginal más común. Viene acompañada por flujo oloroso y no irritante. La vaginosis bacteriana no presenta grandes picores. En la vagina normal, predominan los lactobacilos. Se trata de bacterias que crean un entorno ácido que mantiene a raya la existencia de otros organismos más agresivos. Cuando se produce la vaginosis bacteriana, desaparece esta población de bacterias útiles y predomina otro tipo de bacterias que pueden provocar irritación, flujo y olor. La causa de esta afección sigue desconocida. La afección se trata con antibióticos por vía oral o vaginal. La terapia oral es menos complicada y más recomendable, aunque tiene más efectos secundarios. La infección recurre a pesar del tratamiento en un tercio de las mujeres afectadas.

La *candiasis* es una infección vaginal por hongos. Esta infección se caracteriza por picor intenso y flujo escaso. Es posible que el contacto de la orina con la vagina inflamada provoque sensación de quemazón. Las infecciones por cándidas aparecen con frecuencia antes de la menstruación, cuando desciende el pH de la vagina. Se trata de hongos que están presentes en la vagina de mujeres sanas pero cuyo número aumenta en determinadas condiciones: alteraciones de la flora vaginal provocadas por la administración de antibióticos, píldoras anticonceptivas, diabetes y embarazo. A pesar de que existen diversas terapias para tratar la afección, ninguna parece destacar sobre otra en los resultados aportados, aunque algunas son más convenientes. La recurrencia de la infección es muy habitual.

La *tricomoniasis* es una enfermedad de transmisión sexual provocada por un parásito protozoario. Produce picores intensos y un flujo irritante que típicamente empeora después de la menstruación. Para garantizar su curación, esta infección exige tratamiento tanto del paciente como de su pareja sexual.

La *vaginitis atrófica* no es una infección. Se produce en mujeres posmenopáusicas debido a la falta de soporte de estrógenos que sufren los tejidos de la vagina, dependientes de ellos. Esta carencia produce el debilitamiento y la sequedad del tejido vaginal y da como resultado quemazón, picores y sensibilidad extrema de la vagina. Debido a que los tejidos soportan también la dilatación de la vejiga y la uretra, la vaginitis atrófica se relaciona normalmente con incontinencia. La humedad y la acidez adicionales de la orina provocan aún mayor irritación de los tejidos, malestar e infecciones.

Uretritis

La *uretritis* es una infección de la uretra (el conducto que sale de la vejiga y extrae la orina). Se caracteriza por dolor al orinar y flujo. Entre la uretritis puede diferenciarse la provocada por una infección de gonococos y la provocada por otras causas (uretritis no gonocócica, por clamidia y otros). La mayoría de casos de uretritis gonocócica presenta síntomas de aparición repentina a los cuatro días de exposición, con dolor al orinar y flujo con pus. Debido a la severidad de los síntomas, los pacientes buscan atención médica a los pocos días de su aparición. Por otro lado, la uretritis no gonocócica se inicia gradualmente, con síntomas intermitentes que empiezan varios días después de la exposición. El flujo es lechoso y los pacientes no acuden urgentemente al médico. Este tipo de uretritis se diagnostica analizando muestras de flujo, bien por cultivo, bien por pruebas de ADN. Antes de realizar el cultivo, y para mejorar la sensibilidad del análisis, los pacientes deberían permanecer una hora sin orinar. La uretritis responde rápidamente a la terapia con antibióticos aunque, debido a la emergencia de infecciones resistentes a ellos, es necesario realizar pruebas de seguimiento para asegurarse del éxito del tratamiento.

Verrugas genitales

Las *verrugas genitales* están provocadas por la infección vírica del virus del papiloma humano (VPH). Aparecen como pequeños crecimientos o granos en los genitales y zonas colindantes. Se contagian por contacto sexual directo con una persona infectada, pero pueden no ser aparentes hasta transcurridos unos meses. El VPH vive en el interior de las células infectadas; su tratamiento consiste en destruir las células infectadas, algo difícil de conseguir. Las verrugas pueden reaparecer meses o años después del tratamiento. Las alternativas de tratamiento consisten en aplicaciones tópicas de productos químicos, algunos aplicados sólo por las manos del especialista y otros que puede aplicarse el paciente después de haber recibido detalladas instrucciones. También existe la terapia con láser y las intervenciones quirúrgicas.

Clamidia

La *clamidia* es la enfermedad de transmisión sexual más común en los países desarrollados. Puede infectar la uretra en los hombres y el cuello de la matriz, la uretra y el tracto genital superior (véase *Enfermedad inflamatoria pélvica*, a continuación) en las mujeres. Cerca del ochenta por ciento de las mujeres y del cincuenta por ciento de los hombres no experimentan síntomas y desconocen su enfermedad. Por ese motivo, tienen mayores probabilidades de infectar a los demás y propagar la enfermedad. Además, la ausencia de síntomas pone a las mujeres en riesgo de sufrir infecciones del tracto genital superior mientras avanzan las infecciones no conocidas del tracto inferior. Las que presentan síntomas informan de flujo vaginal no específico, hemorragias intermenstruales, flujo uretral y dolor al orinar. Algunos estudios descubren tasas de infección superiores al nueve por ciento en mujeres menores de veinticinco años con más de una pareja sexual. Este elevado porcentaje recomienda realizar, en mujeres dentro de grupos de riesgo, pruebas rutinarias de detección de clamidia simultáneas a la realización del frotis de Papanicolau. Esta enfermedad se trata efectivamente con una dosis única de un antibiótico denominado azitromicina y se recomiendan pruebas de seguimiento para garantizar la limpieza de la infección.

Enfermedad inflamatoria pélvica

La *enfermedad inflamatoria pélvica* es la infección del tracto genital superior de las mujeres, que comprende las trompas de Falopio, los ovarios y los tejidos adyacentes. Esta enfermedad es resultado de una infección no tratada del tracto genital inferior (cuello de la matriz) que migra hacia la parte superior. La gonorrea y la clamidia son los tipos más reconocidos de infección, pero la mayoría de casos de enfermedad inflamatoria pélvica implican otros, y a menudo múltiples, organismos infecciosos. Los síntomas no son específicos de la enfermedad e incluyen dolor abdominal generalizado, sensibilidad y fiebre. Su tratamiento exige hospitalización y administración de antibióticos por vía intravenosa.

La cuarta parte de las mujeres que sufren enfermedad inflamatoria pélvica experimenta consecuencias a largo plazo. El veinte por ciento de las mujeres con historial de esta enfermedad sufre infertilidad. Los embarazos ectópicos debidos a problemas con las trompas de Falopio son entre seis y diez veces más comunes en mujeres con historial de enfermedad inflamatoria pélvica.

25

El sistema muscular y óseo

El sistema muscular y óseo proporciona el marco de soporte y movimiento del cuerpo. Los *huesos* proporcionan el soporte estructural. Las *articulaciones* son los puntos donde se unen dos huesos y gracias a las cuales se permite el movimiento. Las *articulaciones* están concebidas para permitir el movimiento necesario en ese punto, manteniendo el máximo

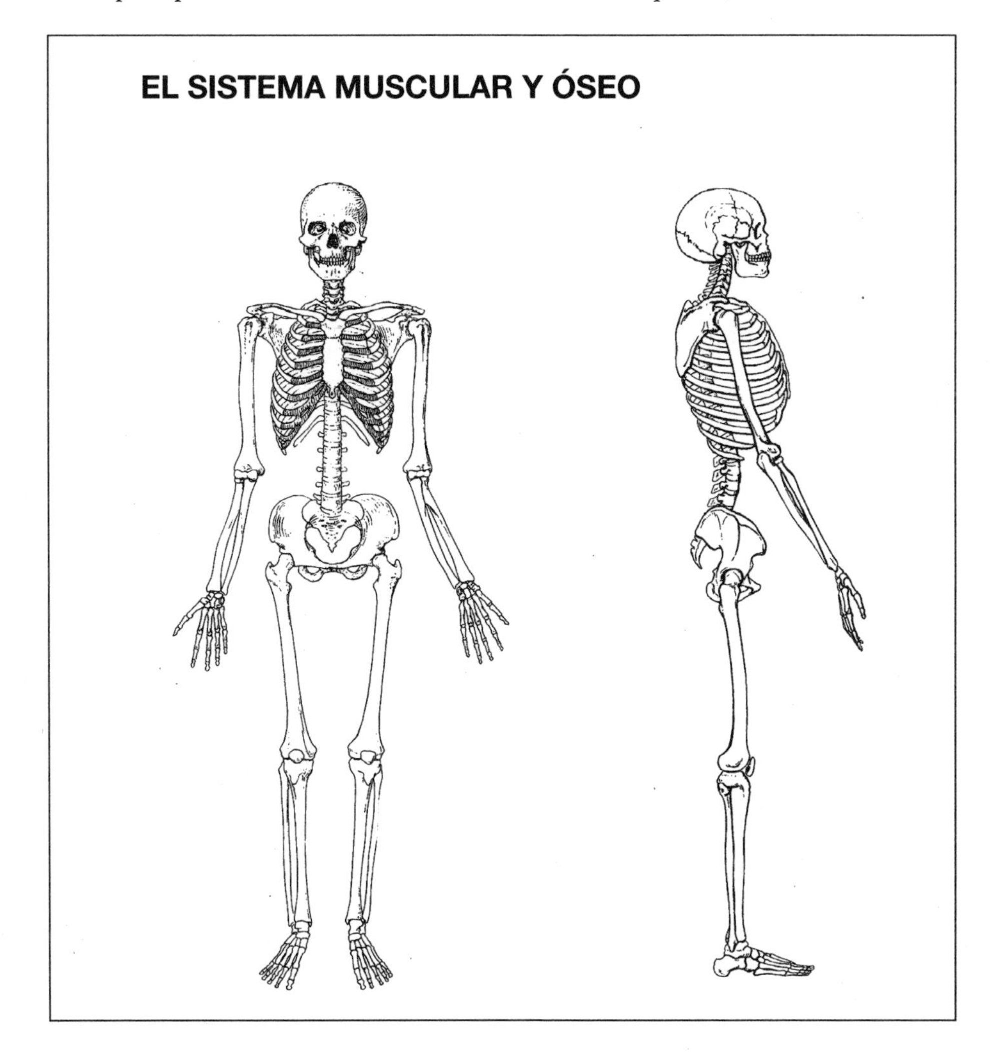

de fuerza y estabilidad posible. Los *ligamentos* son bandas duras y fibrosas que mantienen los huesos unidos. Los *tendones* son estructuras similares que conectan el músculo al hueso. Las *bursas* son sacos llenos de líquido colocados estratégicamente para permitir que una estructura se deslice suavemente sobre otra.

En el punto de encuentro de dos huesos en una articulación, las superficies que conectan los dos huesos están recubiertas por *cartílago*. Se trata de una sustancia dura pero resbaladiza que reduce la fricción cuando la articulación realiza un movimiento, facilitando dicho movimiento y evitando que los extremos de los huesos opuestos se pulvericen el uno al otro. La cápsula sinovial llena el espacio de la articulación y segrega *líquido sinovial*, que nutre y lubrica la superficie del cartílago.

El ejercicio es crucial para mantener la salud de las articulaciones. Cuando los músculos y las estructuras que los soportan son fuertes, absorben el impacto de la mayoría de la actividad, limitando las fuerzas en la superficie de la articulación. Cuando los músculos son débiles, la mayor parte de la fuerza se transmite directamente a la superficie de la articulación y esta fuerza puede producir daños.

La amplia variedad de estructuras que componen el sistema muscular y esquelético abren múltiples posibilidades para que se produzcan problemas. Los traumatismos y las enfermedades pueden afectar al hueso, al cartílago, a los ligamentos, a los tendones, a las bursas, a los aparatos sinoviales y a otras estructuras de soporte. En general, las regiones del esqueleto que permiten más movimientos son las más propensas a sufrir problemas. Por ejemplo, el cuello y la zona lumbar de la espalda son lugares comunes de lesiones, mientras que es poco común sufrir problemas en la parte central de la columna, zona que tiene mucha menos movilidad.

Este capítulo se centrará primero en los problemas generales que afectan al sistema muscular y óseo y que no se restringen a ninguna zona particular del cuerpo (artritis, artritis reumatoide, gota y fibromialgia), para revisar a continuación los problemas más comunes por región del cuerpo: pie y tobillo (fascitis plantar y espolón calcáneo, juanetes y torcedura de tobillo), rodilla (artritis, irregularidades estructurales, desgarros en el cartílago, lesiones de ligamentos y bursitis), cadera (bursitis y artritis), mano y muñeca (quiste ganglionar, síndrome del túnel carpiano, tenosinovitis de DeQuervain y artritis), codo (codo de tenista, atrapamiento del nervio cubital y bursitis de olécranon), hombro (fracturas, dislocación, síndrome de colisión o pinzamiento, bursitis subacromial, tendinitis del manguito rotador y desgarros, y artritis) y columna (tensión de nuca y artritis, rupturas de disco, dolor lumbar, ciática y costocondritis).

En este capítulo, he limitado intencionadamente los comentarios relacionados con la terapia. La mayoría de las afecciones precisan una valoración práctica antes de proporcionar cualquier tipo de detalle sobre su cuidado.

Problemas generalizados

Esta sección describe los problemas del sistema muscular y óseo no relacionados con ninguna región corporal determinada.

Artritis

La *osteoartritis* se desarrolla cuando una articulación sana se rompe. La almohadilla protectora del cartílago degenera, el espacio entre los dos huesos de la articulación se estrecha, se forman grietas microscópicas en el cartílago y en las superficies del hueso y puede producirse el crecimiento irregular de nuevo hueso. Todo esto produce inflamación y dolor en el interior de la articulación. No se sabe con seguridad el porqué de todo esto, ni cómo prevenirlo.

Los factores que influyen sobre el desarrollo de la artritis son fuerzas tanto mecánicas como biológicas que se relacionan con la destrucción del cartílago. La artritis aparece cuando la tasa de destrucción del cartílago supera la tasa de su reconstrucción. Los factores de riesgo de desarrollo de artritis son la presencia de lesiones previas, abuso, debilidad muscular y obesidad. Los factores genéticos, dietéticos, los estrógenos y otros niveles hormonales y la densidad del hueso juegan también su papel.

Síntomas

La artritis aparece principalmente en rodilla, cadera, mano (sobre todo en la base del dedo pulgar) y columna vertebral. El dolor se produce en la articulación afectada y en las zonas adyacentes a ella, aunque puede sentirse también en otros puntos. Los pacientes con artritis de cadera (o incluso con una fractura de cadera) pueden llegar a quejarse principalmente de dolor en la rodilla cuando su rodilla está en perfectas condiciones. Además del dolor, los pacientes experimentan rigidez en la articulación después de períodos de inactividad (al levantarse); con la osteoartritis, esta rigidez debería solucionarse transcurrida media hora de actividad matutina normal. Puede producirse inestabilidad en la articulación; las personas con problemas de rodilla o cadera pueden experimentar una sensación de «abandono» y debilidad repentina estando en pie. Las articulaciones pueden llegar a aumentar visiblemente de tamaño y el rango de movimiento de las articulaciones, llegar a disminuir.

Tratamiento

El objetivo de la terapia de la osteoartritis es controlar el dolor y conservar o mejorar el funcionamiento evitando los efectos secundarios de los medicamentos y de otras terapias. Existen distintas alternativas terapéuticas disponibles:

- **Vitamina D.** La vitamina D está relacionada con el metabolismo de los huesos. Los estudios demuestran que los pacientes con niveles bajos de vitamina D presentan tasas más elevadas de osteoartritis. Actualmente hay diversas investigaciones en marcha destinadas a descubrir si los suplementos de vitamina D afectan al futuro desarrollo o a los avances de la osteoartritis. Precaución, ante todo: un consumo excesivo de vitamina D (más de mil unidades diarias) puede provocar graves problemas médicos.
- **Vitamina C.** La vitamina C forma parte de la ruta química de la fabricación del colágeno, un importante componente del cartílago. Estudios realizados con animales en los que se empleaban suplementos con elevadas dosis de vitamina C muestran una disminución de lesiones en las articulaciones relacionadas con la artritis. Estudios de observación realizados con pacientes muestran que los individuos con niveles elevados de vitamina C en la sangre son los que presentan una tasa de progresión de la artritis más lenta. Estos posibles beneficios deben equilibrarse con investigaciones re-

cientes que sugieren que el consumo rutinario de más de quinientos miligramos diarios de vitamina C puede relacionarse con un aumento del ritmo del latido cardíaco y otras enfermedades vasculares. Mi consejo es tomar grandes cantidades de vitamina C a partir de frutas y verduras y limitar los suplementos a un máximo de quinientos miligramos diarios.

- **Glucosamina y sulfato de condroitina.** Estas sustancias han estado disponibles desde los años sesenta y son un estándar en la medicina veterinaria. Su utilización en el ser humano para el tratamiento y la prevención de la osteoartritis ha obtenido popularidad recientemente. Estudios de laboratorios, patrocinados por los fabricantes de estas sustancias, demuestran que la utilización de estos suplementos aumenta la producción de componentes de cartílago y disminuye la tasa de desintegración del cartílago. En la práctica clínica, la glucosamina y la condroitina parecen reducir en algunos pacientes el dolor relacionado con la artritis. Excepto por los sugerentes resultados de unos cuantos estudios preliminares, no existen todavía pruebas de que estos suplementos eviten o disminuyan la tasa de avance de la artritis. Un importante estudio patrocinado en Estados Unidos por los National Institutes of Health, aborda en estos momentos el tema y se esperan sus resultados para 2004. Igual que sucede con la mayoría de suplementos, la calidad de la glucosamina y la condroitina disponible para el consumidor es muy variable y resultan productos caros para un uso prolongado.
- **Paracetamol.** El paracetamol es, para la mayoría de los pacientes, un alivio correcto para el dolor que provoca la artritis. En dosis inferiores a los cuatro gramos diarios es más seguro que la aspirina o que los fármacos antiinflamatorios y debería ser la elección de entrada para los pacientes con dolor artrítico entre leve y moderado. Su consumo debe evitarse en pacientes con enfermedades hepáticas o en aquellos que consumen rutinariamente más de dos bebidas alcohólicas al día.
- **Antiinflamatorios no esteroides.** Los fármacos antiinflamatorios no esteroides, como el ibuprofeno, ofrecen en general un buen alivio para el dolor de los pacientes con artritis. Existen de muchos tipos. Por razones no comprendidas, los pacientes varían mucho en su respuesta, o en su falta de respuesta, a los distintos tipos dentro de esta clase de fármaco. Muchos pacientes se benefician de terapias breves y experimentan escasos efectos secundarios.

La terapia prolongada puede provocar problemas con úlceras, hemorragias gastrointestinales y fallos hepáticos y renales. La mayor preocupación son las hemorragias gastrointestinales. En un estudio realizado con cinco mil cuatrocientos treinta y cinco pacientes, aparecieron hemorragias importantes en el 2,6 por ciento de los pacientes que tomaban antiinflamatorios no esteroides. De entre todos los pacientes que sufrían hemorragia, el ochenta por ciento no presentaban signos de alarma; no aparecía indigestión o dolor abdominal previo a la hemorragia. Los factores de riesgo de sufrir hemorragias son: edad superior a los sesenta años, terapia prolongada durante más de un mes, dosis elevadas de fármacos, utilización simultánea de prednisona u otros anticoagulantes e historial de úlceras. El riesgo de hemorragia no disminuía utilizando los antiinflamatorios no esteroides en combinación con antiácidos o con los antiguos fármacos destinados a disminuir el ácido del estómago (bloqueadores H2, como la cinetidina o la ranitidina), aunque se ha demostrado que la administración combinada de los inhibidores de la bomba de protones reductores de ácido más novedosos, como el omeprazol, con antiinflamatorios no esteroides, disminuye la tasa de hemorragia gastrointestinal.

Los *inhibidores de Cox-2* son medicamentos antiinflamatorios de acción más selectiva. Los antiinflamatorios no esteroides tradicionales son químicamente activos tanto con los receptores de Cox-1 (asociados con la protección del estómago de los efectos del ácido, la función plaquetaria, la regulación del riego sanguíneo y la función renal) como con los receptores de Cox-2 (asociados con los procesos inflamatorios, el dolor y la fiebre). Los inhibidores selectivos de Cox-2 tienen la mitad de probabilidades de provocar hemorragias gastrointestinales con respecto a los antiinflamatorios no esteroides tradicionales. Ambos tipos de fármacos son efectivos para aliviar el dolor de la artritis en cerca del setenta por ciento de los pacientes. A dosis más elevadas, los actuales inhibidores de Cox-2 empiezan a perder su selectividad y aumentan los efectos secundarios gastrointestinales. Otros efectos secundarios son las alteraciones de la función renal, retención de sal y líquidos e interferencia con los efectos de algunos medicamentos cardiovasculares.

- **Analgésicos tópicos.** Los analgésicos tópicos son efectivos para algunos pacientes con dolor localizado en una o pocas articulaciones. La mayoría de estas sustancias contienen componentes que estimulan los nervios de la piel, lo que sirve como distracción para el dolor de la articulación. Las pomadas con capsaicina se absorben a través de la piel y agotan la sustancia P, una sustancia química presente en las fibras de los nervios menores sensoriales que es necesaria para la transmisión del dolor. Las pomadas con capsaicina se aplican rutinariamente cuatro veces al día, tardan unos días en surtir efecto y suelen estimular el dolor antes de empezar a bloquearlo.
- **Narcóticos.** Los narcóticos juegan un papel importante en la solución del dolor de la artritis en determinados pacientes que o bien no toleran, o bien no obtienen beneficio de las terapias tradicionales. Debidamente supervisados, estos medicamentos mejoran la calidad de vida de los pacientes que sufren artritis sin crear problemas de adicción.
- **Esteroides.** Las inyecciones de esteroides aplicadas directamente a las articulaciones afectadas ayudan a rebajar la inflamación de la articulación y alivian el dolor asociado. Para que el beneficio de las inyecciones sea prolongado, deben combinarse con otras soluciones, como la fisioterapia. Las inyecciones repetitivas pueden llegar a dañar el cartílago. La administración repetida de esteroides debe estar estrictamente controlada por el especialista.
- **Ácido hialurónico.** El ácido hialurónico es el responsable de las propiedades lubricantes del líquido sinovial. Se trata de una sustancia que se ha investigado recientemente y que se comercializa ahora como inyección para administrar a los pacientes con artritis. La administración de esta sustancia disminuye la inflamación de la articulación y puede incluso estimular el tejido sinovial para que produzca mayores cantidades de hialuronato. En estudios preliminares, el cincuenta por ciento de los pacientes observó una mejora de su artritis después de una serie de cinco inyecciones semanales en las rodillas. (El treinta y ocho por ciento de los pacientes que recibieron inyecciones de un placebo compuesto por solución salina creyeron también observar una mejoría.) El diez por ciento de los pacientes presentó importantes efectos secundarios. Se trata, por lo tanto, de una terapia que hasta el momento no está en absoluto clara y que queda pendiente de posteriores estudios.
- **Acupuntura.** Los estudios sobre la acupuntura como solución para el dolor provocado por la artritis están pendientes de conclusión, aunque son prometedores. Las agujas de la acupuntura estimulan los nervios mayores, dando como resultado una transmisión de señales hacia la médula espinal que confunde las señales de estímulo

del dolor que remiten los nervios menores. Parece que el resultado de esta confusión es una disminución de la sensación de dolor.

- **Magnetoterapia.** La magnetoterapia es una industria que mueve cantidades enormes de dinero. Sus defensores afirman que los imanes alivian el dolor, curan y mejoran la circulación sanguínea. La teoría sostiene que ya que los nervios comunican las sensaciones mediante impulsos eléctricos y los imanes generan campos magnéticos que pueden alterar la conducción del impulso eléctrico, los imanes pueden influir en las señales de dolor transmitidas por los nervios sensoriales.

  Se trata de una teoría con escaso respaldo científico. Los primeros estudios se centraron en la observación de los efectos de potentes campos magnéticos generados por la electricidad pulsante de grandes bobinas magnéticas y demostraron cierta influencia sobre los procesos físicos del organismo. Los datos obtenidos soportan actualmente la práctica de la utilización de pequeños imanes sobre la piel, aunque la aplicación de los datos obtenidos en estas primeras investigaciones queda bajo sospecha. Los físicos apuntan que los imanes con mayor potencia comercializados a modo de analgésico únicamente son capaces de generar campos magnéticos muy débiles que penetran en el cuerpo entre tres y cinco milímetros. Por lo tanto, cualquier posible efecto queda limitado a la piel. Estudios recientes con dispositivos de resonancia nuclear magnética, que generan campos magnéticos extremadamente potentes, demuestran que no tienen efectos sobre el organismo. Los mejores estudios científicos sobre los imanes tampoco les encuentran ningún beneficio.

  ¿Por qué no probarlo? La realidad es que el daño que puedan hacer es mínimo, aunque nunca deberían utilizarse imanes en contacto con marcapasos, bombas de insulina u otros dispositivos médicos. Tampoco deberían utilizarse en contacto con parches farmacológicos, pues los campos magnéticos pueden influir en la distribución del medicamento aislado en el parche. Ándese con cuidado y no gaste mucho dinero en ello.
- **Fisioterapia y ejercicio.** La fisioterapia y el ejercicio son esenciales para el cuidado de la artritis. El ejercicio de impacto leve sobre las articulaciones osteoartríticas no acelera el progreso de la artritis; más bien la mantiene estacionaria y mejora el rango de movimientos, la fuerza muscular y el estado de salud en general. Unos músculos y unas estructuras de soporte más fuertes ayudan a reducir la carga que sostiene la articulación y disminuyen el avance de la artritis.
- **Dispositivos de adaptación.** Los dispositivos de adaptación, como calzado especial, bastones, andadores o sillas de ruedas, ayudan a mitigar el dolor. El calzado con buena amortiguación alivia los dolores. La utilización adecuada de un bastón ayuda a disminuir entre un veinte y un treinta por ciento la cantidad de peso que soporta la cadera contraria. (Muchos pacientes cometen el error de utilizar el bastón en el lado de la pierna problemática. Para que el bastón resulte de utilidad, debería colocarse en la mano contraria y utilizarse para equilibrar el peso que soporta la pierna afectada, para que el peso del cuerpo se distribuya entre ambas piernas.) Los andadores ofrecen estabilidad y ayudan a soportar mejor el peso. La utilización de silla de ruedas en distancias largas mejora la capacidad de desplazamiento del paciente.
- **Cirugía.** La cirugía de la artritis está indicada para casos con dolor entre moderado y agudo que presentan disfunciones con síntomas que la terapia médica es incapaz de controlar adecuadamente. Las alternativas quirúrgicas van desde alinear la articulación hasta artroscopia para reparar los desgarros de cartílago u otros síntomas mecánicos, fusiones de articulación (aplicable a algunos problemas de pie, muñeca y mano) y sustitución de articulación.

Artritis reumatoide

La *artritis reumatoide* es un tipo de artritis en la que el sistema inmunitario ataca y destruye la superficie de la articulación y de otros tejidos conectivos. El concepto que soporta la terapia de esta enfermedad es muy distinto al aplicado para la osteoartritis. Históricamente, la mitad de los pacientes diagnosticados con artritis reumatoide experimentan dificultades para mantener un nivel deseado de actividad física en los cinco años posteriores al diagnóstico. La mitad de ellos quedan incapacitados para la vida laboral en el transcurso de diez años y, a los quince años, dos tercios se enfrentan con dificultades a las actividades de la vida diaria. A diferencia de la osteoartritis, donde los esfuerzos se dirigen hacia al alivio del dolor porque las terapias farmacológicas disponibles en la actualidad no afectan al progreso general de la enfermedad, en la artritis reumatoide es importante instituir al inicio de la enfermedad una terapia agresiva que modifique los avances de la afección. Esperar a que la artritis reumatoide inicie sus efectos de incapacitación es demasiado tarde: cuando esto ocurre, significa que las articulaciones han sufrido ya daños irreparables.

Los primeros síntomas que sugieren el diagnóstico de artritis reumatoide son cansancio, pérdida de apetito, debilidad, malestar y rigidez generalizada, además de los síntomas que provoque la articulación en sí. Las articulaciones afectadas (normalmente muñeca, mano y los nudillos próximos a la palma de la mano) se hinchan, cobran calor, enrojecen y son sensibles al tacto; a los pacientes les cuesta cerrar la mano en un puño y experimentan rigidez de articulaciones que se prolonga durante más de media hora después de períodos de inactividad, como el sueño. Entre el quince y el veinte por ciento de los pacientes desarrolla nódulos debajo de la piel, sobre todo en puntos sujetos a presión, como el tendón de Aquiles o los antebrazos. Pueden producirse además otras manifestaciones de la enfermedad en otros lugares que no sean la articulación afectada. El diagnóstico, a pesar de las anormalidades radiológicas y analíticas que presentan los enfermos de artritis reumatoide, suele llevarse a cabo a partir de los síntomas y de los descubrimientos realizados a lo largo de una exploración física; suele ser difícil diagnosticar la enfermedad en momentos muy tempranos.

Gota

La *gota* es un tipo de artritis aguda extremadamente dolorosa que afecta normalmente a una única articulación, típicamente el dedo gordo del pie, tobillos, rodillas, muñecas o codos. La articulación se hincha de repente, enrojece y está caliente al tacto. El dolor alcanza la intensidad del provocado por una picadura de abeja y la articulación queda tan sensibilizada que el paciente ni tan siquiera puede soportar el roce de una sábana. La gota suele afectar a hombres de mediana edad y a ancianos, y sus síntomas se inician y llegan al punto máximo en un período que oscila entre doce y veinticuatro horas.

Causa

La gota está provocada por la precipitación de cristales de urato sódico en el líquido de la articulación. Los cristales irritan intensamente el tejido sinovial de la articulación, estos cristales se precipitan cuando su concentración se vuelve demasiado elevada como para permanecer en forma de solución, algo parecido a lo que sucede con el azúcar que se precipita en el fondo de un vaso de limonada. Los niveles de ácido úrico en la sangre se elevan por el exceso de producción de ácido úrico (que puede ser la primera señal de otros problemas médicos graves) o por la eliminación incorrecta de ácido úrico a través de los riñones. Diversos factores contribuyen a la aparición de un ataque de gota: problemas médicos, fármacos, factores hereditarios y errores dietéticos. Por ejemplo, la aspirina disminuye la excreción de ácido úrico a través de los riñones y los pacientes que toman erróneamente aspirina para aliviar su dolor pueden prolongar con ello los ataques de gota.

La gota se diagnostica normalmente a partir de los síntomas clínicos. A pesar de que los niveles de ácido úrico suelen aparecer elevados en los pacientes que sufren de gota, en el momento del ataque agudo el nivel de ácido úrico puede ser elevado, normal o bajo (por lo tanto, la medida de niveles en el momento del ataque no sirve para nada). El nivel de ácido úrico en la sangre puede caer en el momento en que en la articulación se forman los cristales. La única manera de confirmar totalmente que la causa de la inflamación repentina de una articulación es la gota, es clavarle una aguja, extraer líquido y observar en el microscopio la posible presencia de cristales; una solución que no atrae en absoluto a los pacientes que en esos momentos tienen la articulación afectada extremadamente sensible. En la mayoría de los casos, la extracción de líquido se limita sólo a cuando aparece la complicación de una infección.

Tratamiento

Los ataques agudos de gota responden a los antiinflamatorios no esteroides y a la colchicina. El alivio empieza a notarse en el transcurso de las primeras veinticuatro horas. Todo lo que necesitan los pacientes con ataques esporádicos es disponer de una receta con la que obtener los medicamentos adecuados cuando se presenta el ataque ocasional. Para minimizar el número de ataques, los pacientes deberían evitar el exceso de alcohol, la aspirina y otros fármacos que afecten al metabolismo del ácido úrico, como la niacina y los diuréticos.

Los pacientes que sufren ataques frecuentes y agudos de gota deberían someterse a pruebas de metabolismo del ácido úrico. Existen medicamentos disponibles que aumentan la eliminación de ácido úrico por vía renal o que disminuyen la producción de ácido úrico. Cuando se inicia la administración de uno de esos fármacos, el cambio resultante en los niveles de ácido úrico puede, de hecho, precipitar la aparición de un ataque de gota. Por este motivo, muchos médicos recomiendan que los pacientes tomen, además, durante el primer mes y hasta que los niveles de ácido úrico no se estabilicen, cochicina o antiinflamatorios no esteroides.

Fibromialgia

La *fibromialgia* es un síndrome caracterizado por el dolor en músculos y tendones. Debido a que sus síntomas son inespecíficos y comunes a muchas otras enfermedades (y a que no existe una sola prueba que confirme o rechace su diagnóstico), la fibromialgia es una enfermedad complicada de diagnosticar y una afección frustrante tanto para el paciente como para su familia y su médico. El diagnóstico suele realizarse después de conocer el historial del paciente, llevar a cabo una exploración física y excluir otras posibilidades. Lo habitual es que antes de tener un diagnóstico, el paciente se vea sometido a distintas y complejas valoraciones y pase por las manos de distintos médicos.

En los países desarrollados, cerca del diez por ciento de la población informa de dolor generalizado y el quince por ciento se queja de fatiga crónica. Entre el dos y el seis por ciento de esta población cumple los criterios de la fibromialgia, una afección que es más común en mujeres de edades comprendidas entre los veinte y los cincuenta años.

Síntomas

A diferencia de la artritis, la fibromialgia no presenta evidencia de inflamación de los tejidos ni produce cambios degenerativos en la estructura de las articulaciones. El dolor de la fibromialgia se describe normalmente como el dolor que acompaña a la gripe pero que no remite. En la definición clásica, el dolor abarca ambos lados del cuerpo y está presente por encima y por debajo de la cintura. Para ser reconocido como fibromialgia, debe persistir durante un mínimo de tres meses. Aparece una sensibilidad de los tejidos blandos en puntos que serían sensibles en cualquier persona, aunque en los pacientes con fibromialgia esta sensibilidad se alcanza ejerciendo menos fuerza. Tres cuartas partes de los pacientes con fibromialgia experimentan una rigidez matutina que se prolonga durante más de quince minutos.

Además del dolor, los pacientes experimentan otros síntomas como:

- El noventa por ciento de los pacientes experimenta fatiga entre moderada y severa.
- El setenta y cinco por ciento de los pacientes experimenta trastornos del sueño (incluyendo no sentirse descansado después de dormir).
- El veinticinco por ciento de los pacientes son diagnosticados de depresión.
- Quejas de dificultad de concentración y escasa memoria de acontecimientos recientes.
- Síntomas neurológicos, incluyendo entumecimiento y hormigueo.
- Tensión y cefaleas con migraña.
- Síndrome de intestino irritable, con gases, estreñimiento o diarrea.
- Espasmos de vejiga e irritación.
- Períodos menstruales dolorosos.
- Síntomas de alergia.

A pesar de que no existen pruebas concluyentes que identifiquen la causa de los síntomas de fibromialgia, los especialistas creen que la raíz del problema de los pacientes con fibromialgia se relaciona con la manera con que su sistema neurológico procesa las sensaciones. La percepción del dolor implica una interacción compleja entre los receptores sensoriales de la piel y otros tejidos, el número y la fuerza de las señales que emiten al ser estimulados y cómo el sistema neurológico interpreta esas señales. La misma caricia de un ser querido, que resulta deliciosa durante una velada romántica, puede ser extremadamente molesta en una situación de falta de sueño o cuando se sufre la gripe. Del mismo modo, en el caso de los pacientes con fibromialgia, su sistema nervioso interpreta como dolorosa una sensación que puede resultarle placentera a otra persona, o simplemente ser ignorada. Las investigaciones preliminares se centran en los elementos químicos responsables de la transmisión de los mensajes neurológicos, como la serotonina, la norepinefrina y la sustancia P.

Los síntomas de la fibromialgia suelen agravarse con la falta de sueño, el cansancio físico y mental, la falta de actividad física, la ansiedad, el estrés y el clima frío o húmedo.

Tratamiento

El tratamiento de la fibromialgia se inicia con el reconocimiento de la presencia de la enfermedad. La actitud y la implicación del paciente con fibromialgia en la gestión de su enfermedad es el principal determinante del éxito de su tratamiento.

La terapia más efectiva para la fibromialgia es el ejercicio aeróbico. En el momento del diagnóstico de la enfermedad, el ochenta por ciento de los pacientes con fibromialgia no se encuentra en forma. Un estudio reciente de veinte semanas de duración con pacientes afectados de fibromialgia, dividió a los individuos en dos grupos. El primer grupo recibió entrenamiento físico cardiovascular (caminar, bicicleta, ejercicios acuáticos y trabajo con pesos ligeros). El segundo grupo dedicó un tiempo similar a la flexibilidad (estiramientos, pero no ejercicio aeróbico). Transcurridas las veinte semanas, el grupo que había realizado ejercicio aeróbico mejoró las tasas de dolor con relación al otro grupo. Tiene sentido. Estudios previos realizados con atletas demuestran que el ejercicio aeróbico aumenta los niveles de serotonina, norepinefrina y los esteroides y opiáceos (sustancias parecidas a los narcóticos) del organismo.

Otras terapias para la fibromialgia son:

- **Medicamentos para disminuir el dolor y mejorar el sueño:**
  - Los antiinflamatorios no esteroides no muestran beneficios en el tratamiento de la fibromialgia. Algo consistente con el descubrimiento de que la inflamación no juega un papel primordial en la fibromialgia y sí en el dolor de la artritis.
  - Los fármacos tricíclicos (amitriptilina, doxepina, ciclobenzaprina) eran los protagonistas antiguamente del tratamiento de la depresión. Han sido sustituidos por fármacos mucho más efectivos, aunque siguen siendo importantes para el tratamiento del dolor crónico. Se administran en pequeñas dosis a pacientes con fibromialgia, normalmente antes de dormir, y muestran beneficios en los trastornos del sueño y en la modificación de la respuesta al dolor. Los efectos secundarios son problemáticos y entre ellos destacan aumento de peso, sequedad de boca, estreñimiento, mareos, retención de orina y sueños complicados.
- **Técnicas de relajación.** Algunas técnicas de relajación (respiración controlada, yoga y otros tipos de meditación) mejoran los síntomas porque alivian la tensión muscular.
- **Programas de formación.** Los programas de formación ayudan a los pacientes y a sus familiares a comprender y manejar la fibromialgia.
- **Terapias alternativas.** Existen, igual que sucede con cualquier enfermedad crónica poco entendida, una plétora de terapias alternativas para tratar la fibromialgia. Lo primero que hago cuando me lo plantean mis pacientes es preguntarles si la terapia propuesta puede resultar dañina, bien porque les evita seguir las alternativas efectivas de la terapia, bien porque les ata a sustancias químicas («suplementos naturales») con posibles efectos secundarios. Cuando no se presupone ningún daño, aconsejo probar científicamente la terapia propuesta. Se trata de documentar primero por escrito los síntomas que se tienen. Luego iniciar la terapia durante un período de tiempo acordado, anotando el seguimiento de los síntomas. Si se documentan mejoras significativas, debería detenerse la terapia para observar si reaparecen los síntomas iniciales. De no ser así, cancelar la terapia. De reaparecer, continuar con la terapia.

En resumen, la fibromialgia es una causa real de dolor y de fatiga crónica. Debe tratarse igual que otra enfermedad crónica. La enfermedad se controla, pero no se cura. La fibromialgia no provoca deformaciones, no es mortal y excepcionalmente empeora con el tiempo. El ejercicio aeróbico regular es el secreto de un tratamiento de éxito, así como la educación tanto del paciente como de sus allegados.

Osteoporosis

La *osteoporosis* es una enfermedad que implica a los huesos y, como tal, afecta al sistema muscular y óseo. Se caracteriza por una pérdida gradual de la fuerza del hueso y no afecta al hueso o a la articulación hasta que los huesos debilitados se fracturan. Para más información sobre la enfermedad, véase el capítulo 20.

Problemas de pie y tobillo

A continuación, observaremos algunas de las afecciones más comunes del pie y el tobillo.

Dolor en el talón (espolón calcáneo y fascitis plantar)

El dolor en el talón es un problema que veo muy a menudo en mi consulta. Puede variar desde una pequeña molestia hasta un problema debilitador que impone graves limitaciones a la acción de caminar. El dolor en el talón puede tener distintas causas. A continuación comentaremos el espolón y la fascitis plantar; otras causas son el adelgazamiento de la almohadilla de grasa de la base del talón, la compresión en el talón del nervio plantar lateral, la fractura del hueso del talón (relacionado normalmente con un traumatismo o con osteoporosis), la tendinitis y la artritis.

Espolón calcáneo

La fascia plantar es una banda fibrosa de tejido conectivo unida a una protuberancia ósea situada en la parte interior frontal del talón y que se abre en abanico para unirse a la base de cada pie. Da soporte al pie y colabora a la formación del arco plantar. Un *espolón calcáneo* es un crecimiento óseo, artrítico, que desciende desde el hueso del talón formando una especie de estalactita. Muchos de los pacientes que creen tener un espolón, tienen en realidad fascitis plantar.

Fascitis plantar

La fascitis plantar está provocada por la degeneración de las fibras de colágeno que crean la fascia plantar. Esta degeneración se produce cuando el colágeno se ve sujeto a repetidos desgarros microscópicos consecuencia de actividades que superan la capacidad del organismo de repararse por sí solo. Los factores de riesgo de la fascitis plantar son: edad superior a treinta años, exceso de actividad física, obesidad o un cambio reciente de ir con tacones a ir con zapatos planos. Cuando el pie está en reposo (sin soportar peso), la fascia plantar se tensa y se acorta. Esto produce un dolor intenso cuando se coloca peso sobre el pie y la fascia plantar vuelve a estirarse, haciendo que los primeros pasos que se dan por la mañana o al levantarse después de estar sentado resulten dolorosos. La incomodidad desaparece a medida que la actividad estira la fascia plantar. La actividad excesiva puede irritar todavía más la fascia plantar, de modo que el dolor se intensifica al final de la jornada. Otras actividades que ejercen presión sobre la fascia plantar, como ponerse de puntillas, aumentan el dolor. Por el contrario, las molestias de los espolones y de muchas otras causas de dolor plantar, empeoran con la actividad. Los primeros pasos son tolerables pero, a medida que prosigue la actividad, se produce más daño en los tejidos y mayor inflamación y aumenta el dolor.

El dolor de la fascitis plantar dura entre seis y dieciocho meses. Su tratamiento exige comprender la causa de la afección y grandes dosis de paciencia. Las estrategias de tratamiento son:

- **Disminuir el nivel de actividad.** La disminución de las actividades que provoquen un estrés excesivo sobre el talón, como correr y saltar, dan a la fascia plantar la oportunidad de descansar y proporcionan tiempo al tejido dañado para que pueda repararse.
- **Ejercicios de estiramiento.** Los estiramientos de talón y fascia plantar disminuyen también el estrés que sufre el talón porque relajan y alargan el tejido conectivo relacionado. El médico puede enseñarle técnicas de estiramiento, entre las que destacan colocar la parte delantera del pie sobre un escalón y hacer caer lentamente el peso hacia el talón, utilizar una toalla para formar una especie de cabestrillo donde colocar los pies y así tirar de ellos hacia el cuerpo, o colocar el pie detrás de usted y inclinarse hacia una pared intentando mantener el talón pegado al suelo.
- **Ejercicios de fortalecimiento.** Fortalezca los músculos del pie realizando ejercicios como coger piedrecitas con los pies y lanzarlas a un recipiente, o extender una toalla en el suelo, sujetarla con los talones y con los dedos ir recogiéndola bajo los pies.
- **Antiinflamatorios no esteroides.** Los fármacos antiinflamatorios no esteroides, como el ibuprofeno, pueden acelerar el alivio inicial con un tratamiento que se prolongue entre dos y cuatro semanas.
- **Dispositivos de soporte.** Los dispositivos de soporte, como plantillas para el talón y para el arco del pie ayudan a estabilizar y proteger el talón. Las plantillas de talón se encuentran fácilmente en las farmacias. Los dispositivos para el arco plantar tienen que realizarse en la ortopedia.
- **Inyecciones de esteroides.** Las inyecciones de esteroides administradas directamente en la fascia plantar ofrecen un alivio limitado, pero pueden acabar provocando la atrofia de la almohadilla de grasa del talón, lo que causaría posteriormente más dolor. Las inyecciones de esteroides se aplican normalmente sólo cuando el paciente no responde después de varias semanas de seguir los tratamientos anteriormente descritos.
- **Intervención quirúrgica.** La cirugía se plantea después del fracaso de la terapia conservadora aplicada durante un mínimo de doce meses.

Juanetes

Un *juanete* es el resultado de una artritis en la base del dedo gordo del pie que produce una protuberancia en dicha base y que empuja el dedo gordo hacia el resto del pie. En la mayoría de los casos, los juanetes son el resultado de calzado excesivamente estrecho para el tamaño del pie, sobre todo de calzado con tacón alto que obliga a que todo el peso del cuerpo caiga sobre los pies. De este modo, el cartílago de la articulación de la base del dedo gordo sufre una presión asimétrica que lleva a su destrucción y a la forma angulosa que adopta el pie. Los pacientes se quejan del aspecto del pie, de la dificultad para encontrar calzado cómodo y de dolor.

Una vez aparecen, los juanetes avanzan implacablemente y todos los esfuerzos deberían concentrarse en la prevención de su aparición. Lleve calzado con el ancho suficiente, evite los tacones altos. No sacrifique sus pies por la moda, tampoco las rodillas ni su capacidad para caminar.

Para las personas que sufren ya de juanetes, lo importante es encontrar un calzado del ancho adecuado. Otra solución de alivio es la colocación de un espaciador entre el primer y el segundo dedo, así como almohadillas circulares con un agujero central sobre el lugar del juanete. Los medicamentos para la artritis y las inyecciones de esteroides juegan normalmente un papel muy limitado. La cirugía es la alternativa cuando caminar resulta prácticamente imposible y cuando se presentan brotes frecuentes de artritis.

Torcedura de tobillo

El tobillo, el lugar de encuentro de los huesos del pie con los de la pantorrilla, es un lugar donde se producen muchas lesiones. Además de tener que soportar el peso de la totalidad del cuerpo, esta articulación experimenta muchas otras fuerzas que la obligan a ir de atrás hacia adelante, de lado a lado, y en las direcciones más inconcebibles. Igual que con cualquier otra articulación, las superficies donde se encuentran los huesos están recubiertas por cartílago y están sujetas a sufrir daños; sin embargo, la mayoría de las lesiones de tobillo se producen en los ligamentos internos (medios) y externos (laterales) que conectan y mantienen sujetos los huesos de esta articulación.

La *torcedura de tobillo* se produce cuando los ligamentos sufren un estiramiento o se rasgan. Esto se produce normalmente cuando el tobillo se tuerce hacia dentro (forzando los ligamentos laterales), aunque puede producirse asimismo si se tuerce hacia fuera (forzando los ligamentos medios). El riesgo de daño se relaciona con diversos factores: lesiones previas de tobillo con la inestabilidad resultante de ellas, debilidad muscular, calzado inadecuado, estrés excesivo (obesidad o deceleración o cambio de dirección repentino) o defectos congénitos en el diseño de la articulación.

Las lesiones de tobillo se curan, siempre y cuando se traten con la seriedad que merecen. Ignorar y no rehabilitar convenientemente la lesión inicial puede acarrear problemas crónicos de inestabilidad y dolor en el tobillo. Una *torcedura de primer grado* significa una distensión de ligamentos pero sin llegar al desgarro. En este caso, el paciente puede soportar peso y recuperarse por completo para realizar todo tipo de actividades en cuestión de pocas semanas. Una *torcedura de segundo grado* significa que los ligamentos están parcialmente desgarrados. El tobillo se hincha de inmediato y, en cuestión de pocos días, suele aparecer debajo del tobillo un morado en forma de cuarto creciente. Normalmente se produce una pérdida de movimiento y de capacidad funcional. Estas lesiones exigen entre tres y seis semanas de reposo, seguidas de rehabilitación, antes de poder volver a realizar algún tipo de deporte. La *torcedura de tercer grado* es un desgarro grave. El paciente no puede soportar peso ni caminar. La lesión tarda entre ocho y doce meses en recuperarse, la rehabilitación es prolongada y a veces es necesario realizar una intervención quirúrgica.

Las torceduras de tobillo se tratan en tres fases. La primera fase consiste en el RECEM; esta fase se inicia inmediatamente después de que se haya producido la lesión para disminuir la hinchazón y se prolonga normalmente durante tres días.

La segunda fase de terapia se inicia después de la valoración y el diagnóstico. Esta fase consiste en llevar peso en el tobillo y caminar. La mejor herramienta para saber cuánta actividad es recomendable, es la comodidad que sienta el paciente. Las muletas, o apoyar el lado opuesto a la lesión en un bastón al caminar, limitan la fuerza ejercida sobre el tobillo hasta que sea capaz de soportar la totalidad del peso del cuerpo. En esta fase suele experimentarse cierta rigidez y es por ello que diversos ejercicios de movilidad pueden ayudar a aliviar los síntomas y acelerar la recuperación. Colocar un talón en el suelo y dibujar imaginariamente números y letras con el dedo gordo del pie es un buen ejercicio de movimiento. La segunda fase se prolonga hasta que el tobillo es capaz de soportar el estrés de la actividad normal sin dolor.

Practique el RECEM

Las torceduras de tobillo son dolorosas. Siga los siguientes pasos inmediatamente después de haberse producido la lesión para reducir la hinchazón y aliviar el dolor que acompaña una torcedura de tobillo y poder ponerse de nuevo normalmente en pie.

1. **R**epose el tobillo. No ponga más peso sobre el tobillo.
2. **E**nfríe el tobillo preparando un saco con una toalla donde introducirá cubitos de hielo para enfriar la articulación y minimizar la hinchazón inicial y la inflamación secundaria.
3. **C**omprima el tobillo con la ayuda de un vendaje elástico que minimice todavía más la hinchazón.
4. **E**leve el tobillo colocándolo por encima del nivel del corazón.
5. **M**edíquese. La terapia farmacológica típica consiste en medicamentos antiinflamatorios que alivian el dolor y reducen la hinchazón.

La tercera fase consiste en ejercicios de rehabilitación para ganar flexibilidad y reforzar los músculos que sujetan el tobillo. Las técnicas más utilizadas son los estiramientos del talón, forzar el tobillo contra la resistencia de una banda elástica y levantar los pies (primero ambos y luego finalmente sólo el pie herido). El médico o el terapeuta le enseñará maneras de realizar estas maniobras con total seguridad. La tercera fase de la terapia no termina nunca para pacientes con historial de lesiones graves en el tobillo.

Problemas de rodilla

El hueso del muslo (*fémur*) y los huesos de la pantorrilla (*tibia* y *peroné*) se encuentran en la rodilla. La rodilla está concebida como una articulación bisagra y ejerce su mayor fuerza con el movimiento hacia adelante y hacia atrás de la pantorrilla. No está diseñada para girar. La superficie de los huesos opuestos está recubierta por cartílago. En el extremo inferior de la articulación, unas piezas de cartílago en forma de «c» (el *menisco medio y lateral*) forman una cavidad donde la superficie redondeada del fémur puede rotar. A ambos lados de la rodilla se localizan unos fuertes ligamentos (los *ligamentos colaterales*) que ayudan a estabilizar la rodilla. Los ligamentos del interior de la rodilla (*ligamentos anterior y posterior cruzados*) limitan el arco de movimiento de la rodilla. El tejido interno de la *rótula* está recubierto por cartílago y se desliza por el interior de una ranura en la parte delantera del fémur inferior, proporcionando un punto de apoyo en el tendón para los potentes músculos cuádriceps de la parte delantera del muslo cuando se unen en la parte inferior de la pierna. Todo este aparato está rodeado por una membrana de tejido (tejido sinovial) que produce un líquido lubricante para la articulación. Las bursas son sacos adicionales de líquido que acolchan puntos clave en torno a la articulación.

Los problemas de rodilla más comunes son la artritis entre los huesos del muslo y la pantorrilla, las irregularidades entre la rotula y el fémur, desgarros en el cartílago medio o lateral del menisco, tirones o desgarros de los ligamentos de soporte, inflamación de los sacos bursales o tendones o enfermedad del tejido sinovial.

Artritis

La artritis de rodilla se produce cuando el cartílago se rompe, normalmente por abuso y desgaste excesivo de la articulación. Los factores que predisponen a ella son el historial familiar de artritis (que puede dar como resultado defectos hereditarios de cartílago o una mala unión de la articulación), obesidad, traumatismo previo o estrés anormal de la articulación (ejercicio excesivo o abuso de zapatos de tacón alto). Suele ser frecuente que la lesión inicial en la rodilla se produzca durante la adolescencia y genere cambios sutiles en el mecanismo de la rodilla que veinte años después reaparezcan en forma de artritis. Los zapatos de tacón alto afectan asimismo al mecanismo de la rodilla. Este tipo de calzado extiende el tobillo y no permite que la amortiguación del choque que se realiza al caminar funcione con normalidad. Como consecuencia de ello, la parte delantera de la rodilla es la que recibe más fuerza. Los tacones altos son los actuales responsables de la epidemia de artritis de rodilla que sufren las mujeres de mediana edad. Los pacientes con artritis de rodilla son típicamente personas mayores de cuarenta años. Los signos de la presencia de artritis son dolor, hinchazón y cambio en la forma de la rodilla.

Anormalidades estructurales

Cuando la rótula no se extiende adecuadamente en la ranura del fémur, pueden aparecer anormalidades estructurales en la articulación donde se unen la rótula y el fémur. Esta afección es, a menudo, resultado de deficiencias congénitas en la estructura de la rodilla que pueden agravarse debido a un mal tono muscular, a una inclinación profundamente excesiva de la rodilla o a un traumatismo. Los pacientes con problemas rótulo-femorales presentan dolor en la parte delantera de la rodilla, hinchazón o sonidos extraños que acompañan al movimiento de la rodilla.

Desgarros en el cartílago

Los meniscos lateral y medio de la rodilla son piezas de cartílago en forma de «c» situados en la superficie inferior de la articulación y que apuntan la una hacia la otra y crean un receptáculo que sostiene el extremo del fémur. Los desgarros son normalmente resultado de un esfuerzo importante de la articulación o del desgaste ocasionado por daños recurrentes. El desgarro de menisco suele presentarse como una pérdida del movimiento habitual de la rodilla y con la tendencia de dicha rodilla a bloquearse al realizar determinados movimientos. Con el tiempo y con la terapia adecuada, los desgarros menores pasan a ser asintomáticos. Los desgarros importantes que llegan a interferir el movimiento de la articulación se solucionan mediante cirugía.

Lesiones de ligamentos

Los daños que puedan sufrir los ligamentos colaterales y cruzados son resultado de un traumatismo directo en la rodilla. El ligamento medio colateral atraviesa el interior de la articulación de la rodilla. Un impacto directo sobre la parte exterior de la articulación de la rodilla, particularmente si el pie se encuentra aposentado en el suelo, hace que el interior de la articulación de la rodilla se separe y, como resultado de ello, provoca una lesión en el ligamento. Un esguince de primer grado significa que el ligamento se ha tensado y sufre una irritación. Un esguince de segundo grado implica un desgarro parcial, mientras que un esguince de tercer grado significa una ruptura completa del ligamento con la resultante inestabilidad que sufre la rodilla. Un impacto lo bastante potente como para lesionar el ligamento colateral lesiona normalmente, además, otras partes de la rodilla, incluyendo el ligamento anterior cruzado, que suele resultar lesionado cuando la pierna sufre cualquier tipo de traumatismo que implique una torcedura. Los esguinces de ligamentos se relacionan con dolor agudo e hinchazón. Al paciente le cuesta caminar y tiene la sensación de que la rodilla «cede», sobre todo al realizar movimientos giratorios.

Bursitis

La bursitis es el resultado de la fricción excesiva o de un traumatismo directo y recurrente sobre la bursa. La *bursitis prepatelar* aparece directamente sobre la rótula y es normalmente resultado del traumatismo directo generado por estar mucho tiempo arrodillado. La bursa está situada muy cerca de la piel y por esta razón puede infectarse ocasionalmente. La *bursitis anserina* se produce entre la unión del ligamento medio colateral a la pantorrilla y los tendones de los músculos del muslo que pasan por encima de él. Esta bursitis es normalmente resultado de un exceso de correr o caminar, particularmente cuando el paso realizado es incorrecto.

Tratamiento de los problemas de rodilla

Los principios de la terapia para todos los problemas de rodilla son muy similares:

- **Evitar más lesiones y reducir cualquier presión sobre la rodilla en un futuro.** Evitar actividades como ponerse en cuclillas, arrodillarse y maniobras de rotación. No doblar la rodilla más de noventa grados. Olvidarse de los zapatos de tacón.
- **Descargar la rodilla de cualquier peso hasta que esté de nuevo bien.** Las muletas son un elemento esencial para tratar las lesiones graves. Un bastón en la mano contraria a la rodilla lesionada disminuye el peso que recibe la pierna afectada. Los aparatos

ortopédicos para la rodilla, sobre todo los que se compran sin prescripción, no sirven para otra cosa que para recordar que la rodilla está lesionada y para que el paciente no intente hacer alguna tontería. De todos modos, los aparatos diseñados especialmente para la lesión concreta pueden resultar de utilidad.

- **Hielo.** Durante las primeras cuarenta y ocho horas posteriores a la lesión, el hielo sirve para disminuir el dolor y la hinchazón, así como para retrasar la respuesta inflamatoria.
- **Antiinflamatorios.** Los antiinflamatorios no esteroides alivian el dolor y la inflamación.
- **Ejercicios de fortalecimiento.** Los ejercicios destinados a fortalecer la musculatura de soporte, mantener el rango de movimiento y maximizar la función, resultan esenciales. Una musculatura fuerte entablilla la articulación, absorbe los golpes y minimiza los traumatismos que puedan recibir los huesos, el cartílago y los ligamentos.
- **Cirugía.** La cirugía ortopédica, incluyendo un número creciente de técnicas laparoscópicas, juega un papel limitado, aunque esencial, en la salud de la rodilla. Los candidatos a la cirugía ortopédica son aquellos pacientes que sufren un problema exactamente identificado que interfiere en la salud y en el funcionamiento de la rodilla y que pueden beneficiarse de la intervención para solventarlo. La cirugía soluciona desgarros importantes de cartílago que interfieren el funcionamiento de la articulación, alinea de nuevo articulaciones para mejorar su mecanismo y reducir el desgaste, y sustituye parcial o completamente determinadas articulaciones. En el horizonte hallamos nuevas técnicas innovadoras, como el trasplante de cartílago.

Problemas de cadera

La cadera es una articulación tipo rótula. La cabeza del fémur tiene forma redondeada y encaja estrechamente en una cavidad en forma de receptáculo (*acetábulo*) del hueso de la pelvis. La cabeza del fémur está cubierta por un cartílago que forma en esta cavidad un anillo en forma de herradura y levanta unos labios en la cavidad que forman una articulación que encaja estrechamente, aunque con escasa fricción, la pelvis con la pierna. La cadera se mueve libremente dentro de un determinado arco de movimiento. La articulación está rodeada por una cápsula fuerte y densa que se une al fémur y a la pelvis. Está reforzada por ligamentos entre ambos huesos y recubierta por una membrana sinovial que segrega líquido para lubricar y nutrir la articulación. En el fémur, en su superficie externa, se localiza una protuberancia ósea de tamaño considerable denominada *trocánter mayor*, que sirve de lugar de sujeción de algunos de los fuertes músculos que dirigen el movimiento de la cadera. La bursa del trocánter sirve para permitir que las estructuras adyacentes se deslicen libremente durante el movimiento.

Los problemas de cadera más frecuentes son la bursitis y la artritis.

Bursitis

La bursitis trocantérea es una afección común en la que esta bursa se irrita y se inflama. Normalmente es consecuencia de un traumatismo repetitivo ocasionado por una fricción excesiva sobre la bursa producida por una inclinación indebida de la cadera en presencia de mecanismos anormales, como un cambio en la forma de caminar debido a un problema de columna o de pierna. Los pacientes se quejan de dolor en la parte superior del muslo al caminar o estar de pie mucho rato, o de sensibilidad excesiva en la parte externa de la cadera («no puedo acostarme de lado»). Las alternativas de tratamiento son reposo, medicación antiinflamatoria, inyecciones de esteroides, calor, estiramientos y ejercicio. La fisioterapia juega un papel esencial en la bursitis trocantérea, tanto para tratar la afección original como para estirar y reforzar los tendones implicados y con ello evitar brotes recurrentes de bursitis.

Artritis

La artritis de cadera es una enfermedad de desgaste caracterizada por la pérdida del cartílago que recubre la cabeza del fémur y el acetábulo. Los factores de riesgo de la artritis son lesiones previas en la cadera, obesidad, historial familiar de artritis de cadera o una forma de caminar anómala debida a una enfermedad de columna o pierna. Los pacientes se quejan de dolor al llevar peso. Lo que sería de esperar es que el dolor se sintiese en la cadera, pero normalmente se experimenta en cualquier otro lugar, como la ingle, la parte externa del muslo o la rodilla. En general, la artritis de cadera es una enfermedad que avanza lentamente con brotes intermitentes de dolor. Los síntomas responden a la medicación antiinflamatoria. La fisioterapia resulta esencial para mantener el funcionamiento de la cadera y reforzar el soporte muscular de la cadera protegiéndola así, y retrasando el deterioro. Cuando los músculos de la cadera están debilitados, toda la fuerza se transmite a la articulación. Cuando los músculos son fuertes, soportan la mayoría del peso de las actividades diarias.

Problemas de mano y muñeca

Los problemas más comunes de la mano y la muñeca son el quiste ganglionar, el síndrome del túnel carpiano, la tenosinovitis de DeQuervain y la artritis.

Quiste ganglionar

Los músculos del antebrazo están unidos a los dedos mediante finos tendones. Estos tendones están protegidos por unas fundas llenas de líquido sinovial que actúa a modo de lubricante. Cuando por un traumatismo repetitivo o por cambios degenerativos se crea un orificio en la vaina del tendón, el líquido sinovial sale por él y se derrama en el espacio que lo rodea. El líquido irrita el tejido colindante hasta que llega a quedar rodeado de una especie de pared, generando de esta manera la aparición de un *quiste ganglionar*. A menudo, el orificio entre la vaina del tendón y el quiste permanece abierto y el líquido del interior sigue inundando el quiste.

Lo que suelen notar los pacientes es el desarrollo de un bulto indoloro en la parte interior de la muñeca o de la mano. El bulto se mueve junto con el tendón y raramente presenta otros síntomas a menos que presione una estructura adyacente sensible al dolor.

El tratamiento del quiste ganglionar es opcional. A veces, estos quistes desaparecen solos con el tiempo. Popularmente, reciben el nombre de «quistes de la Biblia» porque entre los diversos remedios caseros está el de aplastar a golpes el quiste con el libro más grueso de la casa, que suele ser la Biblia. Esta dolorosa, aunque efectiva terapia, soluciona el quiste original, que vuelve casi siempre a recurrir porque el remedio no solventa el orificio de la vaina. Yo no lo recomiendo a mis pacientes. Las terapias modernas consisten en aspirar el líquido del quiste con una aguja e inyectar esteroides. De no funcionar, el quiste puede extirparse quirúrgicamente y en la misma intervención reparar el defecto de la vaina del tendón.

Síndrome del túnel carpiano

Los huesos de la muñeca forman un túnel a través del cual pasan los vasos sanguíneos y los nervios. En el *síndrome del túnel carpiano*, la artritis o los traumatismos (mecanografiar, trabajar con un martillo u otros movimientos repetitivos) hacen que las paredes de este túnel se inflamen y presionen los nervios medianos que pasan por él. Inicialmente, la presión sobre el nervio se percibe como un entumecimiento o un hormigueo en la palma y las puntas de los dedos pulgar, índice y corazón. El dolor puede irradiar hacia la muñeca y el antebrazo. La enfermedad en su estado más grave puede provocar el debilitamiento y encogimiento de los músculos que el nervio alimenta. Los pacientes suelen notar los primeros síntomas por la noche, cuando se despiertan con las manos dormidas. Esto es especialmente cierto para aquellos que duermen con las muñecas dobladas hacia el interior.

El tratamiento consiste en limitar el movimiento repetitivo de muñeca y en mantener una postura de muñecas que maximice el diámetro del túnel carpiano, reduciendo con ello la presión sobre las estructuras que pasan por su interior y la tendencia a sufrir una inflamación continua. Existen aparatos ortopédicos para la muñeca que se utilizan, sobre todo de noche, para mantener la muñeca abierta durante el período de sueño. Es esencial revisar ergonómicamente la disposición de la casa y de la oficina para garantizar la postura correcta de las muñecas en el teclado y en la realización de otras actividades. Los medicamentos antiinflamatorios y las inyecciones de esteroides en el túnel son beneficiosas. Ocasionalmente, y si los síntomas no responden a la terapia conservadora o si se produce un impedimento significativo de la función nerviosa, resulta necesario intervenir quirúrgicamente.

Tenosinovitis de DeQuervain

La *tenosinovitis de DeQuervain* es una inflamación de los tendones del dedo pulgar. Se trata de un tipo de lesión producida por los excesos y que yo veo con frecuencia en madres de recién nacidos, imagino que debido a los mecanismos relacionados con los cambios de pañal y biberones. El «pulgar del jugador» es una afección similar que presentan los entusiastas de los videojuegos. Con los excesos, los tendones del pulgar pueden llegar a inflamarse debido a la fricción excesiva que sufren al pasar por encima de la muñeca. Esto genera dolor localizado e inflamación de la base del pulgar y de la muñeca, así como dificultades en el mecanismo de agarre. La ausencia de tratamiento puede desembocar en un desgarro del tendón y la pérdida de la movilidad.

El tratamiento se centra en reposo y en evitar las actividades que generan el problema. Entablillar el dedo facilita el reposo. Colocar hielo en el tendón ayuda a disminuir el dolor y la inflamación. Algunos pacientes responden a los medicamentos antiinflamatorios. En otros casos, resultan efectivas las inyecciones de esteroides en la vaina del tendón; dichas inyecciones son las protagonistas principales de la terapia ortopédica para casos persistentes. En determinados casos se hace necesaria la intervención quirúrgica para recuperar el funcionamiento.

Artritis

La muñeca y la mano contienen más de dos docenas de huesos. La existencia de numerosas articulaciones entre estos huesos recubiertas por tejido sinovial es la que permite la enorme habilidad y rango de movimientos de las manos. Con tantas articulaciones, y con el movimiento constante y los elementos de estrés a los que se ven expuestas, a nadie debería sorprender lo común que es la artritis de manos. La artritis más frecuente y dolorosa se presenta en la base del dedo pulgar, tal vez el lugar más común en todo el cuerpo para el desarrollo de la artritis.

Los síntomas de la artritis de pulgar son el dolor y la inflamación de la base del dedo, que aumenta con el movimiento. Estos síntomas tienden a ir y venir con el tiempo y se tratan igual que cualquier otra artritis que pueda sufrir el organismo, es decir, con reposo, hielo, medicamentos antiinflamatorios y, ocasionalmente, con inyecciones de esteroides y cirugía.

Problemas de codo

Los problemas más frecuentes que presenta el codo son el codo de tenista, el atrapamiento del nervio cubital y la bursitis de olécranon.

Codo de tenista

Si palpa los laterales de un codo doblado, notará un bulto grande en cada lado. Estos bultos reciben el nombre de *epicóndilos.* Son los puntos de unión de los tendones de los poderosos músculos del antebrazo. La inflamación de estos tendones es la responsable del dolor que provoca el codo de tenista (*epicondilitis lateral*) y el codo de golfista (*epicondilitis media*).

La epicondilitis es una lesión de uso excesivo provocada por el levantamiento repetitivo de peso, utilización del martillo o actividades deportivas que exigen sujetar algo con fuerza y repetir la acción. Este ejercicio da como resultado desgarros microscópicos de los tendones, que posteriormente se inflaman. Al tratarse de músculos que se utilizan constantemente en las actividades diarias, son lesiones que difícilmente se curan por completo. A medida que aumenta el grado de la lesión y la inflamación, los pacientes sufren dolor localizado en los tendones, que aumenta con cualquier actividad que contraiga los músculos unidos a ellos, como abrir una cerradura, dar la mano o abrir una puerta.

El tratamiento de la epicondilitis suele ser prolongado y las recaídas son normales. El tratamiento consiste en:

- **Evitar la actividad que agrava la afección.** Si la afección se relaciona con una actividad deportiva, consultar con un profesional para comprender que la culpa de la lesión no sea la falta de equipamiento adecuado o una técnica defectuosa.
- **Hielo.** Aplicar hielo al epicóndilo cuatro veces al día y después del ejercicio.
- **Dispositivos de ayuda.** Pruebe con una codera especial de tenista hecha con una banda elástica de velcro que se coloca justo debajo del codo y disminuye la tensión mecánica sobre los tendones.
- **Fisioterapia.** El médico o el fisioterapeuta podrán recomendarle una serie de ejercicios de estiramiento, ejercicios isométricos y de pesas que reforzarán la zona. Esta rehabilitación es importante para aliviar los síntomas y esencial para evitar dificultades recurrentes.
- **Medicamentos antiinflamatorios.** Estos medicamentos resultan útiles a corto plazo para tratar el dolor y aliviar la inflamación.
- **Inyecciones de esteroides.** Las inyecciones de esteroides en el codo son necesarias a veces en los casos más persistentes de epicondilitis. Sin embargo, y a menos que se combinen con rehabilitación, son sólo un alivio temporal de los síntomas y debilitan la estructura de los tendones, sobre todo con su uso repetitivo.

Atrapamiento del nervio cubital

El nervio cubital pasa por una ranura localizada detrás del codo y proporciona sensación a la parte externa del antebrazo y a los últimos dos dedos. Este nervio puede quedar fácilmente atrapado entre el hueso y la piel, y la presión sobre él puede proporcionar entumecimiento y hormigueo a lo largo de su trayecto («el hueso de la risa»). Normalmente no se aprecia debilidad del músculo. Esta lesión nerviosa suele ser resultado de la presión que se ejerce sobre el nervio al reposar el codo sobre una mesa, el brazo de un sillón o el apoyabrazos de un coche o de una consola. He visto a muchos pacientes preocupados por haber sufrido un accidente por tener los dedos dormidos. El diagnóstico requiere conocer bien la anatomía y reconocer los síntomas. El tratamiento consiste en tratar de no lesionar de nuevo el nervio evitando la presión directa sobre él o permanecer apoyado en el codo durante mucho tiempo. Es posible que por la noche sea necesario montar una tablilla con una toalla para mantener el codo debidamente extendido. Para prepararla, extienda el brazo y enrolle una toalla alrededor del codo para evitar que pueda doblarse. Son muy raras las ocasiones en que es necesario intervenir quirúrgicamente para agrandar el camino de paso del nervio por el codo.

Bursitis de olécranon

La bursa del olécranon se localiza debajo del extremo del codo. La bursa puede inflamarse si se lesiona por culpa de una presión excesiva (apoyarse en los codos para leer o escribir). La inflamación se caracteriza por enrojecimiento, calor, hinchazón y dolor. Puede llegar a experimentarse la rápida aparición de un bulto debajo del codo del tamaño de una bola de golf. El tratamiento consiste en evitar mayores traumatismos, drenar la bursa y aplicar vendajes compresivos. Debido a lo cerca que se encuentra de la piel, la bursa de olécranon puede infectarse. La infección se sospecha mediante el historial y se confirma con el análisis del líquido de la bursa.

Problemas de hombro

La articulación del hombro es una articulación asombrosamente versátil, capaz de realizar un amplio rango de movimientos manteniendo toda su fuerza. Esta versatilidad, sin embargo, tiene un precio. Las superficies óseas de la articulación permiten ese gran movimiento pero son incapaces de proporcionar mucha estabilidad. Para mantenerse unido, el hombro confía en los cuatro músculos del manguito rotador y en diversos tendones y ligamentos. Estas estructuras crean una articulación tremendamente ajustada que deja poco espacio a los posibles contratiempos. Debido a esta falta intrínseca de estabilidad ósea, el hombro es una parte del cuerpo propensa a lesiones. Es, de hecho, la articulación del cuerpo que más dislocaciones sufre.

Los pacientes con problemas de hombro experimentan dolor, inestabilidad o rigidez y falta de movimiento. Las *fracturas* son normalmente el resultado de todo ello. Los huesos del hombro que más tienden a fracturarse son la clavícula, el omóplato y el húmero. Las *dislocaciones* se producen cuando los huesos se salen de su posición habitual; las dislocaciones suelen significar desgarros de ligamentos (que conectan un hueso con otro) o de tendones (que conectan el músculo con el hueso). Una dislocación de hombro significa que la cabeza del húmero se sale del cabestrillo que la sujeta al hombro, normalmente como resultado de tirar del brazo con excesiva fuerza (un accidente de esquí acuático en el que el paciente suelta la cuerda demasiado tarde). La dislocación se produce normalmente antes de los cuarenta años de edad, ya que la rigidez natural que el tejido del hombro va adquiriendo con los años da como resultado menos dislocaciones y más fracturas como consecuencia de traumatismos. Un golpe directo en la parte superior o lateral del hombro es capaz de separar la articulación entre la clavícula y el omóplato (la articulación acromioclavicular). *Síndrome de pinzamiento* es el nombre que recibe el pinzamiento de la bursa o de los tendones del hombro entre las estructuras óseas de la clavícula y el omóplato que se produce al levantar el brazo. Los pacientes que lo sufren experimentan dolor en el hombro al realizar movimientos por encima de la cabeza (no pueden coger los platos de una estantería elevada o realizar el servicio de una pelota de tenis) o no pueden dormir con el brazo levantado por encima de la cabeza. La *bursitis subacromial* es la inflamación de la bursa, o saco de líquido, localizada en la parte superior del húmero. Cuando la bursa está inflamada, se produce dolor en el momento en que las estructuras situadas por encima de ella se mueven. Esto sucede cuando el brazo se levanta hacia el lado y gira. El dolor de la bursitis puede desembocar en una utilización del hombro inferior a la normal y a una pérdida de su rango de movimientos. La situación de pérdida grave de movimiento recibe el nombre de *hombro congelado.* Los pacientes con *tendinitis del manguito rotador* experimentan dolor con evidencia de pinzamiento. A diferencia del dolor de la bursitis, el dolor de la tendinitis del manguito rotador se experimenta a partir del ejercicio isométrico de los músculos implicados (fuerza ejercida contra un objeto fijo de modo que los músculos del hombro se contraen, pero no se produce ningún tipo de movimiento en la articulación). Los tendones se extienden en el interior de una vaina lubricada para unir los músculos al hueso; cuando aparece la tendinitis, la vaina del tendón se inflama y se sensibiliza y la tensión que sufre se traduce en dolor. Los *desgarros del tendón del manguito rotador* se producen como resultado de un traumatismo directo (una caída sobre el brazo extendido o tirar o empujar con excesiva fuerza) o como resultado del pinzamiento crónico y la inflamación. Sus síntomas son dolor, debilidad y una sensación de pinchazo en el interior del hombro cuando éste entra en movimiento. El hombro puede sufrir también *artritis* que, como en cualquier otra articulación, se caracteriza por la destrucción del cartílago entre las superficies opuestas del hueso. Las quejas más frecuentes de los pacientes que la sufren son dolor, rigidez y pérdida progresiva del movimiento.

Son muchos los factores que contribuyen al riesgo de sufrir lesiones en el hombro. La principal causa parece ser el abuso de movimientos repetitivos por encima de la altura de la cabeza que puede producirse en determinados deportes, trabajos en líneas de ensamblaje o en ciertas tareas del hogar. La debilidad muscular hace que la articulación del hombro sea menos estable porque la mayor parte de la fuerza se transmite a los tendones y a otras articulaciones en lugar de ser absorbida por los músculos. La utilización de técnicas inadecuadas puede hacer que el hombro ejerza un exceso de tensión. Lesiones anteriores o factores congénitos pueden ser también causa de una articulación más débil y menos estable.

Cada problema se aborda con un tratamiento determinado. En primer lugar, el médico debe emitir el diagnóstico después de una exploración física concienzuda; yo, por lo tanto, limitaré los comentarios a los principios generales de terapia:

- **Reposo.** El reposo es esencial durante la primera fase del tratamiento. Evite las actividades que agraven la afección causando dolor en el momento del ejercicio, o un aumento del dolor al final de la jornada, a menos que se le instruya concretamente de lo contrario. Sin embargo, la inmovilidad completa suele agravar la rigidez y puede llevar a la pérdida del rango de movilidad del hombro. Por este motivo, evite la utilización de un cabestrillo a menos que se lo aconseje y supervise el médico.
- **Hielo.** El hielo alivia la inflamación y la hinchazón, y resulta bastante útil para las afecciones más dolorosas del hombro. Es suficiente con una bolsa con cubitos de hielo o un paquete de verduras congeladas. Coloque una toalla entre la piel y el hielo para evitar la congelación. Aplique el hielo durante treinta minutos dos veces diarias y durante quince minutos después de realizar ejercicio o fisioterapia.
- **Medicación.** La administración de medicamentos antiinflamatorios durante las primeras semanas después de producirse la lesión resultan útiles para disminuir el dolor y ayudar la rehabilitación y presentan pocos riesgos para la mayoría de los pacientes. Las tandas cortas de esteroides son asimismo efectivas para minimizar la inflamación. Una inyección de esteroides en la bursa subacromial o en las vainas del tendón inflamado ofrecen un alivio sustancial a determinados pacientes.
- **Ejercicios de fortalecimiento.** Los ejercicios para conservar el movimiento y fortalecer la musculación son esenciales para la recuperación y prevenir la repetición de la lesión. En la mayoría de los pacientes, el seguimiento de un programa adecuado de ejercicios es el factor decisivo de una recuperación a largo plazo.
- **Cirugía.** A determinados pacientes se les recomienda la cirugía, dependiendo del alcance de la lesión, la salud del paciente y del nivel deseado de actividad física.

Problemas de columna

La columna vertebral es, básicamente, una hilera de huesos (*vértebras*). Los huesos vertebrales poseen un cuerpo y un arco, como un número ocho ladeado. Los cuerpos proporcionan soporte estructural y están separados por discos, que sirven para amortiguarlos y absorber los impactos. Los arcos surgen de la parte trasera de los cuerpos y se conectan entre sí mediante articulaciones en faceta. Entre los arcos circula la médula espinal, que se acomoda a lo largo de la hilera de cuerpos y discos. Los arcos sostienen diversos procesos, proporcionan un punto de unión a ligamentos y tendones y suman fuerza y movilidad a la columna. Los arcos poseen unos orificios (*foramina*) por donde pasan los nervios procedentes de la médula espinal. La nuca (*columna cervical*) y la parte inferior de la espalda (*columna lumbar*) son las zonas que presentan mayor movilidad. La parte central de la espalda (*columna torácica*) tiene una posición relativamente fija gracias a las costillas y a las estructuras del pecho. Como se ha visto en el hombro, las zonas con mayor potencial de movimiento son también las que mayor predisposición a lesiones presentan: la nuca y la zona lumbar.

Dolor de nuca

El cuello es básicamente músculo. Si retiráramos el músculo, nos encontraríamos con el equivalente a una bola de jugar a los bolos asentada sobre una precaria hilera compuesta por siete vértebras cervicales. Los músculos trabajan constantemente para mantener esta masa en equilibrio. Mirar hacia adelante sin movernos no significa que el cuello esté relajado; significa que los músculos que empujan hacia adelante están equilibrados por el esfuerzo equivalente de los músculos que tiran hacia atrás, y que los que quieren girar hacia la izquierda están equilibrados por los que quieren girar la cabeza hacia la derecha. Este acto constante de tensión y equilibrio implica que la mayoría de nosotros sufra algún tipo de dolor en la nuca de vez en cuando.

Tensión en la nuca

La *tensión en la nuca* implica la existencia de una lesión muscular. Se presenta normalmente como resultado de una lesión repentina, como un latigazo. La rápida deceleración de un accidente automovilístico hace que la cabeza vaya primero hacia adelante y luego hacia atrás, lo que puede dar como resultado un estiramiento de los músculos del cuello y de la parte superior de la espalda más allá de sus límites habituales. Esto genera pequeños desgarros musculares. Como consecuencia de ello, puede producirse cierta inflamación que desencadene espasmos musculares, rigidez y dolor. Mientras que una pierna o un brazo puede descansar en un cabestrillo o en unas muletas, resulta virtualmente imposible hacer reposar por completo los músculos del cuello y de la parte superior de la espalda. Las lesiones suelen prolongarse eternamente y son frustrantes tanto para el paciente como para el médico. Los pacientes que experimentan estrés psicológico constante tienen un tono muscular más elevado, lo que predispone a una lesión y, además, la prolonga.

Las alternativas de tratamiento para la tensión en la nuca son:

- **Evitar más lesiones.** Tratar de evitar más estrés y lesiones en la nuca mejorando la postura.
- **Hielo.** Aplicar hielo en la nuca y en la parte superior de la espalda para minimizar de entrada la inflamación y el dolor. Transcurridas cuarenta y ocho horas, seguir con calor y masajes.
- **Ejercicios de estiramiento.** Estire con cuidado el cuello para mantener la movilidad. Pídale al médico o al fisioterapeuta que le explique cómo realizar los ejercicios.
- **Disminuir el estrés y dormir.** El estrés psicológico y la falta de sueño tensan innecesariamente los músculos del cuello y de la parte superior de la espalda. Controle cómo pueden afectar estos problemas a su dolor de nuca y tome medidas para corregirlos.

- **Terapia farmacológica.** El papel de los medicamentos en la tensión de nuca es escaso. La administración de relajantes musculares por la noche mejora el sueño y acelera la curación. Los medicamentos antiinflamatorios no esteroides y el paracetamol alivian el dolor. No se cree que el dolor de la tensión cervical tenga un gran componente inflamatorio, por lo que los antiinflamatorios no ofrecen grandes ventajas sobre otros tipos de analgésicos.

Los pacientes con dolor persistente (más de tres o cuatro semanas) deberían buscar una valoración médica para asegurarse de que la tensión cervical es realmente el origen del dolor. La fisioterapia, los ultrasonidos, el masaje muscular profundo y la tracción delicada alivian también el dolor. Los pacientes con síntomas que se prolonguen más de seis u ocho semanas deberían consultar con un especialista en rehabilitación.

Artritis

Las articulaciones de la columna vertebral pueden presentar artritis. El dolor es resultado de los cambios artríticos de las articulaciones o de los espolones artríticos de los huesos que asoman o rompen estructuras colindantes sensibles al dolor, como las terminaciones nerviosas. La artritis en la nuca es la responsable del noventa por ciento de los «pinzamientos nerviosos». En esta afección, el nervio no puede pasar libremente por la apertura de la vértebra y, debido a un crecimiento anormal del hueso (espolón) o a una alineación alterada de las vértebras, queda pinzado al salir del canal espinal. Esta presión sobre la terminación nerviosa provoca síntomas que se desarrollan a lo largo del recorrido del nervio, como hormigueo, entumecimiento o debilidad. La distribución de estos síntomas ayuda al médico a localizar la causa del problema. Por ejemplo, la irritación de la terminación nerviosa de la sexta cervical genera entumecimiento en el lado interior del antebrazo, debilidad al doblar el brazo o empujar la muñeca hacia atrás, y pérdida de reflejos en el antebrazo.

El tratamiento inicial del dolor relacionado con la artritis es muy similar al empleado para el tratamiento de la tensión cervical aguda. En general, y ya que la irritación de las terminaciones nerviosas provoca a menudo inflamación, la utilización de antiinflamatorios no esteroides o de esteroides durante un período breve de tiempo, resulta más que beneficiosa. La terapia no quirúrgica suele aliviar el dolor y restaurar la función en el noventa por ciento de los pacientes con un nervio pinzado en la nuca. Si la pérdida de la función nerviosa es grave o avanza, se requiere más investigación y un tratamiento más agresivo para así conservarla.

Dolor lumbar

El dolor lumbar es tremendamente común. Los estudios demuestran que dos tercios de la población adulta experimenta como mínimo un episodio de dolor lumbar, y el resultado de ello es que es la quinta causa más normal de visitas al médico de asistencia primaria. La causa de la mayoría de dolores lumbares es un estiramiento o una tensión muscular (setenta por ciento). Otras causas son la artritis de las articulaciones entre las vértebras, problemas de disco, fracturas relacionadas con la osteoporosis y alteraciones artríticas que invaden la médula espinal. Las causas excepcionales son infecciones, cáncer y dolor que la cabeza intuye que se localiza en la espalda pero que en realidad está producido por otros órganos del abdomen y la pelvis (infección de próstata o riñones, úlcera o aneurisma de aorta).

Desgraciadamente, distintos problemas de espalda dan como resultado un tipo de dolor similar. Como consecuencia de ello, la exploración inicial del médico y el historial del caso no sirven habitualmente para precisar la causa del dolor. Además, las radiografías y otras técnicas de exploración por imagen tampoco bastan por sí solas para identificar la causa exacta del origen del dolor. Las radiografías y las resonancias magnéticas realizadas en personas sanas sin síntomas de dolor de espalda presentan muchas veces anormalidades estructurales. En diversos estudios revisados en el número de febrero de 2001 de *New England Journal of Medicine* (Devo y Weinstein), se afirmaba que entre el cuarenta y seis y el noventa y dos por ciento de los pacientes sanos sin quejas de problemas de espalda sufrían hernias discales o protuberancias. Por lo tanto, resulta extremadamente difícil relacionar con seguridad los descubrimientos que aporten las radiografías o las resonancias con el dolor que pueda presentar el paciente. Puede darse el caso de que la ruptura de disco que presenta una resonancia lleve años allí y no sea la causa del dolor de espalda por el que el paciente acude a la consulta. Las radiografías normales de columna son incluso menos útiles que las resonancias magnéticas y exponen al paciente a una cantidad considerable de radiación, enfocada directamente a los ovarios y testículos. Si no existe una razón muy clara para ello, las radiografías, las tomografías computarizadas y las resonancias magnéticas son una molestia y un gasto innecesario. La exposición a la radiación que suponen las radiografías y las tomografías puede provocar daños y las «anomalías» frecuentes que aparecen en estas pruebas y en las resonancias, acaban desembocando en un sinfín de análisis y pruebas que a menudo confunden los resultados.

Debido a estos y otros problemas, la mayoría de médicos se inclina por no aconsejar pruebas de imagen en la evaluación inicial del dolor lumbar. Las excepciones serían el dolor relacionado con traumatismos recientes, historial de osteoporosis, pérdida inexplicada de peso o historial de cáncer, aparición de incontinencia (que sugiere un deterioro de la médula espinal), fiebre u otros signos de infección, evidencia de pérdida significativa de la función neurológica (pérdida de fuerza o reflejos en las piernas), dolor agudo que irradia hacia las piernas o edad avanzada.

Por suerte, entre tanta incertidumbre relacionada con el diagnóstico y las pruebas, existen algunos hechos tranquilizadores. La abrumadora mayoría de casos de dolor lumbar mejora por sí solo. En el transcurso de la primera semana, el sesenta por ciento de casos de dolor de espalda mejora, y el noventa por ciento presenta mejoría en el transcurso de un mes. La terapia inicial poco tiene que ver con ello. En otro estudio publicado en 1998 en *New England Journal of Medicine*, se distribuyeron aleatoriamente trescientos veintiún adultos con ataques agudos de dolor lumbar a distintas terapias: fisioterapia (cuarenta por ciento), cuidados quiroprácticos (cuarenta por ciento) o, simplemente, la lectura de un libro de formación respecto a su dolencia (veinte por ciento). Pasadas doce semanas, no se observaba ninguna diferencia en los resultados. El cincuenta por ciento de pacientes sufrieron otro episodio de dolor lumbar en el período de un año y el setenta por ciento lo tuvo en el curso de dos años, independientemente del tratamiento asignado al inicio.

Esta falta de certidumbre en el diagnóstico y tratamiento ha generado un terreno fértil para la aparición de tratamientos alternativos del dolor lumbar: masajes, acupuntura, imanes, hierbas medicinales y otras soluciones que se han convertido en un sector de negocio que mueve mucho dinero. A la gente le gusta recibir atenciones y cuidados, y a menudo afirman sentirse mejor con estas terapias. Sin embargo, los mejores estudios científicos dedicados a estas técnicas no muestran mejoras en cuando a dolor, movilidad o velocidad de recuperación en comparación a no seguir ningún tipo de tratamiento. Yo, personalmente, no tengo ningún problema si mis pacientes deciden seguir cuidados alternativos, siempre y cuando no impliquen ningún riesgo, pero les animo a observarlo todo con los ojos bien abiertos y las manos bien pegadas a la cartera.

Los médicos se muestran de acuerdo en los siguientes puntos con respecto al tratamiento del dolor lumbar:

- **Guardar cama no es bueno.** Contrariamente a lo que me enseñaron en la universidad, reposar en cama cuando se sufre dolor lumbar agudo no es buena idea. Los estudios sugieren que guardar cama durante un tiempo prolongado aporta rigidez y retrasa la recuperación. En los casos en que el reposo en cama ayuda a aliviar los síntomas iniciales, un día o dos podría ser un compromiso razonable. No obstante, tan pronto como el dolor lo permita, aumente la actividad e incluya en ella estiramientos delicados y ejercicios aeróbicos de bajo impacto, como caminar, nadar o montar en bicicleta.
- **Los tratamientos de temperatura son efectivos.** Durante los primeros días, las aplicaciones de frío ayudan a minimizar el dolor y la inflamación. En un momento más avanzado de la recuperación, los baños calientes o una esterilla ayudan a relajar la musculatura lumbar. (Atención: cuidado con las quemaduras, sobre todo si se queda dormido con la esterilla en la espalda.)
- **Los medicamentos antiinflamatorios son efectivos para aliviar los síntomas.** La mayoría de pacientes tolera bien estos fármacos y experimenta escasos efectos secundarios durante las primeras semanas. En los estudios realizados sobre el dolor lumbar se observa que los relajantes musculares proporcionan beneficios variables. Son bastante sedantes y yo los recomiendo a los pacientes que sufren dolor de espalda, principalmente para dormir mejor.
- **Los pacientes deberían centrarse en mejorar la postura de la columna.** Las posturas en que la columna sufre menos tensión son acostado con las rodillas dobladas, de pie con una buena postura o sentado en una silla con respaldo recto. Estas posiciones quitan tensión a la columna o utilizan la estructura ósea de la columna para soportarla. Repantigarse en una silla maximiza la tensión de los músculos y ligamentos que soportan la columna y provocan más dolor y lesiones.
- **Los programas de ejercicios destinados a la espalda ayudan a reforzar los músculos lumbares, a mejorar la postura y reducen el riesgo de sufrir dolor recurrente.** A pesar de que estos programas son útiles a largo plazo, no lo son durante las fases iniciales de lesión lumbar y deberían evitarse hasta que los síntomas hayan desaparecido, a menos que se realicen bajo la vigilancia de un fisioterapeuta. Los programas de ejercicios de mantenimiento de la espalda son sencillos y pueden realizarse dedicándoles menos de diez minutos diarios. Desgraciadamente, la mayoría de mis pacientes con lesiones lumbares dejan de prestar atención a su espalda en cuanto el dolor se esfuma y se olvidan de los ejercicios hasta que vuelve a reaparecer. ¡Mala idea!
- **Deberían evitarse las pruebas y terapias de riesgo innecesarias.** Debido al hecho de que la mayoría de dolores lumbares desaparece rápidamente sin tratamiento específico, usted y su médico deberían andarse con cautela y no llevar a cabo pruebas o terapias que le expongan a riesgos o gastos innecesarios si no tienen razones claras para ello.

Costumbres sanas para la zona lumbar

- **Pierda su exceso de peso.** La grasa adicional acumulada en el abdomen genera una tensión excesiva en la zona lumbar de la columna que desemboca a menudo en una postura inadecuada y en un aumento de la tensión que sufren los músculos y los ligamentos de la región. La pérdida de peso es básica para aliviar el dolor y prevenir futuras lesiones.
- **Mantenga la postura correcta tanto sentado como de pie.** Su madre tenía razón... ¡siéntese recto! La silla correcta debería situar las rodillas ligeramente más elevadas que los muslos. Cuando permanezca en pie, coloque un pie más elevado en un escalón o sobre algún objeto; esto flexiona la cadera, evita que la parte inferior de la espalda se incline hacia adelante y permite que los elementos de la médula espinal se alineen y funcionen adecuadamente reduciendo con ello la tensión en la espalda.
- **Evite los tacones altos.** Los zapatos de tacón impiden que los tobillos se doblen correctamente al caminar o permaneciendo de pie. Eso hace que la parte delantera de la rodilla reciba una tensión adicional (que produce una pérdida prematura de cartílago y artritis temprana) y una inclinación hacia adelante excesiva de la zona lumbar. Esta curvatura extra pasa la fuerza de la columna de las estructuras concebidas para soportarla hacia los ligamentos vertebrales, desgastándolos.
- **Deje de fumar.** Las investigaciones demuestran que los fumadores presentan más problemas de columna y se recuperan más lentamente que los no fumadores. Lo más probable es que ello se deba al daño que el humo del tabaco provoca a las pequeñas arterias que suministran sangre a las estructuras vertebrales y a que los componentes químicos del tabaco animan el proceso de oxidación en el seno de los elementos vertebrales.
- **Duerma en una cama cómoda que no le deje la espalda rígida y dolorida por las mañanas.** Esto significa un colchón firme. Y es su espalda quien decide el nivel de firmeza deseado para el colchón. La mejor postura de reposo para la columna es la de acostarse de lado con las rodillas dobladas, o boca arriba con un apoyo de quince centímetros de altura debajo de las rodillas.
- **Vaya con cuidado al levantar peso.** Mantenga los objetos más pesados cerca del cuerpo, no se incline hacia adelante por la altura de la cintura sin antes doblar las rodillas y cuando levante peso, utilice la fuerza de las piernas, nunca la de la espalda. Que pudiera levantar determinado peso diez años atrás no significa que pueda levantarlo ahora con toda tranquilidad; es probable que sus músculos se hayan debilitado y que sus discos estén secándose.
- **Descanse siempre que lo necesite cuando realice ejercicio continuado.** Escuche las señales que el cuerpo le envía cuando se siente fatigado. Utilice el sentido común.

Problemas de disco

Los *discos intervertebrales* son las estructuras situadas entre los cuerpos vertebrales de la columna. Para hacernos una idea, serían algo similar a un rosco relleno de crema: más blando en el centro (*núcleo pulposo*) y rodeado por una cubierta externa más dura (*anillo*). Los discos actúan a modo de amortiguadores de impactos y permiten la flexibilidad de la columna. Cuando nacemos, el núcleo del disco es líquido. Con el paso de los años, el disco empieza a secarse, lo que hace que la columna pierda parte de su flexibilidad y de sus propiedades amortiguadoras. El disco degenera y se aplana y la columna vertebral pierde algo de altura. Es entre los treinta y los cincuenta años cuando los discos que se debilitan tienen más tendencia a lesionarse y herniarse. Hacia los sesenta, los discos están ya gastados, se han vuelto duros y el riesgo de sufrir lesiones disminuye. Es muy normal descubrir, con la ayuda de una resonancia magnética, que una persona de cuarenta y cinco años de edad sufre alguna degeneración en los discos.

Una *ruptura de disco* significa que parte del núcleo ha salido del centro del disco a través del anillo (algo similar a lo que sucedería con la crema del rosco si nos sentáramos encima). La sensación de dolor se experimenta cuando la porción de disco presiona un nervio u otra estructura sensible al dolor. El dolor empeora con determinados movimientos que aumentan la presión sobre la médula espinal (toser, estirarse o estornudar). Las rupturas de disco suelen curarse con el paso del tiempo. El material del disco vertido pierde su contenido en agua, se seca y se encoge, gracias a lo cual deja de ejercer presión sobre el nervio, con lo que el dolor desaparece. Los pacientes que se curan por sí solos suelen percibir alguna mejora en el transcurso de un período de tres semanas. La intervención quirúrgica de la ruptura discal suele retrasarse a la espera de que se produzca una mejora espontánea, aunque las intervenciones que se retrasan más de doce semanas después de la aparición del brote de dolor pueden no tener efecto en cuanto a solucionar la lesión que haya sufrido el nervio. Hay casos en que la espera de mejora espontánea no es recomendable: ruptura de disco importante con amenaza de comprometer el sistema nervioso, como debilidad en las piernas, entumecimiento persistente y pérdida del control urinario o de la defecación.

Ciática

La *ciática* es la irritación de las terminaciones nerviosas que salen de la base de la columna lumbar (las terminaciones nerviosas L5 o S1). El dolor se experimenta entonces a lo largo de todo el nervio: nalgas, parte externa y trasera del muslo y la pantorrilla, parte exterior del pie y dedos del pie. Mis pacientes describen el dolor como un dolor de muelas agudo o como «descargas eléctricas» que viajan a lo largo de la pierna. El dolor va normalmente acompañado de entumecimiento y hormigueo. El funcionamiento de los músculos de los que el nervio implicado es responsable se ve interrumpido, lo que da como resultado debilidad para mover los dedos de los pies. El dolor empeora con movimientos que estiran el nervio ciático, como sentarse con las piernas extendidas hacia adelante.

Las causas de la ciática incluyen cualquier proceso que comprima o irrite las terminaciones nerviosas a este nivel. Un disco herniado puede provocar una presión directa sobre el nervio, o los contenidos químicos del núcleo pulposo pueden irritar las terminaciones nerviosas. Otras causas de ciática son los espolones artríticos, el estrechamiento del canal de la médula espinal (*estenosis espinal*), una fractura de compresión vertebral o factores externos a la columna (sentarse en una posición incorrecta que presione el nervio).

La valoración correcta de una ciática importante suele exigir la realización de una tomografía computarizada o de una resonancia magnética que ayude a determinar su causa. La velocidad con que se decide realizar estas pruebas depende de la severidad de los déficits relacionados con la función neurológica, no del grado de dolor que experimenta el paciente.

El tratamiento de la ciática se inicia con unos cuantos días de reposo en la cama para aliviar los síntomas iniciales. Sentarse está estrictamente limitado; para comer, es importante permanecer tendido o ponerse en pie. Los medicamentos antiinflamatorios o un tratamiento a corto plazo de esteroides orales ayudan a aliviar los síntomas iniciales que se relacionen con la irritación química del nervio y la inflamación; los relajantes musculares y los analgésicos suelen ser asimismo necesarios. La aplicación de hielo en la zona lumbar alivia el dolor. Las muletas ayudan a caminar porque limitan la presión ejercida sobre la zona lumbar de la columna. En el momento en que se inicia la mejoría, puede pasarse más rato fuera de la cama e iniciar ejercicios de estiramiento y fortalecimiento. La recuperación exige el control riguroso del médico y el fisioterapeuta. Las inyecciones epidurales de esteroides (una inyección de esteroides guiada por rayos X aplicada a las terminaciones nerviosas) resultan efectivas en un cincuenta por ciento en cuanto a aliviar temporalmente el dolor. La intervención quirúrgica es necesaria únicamente en casos excepcionales, típicamente en pacientes que presentan déficit neurológico progresivo (pérdida de fuerza en la pierna, o problemas de control urinario e intestinal), en hernias discales importantes asociadas a pérdida de la función muscular o incontinencia, o en pacientes con síntomas persistentes que se correlacionan con anormalidades concretas visualizadas en pruebas de imagen.

Costocondritis

La *costocondritis* es una causa común de dolor en la zona pectoral, particularmente en las mujeres. Las primeras diez costillas de cada lado están unidas al esternón. La sección de la costilla más próxima al esternón está hecha de cartílago, no de hueso. La costocondritis es una inflamación de ese cartílago, normalmente en el punto en el que el hueso realiza la transición para convertirse en cartílago (a más o menos unos diez centímetros de distancia del centro del pecho). La unión entre el esternón y el cartílago también puede resultar inflamada.

Los pacientes con costocondritis suelen experimentar un dolor agudo que aumenta al realizar actividades que ejercen tensión sobre esa parte de la costilla: presión directa (sensibilidad al tacto), volverse o respirar hondo, toser o estornudar (movimientos que sacuden las costillas en la caja pectoral). Los pacientes que sufren este tipo de dolor, que puede oscilar entre moderado y severo, se preocupan pensando en que tienen algún problema de pulmón o corazón. El diagnóstico se obtiene a partir del historial y la exploración física del paciente. Puede confirmarse haciendo desaparecer transitoriamente el dolor mediante una inyección de anestesia local, aunque yo nunca lo he practicado. Se trata de un problema que implica el cartílago, no el hueso, y que por lo tanto no aparece a través de los rayos X. Las pruebas especializadas (análisis de sangre, gammagrafías, etcétera) aportan pocos datos.

La mayoría de casos se soluciona por sí solo en cuestión de cuatro o seis semanas. Los medicamentos antiinflamatorios son útiles para paliar el dolor, así como evitar actividades que ejerzan tensión sobre las costillas. En casos de dolor prolongado, pueden aplicarse inyecciones directas de esteroides.

26

La salud de la mujer

El presente capítulo comenta algunos temas de salud general de interés para las mujeres: ciclo menstrual, fibroides, píldoras anticonceptivas, la bioquímica de los estrógenos, menopausia, problemas relacionados con la terapia hormonal sustitutiva, síndrome premenstrual (SPM) y diagnóstico precoz del cáncer de mama. Los problemas relacionados con los temas de la salud femenina, sobre todo en lo que a la menopausia y a la terapia hormonal sustitutiva se refiere, son tremendamente complejos. Pensar que «un mismo vestido le sienta bien a todo el mundo» no es ni prudente ni apropiado.

LA SALUD DE LA MUJER

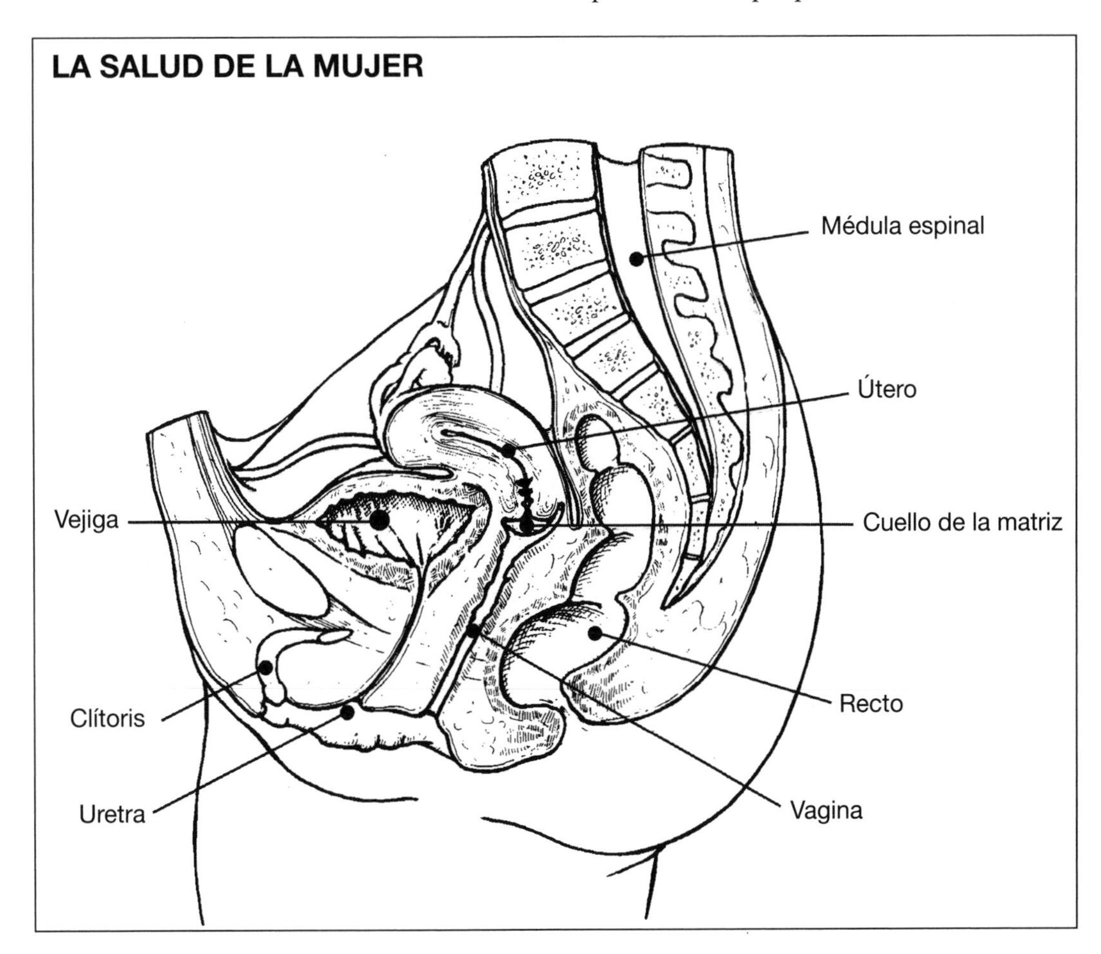

El ciclo menstrual

El ciclo menstrual humano dura, como media, veintiocho días. El ciclo puede acortarse a medida que la mujer se acerca a la menopausia. El ciclo menstrual está regulado por hormonas producidas en el cerebro y los ovarios y por las relaciones existentes entre dichas hormonas. Comprender su funcionamiento es básico de cara a comprender qué es lo que puede funcionar mal y cómo podemos manipular el sistema para reajustarlo.

El hipotálamo, situado en el cerebro, produce la hormona liberadora de gonadotropina (GnRH), que estimula la glándula pituitaria, localizada también en el cerebro, para que a su vez produzca hormona estimulante del folículo (FSH) y hormona luteinizante (LH). La estimulación de la FSH provoca el crecimiento de varios folículos inmaduros situados en el ovario. Estos folículos son grupos de células agrupadas en torno a un óvulo que lo estimulan y lo alimentan. Por razones que no están totalmente claras, de la media de entre seis y doce folículos que se estimulan en cada ciclo menstrual, sólo uno o dos llegan a madurar y dan como resultado un óvulo completamente desarrollado.

A medida que los folículos crecen, producen cantidades cada vez más importantes de estrógenos. Esta cantidad ascendente de estrógenos hace que se produzca menos FSH. Estimula además el tejido del útero para que crezca y se prepare para aceptar un óvulo fertilizado. Al madurar los folículos, aumenta la producción de estrógenos y los niveles de estrógenos en la sangre aumentan de forma considerable. Esto se asocia con un repentino aumento de la liberación de FSH y LH por parte de la glándula pituitaria, que da lugar a la ovulación y a la preparación del tejido del útero para recibir el óvulo. Durante la ovulación, el óvulo se separa del folículo y abandona el ovario. Viaja una breve distancia a través de la cavidad abdominal hasta ser arrastrado hacia la trompa de Falopio y transportado hacia el útero.

Después de la ovulación, los niveles de estrógenos, FSH y LH caen en picado. El folículo que queda en el ovario (menos su óvulo) se transforma en una estructura denominada *cuerpo lúteo*. El cuerpo lúteo produce progesterona y estrógenos, lo que hace que los niveles en la sangre de estas hormonas aumenten de nuevo durante aproximadamente una semana. En el caso de que se produzca la concepción, el óvulo fertilizado empuja la producción de hormona coriónica humana (HCG), que prolonga la vida del cuerpo lúteo y su producción de hormonas. De lo contrario, el cuerpo lúteo empieza a fallar, desaparece la producción de hormonas y el tejido del útero pierde su contenido hormonal. Este tejido se desprende mediante la menstruación. Cuando caen los niveles de hormonas, la FSH empieza a elevarse y se inicia de nuevo el ciclo.

Mientras pensaba en lo difícil que era describir la interacción de todas esas hormonas de forma comprensible, miré a mi esposa buscando su comprensión. Sin perder la compostura, me dijo al instante: «Deberías vivirlo». He tomado debida nota.

Irregularidades del ciclo menstrual

Las irregularidades del ciclo menstrual son muy comunes y tienen diversas causas. Como hemos destacado antes, el ciclo menstrual implica una serie de eventos hormonales interconectados. La aparición de irregularidades en cualquiera de los pasos o la presencia de anomalías estructurales sobre las que puedan actuar las hormonas, pueden provocar cambios en el ciclo menstrual. Son muy pocas las mujeres que funcionan como un reloj y tienen ciclos menstruales de veintiocho días de duración. La duración del ciclo menstrual puede variar ligeramente de mes a mes, así como la cantidad de flujo menstrual de cada ciclo. La ausencia de un período o un retraso importante significa que los estrógenos disponen de más tiempo para estimular el crecimiento del tejido del útero y, como consecuencia de ello, y debido a la necesidad de expulsar este tejido adicional, el siguiente período será más fuerte.

Causas de hemorragia menstrual irregular:

- **Embarazo.** La causa más común de hemorragia menstrual irregular (o ausencia de hemorragia) en mujeres en edad reproductora es el embarazo. Lleve a cabo un análisis de embarazo si existe alguna probabilidad de estar embarazada (es decir, si ha mantenido relaciones sexuales en el transcurso de los últimos nueve meses, independientemente de la protección que se haya utilizado).
- **Ciclos hormonales aún no establecidos.** Las chicas jóvenes pueden tener hemorragias irregulares porque sus ciclos hormonales no están todavía establecidos. Los períodos regulares suelen iniciarse hacia los veinte años de edad.
- **Estrés físico o emocional.** El estrés físico o emocional puede afectar a la puntualidad de los ciclos menstruales.
- **Ejercicio excesivo.** El ejercicio físico excesivo puede interferir los ciclos hormonales que soportan la menstruación, mientras que la escasez de grasa corporal puede interferir los niveles de estrógenos. Los períodos menstruales pueden tornarse irregulares o cesar por completo.
- **Trastornos alimenticios o desnutrición.** Los trastornos alimenticios, incluyendo entre ellos la anorexia y la bulimia, pueden provocar la desaparición de la menstruación, igual que otras causas de desnutrición.
- **Obesidad.** Las células de grasa producen más estrógenos, lo que puede interferir con la ovulación y el ciclo menstrual normal.
- **Problemas tiroideos.** Los problemas tiroideos, habituales en las mujeres, pueden afectar al ritmo menstrual.
- **Proximidad de la menopausia.** Las mujeres que superan los cuarenta y los cincuenta experimentan desarreglos menstruales debidos a las irregularidades en la frecuencia con que los ovarios liberan óvulos en los años que anteceden la menopausia.

La valoración y tratamiento de las irregularidades menstruales exige una visita al médico. El ginecólogo anotará primero el historial menstrual y realizará algunas preguntas generales sobre el estado de salud. Resulta muy útil proporcionar al médico un calendario donde aparezcan las fechas de las menstruaciones de varios meses. Este calendario debería incluir las fechas de todos los días de hemorragia menstrual, cuantificando la cantidad de manera comparativa. La paciente se someterá asimismo a una exploración física detallada que incluya el examen pélvico y pruebas de laboratorio para verificar la presencia de embarazo, enfermedad tiroidea, anemia y otras afecciones. Otras pruebas adicionales podrían ser la ecografía (para visualizar el útero y los ovarios), la biopsia de endometrio (obtenida mediante un fino tubo que se pasa por la apertura del cuello de la matriz) o la exploración con fibra óptica de los órganos reproductores a través del cuello de la matriz (histeroscopia) o de la pared abdominal (laparoscopia).

El tratamiento de la irregularidad menstrual dependerá, evidentemente, de cuál sea la causa sospechosa de su origen. Si no se descubre ningún trastorno y a la mujer afectada no le preocupa tener ciclos irregulares, la decisión podría ser limitarse a observar la evolución de los ciclos a lo largo del tiempo. Cuando los períodos no se producen al menos cada tres meses, algunos estudios declaran la existencia de un aumento de riesgo de sufrir cáncer de útero. La mujer que pasa ese tiempo sin menstruar debería visitar al ginecólogo para considerar la posibilidad de inducir un período menstrual. Las irregularidades menstruales suelen responder bien a la terapia hormonal, que normalmente consiste en la toma de píldoras anticonceptivas o en ciclos de progesterona.

Fibroides (Leiomioma uterino)

Fibroide es el término vulgar utilizado para denominar los crecimientos benignos de bultos en el músculo liso del útero. Desconocemos por qué se producen los fibroides. Se desarrollan normalmente entre los treinta y los cincuenta años de edad. Las mujeres que han tenido dos o más hijos nacidos vivos tienen la mitad de probabilidades de desarrollar fibroides. Los fibroides acostumbran a encogerse después de la menopausia, a menos que la mujer decida seguir terapia hormonal sustitutiva.

La mayoría de fibroides no se asocia a ningún tipo de síntoma y se descubren en el transcurso de una exploración pélvica rutinaria. Algunas mujeres experimentan síntomas atribuidos a sus fibroides: hemorragias dolorosas, abundantes o irregulares, dolores, sensación de pesadez pélvica, orinar con frecuencia, incomodidad con la penetración sexual y dolor lumbar. Pueden producirse anormalidades reproductoras: infertilidad, abortos espontáneos o parto prematuro.

El tratamiento de los fibroides es el siguiente:

- **Observación.** La mujer con fibroides asintomáticos, independientemente de cuál sea su tamaño, debe esperar y observar su evolución con el paso del tiempo. Antiguamente había dos argumentos para el tratamiento de los fibroides asintomáticos: «Crecerán igualmente con el tiempo y sería más fácil extirparlos siendo pequeños», e «Interfieren con la posibilidad de detectar cáncer de útero u ovarios durante la exploración anual». Ambos argumentos han sido desestimados en la actualidad. Un estudio llevado a cabo por UCLA demostró que las mujeres intervenidas quirúrgicamente de fibroides de tamaño grande no presentaban más complicaciones que las intervenidas por fibroides pequeños. Además, no todos los fibroides grandes provocan síntomas, y los problemáticos no necesitan abordarse hasta el momento en que se declaren. En segundo lugar, y por desgracia, la exploración pélvica rutinaria no ha sido nunca útil para detectar precozmente el cáncer de ovario en mujeres asintomáticas. Las exploraciones pélvicas no sirven para detectar el cáncer de ovarios y la amplia utilización de la ecografía ha sustituido a la exploración pélvica como método de detección de tumores de ovario y útero. Recuerde, los fibroides suelen disminuir de tamaño con la menopausia. Si se encuentra cerca de este momento, puede que la alternativa de esperar le aporte cambios beneficiosos.
- **Terapia sintomática.** Las mujeres que sufren dolor pélvico ocasional o molestias generalizadas pueden ser tratadas con éxito con medicamentos antiinflamatorios y otros analgésicos. La irregularidad en las hemorragias puede responder a la terapia hormonal.
- **Terapia hormonal.** El ginecólogo puede recomendarle terapia hormonal para enco-

ger los tumores fibroides. Los fibroides problemáticos han venido tratándose con fármacos bloqueadores de estrógenos, tanto en forma oral como por vía inyectable. Los efectos secundarios (entre los que se incluyen los síntomas de la menopausia) pueden ser relevantes.

- **Dilatación y raspado o histeroscopia.** La dilatación y raspado y la histeroscopia son procedimientos quirúrgicos para evaluar y extirpar fibroides. La dilatación y raspado se efectúa bajo anestesia local. El proceso consiste en dilatar el cuello del útero para introducir por él un instrumento quirúrgico con el que raspar el tejido. En la histeroscopia, el médico introduce en el útero un dispositivo de fibra óptica para encontrar y extirpar los fibroides menores. La histeroscopia terapéutica se considera más exacta que la técnica de dilatación y raspado, aunque a menudo exige anestesia general.
- **Ablación de endometrio.** La ablación de endometrio consiste en la utilización de energía termal o láser para extirpar los fibroides situados debajo del tejido del útero y destruir el tejido endometrial que quede en el útero. Este procedimiento provoca desgarros en el tejido uterino y normalmente, aunque no siempre, evita o reduce en gran manera la menstruación posterior. Parte del tejido del útero puede volver a crecer, de modo que si la mujer afectada se encuentra en edad reproductiva, se realiza simultáneamente una ligadura de trompas para evitar la posibilidad de un futuro embarazo en un útero que ya no podría soportarlo.
- **Embolización de fibroide uterino.** Este procedimiento lo realiza un cirujano radiólogo en cooperación con el ginecólogo. Se trata de guiar un conducto muy estrecho (catéter) a través de las arterias que suministran sangre al fibroide. Se inyectan entonces, en estas arterias, diminutas partículas de plástico o esponja para bloquear la llegada de sangre al útero y, por lo tanto, al fibroide. Privado del riego sanguíneo, el fibroide se encoge. La reducción media del volumen de los fibroides así intervenidos es del cincuenta por ciento después de tres meses, con un porcentaje que oscila entre el setenta y ocho y el noventa y cuatro por ciento de mujeres que declaran una mejora de los síntomas, según los estudios disponibles. Los resultados están publicados desde 1997 y, como consecuencia de ello, no hay datos disponibles de resultados a largo plazo. La técnica parece segura. Las pacientes pueden experimentar dolores, náuseas y fiebre después de la intervención, síntomas que se controlan con medicación. El período de recuperación oscila entre una y dos semanas, pero puede prolongarse por más tiempo. En un uno por ciento de las pacientes que se han sometido a una embolización de fibroide uterino ha sido necesario practicar una histerectomía para solventar las complicaciones relacionadas con la disminución del riego sanguíneo en el útero o con infecciones.
- **Miomectomía.** Se trata de una intervención quirúrgica en la que el fibroide se extirpa a través de una incisión en la pared abdominal, dejando los órganos pélvicos intactos. Se utiliza ocasionalmente para tratar fibroides en mujeres jóvenes que todavía desean poder quedarse embarazadas. La valoración y la realización de esta intervención exigen un cirujano experto en la técnica.
- **Histerectomía.** Esta intervención quirúrgica consiste en la extirpación del útero y puede o no incluir también la extirpación de los ovarios. Históricamente, el tratamiento de los fibroides ha sido el responsable de cerca de un treinta por ciento de todas las histerectomías practicadas, sobre todo en mujeres con edades comprendidas entre los treinta y cinco y los cuarenta y cinco años. (Otras razones para practicar la histerectomía son la endometriosis, cáncer de útero, complicaciones de embarazo y parto y he-

morragia uterina incontrolable.) Últimamente, la utilización de la histerectomía para el tratamiento de los fibroides ha sido muy cuestionada. Algunos estudios sugieren que la selección de la histerectomía como respuesta terapéutica había tenido más que ver con factores distintos a lo que era la solución más adecuada para la mujer, como la formación y las habilidades del médico, la localización geográfica y las tendencias de práctica médica de la zona de la paciente, así como su nivel socioeconómico. Con el desarrollo de otras alternativas para el tratamiento de los fibroides y la información cada vez más disponible para las mujeres en cuanto a las distintas posibilidades, el papel de la histerectomía para tratar los fibroides uterinos está cayendo en picado. La histerectomía es una intervención quirúrgica importante que se asocia con una tasa de mortalidad de entre el uno y el dos por mil. Incluso aunque una mujer se sienta absolutamente segura de que su mejor alternativa de tratamiento es la histerectomía, debería plantearse obtener una segunda opinión antes de someterse a ella.

Píldoras anticonceptivas

Las píldoras anticonceptivas pueden contener estrógenos y/o progesteronas sintéticas en concentraciones lo bastante elevadas como para evitar que la glándula pituitaria libere cíclicamente la FSH y la LH necesarias para la ovulación. Han venido utilizándose desde los años sesenta y son uno de los métodos más efectivos de control de natalidad. La tasa de fallo de las píldoras anticonceptivas modernas (utilizadas correctamente) es inferior a un uno por cada mil usuarias por año de utilización. Los ciclos menstruales de las mujeres que toman píldoras anticonceptivas son, además, menos abundantes. Las píldoras estimulan el tejido uterino menos de lo que lo haría el ciclo hormonal normal y el tejido no es tan grueso. Por lo tanto, la menstruación tiene menos tejido que expulsar. El flujo menstrual medio de las mujeres que toman píldoras anticonceptivas es cerca de una octava parte de lo que era antes.

Las píldoras anticonceptivas se diseñaron originalmente para replicar el ciclo menstrual «normal» de las mujeres de las sociedades occidentales. Eso se conseguía con la administración de hormonas durante veintiún días, seguida por una semana de descanso de terapia durante la cual se producía la menstruación. El concepto de los doce ciclos anuales sigue todavía vigente. Aunque, de hecho, no existe razón fisiológica alguna por la que la mujer deba menstruar cada mes. La media de ciclos menstruales anuales de las mujeres del mundo entero es de entre tres y cuatro, no doce. En esta media se incluyen los efectos del embarazo, la lactancia prolongada, la desnutrición y otras enfermedades. Los médicos llevan mucho tiempo recetando píldoras anticonceptivas a mujeres con afecciones relacionadas con la menstruación (síndrome premenstrual importante, períodos abundantes o dolorosos y migrañas relacionadas con el ciclo menstrual) con el objetivo de disminuir la frecuencia y la intensidad de la menstruación. La técnica más comúnmente utilizada consiste en doce semanas continuadas de píldoras anticonceptivas, seguidas por una semana sin ellas, lo que da como consecuencia cuatro ciclos menstruales al año en lugar de doce.

En general, las píldoras anticonceptivas son seguras y efectivas. Las tendencias más recientes en el universo de las píldoras anticonceptivas han llevado al desarrollo y difusión de píldoras que contienen la dosis mínima de hormonas que sigue siendo efectiva. Con ello se han reducido los efectos secundarios, aunque para algunas mujeres las consecuencias han sido hemorragias repentinas entre períodos, manchas o ausencia de la hemorragia cíclica.

Los riesgos de las píldoras anticonceptivas empiezan a aumentar después de los treinta años de edad, particularmente en mujeres fumadoras. La sangre contiene dos sistemas químicos que afectan a la coagulación de la sangre. Uno nos permite formar un coágulo, para que no sangremos hasta morir por culpa de un simple corte. El otro sistema intenta evitar que se formen coágulos en lugares donde no deseamos que se formen, como en los vasos sanguíneos que alimentan el cerebro y el corazón. Los estrógenos afectan a estos sistemas de tal modo que favorecen la coagulación sanguínea. Esto produce, en las mujeres que toman píldoras anticonceptivas, un aumento del riesgo de formación de coágulos en lugares como las piernas (tromboflebitis), pulmones (embolismo pulmonar), vasos sanguíneos del corazón (infarto de miocardio) y cerebro (ictus). El riesgo aumenta en mujeres con trastornos de tipo hereditario del sistema de coagulación sanguínea (cuya existencia a menudo desconocen), en mujeres mayores de treinta y cinco años y en mujeres fumadoras.

Otros efectos secundarios de las píldoras anticonceptivas son: elevación de la presión sanguínea, aumento del riesgo de sufrir enfermedades biliares (un riesgo que también aumenta con el embarazo), cambios en la regulación de la glándula tiroides, en los niveles de azúcar y en el metabolismo del colesterol, y multiplicación por diez de cefaleas con migraña.

Las mujeres que no siguen ningún método de control de natalidad tienen una probabilidad del ocho por ciento de quedarse embarazadas con una sola penetración. En caso de no aplicar ningún método anticonceptivo, el ochenta y cinco por ciento de las mujeres sexualmente activas se quedarían embarazadas en el plazo de un año. Para la mayoría de mujeres, los riesgos asociados a las píldoras anticonceptivas quedan superados por los riesgos de un embarazo y sus complicaciones.

Los beneficios de las píldoras anticonceptivas (además de evitar el embarazo) son: desaparición de períodos menstruales abundantes y dolorosos, disminución de la tasa de cáncer de ovarios en el caso de tomar las píldoras durante más de cinco años y aumento de la densidad ósea que presentan algunas usuarias.

Las píldoras anticonceptivas se utilizan también durante el período perimenopaúsico de la mujer, es decir, ese período de cinco años antes de la aparición de la menstruación. Un período en el que hay muchas sorpresas: el ochenta por ciento de los embarazos de mujeres mayores de cuarenta años son inesperados. Además de proporcionar un control de la natalidad efectivo, las píldoras anticonceptivas ofrecen otras ventajas durante los años perimenopaúsicos. Ayudan a regular el ciclo menstrual, a restablecer la predictibilidad del modelo menstrual y a disminuir la hemorragia abundante que suele presentarse cuando se acerca la menopausia. Alivian también las sofocaciones que se producen con la caída del nivel de estrógenos en el organismo. Las mujeres que utilizan píldoras anticonceptivas tienen menos probabilidad de desarrollar cáncer de ovarios y de endometrio y, posiblemente, osteoporosis. A diferencia de la utilización de estrógenos después de la menopausia, no existe ningún estudio que vincule la utilización de píldoras anticonceptivas con el cáncer de mama. Las píldoras anticonceptivas pueden utilizarse hasta el momento de la menopausia y luego cambiarse a terapias de sustitución de estrógenos posmenopáusicas en las mujeres que así lo deseen.

La química de los estrógenos

¿Qué es un estrógeno? No existe una única respuesta. El estrógeno ejerce sus efectos sobre una célula uniéndose a un receptor situado en la superficie de dicha célula, formando un complejo que luego la engulle. Este complejo, entonces, se une a otros elementos químicos existentes en el interior de la célula, que lo activan en cuanto se vincula a una parte concreta del ADN de la célula, conectando o desconectando genes que regulan otras funciones de la célula.

No existe un «estrógeno» único. Distintos estrógenos se unen a distintos receptores de la superficie, creando complejos únicos que pueden tener distintos efectos en el interior de la célula. Por lo tanto, no podemos considerar el estrógeno como una única sustancia química. Algunos fármacos utilizados para la terapia hormonal sustitutiva están compuestos por diez estrógenos diferentes. Otros están compuestos por fitoestrógenos (sustancias químicas que mimetizan el comportamiento del estrógeno) obtenidos a partir de plantas como la soja, el lino, el trébol rojo y la cimicifuga. Los fitoestrógenos son hormonalmente activos, queriendo decir con ello que, igual que los estrógenos, se unen a los receptores de estrógenos de las células y han demostrado influir químicamente sobre éstas. También igual que los estrógenos, los fitoestrógenos contienen los atributos positivos de la terapia de estrógenos (como el alivio de los síntomas de la menopausia: sofocaciones, cambios de humor y sequedad vaginal), así como sus posibles efectos secundarios (aumento del riesgo de cáncer de mama, enfermedades vasculares y coágulos). Sin embargo, la mayoría de los estudios realizados sobre los efectos biológicos de los fitoestrógenos se han limitado a valoraciones a corto plazo (noventa días), períodos excesivamente breves como para poder especular sobre efectos a largo plazo de su utilización, sean buenos o malos. Actualmente se llevan a cabo investigaciones a largo plazo para dos componentes de los fitoestrógenos, la cimicifuga y el trébol rojo. Debido a la carencia de estudios adecuados para evaluar la seguridad de los fitoestrógenos, no puedo, médicamente, recomendar su utilización a largo plazo para tratar los síntomas de la menopausia.

Los científicos se han aprovechado del hecho de que distintos tejidos tengan distintos receptores de estrógenos para desarrollar «moduladores selectivos de los receptores de estrógenos». Estos productos químicos se unen a los receptores de estrógenos de las células, estimulando la actividad de algunos y bloqueando la de otros para que no puedan ser estimulados por las pequeñas cantidades de estrógenos naturales que quedan después de la menopausia. Existen actualmente diversos fármacos que caen dentro de esta categoría y se siguen desarrollando muchos más. El modulador selectivo de los receptores de estrógenos ideal sería aquel que estimulase los receptores de estrógenos responsables de los efectos beneficiosos de los estrógenos sobre huesos, cerebro, corazón y tejidos vaginales, y bloquease los receptores de estrógenos relacionados con el cáncer de mama, hemorragias uterinas y coagulación sanguínea. El raloxifeno, un fármaco actualmente disponible, supone un gran paso hacia esa dirección aunque, por desgracia, sigue compartiendo con los estrógenos tradicionales el riesgo de formación de coágulos.

Los estrógenos afectan al organismo de forma distinta según como penetren en él. El sistema digestivo absorbe las píldoras de estrógenos administradas por vía oral y, por lo tanto, el estrógeno se ve obligado a pasar a través de la factoría química del hígado antes de alcanzar sus órganos objetivo. El hígado puede tanto afectar como verse afectado por el estrógeno. Las mujeres fumadoras tienen en el hígado más enzimas activas que desintegran el estrógeno con mayor rapidez y es por ello que los niveles de estrógenos en mujeres fumadoras son más bajos. Los estrógenos por vía oral elevan los niveles de HDL colesterol, un efecto deseado, pero elevan asimismo los de los triglicéridos, un efecto indeseado. Las formas transdérmicas de estrógenos, como los parches de estrógenos, liberan cantidades regulares de estrógenos directamente a la sangre a través de la piel y pasan por alto la actividad del hígado. Las formas transdérmicas de estrógenos no elevan tanto los triglicéridos como los administrados por vía oral, pero tampoco tienen el efecto beneficioso sobre el HDL colesterol.

Los efectos de los estrógenos sobre un tejido dependen de los receptores de estrógenos de dicho tejido. Los hombres poseen menos receptores de estrógenos y no obtienen beneficios de la terapia hormonal sustitutiva con estrógenos porque sus tejidos no pueden procesarlos. En el caso de las mujeres, la concentración de receptores de estrógenos varía mucho de tejido a tejido. En el cerebro, los receptores de estrógenos se concentran en las zonas responsables de la percepción del dolor. En estudios realizados con ratones, los niveles de estrógenos parecen modular los niveles de dolor. Los niveles de estrógenos y de serotonina en el cerebro están correlacionados, y los estrógenos afectan, además, a la actividad neurológica relacionada con la dopamina. Tanto la serotonina como la dopamina se relacionan con la depresión y otros trastornos de humor. En estos momentos, estamos tan sólo empezando a comprender el funcionamiento de estos sistemas interactivos.

En resumen, los estrógenos son una hormona compleja y de múltiples facetas cuya actividad depende de muchos factores y procesos del organismo. Por el simple hecho de que un tipo de estrógeno tenga un efecto determinado, no puede suponerse que otros tipos de estrógenos hagan exactamente lo mismo. Los estudios publicados documentan diferencias significativas en los preparados a base de estrógenos con respecto a la estimulación de la mama y su sensibilidad al tacto, así como con respecto al volumen del sangrado menstrual. Terapéuticamente, esto significa también que las mujeres que no toleran un tipo de terapia de estrógenos determinada disponen de otras alternativas: puede cambiarse el tipo de estrógeno o la forma de administración, regular la dosis hacia arriba o hacia abajo, añadir otras hormonas o medicamentos o limitarse a detener la terapia.

La menopausia y los efectos de los estrógenos

Mi punto de vista: la menopausia es un estado de deficiencia de estrógenos. Nadie duda de que hay muchas mujeres que se benefician de la terapia hormonal sustitutiva. El problema es que no conocemos a ciencia cierta cómo aplicarla con seguridad.

La *menopausia* es el final del ciclo menstrual. En el momento de su nacimiento, la mujer tiene en el interior de sus ovarios todos los óvulos de los que dispondrá a lo largo de su vida. Cuando se «agotan» y los ovarios quedan vacíos de óvulos, la posibilidad de embarazo se acaba y la producción de estrógenos cae dramáticamente. La edad media de la menopausia en las mujeres de los países desarrollados es de cincuenta y un años. La mujer suele experimentar entre cinco y siete años de síntomas perimenopaúsicos entre los que destaca la irregularidad de los ciclos menstruales, que afecta a prácticamente el setenta por ciento de las mujeres, y el flujo menstrual abundante, que afecta al veinte por ciento.

Además de las irregularidades menstruales, otros signos comunes de la menopausia son sofocaciones, cambios cutáneos, atrofia urogenital y alteraciones de humor, hábitos de sueño, capacidad cognitiva y cambios psicológicos.

Una sofocación consiste en la dilatación repentina de los vasos sanguíneos superficiales. El aumento de sangre en la piel provoca sofocaciones (enrojecimiento y calor) y sudoración. Esto suele producirse en la cara, cuero cabelludo y pecho. Dura pocos minutos y es más común que suceda por la noche. En general, estas situaciones incómodas se solucionan en cuestión de uno o dos años sin necesidad de terapia y son fácilmente controlables con casi cualquier tipo de terapia hormonal sustitutiva.

Durante los primeros cinco años de la menopausia, las mujeres pierden cerca de un tercio del contenido en colágeno de la piel. Esto se debe a la pérdida de estrógenos, con el resultante aumento relativo de la concentración de andrógenos (testosterona). El colágeno es el responsable de gran parte del soporte y grosor de la piel, y la pérdida de esta cantidad de colágeno provoca la aparición de un rápido envejecimiento de la piel: piel arrugada y fina con una variación visible de la pigmentación.

La atrofia urogenital ha sido etiquetada como la más inevitable y menos publicitada consecuencia de la deficiencia de estrógenos. La vagina, los tejidos colindantes y la base de la vejiga poseen una elevada concentración de receptores de estrógenos. Cuando los niveles de estrógenos caen, el tejido de la vagina recibe menos apoyo hormonal y pierde espesor. Este tejido fino produce menos humedad y lubricación, lo que puede dar lugar a una penetración dolorosa e infecciones más frecuentes. Finalmente, las paredes delgadas de la vagina y el encogimiento de los tejidos colindantes acaban por no soportar la vejiga adecuadamente. El cuarenta por ciento de las mujeres posmenopáusicas sufren incontinencia. A medida que el recubrimiento de la vagina se hace más fino y más seco, el pH de las secreciones vaginales disminuye. Esto conlleva una alteración del tipo de bacterias que viven en la vagina y aumenta el riesgo de infecciones de vejiga. A los setenta años de edad, el diez por ciento de las mujeres experimenta infecciones recurrentes de las vías urinarias.

Otros síntomas y signos de la deficiencia de estrógenos en la menopausia son los problemas odontológicos relacionados con la pérdida de piezas dentales debida a la falta de apoyo de estrógenos que reciben las encías y los dientes, el insomnio, la pérdida de memoria y los cambios de comportamiento, incluyendo alteraciones emocionales e irascibilidad. Muchas de mis pacientes expresan, con la llegada de la menopausia, una variación desconocida e inesperada de sus respuestas emocionales a la vida diaria. La menopausia señala también el final de los años fértiles y algunas mujeres que esperaban llegar a tener hijos deben aceptar la realidad final de que nunca será así.

Terapia hormonal sustitutiva

La utilización de terapia hormonal sustitutiva con estrógenos se inició en los años cincuenta, principalmente para reducir las incomodidades de la menopausia expuestas anteriormente. En el año 2000, entre el veinticinco y el treinta por ciento de las mujeres posmenopáusicas de los países occidentales utiliza dicha terapia que, aunque aconsejada a un porcentaje más alto de mujeres, las investigaciones demuestran que, entre el veinte y el treinta por ciento de éstas nunca llegaron a adquirir los medicamentos de la primera receta de estrógenos y que otro cincuenta por ciento abandonó la terapia durante el primer año. Se espera una caída dramática del seguimiento de terapia hormonal sustitutiva después de los recientes informes de prensa negativos (otoño 2002) sobre los estrógenos.

El National Institute of Health (NIH) de Estados Unidos estableció una Iniciativa de Salud de la Mujer para abordar las causas más comunes de muerte, invalidez y mala calidad de vida de las mujeres posmenopáusicas. La iniciativa ha llevado a cabo un estudio continuado sobre los efectos de la terapia combinada de estrógenos y progesterona. Como he escrito en este capítulo, este estudio se detuvo ante la evidencia de que esta combinación provocaba más daño que beneficios. Este estudio en concreto involucraba a ciento sesenta y una mil ochocientas nueve mujeres posmenopáusicas que aleatoriamente recibieron dosis de Prempro (0,625 miligramos de Premarin y 2,5 miligramos de medroxiprogesterona) o de placebo (un producto sin hormonas), de quienes se hizo un seguimiento durante dos años y medio. Los investigadores descubrieron que esta combinación de estrógenos y progesterona producía un aumento en la tasa de cáncer de mama invasivo, no mostraba ninguna evidencia de prevención de cardiopatías y sugería, en términos generales, que el tratamiento hacía más mal que bien. La probabilidad de que una única mujer de las incluidas en el estudio experimentara un efecto negativo a partir de la terapia de estrógenos era baja; pero considerando el grupo en su totalidad:

si mil mujeres seguían durante diez años con este régimen de terapia hormonal sustitutiva, y en comparación con el grupo placebo:

siete más sufrirían un infarto,
ocho más sufrirían un ictus,
siete más sufrirían un coágulo que se desplazaría hasta los pulmones, y
ocho más sufrirían cáncer de mama.

Sin embargo, aparecían también algunos beneficios:

seis menos sufrirían cáncer de colon, y
cinco menos experimentarían fractura de cadera.

El estudio no estaba diseñado para controlar la calidad de vida con respecto a la terapia de sustitución hormonal, como alivio de las sofocaciones, cambios en la piel, atrofia urogenital y cambios cognitivos y psicológicos.

A modo de respuesta a los datos de este estudio, la editorial del número de *Journal of the American Medical Association* donde aparecía el artículo (17 de julio, 2002, Vol. 288, Nº. 3), contenía una declaración atípicamente fuerte: «Dados los resultados, recomendamos que los médicos dejen de prescribir esta combinación para tratamiento a largo plazo» y «[...] no utilizar estrógenos/progestina para la prevención de enfermedades crónicas».

Algunos médicos se muestran cautelosos al interpretar los resultados de este estudio y lo hacen por los siguientes motivos:

- Esta parte del estudio valoraba únicamente un régimen farmacológico. Los resultados pueden o no aplicarse a dosis inferiores o a otras formas de terapia hormonal sustitutiva.
- No es seguro si son los estrógenos o la progesterona los principales contribuyentes a los efectos presenciados. Otra parte del estudio, que utilizaba estrógenos sin progesterona en mujeres sometidas a una histerectomía, siguió adelante y así seguirá hasta marzo de 2005.

- El número de casos informados era bastante pequeño y unas cuantas pacientes adicionales podrían haber cambiado los descubrimientos en uno u otro sentido. Los datos de los años más recientes del estudio siguen estando incompletos. El cuarenta por ciento de las pacientes abandonaron el estudio antes de su interrupción. (Los investigadores observaron estos conflictos y estadísticamente no pareció que afectara a los descubrimientos del estudio.)
- Lo que es más importante, las pacientes implicadas en el estudio pueden haber sido de edad demasiado avanzada como para experimentar algunos de los beneficios de la terapia hormonal sustitutiva de estrógenos. La edad media de la menopausia es de cincuenta y un años. En el momento del inicio del estudio, el 45,3 por ciento de las participantes tenían edades comprendidas entre los sesenta y los sesenta y nueve años, y el 21,3 por ciento tenía entre setenta y setenta y nueve años. Thomas B. Clarkson, profesor de Medicina Comparativa de la Wake Forest University School of Medicine de Winston Salem, Carolina del Norte, ha publicado datos sobre la terapia hormonal sustitutiva procedentes de estudios realizados con primates. Cuando la terapia hormonal sustitutiva comenzaba en los primates en los momentos de inicio de la menopausia, parecía evitar destacablemente el desarrollo de enfermedades cardíacas. La tasa de progresión de enfermedades de arterias coronarias en hembras primates posmenopáusicas caía en un setenta por ciento. Pero si el inicio de la terapia se postergaba hasta que los animales hubiesen permanecido durante dos años sin estrógenos, los beneficios en relación con las enfermedades de arterias coronarias por la administración de terapia hormonal sustitutiva caía hasta cero. No estoy al corriente de ningún estudio humano que se haya planteado esta cuestión. Desgraciadamente, en la mayoría de datos de ensayos científicos hasta la fecha, la edad de la mujer media estudiada era la de una mujer con varios años de desarrollo de menopausia antes de iniciar la terapia. Si los estrógenos no se empiezan a administrar en el momento en que se inicia la menopausia, ¿cuándo es demasiado tarde como para poder esperar ver sus beneficios?

La mujer espera todavía disfrutar de un tercio de su vida después de la menopausia. La esperanza de vida de la mujer media de los países occidentales es de ochenta años. La mujer que llega a los sesenta y cinco, puede esperar muy razonablemente vivir todavía otros veinte años, y la que llega a los setenta y cinco, tiene una esperanza de vida de noventa años. Según las encuestas, la mayoría de mujeres creen tener una elevada probabilidad de morir como consecuencia de un cáncer de mama; una encuesta llevada a cabo en 1995 llegaba a la conclusión de que las mujeres estimaban el riesgo en un cuarenta por ciento cuando, en realidad, el cáncer de mama es la causa de la muerte de tan sólo un cuatro por ciento de las mujeres. Las enfermedades cardiovasculares (infarto e ictus) son responsables del cuarenta y cinco por ciento de los fallecimientos, más que la suma de las dieciséis causas de muerte que las siguen. La osteoporosis femenina es responsable de numerosísimas fracturas de cadera anuales. La mayoría de mujeres que las sufren jamás recupera la habilidad para caminar con normalidad y el treinta por ciento de mujeres que padecen fractura de cadera mueren en el transcurso de los doce meses siguientes debido a las complicaciones que acarrea la inmovilización en cama, la pérdida de fuerza y el aumento del riesgo de sufrir otras caídas y traumatismo, depresión y sus complicaciones, o la posibilidad de que la fractura de cadera represente un deterioro de la salud no observado hasta el momento.

Estudios anteriores demuestran que las mujeres que tomaban terapia hormonal sustitutiva vivían más tiempo que las que no la tomaban. Y punto. Los cómo y los por qué de ιta afirmación son complejos y no están perfectamente comprendidos. Estudiemos con etalle algunas de las áreas más controvertidas.

'strógenos y cáncer de mama

La terapia hormonal sustitutiva y su relación con el cáncer de mama es un tema confu-), abundante en información errónea a menudo suministrada por fuentes bienintencio-adas, aunque llenas de prejuicios, situadas a ambos lados del tema. Una editorial de The orth American Menopause Society resumía que, de todos los informes publicados, el se-ɛnta y cinco por ciento no mostraba relación entre el aumento del riesgo de cáncer de ıama y los estrógenos, mientras que el restante veinticinco por ciento sí lo mostraba. Es-ıdios realizados sobre píldoras anticonceptivas en mujeres jóvenes sobre fármacos que ɔntienen una cantidad de hormonas mucho más elevada que las utilizadas actualmen-: en la terapia hormonal sustitutiva, no muestran aumento en la incidencia de cáncer de ıama después de quince o más años de utilización. Varios estudios muestran que las mu-:res que sufren un cáncer de mama mientras siguen terapia hormonal sustitutiva tienen ıenos probabilidades de morir como consecuencia de este cáncer que las mujeres diag-osticadas de cáncer de mama que no toman hormonas. Esto puede atribuirse a la detec-ión más temprana del cáncer gracias a las mamografías y las visitas al médico más fre-uentes que deberían llevar a cabo las mujeres que siguen el tratamiento. El cáncer que : detecta precozmente suele estar más localizado y ofrecer un resultado mejor a las tera-ias aplicadas. Existen, además, distintos tipos de cáncer de mama. Según las característi-as microscópicas que presenta, el cáncer de mama puede clasificarse en muchos tipos. ,os cánceres más frecuentes son el *carcinoma tubular* y el *carcinoma ductal.* El cáncer más 'ecuente entre mujeres que toman estrógenos después de la menopausia es el cáncer de ıama tubular, que no es tan letal como el cáncer ductal. Se ha llegado a la hipótesis e que las dosis adicionales de estrógenos no provocan estos casos de cáncer tubular, sino ue lo que sucede es que se descubren y se tratan años antes de que pudieran haberse de-:ctado.

En general, creo que hay ya tantas personas inteligentes que se muestran tajantemente n desacuerdo con la relación entre cáncer de mama y la terapia hormonal sustitutiva ue la influencia de esta terapia, de existir, debe de ser muy pequeña y sujeta a la influen-ia de muchas otras variables exclusivas de cada mujer.

Un estudio publicado en el número de febrero de 2000 de *Journal of the American Medi-al Association* lanzó un poco de luz y mucho más calor sobre el tema. Este estudio abarca-a a cuarenta y seis mil trescientas cincuenta y cinco mujeres e informaba de la aparición le dos mil ochenta y dos casos de cáncer en ellas entre los años 1980 y 1995. Las que toma-an estrógenos presentaban un riesgo mayor de cáncer de mama, y las que tomaban estró-'enos y progesterona de forma cíclica eran las que tenían el mayor aumento de riesgo. Los nálisis de los datos mostraron que este riesgo quedaba limitado a mujeres delgadas (con n índice de masa corporal inferior a 24,4). El tejido graso del organismo convierte en es-rógenos otras hormonas producidas por el cuerpo y las pacientes con un índice de masa orporal superior a 24,4 producen suficientes estrógenos propios como para negar los :fectos de los estrógenos suplementarios. El estudio tiene otros hechos relevantes. A lo lar-;o del período de quince años de observación, el riesgo de cáncer sólo aumentó en aque-las mujeres que habían tomado estrógenos durante los cuatro años anteriores al diagnóstico del cáncer. Después de cuatro años, las tasas de diagnóstico de cáncer de mama caía hasta ser iguales a mujeres similares que nunca habían tomado estrógenos; algo que n tiene sentido biológico. Igual que sucede con otros cancerígenos, si los estrógenos prov caran un aumento del cáncer de mama, el efecto debería seguir estando presente much después de que se detuviese la terapia, y no es así.

Estrógenos y cardiopatías

Cerca de veinte estudios muestran una reducción media de afecciones cardíacas infa tos y muertes por cardiopatías de más del cuarenta por ciento en mujeres posmenopáus cas que toman estrógenos. Incluido en estos datos está el Nurses Health Study, llevado cabo con treinta y dos mil cuarenta y seis mujeres desde 1982 hasta 1992, que mostró u cincuenta por ciento menos de riesgo de cardiopatías en las mujeres que decidían tom estrógenos. Estos antiguos estudios se limitaban a observar lo que les sucedía a las pers nas en relación con la elección que tomaran. Los argumentos en contra de la conclusió de que los estrógenos reducen la incidencia de cardiopatías se centran en si el benefic registrado se debía en realidad a la administración de estrógenos o en si las mujeres qu decidieron tomar estrógenos tenían ya unas diferencias al principio que afectaron a los r sultados. Para responder a esta pregunta, se pusieron en marcha dos investigaciones sobr la terapia hormonal sustitutiva en mujeres posmenopáusicas. En una de ellas, las partic pantes se dividieron en dos grupos lo más similares posibles. Las integrantes de uno de l grupos recibieron terapia y seguimiento durante un tiempo para ver cómo esta interve ción alteraba, o no alteraba, su estado de salud. Una de estas dos investigaciones se centr en observar si la terapia hormonal sustitutiva evitaría nuevas afecciones cardíacas en muj res que sufrían ya una cardiopatía. La otra observó el mismo tema en mujeres que nunc habían tenido problemas cardíacos.

El primer estudio dividió a las mujeres con antecedentes de cardiopatía en dos grupo las que seguían terapia hormonal sustitutiva y las que no. El estudio, finalizado después d cuatro años y medio, no descubrió que las mujeres se beneficiaran en ningún sentido d hecho de estar siguiendo la terapia de estrógenos. Sin embargo, un análisis de los dato por años, sugiere una conclusión completamente distinta. En el primer año de estudio, l mujeres que siguieron terapia hormonal empeoraron con respecto a las que no la seguía (es decir, presentaban más problemas cardíacos). Durante el segundo y tercer año del e tudio, los grupos estaban en igualdad de condiciones. Durante el cuarto año, y hasta el f nal del estudio, las mujeres que siguieron terapia hormonal estaban mejor y sufrían m nos problemas cardíacos. Yo, personalmente, me inclino por la interpretación del estudi que opina que las mujeres empeoraron durante el primer año debido a los efectos de lo estrógenos sobre el aumento de formación de coágulos, lo que, en arterias coronarias e fermas, produce angina de pecho e infartos. Para estas mujeres, los beneficios de prote ción de la terapia hormonal sustitutiva empezó a vislumbrarse después del primer año los resultados fueron mejorando con el paso del tiempo. Es lo que tiene más sentido, b sándonos en los efectos conocidos de los estrógenos:

- Los estrógenos aumentan los niveles de HDL colesterol, el colesterol bueno (un 7,3 po ciento en uno de los estudios).
- Los estrógenos disminuyen los niveles de LDL colesterol, el colesterol malo (12,7 po ciento), y de lipoproteína A, relacionada con el riesgo de cardiopatías.

- Los componentes de los estrógenos son oxidantes muy potentes, que se cree disminuyen el riesgo de enfermedades cardiovasculares.
- En pruebas de laboratorio practicadas con animales, los estrógenos han demostrado disminuir la tasa de aparición de arteriosclerosis, disminuir la cantidad de colesterol depositado en las paredes arteriales, aumentar la circulación sanguínea en las arterias coronarias y evitar los espasmos arteriales en zonas donde se acumula el colesterol. Todos estos efectos tienen sentido como un mecanismo en el que los estrógenos son buenos para la salud del corazón.

La demostración de que un efecto es biológicamente posible no garantiza que puedan bservarse los beneficios. Necesitamos pruebas experimentales que demuestren que las eorías médicas son correctas cuando se aplican al ser humano. Los datos obtenidos en el egundo estudio aportaron el segundo conjunto de evidencias para cuestionar la creencia e que los estrógenos son beneficiosos para la salud del corazón. Los primeros datos del esudio mostraron que el riesgo elevado de enfermedad cardiovascular se limitaba únicamente al primer año de terapia, un descubrimiento similar al del primer estudio. Sin mbargo, a diferencia de este primer estudio, el segundo estudio no encontró ninguna endencia de beneficio cardiovascular en los años posteriores. Como comenté previamene, eso puede deberse a la edad de las participantes en el estudio en cuestión. Antes de saar conclusiones finales del estudio, es necesario tener en cuenta que no están todavía disonibles la totalidad de los datos correspondientes al segundo estudio. Además, a pesar de ue la parte del estudio dedicada a verificar el éxito de la combinación de estrógenos con rogestina ha sido cancelada, el estudio seguirá adelante para verificar los efectos de los esrógenos sólo hasta el año 2005 y, por lo tanto, seguirá recopilando datos que pueden o no evelar los beneficios de los estrógenos sobre la salud cardiovascular.

Basándonos en los datos disponibles, no sería recomendable seguir una terapia hormoal sustitutiva únicamente con la intención de prevenir cardiopatías. Ninguna mujer con istorial de cardiopatías debería iniciar terapia hormonal sustitutiva posmenopáusica on el objetivo de prevenir futuros problemas cardíacos.

Quién no debería tomar terapia hormonal sustitutiva

No debería seguir terapia hormonal sustitutiva si sufre las siguientes afecciones:

- Hemorragia vaginal no diagnosticada
- Cáncer de mama o útero
- Enfermedad hepática
- Hipertensión no controlada
- Historial reciente de coágulos en las piernas (trombosis venosa profunda) o pulmones (embolia pulmonar)
- Historial de enfermedad cardiovascular (infarto o ictus)
- Embarazo

La hemorragia vaginal irregular es una característica común de la menopausia y debe valorarse antes de iniciar la terapia hormonal sustitutiva. La causa puede ir desde fluctuaiones en los niveles hormonales hasta cáncer del tejido uterino (endometrio). Además le realizar el historial y llevar a cabo una exploración, la evaluación puede incluir una vaoración con ultrasonidos del grosor del tejido del endometrio y una biopsia de endometrio (realizada de forma similar a un frotis de Papanicolau pero con un dispositivo de m yor tamaño).

Los estrógenos estimulan algunos cánceres de mama y la mayoría de cánceres de úter A debatir queda el tema de si las mujeres con historial remoto de cáncer de mama deb rían tomar estrógenos. La sola administración de estrógenos a una mujer con útero a menta por cinco el riesgo de sufrir cáncer de endometrio, aunque normalmente se asoc con un tipo de cáncer de endometrio con una tasa muy elevada de curación. Debido a es estimulación del endometrio, y con el objetivo de proteger el útero, las mujeres que n han estado sometidas a una histerectomía deben tomar estrógenos combinados con pr gesterona. La adición de progesterona hace caer el riesgo de padecer cáncer de endom trio a niveles inferiores al que presenta la mujer menopaúsica que no sigue tratamien hormonal. Los moduladores sintéticos de los receptores de estrógenos no estimulan e absoluto el tejido del útero y convierten este problema en irrelevante.

Los estrógenos, particularmente administrados por vía oral, afectan de diversas man ras a la función metabólica de las células hepáticas, estimulando algunas actividades y su primiendo otras. Este tipo de estrógenos debe usarse con cautela en pacientes con enfe medades hepáticas crónicas y no deberían administrarse a mujeres con enfermedad hepáticas activas e inestables.

Los estrógenos en dosis más elevadas de las píldoras anticonceptivas se asocian a un a mento de la presión sanguínea. Se han llevado a cabo diversos estudios con el objetivo d descubrir el mismo efecto en terapias hormonales sustitutivas para mujeres posmenopáus cas. Los resultados de las investigaciones no muestran un aumento significativo de la pr sión sanguínea como consecuencia de la administración de dosis estándares de estrógen en regímenes de terapia hormonal sustitutiva. Uno de los estudios destacó únicamente u aumento de la presión sanguínea de un punto en mujeres que tomaban un suplemen combinado de estrógenos y progestina. Controlada la hipertensión, la terapia de sust tución se considera segura y posiblemente beneficiosa.

Los estrógenos afectan a los mecanismos de la coagulación de la sangre y provoca cambios en los vasos sanguíneos, la circulación y los sistemas químicos que el organism utiliza tanto para crear como para disolver coágulos. La utilización de estrógenos en la píldoras anticonceptivas y en la terapia hormonal sustitutiva aumentan el riesgo de form ción de coágulos, especialmente en mujeres con problemas congénitos en el sistema d coagulación y en mujeres fumadoras.

Finalmente, las mujeres en edad perimenopaúsica pueden quedarse embarazadas. L ausencia de menstruación no prueba la llegada de la menopausia. Antes de iniciar una te rapia hormonal sustitutiva, es esencial tener en cuenta que no exista un embarazo.

Otras afecciones que exigen cautela en la utilización de estrógenos son las enfermed des biliares, enfermedad fibroquística en las mamas, endometriosis y migrañas.

... y quién se beneficiaría de la terapia hormonal sustitutiva

La terapia hormonal sustitutiva se recomienda para el tratamiento de las tres afecci nes siguientes:

- Sofocaciones (véase *La menopausia y los efectos de los estrógenos*, en este mismo capítulo).
- Cambios genitourinarios (véase *La menopausia y los efectos de los estrógenos*, en este mismo capítulo).
- Tratamiento y prevención de la osteoporosis (véase el capítulo 20: *Enfermedades glandulares y metabólicas*).

A pesar de estar todavía pendiente de aprobación, diversos estudios han demostrado ımbién que la terapia hormonal sustitutiva se relaciona con una disminución de riesgo e cáncer de colon, demencia, degeneración macular y pérdida de colágeno. Asimismo se a descubierto que los estrógenos alivian los síntomas de nerviosismo, irascibilidad, ansiead y depresión.

'áncer de colon

Múltiples estudios sugieren que la utilización de estrógenos reduce en un tercio el rieso de sufrir cáncer de colon. Para apoyar estos descubrimientos, queda constancia de que ı tasa de muertes por cáncer de colon en mujeres ha caído en un treinta por ciento en los ltimos treinta años, mientras que en los hombres lo ha hecho sólo en un siete por ciento. Jn hecho que coincide con la utilización generalizada de la terapia de estrógenos después e la menopausia. Los estrógenos afectan a la producción de ácido biliar, un elemento ue se cree juega un papel importante en el desarrollo del cáncer de colon.

)emencia

Las investigaciones sugieren que las mujeres que toman estrógenos presentan una tasa nferior de demencia, incluyendo en ella la enfermedad de Alzheimer. Sin embargo, un studio reciente publicado en el número de febrero de *Journal of the American Medical ıssociation* no ha descubierto ningún beneficio en la administración de estrógenos en ıujeres que ya padecen la enfermedad de Alzheimer. Parece ser que, en caso de existir eneficio, tal vez sea necesario iniciar la terapia a largo plazo y justo en el inicio de la meıopausia.

)egeneración macular

Un estudio ha demostrado una disminución de la incidencia de degeneración macular elacionada con la edad en mujeres que siguen terapia hormonal sustitutiva.

:lasticidad de la piel

Después de la menopausia, la piel experimenta un afinamiento generalizado así como ına pérdida de su elasticidad, y las investigaciones demuestran una pérdida cuantificable lel grosor de la piel y de su contenido en colágeno. Los estudios demuestran que las mujees que siguen una terapia hormonal sustitutiva después de la menopausia no pierden este rado de colágeno y que las mujeres posmenopáusicas que inicialmente no tomaron esrógenos y sufrieron un deterioro cutáneo, experimentarán un aumento de contenido de :olágeno y grosor de la piel en cuanto lo inicien. Además de los beneficios estéticos de poeer una piel más gruesa y con un aspecto más saludable, se genera una mejor protección :ontra infecciones y traumatismos, así como una curación más rápida de las heridas.

Atrofia urogenital

Las mujeres declaran sentirse aliviadas con respecto a la atrofia urogenital cuando la te rapia hormonal sustitutiva se administra sistémicamente (mediante una pastilla o un pa che) o si se aplica tópicamente en la vagina. Sin embargo, puede que sean necesarios va rios meses antes de que el tratamiento empiece a surtir efecto.

Síntomas psicológicos

La menopausia se asocia con un incremento de síntomas psicológicos entre los qu destacan nerviosismo, irascibilidad, ansiedad y depresión. La menopausia suele produci se en un momento de transición en muchos aspectos de la vida de la mujer (familiares, so ciales y profesionales). Las épocas de transición son normalmente momentos de estrés los síntomas psicológicos asociados a ellas no tienen que ver con las hormonas. Sin embar go, diversos excelentes estudios han demostrado que la terapia hormonal sustitutiva eje ce un efecto beneficioso sobre el humor y las quejas de tipo cognitivo que reportan las mu jeres posmenopáusicas.

La controversia de los estrógenos: ¿Qué tiene que hacer una mujer de hoy?

Las mujeres tienen preguntas justificadas respecto a los riesgos y beneficios relativos de la utilización de estrógenos durante la menopausia. Cuando discuto el problema con mi pacientes, sigo las siguientes reglas:

- Cuando existen riesgos personales evidentes respecto a la utilización de estrógenos los saco a relucir. Las mujeres con mayores riesgos son aquellas cuyo historial perso nal o familiar presenta casos de coágulos o cánceres dependientes de estrógenos de mama o de útero, aquellas con historial confirmado de cardiopatías o múltiples fac tores de riesgo de cardiopatías, las que sufren enfermedades hepáticas y las que su fren hipertensión mal controlada.
- Identifico a aquellas mujeres que mayor probabilidad tienen de obtener benefici de la terapia hormonal sustitutiva: mujeres que tienen osteoporosis (o presentan un elevado riesgo de desarrollarla), mujeres que empiezan a tener problemas de sofoca ciones o atrofia vaginal, mujeres al inicio de la menopausia preocupadas por un his torial familiar de cardiopatías o enfermedad de Alzheimer en edad avanzada, o mu jeres que experimentan síntomas psicológicos importantes debidos al descenso de los niveles de estrógenos.
- Les comunico mis tres prejuicios justificados:
  - Exceptuando los riesgos de problemas médicos relacionados con la coagulación de la sangre, los estrógenos parecen bastante seguros durante los cinco primeros años de la menopausia. Los riesgos de cáncer de mama parecen exigir un tiempo de exposición a los estrógenos más prolongado para llegar a convertirse en significativos.
  - La atrofia urogenital puede prevenirse o tratarse adecuadamente con dosis bajas de estrógenos tópicos. Un tema que debería ser discutido por cualquier mujer con su médico llegado el momento de la menopausia.
  - Es probable que la mayoría de mujeres que llevan un período de más de cinco o diez años tomando estrógenos y que ya no experimentan sofocaciones, sigan me-

jor adelante con un modulador sintético de los receptores de estrógenos, como el raloxifeno, emparejado con terapia de estrógenos vaginal por vía tópica.

- Apoyo a mi paciente en su decisión.
- Si decide no tomar estrógenos, preparo la realización de una densitometría ósea de base y planifico un estudio de seguimiento de dos años para valorar dicha afección. Le pido, asimismo, que se asegure de incluir las cantidades de calcio necesarias en la dieta y le recomiendo que tome suplementos de calcio en caso de requerirlos. Finalmente, trato agresivamente otros factores de riesgo de arterioesclerosis que pueda presentar, como hipertensión y colesterol.
- Aconsejo a todas las mujeres sobre la importancia de la actividad física regular para mantener el buen estado de salud. El régimen ideal sería aquel que incluyese un mínimo de media hora de ejercicio aeróbico casi cada día, entrenamiento con ejercicios de flexibilidad y trabajo con pesas dos días por semana. La actividad física ayuda a manejar los síntomas físicos y psicológicos de la menopausia. El ejercicio disminuye el riesgo de cardiopatías y osteoporosis y combate la tendencia a adquirir grasa abdominal que conlleva la menopausia, mientras que está demostrado que el ejercicio con pesas reduce el riesgo de lesiones por caídas.

En resumen, la utilización de terapia hormonal sustitutiva después de la menopausia es na decisión personal que cada mujer debe tomar después de consultarlo con su médico y tras fuentes de información. La decisión debe tener en cuenta los riesgos individuales de ada mujer y la oportunidad de beneficiarse de las hormonas posmenopáusicas, así como us temores y deseos personales.

índrome premenstrual

El *síndrome premenstrual* (SPM) fue originalmente definido en 1983 como un conjunto e síntomas de cambio de humor, de comportamiento y físicos que tienen una relación egular y cíclica con el momento que antecede la menstruación. Para que los síntomas umplan la definición de SPM deben estar presentes en la mayoría de los ciclos de la nenstruación, si no en todos, finalizar con la menstruación y estar separados por un peíodo de al menos una semana sin síntomas.

El SPM es más común en mujeres con edades comprendidas entre los treinta y los cuaenta años. Tiende a empeorar con la edad y finaliza con la llegada de la menopausia. El etenta y cinco por ciento de las mujeres declaran sufrir algunos de los síntomas relacionalos con la menstruación, pero únicamente entre el tres y el cinco por ciento de ellas suren síntomas lo bastante graves como para interferir con su vida diaria.

Los síntomas orgánicos son sensibilidad del pecho al tacto, hinchazón, aumento de eso, retención de líquidos con extremidades hinchadas, fatiga y dolor en músculos y artiulaciones. Los síntomas relacionados con el cerebro son irascibilidad (enfados, estallidos, abietas), depresión, ansiedad, ataques de llanto, dificultad de concentración, indecisión e mpulsividad y cambios en el ritmo del sueño, el apetito o la libido. Evidentemente, estos síntomas tienen un impacto importante sobre la calidad de vida.

Existen muchas teorías relacionadas con la causa que origina el SPM. Los estudios más recientes se han concentrado en las interacciones de los estrógenos y la serotonina, un neurotransmisor del cerebro relacionado con otros trastornos de humor, como la depresión y la ansiedad. La valoración del SPM se hace a partir de las explicaciones de la paciente. Es impo tante descartar otras enfermedades médicas o psicológicas simultáneas o que puedan disfr zarse de SPM. Las más frecuentes, en este caso, son las enfermedades tiroideas y la depresió

Existen distintas alternativas de tratamiento. Los tratamientos no farmacológicos son:

- **Educación.** El entendimiento de los síntomas y los ritmos del SPM permiten a las mu jeres planificar para abordarlos mejor.
- **Ejercicio aeróbico.** Los estudios demuestran que el ejercicio regular mejora el est do de humor y disminuye la retención de líquidos.
- **Cambios en la dieta.** El aumento del consumo de carbohidratos complejos mejora e estado de humor, reduce los ataques de hambre y eleva los niveles de serotonina. S ha demostrado el éxito de las dietas que eliminan el azúcar refinado, la sal, todos lo productos que contienen cafeína, y el alcohol.

Hay también disponibles diversos tratamientos farmacológicos:

- **Calcio.** Un estudio llevado a cabo por Columbia demostró que las mujeres que con sumían mil doscientos miligramos de calcio diarios presentaban un cincuenta po ciento de disminución de síntomas del SPM, una mejora que solía apreciarse dos tres ciclos después de iniciar la terapia.
- **Suplementos de magnesio.** Los suplementos de magnesio disminuyen las cefaleas, l retención de líquidos y mejoran el humor.
- **Progesterona natural.** La progesterona natural es muy utilizada para el SPM, pero n existen estudios científicos controlados que apoyen sus beneficios.
- **Vitamina E.** La vitamina E juega un papel en la disminución de la sensibilidad de la mamas.
- **Aspirina y antiinflamatorios no esteroides.** Los inhibidores de la prostaglandina como la aspirina y los antiinflamatorios no esteroides como el ibuprofeno y el napro xeno, disminuyen los dolores, el flujo menstrual, la sensibilidad de las mamas, las ce faleas y el malestar generalizado.
- **Diuréticos.** La administración regular de un diurético denominado espirinolacton durante las dos semanas previas a la menstruación, disminuyen la retención de agua la sensibilidad de las mamas y el aumento de peso.
- **Antidepresivos.** Los antidepresivos del tipo SSRI (inhibidores selectivos de la recap tación de serotonina) ayudan a aliviar los cambios de humor asociados de ansiedad depresión.
- **Benzodiazepinas.** Las benzodiazepinas pueden ayudar a aliviar la ansiedad y la irasci bilidad, pero pueden también crear adicción y tener otros efectos secundarios, com el exceso de sedación.
- **Suplementos nutricionales.** Se dice que algunos suplementos nutricionales ayudar con los cambios de humor del SPM; no obstante, estos suplementos han pasado po pocas pruebas científicas.
- **Píldoras anticonceptivas.** Las píldoras anticonceptivas y otras manipulaciones hor monales pueden aliviar los síntomas físicos del SPM, aunque tienen poco efecto so bre los cambios de humor.

Diagnóstico precoz del cáncer de mama

El *cáncer de mama* es un tema amedrentador. Las estadísticas del National Cancer Institute nos dicen que una de cada ocho mujeres de los países occidentales desarrolla un cáncer de mama en algún momento de su vida. Sin embargo, el cáncer de mama es la causa de fallecimiento de sólo el cuatro por ciento de esas mujeres. Esto nos dice que la mayoría de mujeres que desarrolla un cáncer de mama no muere por esa enfermedad... de hecho, el setenta por ciento de las mujeres diagnosticadas de cáncer de mama sobreviven a él.

El aumento de tasa del cáncer de mama se relaciona con las siguientes características:

- Historial personal de cáncer de mama anterior.
- Edad superior a los cincuenta años (dos tercios de los casos).
- Madre, hermana o hija con cáncer de mama.
- Aparición temprana del período menstrual.
- Sin hijos o primer hijo después de los treinta años de edad.
- Menopausia tardía.
- Utilización de terapia hormonal sustitutiva después de la menopausia.
- Consumo de alcohol.
- Tabaquismo.
- Obesidad.

A pesar de estos «factores de riesgo» identificados, la mayoría de mujeres diagnosticadas de cáncer de mama no presentan riesgos identificables de cáncer de mama. Por lo tanto, todas las mujeres deberían considerar la importancia de la exploración rutinaria para detectar un posible cáncer de mama. Las dos herramientas de detección más importantes son la autoexploración mamaria y la mamografía.

La autoexploración mamaria

El cáncer de mama es un crecimiento anormal de tejido que se produce en el interior de la mama. Como el cáncer es estructuralmente distinto al tejido mamario circundante, posee unas propiedades físicas distintas que pueden verse, sentirse o detectarse mediante pruebas especializadas. La autoexploración mamaria forma parte importante de cualquier programa de detección.

A partir de los veinte años de edad, las mujeres deberían llevar a cabo mensualmente autoexploraciones mamarias. Idealmente, la exploración debería realizarse una semana después del período menstrual, cuando la hinchazón y la sensibilidad provocadas por las hormonas están en su punto mínimo. Sin embargo, cualquier truco que sirva para animar la realización de una exploración regular es aceptable. Tengo pacientes que utilizan la factura mensual de la luz para acordarse de llevar a cabo la exploración; otras utilizan la compra mensual de comida para la mascota a modo de recordatorio... cualquier cosa, mientras funcione.

La exploración empieza con una inspección. Observe en el espejo los posibles cambios en la simetría de las mamas, la formación de hoyuelos o de pliegues, cambios en el pezón como la inflamación de su superficie o alteraciones en su forma. Con las manos en las caderas, empuje hacia delante y realice la observación y luego repita el proceso levantando los brazos por encima de la cabeza.

La mejor manera de examinar el tejido de la mama es empezando por un extremo y desplazando lentamente la mano en espiral cubriendo toda la superficie de la mama hasta llegar al pezón. Para detectar bultos en el tejido de la mama, es mejor utilizar la parte plana de los dedos, no las puntas. También es importante realizar la exploración en dos posiciones distintas para subrayar con ello distintas partes de la mama. Dos técnicas complementarias son las de realizar la exploración de pie en la ducha y a continuación tendida en la cama. Puede aumentar la sensibilidad de la exploración si humedece el pecho y lo recorre con los dedos enjabonados o mojados con aceite hidratante. La exploración finaliza presionando el pezón y observando si extrae algún tipo de secreción o sangre.

¿No se siente cómoda practicando la autoexploración? Es lo que les sucede a muchas mujeres. Se quejan de notar bultos por todas partes y se ven incapaces de descubrir cualquier anormalidad. Siga probándolo. Pasados varios meses, se familiarizará con las variaciones normales de su pecho y se percatará de cualquier cambio, en caso de aparecer. Además de las autoexploraciones, programe un control anual con su médico.

Mamografías

Mis pacientes me comentan muchas veces que han leído artículos en los que se dice que las mamografías no son buenas. Tonterías. La mamografía no es una prueba perfecta, pero es la mejor herramienta disponible en estos momentos. La sensibilidad de la mamografía para la detección de un cáncer de mama se sitúa entre el ochenta y el noventa por ciento. Es capaz de detectar distorsiones mamarias cancerígenas en la arquitectura de la mama mucho antes de que sean lo bastante grandes como para ser detectadas mediante exploración manual. La mejor prueba del beneficio de las mamografías la presenta un estudio publicado en el número del uno de agosto de 2002 de la revista *Cáncer*. Un estudio científico de décadas de duración realizó el seguimiento de un tercio de las mujeres suecas. Las mujeres que se sometieron a una mamografía anual durante el período de estudio presentaron un cuarenta y cinco por ciento de disminución de tasa de mortalidad debida a cáncer de mama en comparación a las mujeres que no se sometieron a mamografías.

La preparación para la mamografía

Siga las siguientes normas a modo de preparación para la mamografía:

- Programe la visita entre siete y diez días antes de que se produzca la menstruación, momento en que el pecho está menos sensible.
- No aplique talco, cremas, desodorantes ni lociones en el pecho (pueden contener sustancias que la mamografía detecte como anormalidades).
- Vístase cómodamente; lo mejor es llevar dos piezas para con ello tener únicamente que desnudarse de la parte superior.

Resultados de la mamografía

Las mamografías no son perfectas. Pueden sugerir la presencia de un problema que en realidad no existe (un «falso positivo») o pasar por alto un problema que sí existe (un «falso negativo»). La mamografía de diagnóstico tiene como objetivo investigar la existencia de anormalidades (bultos o zonas dolorosas) en las mamas. Los estudios de diagnóstico son más completos, implican más imágenes del tejido de la mama y suelen combinarse con ecografías que detallan mejor la zona conflictiva. El técnico que realiza la mamografía tiene que tomar la imagen comprimiendo la mama entre dos placas de plástico para que las imágenes obtenidas del tejido mamario sean lo más nítidas posible y se reciba la cantidad mínima de radiación. Normalmente se toman dos imágenes desde dos ángulos distintos: de lado a lado y desde la superficie hacia el interior.

Cerca del diez por ciento de las mamografías de detección exigen la realización de pruebas posteriores. El noventa por ciento de estas pruebas de imagen adicionales presentan resultados negativos. Entre el ocho y el diez por ciento de las pacientes que deben someterse a pruebas posteriores de imagen, presentan anormalidades que exigen la realización de una biopsia. El ochenta por ciento de estas biopsias son benignas, no muestran presencia de cáncer. Todo ello da como resultado el descubrimiento de entre uno y dos casos de cáncer por cada mil mamografías realizadas.

Otras técnicas de evaluación mamaria

Otras técnicas utilizadas para evaluar y detectar anormalidades en las mamas son:

- **Ecografía de mama:** utiliza ondas sonoras de alta frecuencia que penetran en la piel y rebotan contra las estructuras internas, dando como resultado sombras acústicas de la arquitectura de estas estructuras internas. Normalmente no es necesario comprimir la mama. Antes de realizar la prueba, se aplica gel sobre la piel para mejorar la transmisión de las ondas sonoras que emite el ecógrafo. Esta técnica se utiliza principalmente para determinar si los bultos mamarios observados en la mamografía son quistes llenos de líquido o son sólidos.
- **Mamografía digital:** es una técnica similar a la mamografía tradicional exceptuando el hecho de que en lugar de obtenerse una imagen radiográfica, la imagen de la mama es capturada digitalmente por un ordenador. Esta técnica en desarrollo permite al radiólogo afinar la imagen en el ordenador y ajustar el contraste para sacar a la luz cualquier área sospechosa. Esperamos que esta técnica aumente la exactitud de la mamografía y disminuya la necesidad de tener que tomar imágenes adicionales de la mama reduciendo, en consecuencia, la exposición total de la mama a la radiación y eliminando el pánico que suele producir la llamada telefónica en la que se solicita a la interesada que realice una nueva prueba.
- **Resonancia magnética:** la técnica utiliza los campos magnéticos y sus interacciones con los tejidos orgánicos para generar imágenes de las mamas. Para realizar la prueba, la paciente se coloca en un campo magnético. Los protones del agua y la grasa de sus tejidos quedan magnetizados y se alinean con el campo magnético. Se impulsa entonces a través del tejido una onda de radio que desalinea los protones y que les obliga a emitir otra onda de radio que se mide como una señal. Se inyectan contrastes, como el gadolinio, que es ligeramente magnético, para destacar los vasos sanguíneos. Las resonancias magnéticas son muy sensibles para detectar el cáncer de mama y llegan a descubrir tumores que otras técnicas jamás detectan. Sin embargo, su coste es prohibitivo y eso impide que puedan utilizarse como técnica de detección precoz generalizada. Actualmente se utiliza la resonancia en pacientes con cáncer reconocido con el objetivo de clarificar la extensión de la enfermedad y planificar en consecuencia la terapia contra el cáncer. La mayoría de pacientes no necesita y no obtendría beneficio de una resonancia si la información que se busca ha sido ya obtenida a través de otras técnicas de valoración más comunes.

- **Escáner PET (tomografía por emisión de positrones):** es una técnica que observa la tasa metabólica de los tejidos del organismo. En primer lugar, se une una pequeña cantidad de trazador radiactivo a una molécula de azúcar. A continuación, se inyecta el azúcar en la vena de la paciente y se realiza un escáner para ver dónde se acumula el producto químico. Los tejidos cancerosos suelen ser metabólicamente más activos que los restantes tejidos del organismo, y el cáncer y sus metástasis aparecen en el escáner «iluminados». Esta prueba puede utilizarse en pacientes con cáncer de mama para controlar su respuesta a la terapia y observar la existencia de metástasis. Resulta principalmente útil en pacientes con valoración dificultosa debida a intervenciones quirúrgicas anteriores, terapia de radiación o implantes mamarios.
- **Pruebas genéticas:** una técnica que viene desarrollándose para la detección de muchos cánceres. Se han identificado dos genes, el BRCA-1 y el BRCA-2, cuyas mutaciones se relacionan con un aumento del riesgo de sufrir cáncer de mama. Todos los individuos poseen dos copias de cada uno de estos genes, uno recibido de la madre y otro del padre. Cuando las pruebas muestran evidencia de una mutación en un gen BRCA, esa paciente tiene entre un cincuenta y un ochenta y siete por ciento de probabilidades de desarrollar un cáncer de mama. Sin embargo, un resultado negativo en la prueba de genes BRCA no puede considerarse tranquilizador si la paciente tiene un historial familiar importante de cáncer de mama (diversas mujeres de la familia diagnosticadas de cáncer de mama antes de los cincuenta años de edad). Es más que probable que existan otras mutaciones genéticas que todavía desconocemos.

¿Quién debería someterse a pruebas genéticas de detección del cáncer de mama? Nos adentramos en una zona de mucha controversia. En primer lugar, me gustaría subrayar de nuevo que la abrumadora mayoría de casos de cáncer de mama no tienen causas genéticas conocidas y no pueden predecirse a partir de las pruebas genéticas de las que disponemos en la actualidad. La mujer con historial familiar importante de cáncer de mama que desee someterse a pruebas genéticas debería consultarlo con un especialista para tomar entonces una decisión informada sobre cuáles son sus alternativas.

En resumen: lleve a cabo la autoexploración mamaria mensual si es usted una mujer sana mayor de veinte años. Si ha superado los cuarenta, añádale a la exploración una mamografía anual. Si se encuentra dentro de un grupo de riesgo de sufrir cáncer de mama, comente con su médico el programa de detección precoz al que debería someterse y sígalo a pies juntillas.

27

Problemas de salud del hombre

La glándula prostática es un órgano del tamaño de una nuez que se asienta en la base de la vejiga y que rodea la uretra, el conducto a través del cual pasa la orina procedente de la vejiga y en dirección al pene. La próstata está recubierta por capas con una disposición que recuerda la de una cebolla y contiene glándulas, una serie de conductos y músculo liso. La próstata proporciona volumen de líquido adicional y nutrición al esperma. Aparte de esto, lo único que hace es causar problemas.

LA SALUD DEL HOMBRE

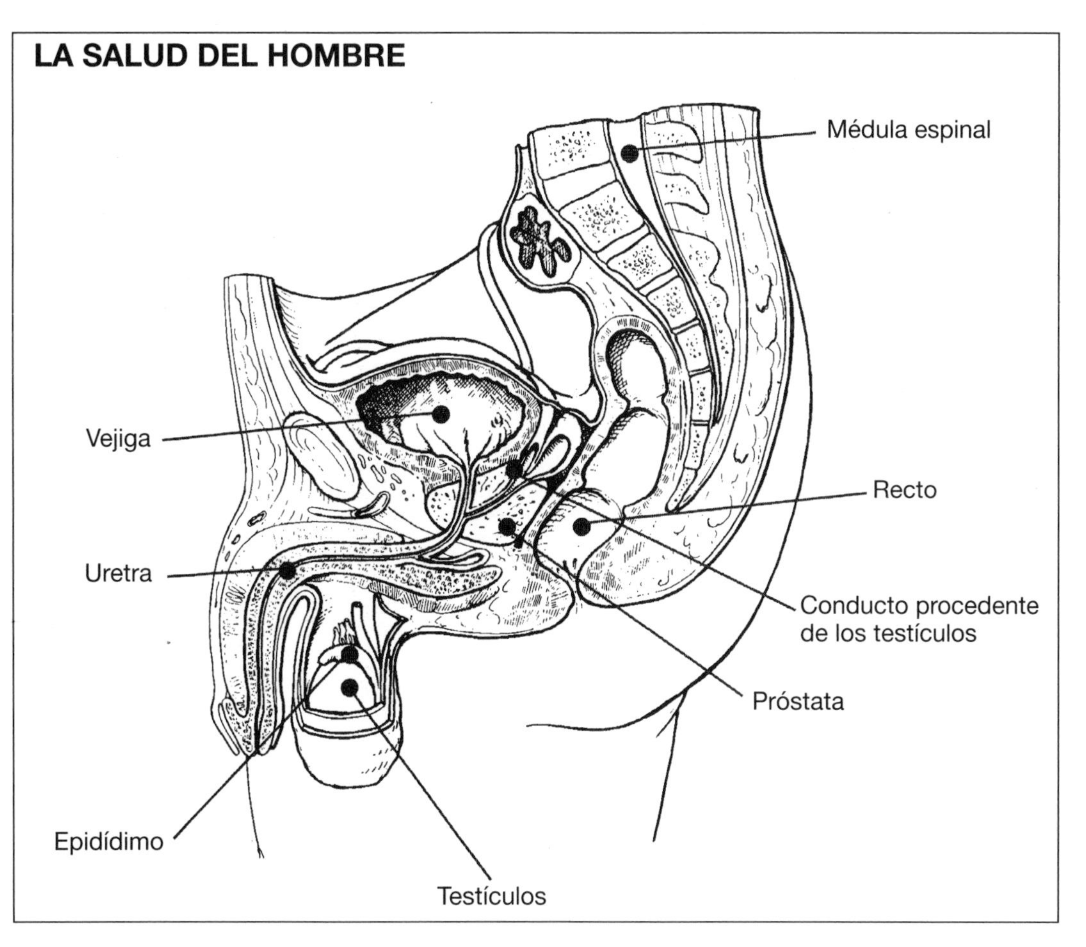

Este capítulo trata algunos de los problemas de salud de interés más común para los hombres, incluyendo las enfermedades prostáticas (hipertrofia prostática benigna, prostatitis y cáncer de próstata), disfunción eréctil y deficiencia de testosterona.

Hipertrofia prostática benigna

La *hipertrofia prostática benigna* es un aumento de tamaño de la zona central de la próstata que reposa en su mayoría directamente sobre la uretra. Este aumento de tamaño parece ser debido a la edad y al efecto estimulante que la testosterona ejerce sobre el tejido prostático. La próstata agrandada produce la obstrucción del flujo de orina que pasa por la uretra y genera unos síntomas característicos: disminución de la fuerza del chorro urinario, dudas antes de empezar a orinar, goteo después de orinar, aumento de la frecuencia de la necesidad de orinar y necesidad de orinar por la noche. La hipertrofia prostática benigna suele aparecer en hombres mayores de cincuenta y cinco años de edad.

Como resultado de la obstrucción del flujo de orina, la vejiga se ve obligada a generar más fuerza para que pase la orina y el músculo de la pared de la vejiga pierde volumen. Esto puede crear, de entrada, una vejiga de menor tamaño con menos capacidad de almacenamiento contribuyendo, por lo tanto, al aumento de la frecuencia de la necesidad de orinar. La vejiga no se vacía por completo y la orina que queda estancada aumenta el riesgo de infecciones de vejiga. A medida que la obstrucción avanza, el músculo de la vejiga se debilita y ésta empieza a hincharse, con lo que es posible que se inicie la formación de algunas hernias (divertículos). Los casos más graves de hipertrofia prostática benigna pueden provocar la dilatación de los riñones y problemas de función renal.

El primer paso para el tratamiento de los síntomas que sugieren la existencia de hipertrofia prostática benigna consiste en eliminar cualquier producto químico que pueda empeorar la obstrucción. Entre ellos se incluyen medicamentos sin receta de uso común como descongestionantes y antihistamínicos, fármacos anticolinérgicos como los que se utilizan para combatir afecciones gastrointestinales o la enfermedad de Parkinson, medicamentos antidepresivos y algunas sustancias presentes en la dieta como la cafeína y el alcohol. El médico buscará también la posible existencia de infecciones prostáticas y malignidades y puede que verifique también la función de la vejiga y los riñones.

Las alternativas de tratamiento van desde los productos herbales y los medicamentos con receta, hasta la intervención quirúrgica. El palmito de sierra es el producto herbal más estudiado para combatir la hipertrofia prostática benigna. Se trata de un extracto de hierba que normalmente se toma dos veces al día. Las sustancias químicas que contiene el palmito de sierra disminuyen la inflamación e incluyen una sustancia que bloquea el efecto estimulante que la testosterona ejerce sobre la glándula prostática. En un estudio realizado con trescientos pacientes con hipertrofia prostática benigna, el ochenta y ocho por ciento de ellos notaron algún beneficio utilizando la hierba.

Algunos medicamentos para el control de la presión sanguínea (la terazosina y la doxasozina) disminuyen dicha presión relajando el músculo liso de los vasos sanguíneos. Relajan, además, el músculo liso del cuello de la vejiga y la próstata, aliviando con ello la obstrucción del flujo urinario. Se trata de una alternativa razonable para pacientes que necesitan tratamiento tanto para la hipertensión como para la hipertrofia prostática benigna. Sus efectos secundarios son somnolencia, caída de la presión sanguínea al ponerse en pie, congestión nasal y alteraciones en la eyaculación. La tamsulosina, un fármaco concreto de esta familia, es selectivo para el tejido prostático y no afecta a la presión sanguínea.

La finasterida es un producto químico que inhibe la función de una enzima que convierte la testosterona a su forma activa. En dosis bajas (un miligramo), el fármaco se comercializa como tratamiento para la pérdida capilar. A dosis más elevadas (cinco miligramos), la finasterida disminuye el volumen de la glándula prostática y aumenta el flujo urinario. Los pacientes necesitan entre seis y doce meses para empezar a notar los beneficios del tratamiento. Un estudio de cuatro años de duración realizado con tres mil cuarenta hombres con hipertrofia prostática benigna entre moderada y severa, demostró que la utilización de finasterida disminuía la incidencia de retención urinaria aguda (imposibilidad de orinar) o la necesidad de cirugía prostática de entre el 13,2 y el 6,6 por ciento de los pacientes, una reducción del cincuenta por ciento.

Prostatitis

La *prostatitis* es una inflamación de la glándula prostática. Puede ser aguda, normalmente asociada con signos de infección de vejiga, o crónica, normalmente localizada en la próstata y más difícil de diagnosticar.

Los hombres que sufren *prostatitis aguda* experimentan fiebre, dolor agudo, malestar en las ingles y en la zona lumbar de la espalda y alteraciones en la función urinaria (dolor, urgencia, aumento de la frecuencia, dudas y goteo, necesidad de orinar por la noche y retención de orina). Esta afección está provocada por una bacteria que asciende desde la uretra o viaja desde el recto a través del sistema linfático. En la exploración, la próstata puede aparecer blanda y fofa. La glándula está muy sensible al tacto y mientras se realiza la exploración es posible que se sientan unas ganas tremendas de evacuar. El tratamiento de la prostatitis aguda exige entre dos y cuatro semanas de terapia con antibióticos. Dado lo complicado que resulta obtener un cultivo fiable de las secreciones prostáticas, los médicos tratan la prostatitis eligiendo los fármacos que consideran que con mayor probabilidad pueden haber provocado la infección.

La *prostatitis crónica* presenta síntomas más sutiles y es más difícil de diagnosticar y tratar. La pueden sugerir infecciones de vejiga recurrentes con los mismos organismos (cultivados desde la próstata) o la aparición de un antígeno específico prostático elevado. El tratamiento de la prostatitis crónica puede llegar a requerir tres meses de terapia continuada con antibióticos. Es una enfermedad que suele recurrir. Algunos pacientes precisan terapia diaria con antibióticos a largo plazo para mantener la infección a raya.

¿Qué es un antígeno específico prostático?

El *antígeno específico prostático* (PSA) es una proteína que es específica de la glándula prostática. Se detecta en la sangre y se eleva en función del aumento de tamaño prostático, de cáncer o de infección. El nivel normal del PSA es inferior a cuatro.

Además de la cifra de valor absoluto, el control de las alteraciones del PSA anual de un individuo es una herramienta útil para la detección precoz del cáncer. En cuanto la analítica anual establece la tendencia, un cambio al alza del nivel de PSA puede ser la señal que anuncia la presencia de un problema.

Los médicos observan el PSA total y también la cantidad de PSA no relacionada con la proteína en la sangre (lo que se denomina el porcentaje de PSA «libre»). Las lecturas bajas de porcentaje de PSA libre se correlacionan con un aumento del riesgo de presencia de cáncer de próstata.

Cáncer de próstata

Uno de cada seis hombres desarrollará cáncer de próstata en algún momento de su vida. El riesgo de muerte por cáncer de próstata oscila entre el tres y el cuatro por ciento. En general, cuanto más joven sea el paciente en el momento de ser diagnosticado de cáncer de próstata, más agresivamente actuará dicho cáncer. Resulta imposible predecir cuándo ese cáncer se convertirá en problemático, si es que así llega a suceder. La tendencia es que el cáncer de próstata sea más agresivo con el paso del tiempo; como consecuencia de ello, el estado de salud general del paciente y su esperanza de vida son de tremenda importancia para tomar una decisión en cuanto al tratamiento a seguir.

Estas son las técnicas que utilizan los médicos para detectar el cáncer de próstata:

- **Exploración digitorrectal.** La próstata está situada en la base de la vejiga, acurrucada contra la parte anterior del recto. A pesar de lo incómodo de su localización, la mayoría de la glándula queda al alcance del dedo del médico que realiza la exploración. Se trata de una exploración que ayuda a detectar el cáncer, pues la mayoría de cánceres de próstata aparecen en el exterior de la «zona periférica» de la próstata. El cáncer de próstata se palpa como una piedra o un nódulo próximo a la superficie de una glándula que, en condiciones normales, se palparía lisa y musculosa. Los hombres mayores de cuarenta años deberían someterse anualmente a la exploración. La prueba del antígeno específico de la próstata (PSA) no ha anulado la importancia de esta exploración; yo mismo he detectado una parte muy significativa de los casos de cáncer de próstata que han pasado por mi consulta gracias a la exploración rectal, y recuerdo a dos hombres jóvenes que en el momento del diagnóstico presentaban todavía lecturas normales de PSA.
- **La prueba del antígeno prostático específico (PSA).** En el momento de su aparición, el valor del PSA fue una prueba muy controvertida. Las investigaciones realizadas a partir de autopsias muestran en la valoración patológica que más de un ochenta por ciento de los fallecidos presentan evidencias de cáncer de próstata, independientemente de cuál haya sido la causa de la muerte. Un gran porcentaje de hombres acaba desarrollando en vida un cáncer de próstata detectable. En la mayoría de esos casos, el cáncer pasa décadas desarrollándose lentamente y de forma indolora mientras que la responsable de la muerte es cualquier otra causa no relacionada, como una cardiopatía o un ictus. La controversia se basaba en el hecho de que a pesar de tener un PSA elevado no era necesario someter a muchos individuos a la ejecución de pruebas e intervenciones relacionadas con una enfermedad que nunca llegaría a causarles problemas. La controversia, no obstante, ha terminado gracias a dos descubrimientos:
  - Desde que se han generalizado las pruebas de PSA, los fallecimientos por cáncer de próstata han caído un dieciséis por ciento, aun a pesar del aumento de casos diagnosticados.

- Los residentes de la región austriaca del Tirol tuvieron, entre 1993 y 1998, la posibilidad de realizarse gratuitamente pruebas de PSA. La oferta no se hizo extensible a otras regiones del país. La tasa de fallecimiento por cáncer de próstata cayó durante este período en el Tirol en un cuarenta y dos por ciento, mientras que el resto del país permanecía igual. No se identificaron otros factores diferenciadores que no fueran la prueba del PSA.

  La analítica de PSA anual se aconseja a todos los hombres mayores de cincuenta años con esperanza de vida igual o superior a diez años. Los hombres dentro de grupos de mayor riesgo (negros o historial familiar de cáncer de próstata), deberían iniciar las analíticas a partir de los cuarenta. Para que los resultados sean correctos, los hombres deberían abstenerse de eyacular durante los dos días anteriores a la extracción (hecho que eleva los valores de PSA) e informar al médico de todos los fármacos y suplementos que estén tomando, pues determinados componentes interfieren con los resultados.

- **Biopsia de próstata.** La biopsia de próstata se lleva a cabo en hombres cuya exploración física y/o lectura de PSA evocan descubrimientos sospechosos. Bajo sedación del paciente, el especialista realiza una serie de biopsias de distintas zonas de la glándula prostática. Luego el patólogo se encarga de analizar las muestras de tejido. En caso de detección de cáncer, se asigna una puntuación siguiendo la escala de Gleason (una medida del grado de agresividad del tumor). Para obtener la puntuación, el patólogo examina determinadas características de las células de las dos zonas mayores del tumor, puntúa cada una de estas zonas del uno al cinco y combina las puntuaciones para obtener una media. Cuanto más elevada es la puntuación alta, más agresivo es el tumor y más agresiva su alternativa de terapia.

Cuando se descubre que un paciente padece un cáncer de próstata, se ponen sobre la mesa diversos factores que ayudan a decidir la terapia a seguir. Se han desarrollado fórmulas basadas en el nivel de PSA, los resultados de la exploración rectal y la puntuación de Gleason para predecir la probabilidad de que el tumor se extienda más allá de la glándula prostática. Son muy importantes en este sentido la edad del paciente, su estado general de salud y sus preferencias y temores personales.

Las alternativas de tratamiento son:

- **Prostatectomía radical.** La prostatectomía radical es la extirpación quirúrgica de la glándula prostática y del cáncer de su interior. Es la alternativa que mayores probabilidades presenta de convertirse en una curación permanente y es la más adecuada para hombres con factores de riesgo significativos que impedirían la cirugía (como cardiopatías, enfermedades pulmonares o problemas de hemorragias) y que estén dispuestos a someterse a una intervención. Debería practicarse en pacientes cuya esperanza de vida sea lo bastante larga como para poder experimentar sufrimiento o muerte debido a la evolución natural del cáncer de próstata, aun utilizando otras terapias disponibles. Esto normalmente limita la opción a hombres sanos de edad inferior a setenta y dos años cuya esperanza de vida es superior a los diez años, a pesar de que, evidentemente, siempre hay excepciones. Los efectos secundarios de la cirugía dependen de la experiencia del cirujano y del centro donde se lleva a cabo la intervención. En promedio, el diez por ciento de los pacientes sufren incontinencia después de la operación, mientras que el sesenta por ciento experimentan impotencia, aunque este porcentaje mejora gracias a la aplicación de técnicas quirúrgicas novedosas practicadas por cirujanos expertos.

- **Radioterapia de haz externo.** Otra alternativa de tratamiento es la radioterapia de haz externo. Esta terapia utiliza haces externos de radiación centrados en la destrucción de la glándula prostática y del tumor que reside en su interior. El tratamiento se administra en dos o tres minutos, cinco días seguidos y durante un período de siete semanas. Los efectos secundarios son cansancio e irritación rectal, con posibilidad de incontinencia fecal. La tasa de supervivencia a cinco años de esta terapia se equipara a la de los pacientes que se someten a una prostatectomía radical. La tasa de supervivencia a diez años es del cuarenta y dos por ciento, en contraste con el sesenta y nueve por ciento que presentan los pacientes sometidos a prostatectomía. Superados los setenta años de edad, los riesgos de una intervención con anestesia general aumentan drásticamente; por lo tanto, el consejo para los hombres de este grupo de edad es la radioterapia de haz externo. En caso de recurrencia del cáncer, existen alternativas adicionales de terapia y muchas más en el horizonte que en estos momentos se encuentran en fase de prueba.
- **Braquiterapia.** La braquiterapia se basa en la misma teoría que la radioterapia de haz externo pero en lugar de utilizar una fuente externa de radiación, la técnica implica la inyección directa en la glándula prostática de gránulos de material radiactivo. Este material emitirá radiaciones durante un período determinado de tiempo y someterá la próstata a una cantidad precisa de radioterapia. En comparación con las semanas que precisa la radioterapia de haz externo, la implantación de gránulos se realiza en una única sesión. Los resultados a largo plazo de este tipo de terapia son aún imprecisos.
- **Vigilancia.** La vigilancia es la alternativa a elegir por los pacientes mayores con tumores menos agresivos (es decir, PSA bajo, escala de Gleason baja y ausencia de tumor al tacto en la exploración digitorrectal). En los pacientes con escasa esperanza de vida (entre cinco y diez años, o menos), el riesgo de la terapia suele superar los posibles beneficios.

Disfunción eréctil

La *disfunción eréctil* se define como la imposibilidad constante de conseguir o mantener la erección necesaria para realizar una actividad sexual. La disfunción eréctil no es lo mismo que la libido, que describe el deseo de mantener actividad sexual y que no depende de si el hombre puede hacer realidad ese deseo.

El pene esta construido como tres cilindros paralelos de tejido esponjoso. La sangre procedente de las arterias riega esos tres cilindros y sale de ellos a través de las venas. El tejido esponjoso es en realidad una red de espacios interconectados recubiertos por las mismas células que recubren las paredes de los vasos sanguíneos. La sangre que entra y sale de estos espacios está regulada por el tono de los vasos sanguíneos (si están más abiertos o más cerrados), que a su vez está regulado por los elementos químicos que en ellos se generan y que van a parar a nervios diminutos que nutren cada vaso sanguíneo.

Para tener una erección, los músculos lisos de las paredes de las arterias se relajan. Como resultado de ello, las arterias aumentan de tamaño y entra más sangre en el pene. Este aumento de sangre llena los espacios existentes entre el tejido esponjoso. A medida que los espacios van llenándose, la presión de su interior colapsa las venas conectadas a ellos, lo que da como resultado que haya menos cantidad de sangre que fluya hacia el exterior. Como entra más sangre de la que sale, la presión aumenta, el pene se distiende, se torna más rígido y se produce una erección.

El estímulo que produce una erección puede proceder del cerebro, como respuesta a visiones, olores, sonidos, imaginación o de los reflejos generados por la estimulación de los receptores sensoriales del pene. Independientemente de cuál sea su origen, el estímulo actúa a través del sistema nervioso parasimpático y de sus conexiones nerviosas con las pequeñas arterias que riegan el pene. Relacionado con todo ello, el sistema nervioso parasimpático realiza sus esfuerzos a partir de diminutos paquetes de sustancias químicas que liberan las terminaciones nerviosas y de los cambios químicos que estas señales ejercen para estimular las células de músculo liso de las arterias involucradas.

Por lo tanto, la capacidad de tener una erección depende del funcionamiento correcto y puntual de una red de vasos sanguíneos diminutos, sus controles neurológicos y la química compleja de las interacciones entre ambos sistemas. Con un sistema tan delicadamente equilibrado como éste, es más que posible que algo funcione mal. Se sospecha que la disfunción eréctil del ochenta por ciento de los hombres que la padecen tiene un origen físico.

La disfunción eréctil puede deberse a un fallo de cualquiera de los dos sistemas: vasos sanguíneos que no funcionan correctamente o una red de tejido nervioso que no transmite los mensajes adecuados. Los problemas de vasos sanguíneos suelen relacionarse con conflictos para aumentar la cantidad de sangre que entra en el pene, aunque algunos problemas de pérdida prematura de la erección parecen también relacionarse con un «goteo venoso» que permite que la presión descienda antes de tiempo. Puede que vasos sanguíneos estrechos y más rígidos (afectados por arterioesclerosis) no sean capaces de responder a la señal que les obliga a dilatarse porque son demasiado duros. Eso puede deberse a daños producidos por la hipertensión, colesterol elevado, tabaquismo, traumatismo inguinal (provocado, por ejemplo, por el sillín de la bicicleta) u otras enfermedades que afecten a los vasos sanguíneos del pene.

Algunas enfermedades afectan a la capacidad de los nervios de transmitir mensajes a los vasos sanguíneos. Entre ellas destacan el ictus, las lesiones de médula espinal (debidas a cirugía prostática o a otros traumatismos locales), la diabetes, el alcohol y los efectos de otras drogas y determinadas deficiencias vitamínicas.

Los problemas hormonales (déficit de testosterona) son excepcionales, pero podrían afectar tanto a la función eréctil como a la libido. Véase la sección *Déficit de testosterona* para más información.

Los efectos secundarios de los fármacos pueden también interferir con la función eréctil. Los medicamentos que más afectan son los utilizados para el tratamiento de la depresión y la ansiedad, así como algunos fármacos para controlar la presión sanguínea. Los pacientes que se ven obligados a tomar medicamentos para la presión se enfrentan a menudo al dilema del huevo y la gallina. La presión sanguínea elevada daña los vasos sanguíneos que suministran sangre al pene porque restringen el paso de sangre a través de ellos. Al principio, cuando la enfermedad no es muy severa, los aumentos de presión sanguínea pueden forzar el paso de mayor cantidad de sangre a través de las arterias estrechas y mantener con ello la función eréctil. Desgraciadamente, al coste de que las presiones elevadas dañen los vasos sanguíneos y todo el sistema acabe fallando. Cuando los medicamentos para controlar la presión se introducen en el paciente después de que los vasos sanguíneos hayan resultado dañados, puede que hagan más aparentes esos daños y la disfunción eréctil porque bloquean la capacidad anterior de mantener el riego manteniendo también la presión más elevada. Normalmente, los medicamentos no son la causa de la disfunción eréctil... se limitan a desenmascararla.

El médico necesita conocer algunos detalles para comprender por qué se produce una disfunción eréctil:

- ¿Cuántos años tenía el paciente cuando empezó a ocurrirle?
- ¿Se trata de un problema ocasional o constante?
- ¿Empezó el problema de repente o fue apareciendo de modo gradual?
- ¿Consiste el problema en conseguir la erección, en mantenerla o en ambas cosas?
- ¿Aparecen erecciones nocturnas (en sueños) o cuando la vejiga está llena?
- ¿Es capaz el paciente de conseguir la erección y llegar al orgasmo mediante la masturbación?
- ¿Tiene historial de traumatismo inguinal?
- ¿Está tomando algún medicamento (por receta, productos de herbolario o suplementos)?
- ¿Es fumador? ¿Bebe alcohol o consume narcóticos?
- ¿Sufre estrés el paciente o su pareja sexual?

La disfunción eréctil anuncia lesiones de otros vasos sanguíneos, incluyendo los responsables de regar el corazón. La aparición de disfunción eréctil debería llevar al paciente y a su médico a pensar en signos de alguna cardiopatía y posiblemente a realizar diversas pruebas.

Las alternativas de tratamiento son diversas. El éxito del sildeafil (Viagra) ha revolucionado el tratamiento, la conciencia y la voluntad de discutir la disfunción eréctil. La terapia es muy sencilla (una simple pastilla) y beneficia a más de un setenta por ciento de los pacientes afectados. Normalmente se tolera bien y ha servido para extirpar el estigma y la situación embarazosa que suponía hasta ahora hablar de la disfunción eréctil.

El Viagra afecta a los mensajeros químicos responsables de la dilatación de los vasos sanguíneos que producen el riego arterial en el pene y evita que la sangre venosa salga de él. El fármaco se asimila mejor con el estómago vacío; la comida y el alcohol limitan su absorción. El Viagra surte efecto una hora después de su ingestión y puede conservar sus efectos hasta cuatro horas más tarde. Contrariamente a lo que algunos pacientes pudieran pensar, no provoca erecciones espontáneas; las erecciones se producen sólo como una reacción a la estimulación. De modo similar, el Viagra afecta a los mecanismos de la erección, es decir, no influye directamente sobre la libido (deseo sexual). Sin embargo, la respuesta al fármaco puede aumentar la confianza de quien la toma y el interés consecuente en la actividad sexual.

En el corazón, el cerebro y en otros órganos aparece también el mismo sistema químico que regula el riego sanguíneo del pene. Los cambios que provoca el Viagra en el riego sanguíneo de estos lugares son los responsables de sus frecuentes efectos secundarios: cefaleas, sofocaciones, molestias gastrointestinales, alteraciones temporales del reconocimiento de los colores verde y azul y regulación de la presión sanguínea. El Viagra combinado con enfermedades como la diabetes o las enfermedades vasculares, o con medicamentos que afectan a la circulación sanguínea, como los nitratos, puede provocar caídas peligrosas de la presión arterial. El Viagra está únicamente disponible con receta médica y no se trata de un fármaco que poder pedir prestado a un amigo u obtener por otros medios. Tanto el paciente como su pareja deberían saber cuándo se está utilizando el fármaco y conocer los efectos secundarios en caso de que aparezcan reacciones inesperadas.

Existen también otras terapias por vía oral. La yohimbina es una antigua medicación que afecta al tono vascular y que ha venido utilizándose para el tratamiento de la disfunción eréctil. Los estudios aportaron pruebas que entraban en conflicto con respecto a su efectividad, y los beneficios obtenidos en comparación con la administración de un placebo son mínimos. Los efectos secundarios son leves y entre ellos destacan cefaleas, elevación de la presión sanguínea, ansiedad y molestias gastrointestinales. La yohimbina produce efectos beneficiosos en algunos pacientes, aunque yo no he sido testigo de muchos casos. Otras sustancias orales comercializadas para la impotencia, incluyendo entre ellas la L-arginina y diversos suplementos herbales, no han sido debidamente estudiadas y los resultados obtenidos hasta la fecha no aportan ningún dato convincente en cuanto a sus beneficios. En teoría, la testosterona y otros suplementos hormonales deberían resultar de ayuda sólo al cinco por ciento de los pacientes con disfunción eréctil que sufre insuficiencia hormonal. El control médico de la administración de estas sustancias debe ser riguroso para evitar posibles lesiones. No es en absoluto recomendable probar cualquier suplemento que afirme tener efectos hormonales.

El alprostadilo es otro elemento químico (prostaglandina E1) que afecta a la química oculta detrás de la mecánica vascular de la erección. Está disponible en forma de supositorio que se inserta en la uretra, donde se disuelve y entra en el pene. Estudios generales afirman que este camino es efectivo en cerca del cuarenta por ciento de los pacientes. Prácticamente un tercio de ellos deja de utilizar el fármaco por los dolores que provoca en el pene.

La terapia inyectable consiste en enseñar al paciente a inyectarse determinados fármacos, como alprodastilo y otras sustancias que afectan al riego sanguíneo, en el tejido esponjoso del pene. Estos medicamentos afectan directamente a la circulación sanguínea en el pene y producen una erección lo bastante importante como para facilitar la penetración en el ochenta por ciento de los casos. La técnica de la inyección no es complicada y resulta relativamente indolora. El cincuenta por ciento de los pacientes que utilizan esta técnica declaran sólo pequeñas incomodidades. El riesgo de priapismo (una erección que se prolonga durante más de cuatro horas) es de cerca del uno por ciento y exige atención médica urgente en caso de producirse para evitar lesiones permanentes en el pene.

La disfunción eréctil tiene, además, terapias no farmacológicas:

- **Asesoramiento.** Se cree que el veinte por ciento de todos los casos de disfunción eréctil se relacionan con factores psicológicos que pueden beneficiarse de la valoración y la terapia aplicada por un asesor especializado. Para mejores resultados, se recomienda combinarlo con terapia médica.
- **Ayuda de la pareja.** No todas las formas de actividad sexual exigen una erección rígida. Una pareja innovadora y dispuesta puede superar la necesidad de cualquier terapia.
- **Evitar ciertas sustancias.** El tabaco y el exceso de alcohol, así como algunos medicamentos, pueden afectar adversamente a la función eréctil. Realizar los cambios apropiados puede llegar a restablecer la capacidad necesaria para llevar a cabo el acto sexual.

- **Dispositivos mecánicos.** Los dispositivos de vacío son bombas mecánicas que producen una erección. Su aplicación consiste en introducir el pene en un cilindro del que luego se extrae el aire para crear un vacío. Esta presión negativa arrastra sangre adicional hacia el pene; conseguida la congestión necesaria, se coloca una cinta en la base del pene que conserva la sangre en su interior. La respuesta a la técnica es variable. En la mayoría de los casos, se consigue la erección suficiente para lograr la penetración. La ventaja reside en que se trata de un tratamiento sin fármacos, aunque su complicada naturaleza exige una pareja comprensiva.
- **Prótesis.** Para pacientes en los que no funciona ninguna de las técnicas mencionadas, existen prótesis de pene (implantes). Se trata de dispositivos permanentes que se implantan en el pene mediante una intervención quirúrgica. Existen varas semirígidas que consiguen una erección permanente, y balones con bombas de inflado incluidas. Estas bombas se sirven de un contenedor de líquido que se coloca en el escroto que puede bombearse manualmente para rellenar unos cilindros extensibles que se implantan a ambos lados del pene y que crean una erección en cuanto se llenan. La colocación de prótesis destruye la anatomía natural del pene y, una vez hechas, no hay manera de dar un paso atrás y regresar a las alternativas antes mencionadas. La tasa de fallo de las prótesis de pene (es decir, las infecciones o fallos mecánicos) es cercana al nueve por ciento.

Déficit de testosterona

La testosterona, el déficit de testosterona y el concepto de una «menopausia masculina» son actualmente temas calientes en los círculos de la salud y el bienestar. Alguna que otra ciencia respalda la literatura popular y los numerosos suplementos destinados a abordar estas preocupaciones, así como también mucha ciencia errónea y mucho fraude directo.

Los testículos segregan testosterona en respuesta a la estimulación hormonal provocada por la hormona luteinizante (LH) procedente de la glándula pituitaria. La cantidad de testosterona producida varía de manera cíclica a lo largo del día. Los niveles de testosterona son más elevados por la mañana (entre las ocho y las diez) y es entonces cuando deberían medirse para obtener la máxima exactitud.

Los niveles hormonales bajos responden a trastornos del sistema inmunitario en sí, enfermedades de los testículos (provocadas por las paperas u otras antiguas infecciones), enfermedad generalizada (desnutrición, enfermedades intestinales, enfermedades hepáticas avanzadas, renales o cardiopatías), efectos secundarios de fármacos o radioterapia, trastornos emocionales, obesidad y envejecimiento. Los estudios demuestran que los niveles de testosterona descienden entre un uno y un dos por ciento anual una vez cumplidos los treinta años. Los niveles de testosterona varían considerablemente de un día para otro en los hombres sanos y puede que se haga necesario comprobarlos más de una vez cuando se presenten síntomas que sugieran la existencia de un problema.

Los síntomas del déficit de testosterona no son específicos de la afección e incluyen:

- Disminución de la libido.
- Cansancio persistente y apatía.
- Disfunción eréctil.
- Disminución de la masa y la fuerza muscular.

- Aumento de grasa abdominal.
- Cambios de humor, incluyendo depresión e irascibilidad.
- Fallos de memoria.

Los suplementos de testosterona se presentan en muchos formatos: pastillas, inyecciones, parches y gel. En general, aconsejo a mis pacientes no tomar derivados orales de la testosterona. Las hormonas administradas por vía oral pasan primero por el hígado, y éste puede verse negativamente afectado por la testosterona y suplementos similares y existen formas mejores y más sencillas de administrarla. Las inyecciones de testosterona de efecto prolongado liberan lentamente testosterona y pueden administrarse cada tres o cuatro semanas. Los niveles de testosterona alcanzados mediante estas inyecciones, sin embargo, son bastante variables. Los parches que liberan testosterona y el gel tópico son los medios más novedosos de administrar la hormona. Con estas técnicas, la piel absorbe directamente la hormona y la pasa a la sangre. Los niveles de hormona pueden controlarse y ajustarse la cantidad de hormona adicional hasta conseguir los niveles deseados.

Las investigaciones demuestran que la mayoría de signos y síntomas relacionados con el déficit de testosterona mejoran con la utilización de suplementos, aumentando de forma significativa la calidad de vida de los hombres con este déficit. Cuando un paciente presenta niveles de testosterona en los límites, merece la pena probar un suplemento de testosterona durante tres meses simplemente para observar si se siente mejor. El déficit de testosterona puede producir osteoporosis; los hombres con déficit hormonal que no pueden, o prefieren no tomar suplementos, deberían controlar la presencia de dicha afección.

En algunos casos, la terapia de testosterona puede estimular la médula ósea para que produzca más glóbulos rojos, lo que conlleva un aumento del espesor de la sangre y riesgo de ictus. La terapia puede, además, aumentar la presión sanguínea. El médico debería controlar estos potenciales conflictos. No existen actualmente evidencias de que los suplementos de testosterona puedan provocar cáncer de próstata, aunque lo que sí es cierto es que estimulan el crecimiento de algunos casos de cáncer de próstata ya presentes o en desarrollo durante la terapia. Los hombres que se planteen una terapia de testosterona o que estén siguiéndola deberían controlar adecuadamente su próstata.

28

El sistema neurológico

El sistema nervioso se divide entre el sistema nervioso central (cerebro y médula espinal) y el sistema nervioso periférico (el resto de los nervios). Algunas de las células de este sistema son las células de mayor tamaño del cuerpo. Transportan mensajes a través de las cargas eléctricas que viajan por ellas. Estas cargas estimulan las terminaciones nerviosas para que liberen diminutos paquetes de sustancias químicas (*neurotransmisores*) que se difunden a través del espacio situado entre dos células nerviosas y estimulan receptores concretos de la segunda célula. Según cuál sea la función del receptor, la estimulación del receptor del nuevo nervio puede hacer que éste inicie su propia onda de actividad eléctrica o que la actividad quede anulada en el nuevo nervio.

El sistema nervioso central está encajado en los huesos protectores del cráneo y la columna vertebral. El cerebro tiene un riego sanguíneo abundante, con dos grandes arterias en la parte frontal (*carótidas*) y en la posterior (*vertebrales*). Estos suministros de sangre se fusionan, permitiendo teóricamente que los vasos sanguíneos restantes rieguen también en el caso de que el flujo sanguíneo de uno de ellos se interrumpiese. En caso de necesidad, el cerebro mantiene su propia presión sanguínea, incluso en detrimento de otros sistemas del organismo. El cerebro, además, produce constantemente líquido cefalorraquídeo, que baña el cerebro y la médula espinal, circula por ellos y proporciona nutrición, protección y apoyo.

Algunos nervios transportan mensajes del organismo hacia el cerebro. Estos nervios se estimulan mediante la activación de receptores especiales situados en los órganos donde se originan, como receptores de temperatura en la piel o receptores de tensión en los intestinos. Después de recibir el estímulo, transportan al cerebro el mensaje de que ha sido activado un receptor en particular y el cerebro interpreta ese impulso eléctrico como una sensación, como el calor.

Después de que el cerebro interprete la sensación, los nervios transportan las instrucciones del cerebro a todo el cuerpo para que entre en acción. Si las señales originales proceden de una cerilla sostenida entre las puntas de los dedos, las señales salientes pueden indicar simultáneamente acción a los músculos del brazo para que alejen la mano, dirigir los músculos del cuello y de los ojos para que observen el problema, dilatar los vasos sanguíneos de los dedos para que aceleren el proceso de curación y hacer que las cuerdas vocales produzcan la respuesta adecuada.

Las enfermedades neurológicas se producen cuando este sistema se estropea, algo que puede producirse de muchas maneras:

- **Muerte de células nerviosas.** Las causas más comunes de muerte de células nerviosas son la interrupción del riego sanguíneo como consecuencia de un ictus o un paro cardíaco, un traumatismo directo, una infección (encefalitis) o la exposición a productos tóxicos (abuso de drogas o alcohol). A diferencia de las células de la piel o del hígado, las células nerviosas no pueden regenerarse por sí solas. Una vez muertas, desaparecen para siempre. Por otro lado, las células gravemente dañadas pueden sanar parcial o completamente con el paso del tiempo, aunque siempre se trata de un proceso lento. La lesión de un nervio en la pierna puede necesitar más de un año hasta llegar a reparar todas sus conexiones. Las células cerebrales no pueden repararse, aunque a veces el cerebro puede llegar a entrenarse para realizar una determinada tarea sin que las partes dañadas se vean involucradas. Este entrenamiento es el objetivo de las terapias de rehabilitación.
- **Problemas de conducción eléctrica.** Algunas enfermedades afectan a la conducción de los impulsos eléctricos a través de los nervios. Los nervios normales están envueltos en un aislamiento especial (*mielina*) que aumenta la velocidad y la eficiencia de transmisión de los impulsos eléctricos. Algunas enfermedades, como la esclerosis múltiple, destruyen este aislamiento, disminuyendo o bloqueando con ello la velocidad de las transmisiones nerviosas efectivas. En algunas demencias, se generan depósitos de proteínas alrededor de las células nerviosas del cerebro que cierran su canal de comunicación. Los ataques de epilepsia se producen cuando por el cerebro viajan ondas de impulsos eléctricos de tamaño anormalmente grande. Algunas enfermedades dolorosas, como la migraña y la neuralgia del trigémino, se relacionan con impulsos eléctricos anormales.
- **Problemas con los mensajeros químicos que actúan entre las células.** Estos problemas pueden ser resultado de la dificultad de generar el mensaje o de la dificultad para recibirlo. Puede darse el caso de que el nervio tenga problemas para preparar el mensaje químico que debe liberar, como en la enfermedad de Parkinson con la pérdida de dopamina, o la depresión con el déficit de serotonina. El espacio entre los nervios contiene una sopa de sustancias químicas (*enzimas*) que desintegran el mensaje químico, evitando que el primer mensaje ejerza un efecto prolongado sobre el nervio receptor. Cuando estas enzimas son defectuosas, es posible que la señal se prolongue demasiado y estimule en exceso el nervio receptor; cuando las enzimas son excesivamente activas, pueden llegar a desintegrar el mensaje antes de que sea recibido. El segundo nervio de la serie produce también sus propios mensajes químicos, que se difunden hacia el primer nervio y pueden modificar su función. Estos «bucles de retroalimentación» pueden tener problemas. En otras enfermedades, pueden fallar los receptores del nervio que recibe el mensaje. Es posible que no trabajen adecuadamente al ser estimulados, que no estén presentes en un número suficiente o que se vean bloqueados o estimulados por sustancias distintas a las del mensaje químico deseado.
- **Nervios lesionados que transmiten señales falsas al cerebro.** Cuando se lesiona un circuito nervioso que está programado para transmitir dolor, el nervio puede llegar a transmitir constantemente una señal que se interpreta como dolor. Esto es lo que ocurre en la neuropatía diabética, en la que el daño que la diabetes ocasiona a las fibras nerviosas puede transmitir una sensación de quemazón procedente de los pies o dolor de un miembro fantasma después de la amputación.
- **Niveles de sensibilidad anormales.** El cerebro es el responsable de interpretar las señales que recibe. El umbral de una sensación es la cantidad de señalización que un nervio debe realizar antes de que el cerebro se percate de ello. En algunas afecciones,

como el síndrome de intestino irritable y la fibromialgia, parece ser que los tejidos que sienten el dolor no tienen ningún problema. Las investigaciones actuales van por el camino de afirmar que estas enfermedades no están provocadas por trastornos en los tejidos implicados, sino por anormalidades en la interpretación que el cerebro hace de las señales que detecta procedente de estas zonas, es decir, parece ser que el umbral de interpretación del dolor se sitúa en un nivel excesivamente bajo.

A medida que vamos comprendiendo mejor el funcionamiento del sistema nervioso en la salud y la enfermedad, van generándose oportunidades de intervención en el momento en que se produzca el problema. Ejemplo de ello son los nuevos fármacos que previenen o limitan la muerte celular en caso de ictus, que aumentan la cantidad y el efecto de los mensajes químicos, que mejoran la conducción en las células nerviosas dañadas y que ayudan al cerebro a reinterpretar las señales que recibe.

Lo que queda de capítulo se centra en las enfermedades neurológicas más comunes: cefalea, dolor facial (neuralgia del trigémino y síndrome de dolor miofascial), mareos, pérdida de conocimiento (síncope), trastornos del sueño (insomnio y apnea del sueño), déficit de atención/ hiperactividad, demencia, enfermedad de Parkinson, trastornos cerebrales y de médula espinal (neuropatías periféricas), síndrome de pierna incansable, epilepsia y esclerosis múltiple.

Cefalea

Más del noventa por ciento de los adultos ha experimentado cefalea alguna vez en su vida: un latido sordo y molesto, o un dolor de cabeza que no permite hacer nada. De esos adultos, el setenta y cinco por ciento presenta episodios recurrentes de cefalea, el veinticinco por ciento clasifica de severas sus cefaleas, cerca del doce por ciento las define como migrañas y el cinco por ciento reconoce sufrir cefaleas crónicas diarias. Esto significa que la cantidad impresionante de pacientes que sufren cefaleas y buscan un alivio para ellas consume prácticamente el cuatro por ciento de los recursos sanitarios de los países desarrollados. Entre el uno y el dos por ciento de las visitas de urgencias están destinadas a la valoración de distintos dolores de cabeza. Además, las cefaleas provocan un elevado absentismo laboral y escolar, disminuyen la productividad y aportan mucho dolor y sufrimiento.

A pesar de lo normal que es quejarse de dolor de cabeza, los pacientes desconocen que el cerebro en sí es insensible al dolor. Ejemplo de ello es que los tumores cerebrales no provocan dolores de cabeza. Se hacen evidentes porque producen anomalías en el desarrollo de la función neurológica, como confusión, pérdida del habla, trastornos de movimiento o ataques epilépticos. La frecuencia de cefaleas en pacientes afectados de cáncer cerebral no es superior a la frecuencia de cefaleas que sufre la población en general. Las cefaleas surgen únicamente a partir de las estructuras de la cabeza que son sensibles al dolor: la piel y los músculos de la cara y el cuero cabelludo, el tejido que recubre el cerebro y el cráneo, los vasos sanguíneos y las raíces nerviosas (nervios craneales y de la parte superior de la columna vertebral).

Los tipos más comunes de cefalea son la migraña, los dolores provocados por la tensión y miofasciales, las neuralgias craneanas y las cefaleas postraumáticas. Otras causas de cefalea son enfermedades dentales o de fosas nasales, glaucoma, dieta (exceso de cafeína, alcohol, glutamato monosódico y helados), exposición a elementos tóxicos (monóxido de carbono o cocaína, por ejemplo), otras enfermedades (como enfisema, apnea del sueño, hipertensión, determinadas infecciones), causas medioambientales (como la altitud o las alergias), efectos secundarios de fármacos y falta de sueño.

Los distintos tipos de cefalea responden a distintos tipos de terapia. El médico deberá, por lo tanto, realizar una serie de preguntas para adivinar el tipo o tipos de cefalea que presenta el paciente:

- ¿Cuántos tipos de dolores de cabeza sufre?
- ¿Dónde suele dolerle la cabeza?
- ¿Cómo describiría el dolor (presión, como un torno, latente, agudo, pulsante)?
- ¿Es relevante el momento del día o del mes (por ejemplo, durante el ciclo menstrual)?
- ¿Varían los síntomas de un dolor de cabeza a otro?
- ¿Con cuanta frecuencia se presentan las cefaleas (semanal, mensual)?
- ¿Cuántos días de trabajo o de escuela ha perdido por culpa de las cefaleas?
- ¿Qué factores alivian o empeoran las cefaleas?
- ¿Sufren cefaleas otros miembros de la familia?

Estudios detallados demuestran la poca fiabilidad del recuerdo de las cefaleas y de otros tipos de dolor. Lo mejor para llevar a cabo una buena valoración de las cefaleas es seguir un diario durante varias semanas. En el diario deberían documentarse los dolores de cabeza a medida que vayan produciéndose e incluir observaciones relacionadas con las preguntas anteriormente expuestas. Además de herramienta de seguimiento, el diario de las cefaleas resulta útil para identificar sus posibles desencadenantes.

Las señales de advertencia que aparecen a continuación pueden indicar la presencia de problemas más graves:

- Cefaleas asociadas con síntomas que abarcan todo el organismo, como fiebre, pérdida de peso, rigidez de nuca o traumatismo craneal reciente.
- Cefaleas asociadas con otras enfermedades, como cáncer, ciertas infecciones (VIH, por ejemplo), u otras enfermedades que afectan el sistema inmunitario.
- Cefaleas asociadas con cambios en la función neurológica o deterioro del nivel de conciencia.
- Aparición abrupta o repentina de cefaleas severas.
- La sensación de estar sufriendo «el peor dolor de cabeza de mi vida».
- La aparición de dolores de cabeza después de los cincuenta años de edad.
- Un aumento progresivo de la frecuencia y severidad de las cefaleas.
- Cefaleas que se localizan siempre y únicamente en un lado concreto del cráneo.
- Cefaleas que despiertan por la noche.
- Falta de respuesta a los tratamientos habituales y adecuados para la cefalea.

El alivio de la cefalea: principios básicos

La cefalea se controla, pero no se cura. El objetivo del alivio de la cefalea es minimizar su frecuencia y severidad y mejorar la calidad de vida. Para controlar la cefalea debe tenerse en cuenta lo siguiente:

- **Hacerse cargo.** Igual que en cualquier afección crónica, y para obtener los mejores resultados, el foco de responsabilidad del control de la afección debe transferirse del médico al paciente. Los pacientes deben obtener el conocimiento y las herramientas para pasar de la mentalidad de «Cúreme» a «¿Cómo puedo controlar mis dolores de cabeza?». Parte de este aprendizaje consiste en el desarrollo de la habilidad de hacer frente a la situación y la de actuar en presencia del dolor.

- **Controlar las cefaleas y su tratamiento.** El tratamiento de las cefaleas recurrentes es difícil y no puede solucionarse con una única visita al médico. Un diagnóstico correcto y las distintas opciones de tratamiento para la cefalea son temas complejos que implican una buena comunicación entre el paciente y el médico en cuanto al control de las cefaleas y su respuesta a la terapia.
- **No abusar de los fármacos.** El abuso de cualquier terapia farmacológica alberga el potencial de provocar «cefaleas de rebote a los analgésicos». Se ha demostrado que la utilización de paracetamol o aspirina más de cinco días por semana, la utilización de combinaciones de productos más de tres días por semana, o la utilización de triptanos o narcóticos más de dos días por semana, provoca la aparición de cefaleas con mayor frecuencia. Las cefaleas pueden mejorar en cuanto se detiene la administración de fármacos.
- **Comprender los umbrales de dolor.** El dolor, incluyendo el dolor de cabeza, se comunica, se siente y se responde a él en el interior de un circuito neurológico. Cuanto más frecuente y prolongado es el dolor, con mayor profundidad se estimula ese recuerdo y con mayor facilidad se estimula ese circuito, bajando, como consecuencia de ello, el umbral de percepción del dolor. Comprender el dolor es lo que ha llevado a los especialistas en gestión del dolor a subrayar la importancia de aliviarlo de forma temprana y adecuada para así limitar la aparición de cambios permanentes en el cerebro que estimulen fácilmente los senderos del dolor. Un principio que, a veces, entra directamente en conflicto con el anterior principio relacionado con el abuso de fármacos.
- **Comprender las limitaciones de las pruebas de diagnóstico.** Las pruebas por imagen presentan un valor limitado en la valoración de las cefaleas. La utilización rutinaria de técnicas de neuroimagen, como los escáneres cerebrales o las resonancias magnéticas, rara vez aportan información a la ya obtenida mediante el historial y la exploración, y no merece la pena realizarlas a menos que se descubran rasgos atípicos.

Observemos con detalle los distintos tipos de cefaleas.

Migrañas

La gente define las migrañas de muchas maneras distintas. Clínicamente, la definición que me resulta más útil es la de considerar cualquier modelo establecido de cefaleas recurrentes como migraña hasta que se determine lo contrario.

Las *migrañas* son normalmente cefaleas severas, pulsantes y unilaterales. Se inician típicamente entre los diez y los cuarenta años de edad y los casos se presentan como mínimo el doble de veces en mujeres que en hombres. Los pacientes que sufren migraña declaran entre uno y cuatro ataques mensuales. En las mujeres, el sesenta por ciento de las migrañas se agrupan en torno al ciclo menstrual. El historial familiar es importante (si uno de los progenitores sufre migrañas, sus hijos tienen un cincuenta por ciento de probabilidades de sufrirlas también; si ambos progenitores sufren migrañas, la probabilidad de que las desarrollen sus hijos aumenta hasta un setenta y cinco por ciento). En cuanto a las mujeres con migrañas, el sesenta por ciento experimenta mejoría durante el embarazo y el setenta y cinco por ciento observa la desaparición de las migrañas al llegar a la menopausia natural.

Síntomas

Las migrañas suelen durar entre cuatro y veinticuatro horas, a veces más. El dolor puede llegar a incapacitar para la actividad de la vida diaria y se asocia a menudo con otros síntomas como náuseas, vómitos, sudoración, manos frías, sensibilidad excesiva a la luz y a los sonidos, sensibilidad excesiva del cráneo al tacto y palidez extrema. Las migrañas tardan entre treinta minutos y varias horas en llegar a su plena intensidad y puede despertar a los pacientes de su sueño o desarrollar otros tipos de cefaleas.

Algunos pacientes con migrañas tienen *premoniciones* entre doce y setenta y dos horas antes de que se inicie la cefalea: sensación de bienestar, ganas de hablar, mucha energía, cambios de apetito, somnolencia, depresión, irascibilidad o inquietud. Las premoniciones son distintas a las auras que experimentan entre un cuarto y un tercio de los pacientes inmediatamente antes de que se inicie la cefalea. Las auras son un fenómeno neurológico que puede ser «positivo» (por ejemplo, visión zigzagueante, luces centelleantes o colores), «negativo» (puntos ciegos) o distorsiones del tamaño y la forma (del tipo de *Alicia en el país de las maravillas*). Las auras evolucionan gradualmente, duran entre cinco y veinte minutos, y pueden producirse sin estar asociadas a una cefalea (las llamadas *migrañas ópticas*).

Otros tipos de migrañas son las *migrañas complicadas*, relacionadas con déficits neurológicos que duran más de una hora, las *migrañas basilares*, que incluyen síntomas como alteraciones de la visión, vértigos, silbidos en los oídos y dificultad para hablar o tragar, y las *migrañas hemipléjicas*, que de entrada parecen ictus y que se asocian con parálisis temporales y déficits sensoriales. La *migraña de infarto cerebral* es muy excepcional y en ella el paciente experimenta un ictus en la región del cerebro normalmente afectada por su aura de migraña. Los factores de riesgo de un resultado tan terrible como éste son antecedentes de migrañas con aura, consumo de píldoras anticonceptivas, tabaquismo y otros factores de riesgo típicos de enfermedades cardíacas e ictus. El tratamiento de las migrañas complicadas debe quedar en manos de un especialista.

Causas

A pesar de las muchas teorías que existen sobre el origen de las migrañas, su mejor definición es la de un acontecimiento neurológico eléctrico con reacciones secundarias vasculares e inflamatorias. Las auras se relacionan con campos eléctricos que migran a través de una región del cerebro y que estimulan las sensaciones del paciente. Cuando se produce una migraña, hay algo que apunta a una zona profunda del cerebro (el *núcleo dorsal del rafe*) para que estimule la liberación de serotonina y norepinefrina en el sistema nervioso central. Esto tiene diversos efectos, incluyendo la estimulación del sistema digestivo y la dilatación de los vasos sanguíneos del cerebro. Estos vasos sanguíneos dilatados presionan los nervios sensibles al dolor que los rodean, activando el núcleo del trigémino e iniciando un bucle de retroalimentación que tiene un efecto exponencial: emite en cascada signos hacia el hipotálamo (generando ansiedad y sensibilidad a la luz y a los sonidos), raíces nerviosas de la médula espinal (generando tensión muscular) y tálamo (generando dolor de cabeza). Se espera que la caracterización y exploración de todos estos acontecimientos produzca la aparición de mejores alternativas de tratamiento para la migraña que la alivien y eviten su aparición.

Tratamiento

El tratamiento de la migraña tiene tres componentes: alternativas de pretratamiento, intervención temprana y terapia de rescate.

Las *alternativas de pretratamiento* pueden ser tanto farmacológicas como no. Estas alternativas exigen documentar y comprender cuáles son los patrones de las cefaleas y sus desencadenantes. A algunos pacientes les va bien cambiar de estilo de vida, incluyendo evitar interrupciones en la actividad diaria. Los problemas de insomnio se asocian con frecuencia a brotes de migraña (estudiar hasta las tantas y sufrir por ello una falta de sueño es un desencadenante habitual), aunque también he visto pacientes que desarrollan migrañas rutinariamente cuando duermen más de lo debido. Recuerdo a una ejecutiva que se encontraba perfectamente entre semana mientras se despertaba a las cinco de la mañana, pero cuando llegaba el sábado y por fin podía dormir, sufría migrañas que le arruinaban el resto del día. Acabó con sus migrañas de los sábados adelantando la alarma del despertador unas cuantas horas. Es posible identificar y evitar desencadenantes relacionados con la dieta, como el vino tinto y determinados tipos de queso. El ejercicio regular disminuye la frecuencia de las migrañas. Siempre es posible identificar otros desencadenantes, como la luz del sol o los cambios de altitud, y actuar tomando precauciones en consecuencia. Comprender el potencial de las cefaleas de rebote inducidas por los fármacos anima a desaconsejar el abuso de los analgésicos más sencillos.

Las alternativas de pretratamiento farmacológicas resultan útiles cuando el patrón de migraña está bien establecido o cuando las migrañas se producen con la frecuencia suficiente como para administrar fármacos a diario con el objetivo de prevenirlas. Cuando las migrañas se producen en relación con determinados acontecimientos, como el deporte, la actividad sexual o la menstruación, los pacientes pueden tomar medicación para prevenir la cefalea antes del acontecimiento asociado a ella. Las terapias farmacológicas más utilizadas para este método son los antiinflamatorios no esteroides, como el ibuprofeno, la alteración de la administración de las píldoras anticonceptivas y los fármacos de la familia de los triptanos.

La *terapia profiláctica* de las migrañas consiste en la utilización de una medicación diaria que afecte al modelo de la migraña. Los objetivos de la terapia profiláctica son disminuir la frecuencia, severidad y duración de las migrañas, mejorar la efectividad de las terapias agudas y maximizar la calidad del vida del paciente. La terapia profiláctica se plantea cuando las migrañas son frecuentes (tres o más al mes), incapacitan para el ritmo de vida diario, se asocian con aura prolongada o síntomas neurológicos severos, o cuando los medicamentos administrados con la terapia aguda afectan adversamente al paciente. La mayoría de estos regímenes disminuye las migrañas en un cincuenta por ciento, pero puede tardar hasta tres meses en surtir efecto. Los fármacos se inician con dosis bajas para minimizar los efectos secundarios y van aumentándose hasta alcanzar dosis efectivas, hasta que se desarrollan efectos secundarios intolerables o se alcanza la dosis máxima sin que sea efectiva. En lo que al dolor se refiere, el recuerdo no es en absoluto fiable; por lo tanto, recomiendo a mis pacientes que sigan un diario de sus cefaleas donde documenten su respuesta a la terapia hasta que podamos determinar la efectividad de la medicación que siguen para tratar la migraña. Ya que la mayoría de regímenes funcionan igual de bien, el tratamiento profiláctico con fármacos se elige en base a los efectos secundarios esperados, las enfermedades y preferencias del paciente y el coste. Las alternativas de tratamiento son los beta bloqueadores y el Depakote o ácido valproico, un fármaco para el tratamiento de las convulsiones. Se utilizan también los bloqueadores del canal del calcio, los antiguos antidepresivos tricíclicos (no los inhibidores selectivos de la recaptación de serotonina o SSRI), Buspar, Wellbutrin, antagonistas de la serotonina y los antiinflamatorios no esteroides. Entre los enfoques alternativos con cierto éxito destacan el magnesio, la riboflavina y los suplementos de hierba de San Antonio.

La *intervención temprana* se refiere a la terapia farmacológica iniciada tan pronto como se reconoce que la cefalea será una migraña. Algunos pacientes responden incluso a analgésicos sin receta, sobre todo los que contienen cafeína. Existen diversas terapias farmacológicas disponibles y la selección consiste en un proceso individualizado que se lleva a cabo entre el paciente y el médico. La mayoría de los fármacos más novedosos son de la clase de los triptanos. Tratan el dolor y también los síntomas asociados a la migraña, y están disponibles en pastillas, spray nasal y en formato inyectable. Al principio, se aconsejaba utilizar estos fármacos sólo después de que el dolor de cabeza provocado por la migraña se hubiera desarrollado por completo. Sin embargo, los resultados de las investigaciones demostraron que los pacientes que habían violado los parámetros del estudio tomándose el fármaco «demasiado pronto» respondían mejor, sufrían menos dolor, tenían menos probabilidades de experimentar cefaleas de rebote al finalizar la medicación y declaraban padecer menos efectos secundarios. Estas observaciones han llevado a aconsejar la utilización de los fármacos triptanos en un momento mucho más temprano de la evolución de la migraña. Estos medicamentos presentan interacciones con otros fármacos e importantes efectos secundarios, pero la probabilidad de aparición de un efecto secundario grave es estadísticamente inferior a la probabilidad de que nos caigan encima los desechos que pueda soltar un avión en pleno vuelo.

La *terapia de rescate* consiste en la administración de fármacos (triptanos, fenotiazinas, narcóticos y otros analgésicos) cuando la migraña no ha podido abordarse en un momento temprano y está en pleno apogeo. El médico y el paciente deberían establecer un plan de terapia de rescate. El paciente que acude con frecuencia a urgencias para recibir tratamiento es que no recibe la terapia adecuada.

Cefalea tensional

La *cefalea tensional* es el tipo de cefalea más común. Se trata de dolores de cabeza que van y vienen y que, a pesar de no tener una localización concreta, suelen experimentarse en las sienes o en la parte posterior de la cabeza. El ochenta y ocho por ciento de las mujeres y el sesenta y nueve por ciento de los hombres lo sufre en algún momento de su vida. En el transcurso de un año, el cuarenta por ciento de la población sufre cefalea tensional. Igual que en la migraña, la edad de inicio se sitúa entre los diez y los cuarenta años.

Las cefaleas por tensión se diagnostican tal y como sigue:

- Un mínimo de diez cefaleas previas.
- Menos de quince cefaleas al mes.
- Cefaleas que duran entre media hora y una semana.
- Un mínimo de dos de las siguientes características:
  - Sensación de presión, de estrechamiento; no una sensación pulsante.
  - Severidad entre media y moderada que inhibe pero no prohíbe la actividad.
  - Implica ambos lados de la cabeza.
  - No empeora con la actividad física.
- No aparecen náuseas ni vómitos.
- Normalmente no aparece una sensibilidad excesiva a la luz o al sonido (puede presentarse una de ellas, pero no ambas).
- No aparecen indicios de enfermedad orgánica (el paciente no tiene nada físicamente mal).

Se cree que los dolores de cabeza provocados por la tensión y las migrañas tienen un origen biológico común que implica un trastorno en la transmisión nerviosa relacionada con la serotonina y una alteración del umbral del dolor y de la respuesta al dolor. Los fármacos de la clase de los triptanos son efectivos en pacientes que sufren tanto migrañas como cefaleas por tensión. Cuando se trata de cefaleas moderadas, los analgésicos sencillos son efectivos. Tanto el paciente como el médico deben ser conscientes de la potencial aparición de cefaleas de rebote como consecuencia de la utilización frecuente de fármacos. Están también disponibles las terapias profilácticas, normalmente con los mismos fármacos utilizados para el tratamiento de las migrañas.

Cefalea en racimos

Las *cefaleas en racimos* son cefaleas severas, unilaterales, que se producen en oleadas. Los pacientes que sufren cefaleas en racimos experimentan normalmente su primer episodio cerca de la treintena; los hombres tienen nueve veces más probabilidades de desarrollar este tipo de cefaleas que las mujeres. Las cefaleas en racimos duran entre quince minutos y tres horas. Es habitual que los pacientes experimenten un dolor de cabeza a la misma hora cada día durante varias semanas y que luego los dolores desaparezcan durante meses. Las cefaleas en racimos se caracterizan por un dolor punzante y severo, lagrimeo y enrojecimiento del contorno del ojo. El lado afectado de la cara suda, se enrojece y se hincha y la nariz se congestiona. Las cefaleas en racimos suelen despertar al paciente en pleno sueño. Los pacientes que experimentan cefaleas en racimos son extremadamente sensibles al alcohol.

Las cefaleas en racimos afectan a las estructuras del nervio trigémino de un único lado de la cara y no responden bien a los analgésicos habituales. El tratamiento efectivo consiste en la administración de oxígeno al cien por cien en el momento en que se inicia la cefalea o en la toma de medicamentos para la migraña de la familia de los triptanos. Algunos pacientes responden bien y pueden romper el ciclo de las cefaleas en racimo con la administración de dosis elevadas de prednisona. La prevención de la aparición de las cefaleas en racimo se realiza mediante medicamentos profilácticos, similares a los utilizados para combatir la migraña.

Cefalea crónica diaria

La *cefalea crónica diaria* se refiere a los dolores de cabeza que se producen más de quince veces al mes. Entre el cuatro y cinco por ciento de la población adulta de los países desarrollados experimenta cefaleas crónicas diarias. Se trata de dolores de cabeza difíciles de clasificar y tratar, cuyo desarrollo parece tener mucho que ver con el efecto que las mismas cefaleas tienen sobre el aumento de la sensibilidad general del individuo al dolor y con los efectos rebote provocados por el abuso de analgésicos.

Las cefaleas crónicas pueden adquirir muchas formas, incluyendo entre ellas cefaleas de tipo tensional crónicas y migrañas crónicas; normalmente, los pacientes que sufren cefaleas crónicas toman diversos medicamentos para aliviar el tipo de cefalea que se presente en aquel momento. Existe cierta evidencia de que la migraña crónica y las cefaleas de tipo tensional aparecen en pacientes que han tomado mal sus medicamentos en un intento previo de tratar cefaleas intermitentes. Los estudios realizados con pacientes afectados de cefalea crónica muestran también la evidencia de la existencia de problemas psicológicos subyacentes que pueden haber influido sobre su comportamiento de respuesta al dolor. Los dolores de cabeza diarios y persistentes aparecen repentinamente en pacientes sin historial previo de cefaleas similares; se sospecha que estas cefaleas son consecuencia de secuelas de infecciones virales relacionadas con el tejido que recubre el cerebro. Existe otro tipo muy poco frecuente de cefalea crónica, la denominada *hemicranea continua*, que consiste en una cefalea unilateral y continuada que puede alternar los lados y que responde bien a la indometacina, un medicamento antiinflamatorio.

Las cefaleas crónicas diarias deben ser valoradas y controladas por un especialista. Resultan extremadamente difíciles de tratar y frecuentemente implican la dependencia física y/o psicológica de diversos medicamentos.

Cefalea postraumática

Tres millones de personas al año son diagnosticadas anualmente de cefalea prostraumatica, normalmente relacionada con accidentes de tráfico. No existe correlación alguna entre el desarrollo de las cefaleas y la severidad de la lesión, así como tampoco existe entre factores relacionados con el accidente en sí, como llevar puesto el cinturón de seguridad, la velocidad del vehículo o los daños que haya sufrido el coche. El riesgo de cefalea aumenta, no obstante, si el ocupante del vehículo no tuvo tiempo para prepararse para el impacto, en caso de colisión trasera o si se produjo una rotación de la cabeza en el momento del impacto. El cerebro se encuentra suspendido en líquido; cuando se produce un cambio de movimiento, el cerebro cobra velocidad en el interior del líquido y se golpea con el interior de los huesos del cráneo. El dolor de cabeza resultante desaparece en cuestión de tres semanas en el cincuenta por ciento de los casos y, en su mayoría, responde bien a la utilización de analgésicos sencillos.

Cefalea por sinusitis

Los resfriados comunes y las infecciones de fosas nasales son responsables de numerosas visitas al médico, además de afectar a una cantidad innumerable de personas que no buscan la atención médica. Los niños suelen tener entre cuatro y seis resfriados anuales, mientras que los adultos tienen entre uno y tres. La nariz está formada por dos grandes vías de paso y las fosas nasales se conectan a estas vías mediante aberturas mucho más pequeñas. Cuando se inflama el tejido mucoso de las vías de paso de la nariz (por una infección, alergia u otras causas), las aberturas de las fosas pueden llegar a taponarse. El aire posee una concentración de nitrógeno mucho más elevada que la sangre y los tejidos corporales. Cuando las fosas se taponan, el nitrógeno del aire que queda en su interior se difunde, siguiendo las leyes de la física, desde la elevada concentración que tiene en las fosas hasta la concentración inferior que tiene en la sangre. Esto produce una aspiración en el interior de las fosas, que tira del tejido de éstas y provoca dolor. Así pues, el dolor de fosas nasales no equivale siempre a una infección de dichas fosas. Por esta razón, la terapia para solventar la afección consiste en aliviar la congestión nasal, no en la administración de antibióticos. Finalmente, incluso sin terapia, el dolor acaba desapareciendo cuando el vacío producido en las fosas se rellena con líquido de los tejidos colindantes y se iguala la presión.

Las infecciones de fosas nasales también pueden ser origen de dolor. Los principales síntomas de una infección de fosas son presión facial (que empeora al inclinarse hacia adelante), desecación nasal, congestión, alteración del sabor o del olfato, dolor o presión en la región ocular y mucosidad nasal. A pesar de la mucha atención que se presta al color de la mucosidad, se trata de un detalle que de poco sirve para el diagnóstico. La mucosidad se torna amarilla, verde o marrón debido a las sustancias químicas que los glóbulos blancos liberan en ella. Estos glóbulos reaccionan a la inflamación, que puede estar provocada por una afección bacteriana o vírica, o simplemente a las alergias fuertes. Los síntomas menores de una infección de fosas nasales son cefaleas, fiebre, respiración dificultosa, fatiga y dolor de muelas o de oído.

El objetivo del tratamiento es aliviar la obstrucción centrando los esfuerzos en fluidificar la mucosidad, disminuir la inflamación y eliminar cualquier infección que pueda estar presente. Para fluidificar la mucosidad se recomienda beber mucho líquido, utilizar humidificadores ambientales, sprays de solución salina y administrar medicamentos que hagan más líquido el moco. Los antihistamínicos espesan las secreciones y empeoran la situación. La inflamación se reduce mediante descongestionantes tópicos o sistémicos o administrando spray de esteroides nasales que se obtienen con receta médica. Francamente, al médico le resulta complicado afirmar si las fosas están en realidad infectadas o si se trata simplemente de un resfriado que provoca dolor en las fosas. Yo me decanto por los antibióticos cuando el resfriado parece empeorar después del quinto día, cuando los síntomas importantes siguen presentes después de los diez primeros días, cuando los síntomas son anormalmente severos, o cuando el paciente corre un riesgo especial debido a otros problemas de salud. Si el paciente no responde a la primera tanda de antibióticos, solicito una tomografía computarizada para visualizar las fosas nasales (las radiografías normales no son efectivas en este sentido). Algunos casos precisan una valoración completa de oído, nariz y garganta e intervención quirúrgica.

La cefalea en la vejez

El grado de severidad de las cefaleas con migraña suele disminuir con la edad, aunque es posible que las auras sigan presentes aun sin cefalea. Son poco habituales los casos en que la migraña empieza a desarrollarse pasados los cincuenta; en caso de presentarse, el paciente debe someterse a una valoración detallada y a pruebas de imagen cerebrales para discernir la causa.

Las cefaleas tensionales son normales con la edad y pueden estar desencadenadas por problemas relacionados con dentaduras postizas, artritis cervical, problemas de visión o muchas otras enfermedades. Se aconseja llevar a cabo una revisión médica completa para buscar afecciones ocultas que puedan responder a terapia. Problemas comunes son la hipertensión, los niveles bajos de oxígeno debido a enfermedades pulmonares o apnea del sueño, angina de pecho, enfermedad de tiroides y otras enfermedades metabólicas y efectos secundarios de medicamentos.

La *arteritis temporal* es una afección del sistema inmunitario, lo que se conoce como una vasculitis, en la que el sistema inmunitario ataca y destruye los vasos sanguíneos de tamaño mediano. Se produce en pacientes mayores de cincuenta años de edad. El dolor que produce y los síntomas que la acompañan no son específicos de la afección y pueden incluir cefalea y sensibilidad extrema al tacto de la región temporal, cansancio y dolor en la mandíbula, que aparece con la masticación. Otros síntomas son dolores musculares en caderas y hombros, fiebre baja y pérdida de visión. Entre el veinte y el treinta por ciento de los pacientes con arteritis temporal que no reciben tratamiento, experimentarán pérdida de visión permanente debido a ella; esta enfermedad se diagnostica a tiempo de salvar la visión sólo cuando el paciente acude en busca de atención médica y el médico está lo bastante alerta como para plantearse esa probabilidad. Las pruebas de confirmación consisten en detectar en la sangre una característica de la afección (una tasa de sedimentación de eritrocitos elevada) y en los descubrimientos patológicos que surjan en una biopsia de la arteria temporal. El tratamiento consiste en la administración temprana de dosis elevadas de esteroides, incluso antes de que las pruebas confirmen el diagnóstico, con el fin de reducir el riesgo de pérdida de visión.

Los *hematomas subdurales* son acumulaciones de sangre localizadas entre los huesos del cráneo y el cerebro. Aparecen cuando se produce una ruptura en las venas que unen el espacio entre el cráneo y el cerebro y suelen presentarse después de una o dos semanas de que se haya producido un traumatismo craneal. Los años y el abuso prolongado de alcohol aumentan el riesgo de sufrir subdurales porque ambos factores se asocian con el encogimiento del tamaño del cerebro y con un aumento de tensión en las venas relacionadas. Los pacientes que los sufren experimentan cefaleas, desequilibrio y confusión; el escáner cerebral sirve para confirmar el diagnóstico. Los hematomas subdurales pueden exigir drenaje por parte de un neurocirujano.

Neuralgia del trigémino

La *neuralgia del trigémino* se caracteriza por oleadas de dolor intenso en las ramificaciones del nervio trigémino (el lateral de la cara desde el ángulo formado por la mandíbula hasta media cara). El dolor se describe como punzante o ardiente, aparece de repente con todas sus fuerzas y se prolonga durante un espacio de tiempo que oscila entre pocos segundos y varios minutos. Los ataques pueden estar desencadenados por determinados estímulos, como tocar la cara, sonreír o masticar. Cada ataque sigue el mismo patrón y, entre un ataque y otro, los pacientes disfrutan de total normalidad.

Los pacientes que sufren neuralgia del trigémino deben someterse a una prueba de resonancia magnética para detectar la posible lesión que pueda estar comprimiendo el nervio trigémino. La terapia consiste en la utilización de carbamazepina, un fármaco para las convulsiones, que se toma rutinariamente para limitar la severidad y frecuencia de los ataques. Existen, además, otros medicamentos y procedimientos quirúrgicos para tratar la afección.

Síndrome de dolor miofascial («disfunción temperomandibular»)

El *síndrome de dolor miofascial* agrupa un conjunto de afecciones relacionadas con músculos que actúan de modo voluntario y en las que el dolor se experimenta en una región concreta pero, independientemente de cuál sea la región, involucra al sistema nervioso central. La teoría es que la estimulación de los desencadenantes da como resultado la liberación de determinados neurotransmisores del sistema nervioso central. Estos mensajeros químicos abren receptores del dolor que habían permanecido en silencio hasta ese momento y las señales subsiguientes emitidas desde la región se experimentan como dolor.

La *disfunción temperomandibular* es un problema común centrado en la articulación en forma de bisagra de la mandíbula. El diagnóstico de la disfunción temperomandibular exige:

- Al menos dos de las siguientes circunstancias:
  - Dolor de la mandíbula precipitado por movimiento o presión al cerrar la boca.
  - Disminución del rango de movimiento de la mandíbula.
  - Movimientos de la mandíbula acompañados de ruido.
  - Sensibilidad al tacto de la cápsula de la articulación.
- Aparición de anormalidades en la radiografía.
- Dolor entre suave y moderado en el punto de la articulación.

Los pacientes que sufren esta afección deben combinar los cuidados de un fisioterapeuta y de un odontólogo con la medicación.

Mareos

La evaluación de los mareos, igual que la de las cefaleas, es en gran parte dependiente del historial que relata el paciente. Hay diversas cosas importantes a tener en cuenta y a explicar al médico:

- ¿Se trata de un mareo de naturaleza «ortostática» (es decir, empeora al levantarse y mejora al sentarse o acostarse)?
- ¿Se relaciona el mareo con la posición de la cabeza?
- ¿Puede reproducirlo colocando la cabeza formando un ángulo determinado?
- ¿Se trata de un mareo episódico o continuado?
- ¿Presenta síntomas asociados, como entumecimiento localizado o debilidad, dificultad de habla o visión, o palpitaciones?
- ¿Qué otros problemas de salud tiene el paciente?
- ¿Ha iniciado la toma de nuevos medicamentos o suplementos?

Existen muchas señales neurológicas y físicas que nos ayudan a detectar y mantener el sentido del equilibrio. La visión es importante; el cerebro utiliza las señales emitidas por los ojos para orientarse. El concepto de *propriocepción* se refiere a las diminutas estructuras de la piel y las articulaciones que sienten fuerzas mecánicas como la presión, el peso y la aceleración; la estimulación de dichas estructuras da señales que el cerebro recibe y que utiliza para determinar la posición y el movimiento. En el oído interno, el sistema vestibular (con su red de tres canales semicirculares y un utrículo con una forma que recuerda la de un saco) sirve también para mantener el equilibrio. Los canales semicirculares están llenos de líquido y se orientan como una estructura tridimensional. El tejido interno es una fina membrana recubierta por diminutos pelos, cada uno de ellos enlazado con un nervio. Cuando la cabeza se mueve, el movimiento hace que el líquido del interior de los canales se arremoline. Este movimiento inclina las células de las vellosidades y, a través de los nervios, genera un patrón de señales que el cerebro utiliza para interpretar el movimiento. El utrículo, relleno también de líquido y recubierto por vellosidades, contiene una pequeña piedra. La gravedad empuja esta piedra hacia abajo y las vellosidades estimuladas envían una señal al cerebro que le ayuda a determinar cuándo está boca arriba. El utrículo está, además, concebido para sentir la aceleración lineal, pues los movimientos forzados empujan la roca en distintas direcciones.

Los mareos pueden clasificarse en vértigo, hipotensión ortostática, desequilibrio y mareo.

Vértigo

El *vértigo* se describe como una ilusión de movimiento cuando, en realidad, el cuerpo está quieto. A menudo, los pacientes lo describen como una sensación en la que todo parece dar vueltas a su alrededor. La afección tiene muchas causas posibles:

- **Mareo por movimiento.** El mareo por movimiento se produce cuando el cerebro recibe, por parte de sus sensores, señales que entran en conflicto o una cantidad excesiva de señales, tal y como sucede con el balanceo constante de un barco y el mareo que provoca. Los antihistamínicos, como la meclizina y la escopolamina, ayudan a estabilizar el sistema vestibular y disminuyen la sensibilidad al movimiento.
- **Infección del oído interno.** La laberintitis, o infección del oído interno, es una afección común que sigue normalmente a una infección vírica de las vías respiratorias altas. En esta afección, el tejido que recubre el oído interno se inflama y se hincha, lo que acaba doblegando la membrana. Cuando la cabeza se mueve, el líquido gira en el interior del oído y el tejido inflamado envía al cerebro cascadas de señales confusas que dan como resultado el vértigo. El vértigo desaparece cuando la cabeza está quieta y el líquido deja de girar. La laberintitis se trata también con antihistamínicos, como la meclizina, o con esteroides.
- **Vértigo posicional paroxismal benigno.** El vértigo posicional paroxismal benigno provoca entre el quince y el veinte por ciento de los mareos en los adultos. Cuando se sufre esta afección, una determinada posición o un cambio en la postura de la cabeza precipitan períodos de vértigo intenso (que duran entre treinta segundos y varios minutos). Se cree que este tipo de vértigo está provocado por una partícula sólida situada en el interior de un canal semicircular y que le hace funcionar como un utrículo. Hay determinadas posiciones que obligan a esta «piedra» a descansar contra un lateral del canal, lo que estimula las señales del movimiento. El tratamiento consiste en maniobras físicas enfocadas a conseguir que este material salga de los canales semicirculares y regrese al utrículo. Sólo los especialistas experimentados pueden llevar a cabo la prueba de Hallpike y la maniobra de Epley para valorar y tratar la afección. La maniobra consiste en que el paciente, previamente sentado, se incline repentinamente hacia atrás hasta quedar acostado plano sobre la espalda y con la cabeza colgando del extremo de una camilla, logrando normalmente una sensación intensa de vértigo. Entonces, el paciente se pone de costado mientras el especialista gira la cabeza realizando una serie de maniobras. En manos expertas, estas maniobras pueden llegar a eliminar el vértigo al instante y de manera permanente.
- **Enfermedad de Ménière.** La enfermedad de Ménière es una afección poco comprendida que provoca horas, no minutos, de mareos. Puede que se trate de una enfermedad del sistema inmunitario que parece aumentar el líquido o la presión en el oído interno y provocar mareos, tinnitus (zumbidos en los oídos) y pérdida del sentido del oído. Algunos pacientes responden con antihistamínicos, diuréticos o esteroides. El tratamiento suele exigir el trabajo en equipo del otorrinolaringólogo y del neurólogo.
- **Vértigo central.** El vértigo central provoca una sensación de balanceo, o de estar a bordo de un barco, mientras el paciente se encuentra en estado de reposo. Puede ser

consecuencia de enfermedades neurológicas, como la esclerosis múltiple, ictus cerebrales o tumores en la parte posterior del cerebro.

Hipotension ortostática

La *hipotensión ortostática* es una afección en la que el paciente se siente mareado al incorporarse rápidamente después de haber permanecido sentado o tendido. Esta afección suele ser resultado de una caída del suministro de sangre que riega el cerebro. Cuando la persona se incorpora, es necesario que ocurran varias cosas simultáneamente para que la presión mantenida en el cerebro sea suficiente. El corazón bombea con más fuerza y más rápidamente; las venas del abdomen, la pelvis y las piernas presionan hacia abajo, aumentando el volumen de sangre que regresa al corazón, y el cerebro permite que la sangre fluya en su interior con mayor facilidad. En algunos pacientes, este sistema no marcha con la suficiente rapidez. Es algo que se produce normalmente en pacientes ancianos y/o en personas que toman diversos medicamentos para controlar la presión sanguínea que embotan la capacidad del sistema circulatorio para compensar estos cambios abruptos de presión.

El tratamiento consiste en evaluar con detalle el sistema circulatorio, eliminar aquellos medicamentos que puedan exacerbar la afección y aumentar el volumen de sangre circulante incrementando el consumo de sal y utilizando medias compresoras. También es posible minimizar los efectos levantándose lentamente, cruzando las piernas y contrayendo los músculos de las piernas y el abdomen para aumentar el retorno sanguíneo.

Desequilibrio y mareo

Con *desequilibrio* y *mareo* nos referimos a quejas no concretas de mareo o incertidumbre en diversas posiciones del cuerpo. Se produce a menudo cuando se multiplican los problemas neurológicos o cardiovasculares (concretamente, aquellos que afectan a la capacidad de sentir y mantener nuestra posición en el espacio). La visión puede deteriorarse como resultado de unas cataratas o de una degeneración macular, la artritis puede interferir el sentido de la posición de las articulaciones, el deterioro de los nervios puede impedir la capacidad de transmitir señales relacionadas con la posición y el movimiento de las articulaciones, los reflejos cardiovasculares a los cambios de posición pueden tornarse lentos y el paciente puede estar tomando medicamentos que empeoren todos los factores mencionados. Es posible que en pacientes ancianos, con distintos sistemas afectados, los mareos no puedan eliminarse por completo. Los esfuerzos, entonces, se dirigen a mejorar lo mejorable y a incentivar la seguridad enseñando a los pacientes a ser conscientes de sus limitaciones y dándoles trucos y herramientas para que puedan salir adelante. La fisioterapia y la rehabilitación son herramientas de valor infinito.

A veces son cuestiones psiquiátricas y no físicas las que provocan los mareos que experimentan pacientes que no presentan problemas físicos evidentes. Las investigaciones demuestran que el diagnóstico y el tratamiento de la depresión, los trastornos de ansiedad y los trastornos de pánico beneficia entre un veinte y un cincuenta por ciento a los pacientes que sufren mareos sin explicación tangible.

Desmayo

El *desmayo* es una pérdida breve y repentina del conocimiento. Se trata de un fenómeno muy común, responsable del uno por ciento de la totalidad de ingresos hospitalarios y del tres por ciento de la totalidad de visitas de urgencias. La pérdida de conocimiento implica un paro catastrófico de las zonas del cerebro requeridas para la actividad consciente. Esto se produce cuando el suministro de sangre (y, en consecuencia, de oxígeno), queda interrumpido o cuando una actividad eléctrica o metabólica anómala interfiere el funcionamiento normal del cerebro.

Numerosos e importantes estudios se han centrado en evaluar la frecuencia de las causas de desmayo identificadas. En el diecisiete por ciento de los participantes en los estudios, la causa del desmayo fueron problemas cardíacos (problemas anatómicos como válvulas que no abrían correctamente o alteraciones del ritmo cardíaco que interferían la capacidad del corazón de bombear sangre). El veintiséis por ciento presentaba otras causas vasculares, como hipotensión ortostática o reflejos vasovagales.

En un *reflejo vasovagal*, las señales neurológicas del nervio vago provocan la dilatación de los vasos sanguíneos del intestino, trasladando la sangre hacia allí y disminuyendo simultáneamente el ritmo cardíaco. Esto reduce repentinamente el suministro de sangre que llega al cerebro y puede provocar una pérdida de conocimiento. Los síntomas que sugieren un desmayo vasovagal son las palpitaciones, visión borrosa, náuseas, calores, sudoración, mareo o cansancio extremo justo antes y después de que se produzca el episodio. En general, los pacientes con desmayos de origen cardiovascular pierden el sentido sólo brevemente y no se sienten aturdidos al recuperar el conocimiento.

Las causas neurológicas, incluyendo ataques epilépticos y migrañas atípicas, eran responsables de menos del diez por ciento de los episodios de desmayo. Los pacientes con desmayos por causas neurológicas permanecen generalmente inconscientes durante más tiempo, pueden sufrir ataques de epilepsia y se sienten confusos durante un tiempo después de sucedido el episodio.

Si realizamos el seguimiento de estos porcentajes, vemos que las matemáticas nos muestran que muchos episodios de desmayo siguen siendo de origen desconocido.

El campo de la medicina no ha establecido todavía una manera estándar de evaluar a un paciente que sufre desmayos. Igual que sucede con muchas otras afecciones, los médicos inician la valoración resumiendo el historial del paciente y prestando particular atención a cualquier signo de posible enfermedad cardiovascular o neurológica. El médico revisa entonces los medicamentos que esté tomando el paciente, evalúa posibles abusos de sustancias y busca signos de hipotensión ortostática. Verifica asimismo el historial familiar del paciente en busca de evidencias, directas o implícitas, de desmayos recurrentes, muerte súbita o enfermedades cardiovasculares. Junto con el paciente, el médico recopila entonces información sobre los episodios de desmayo, incluyendo cuántos episodios se han producido, cuánto tiempo ha transcurrido entre ellos, qué los ha desencadenado y qué síntomas se experimentaron inmediatamente antes o después de ellos.

Las valoraciones suelen incluir las siguientes pruebas:

- **Análisis de sangre.** Se realiza una analítica completa en la que se estudia particularmente la presencia de anemia, diabetes, enfermedad tiroidea u otras anormalidades metabólicas que puedan afectar a la función cardiovascular o neurológica.

- **ECG.** El médico puede ordenar la realización de un electrocardiograma (ECG) para buscar la evidencia de lesiones cardíacas anteriores o anormalidades eléctricas del corazón.
- **Evaluación por ecografía.** La evaluación por ecografía de las arterias carótidas y el corazón puede revelar bloqueos del riego sanguíneo en el suministro vascular del cerebro, anomalías estructurales de las válvulas cardíacas o del músculo cardíaco que impidan el flujo sanguíneo, o evidencia de lesiones cardíacas anteriores.
- **Monitorización.** Los monitores Holter y los monitores de episodios son dispositivos de grabación que se utilizan para controlar el ritmo cardíaco durante períodos más prolongados. Los monitores Holter se llevan normalmente entre veinticuatro y cuarenta y ocho horas y registran continuamente, en una cinta, el ritmo del corazón. El paciente debe seguir un diario de los síntomas que perciba y, al revisar la cinta, prestar atención a los períodos de tiempo en que se experimentaron esos síntomas. Los monitores de episodios pueden llevarse encima durante semanas. Realizan el seguimiento del ritmo cardíaco, pero es el paciente quien debe activarlos para que la grabación se ponga en marcha. Cuando se experimentan síntomas, el paciente pulsa un botón del monitor. El monitor entonces salva los últimos segundos de ritmo cardíaco y registra los latidos posteriores. Los monitores de última generación se implantan quirúrgicamente y pueden llevarse encima durante dos años. Permiten a los pacientes activar el monitor cuando sienten la llegada de un acontecimiento y el monitor registra el ritmo cardíaco. En un estudio realizado con dieciséis pacientes con desmayos no diagnosticados a pesar de haberse sometido a todas las pruebas convencionales, gracias a estos monitores pudo detectarse en nueve de ellos un ritmo cardíaco anormal durante los episodios de desmayo, cuatro meses después de la implantación de los monitores.
- **Estudios EPS.** Los estudios electrofisiológicos (EPS) consisten en la colocación en el corazón de varios catéteres equipados con sensores electrónicos. Estos catéteres producen un mapa del flujo de la actividad eléctrica del corazón y detectan arritmias. La técnica suele utilizarse para evaluar desmayos inexplicados en pacientes con cardiopatías conocidas en un intento de identificar y tratar a los pacientes con riesgo de muerte súbita en futuros episodios.
- **Prueba de mesa inclinada.** En esta prueba, el especialista sujeta al paciente en una mesa y toma una lectura inicial de la presión sanguínea, el latido y el ritmo cardíaco. El especialista, entonces, inclina la camilla entre sesenta y ochenta grados durante un espacio de tiempo que puede prolongarse hasta cuarenta y cinco minutos y mide la presión sanguínea del paciente y sus respuestas cardíacas. De modo ocasional, se administran medicamentos por vía intravenosa para impulsar los cambios que podrían provocar el desmayo. Las pruebas de inclinación se utilizan para evaluar los desmayos recurrentes en pacientes sin evidencias de enfermedad cardíaca y sin motivos evidentes para sufrir desmayos, o en pacientes con una causa cardíaca conocida capaz de provocar desmayos en los que la información obtenida con la prueba pueda condicionar la terapia a aplicar.
- **Evaluación neurológica.** La evaluación neurológica, incluyendo la monitorización de la actividad de las ondas cerebrales (electroencefalograma o EEG) e imágenes del sistema nervioso central obtenidas mediante una tomografía computarizada o una resonancia magnética, posee un valor limitado excepto para casos muy seleccionados. Son pruebas a las que no todos los pacientes que sufren desmayos tienen la necesidad de someterse.

El tratamiento de los desmayos depende por completo de cuál es la causa, o la causa sospechada, de los episodios. Las distintas alternativas de tratamiento son aumentar el volumen de líquido que contienen los vasos sanguíneos de los pacientes que sufren desmayos ortostáticos (aumentando la ingesta de sal y utilizando medias compresoras), eliminar los fármacos que hacen descender la presión arterial, utilizar otros fármacos para estabilizar la presión y el ritmo cardíaco, insertar marcapasos y, en los pacientes de alto riesgo, implantar desfibriladores que interrumpan las arritmias.

Trastornos del sueño

¿Qué es el sueño? El sueño es algo más que limitarse cada noche a bajar la persiana que cierra el cerebro. Durante el sueño, el cerebro debe seguir controlando y manteniendo ciertos procesos vitales, como la respiración, la función cardíaca, la digestión y otras actividades metabólicas. Mientras que la mayoría de las zonas del cerebro disminuyen su nivel de actividad en los períodos de sueño, otras zonas la aumentan. En la base del cerebro, el puente y el tálamo alteran su capacidad de transmitir mensajes entre el cuerpo y el cerebro. El tálamo se hiperpolariza, lo que significa que para activarse precisa de más actividad eléctrica. Esto disminuye durante el sueño la sensibilidad del cerebro a los estímulos externos, como la luz o el ruido. El puente contiene células capaces de conectar o apagar los relé neurológicos. Se trata de una zona importante para suprimir el funcionamiento motor durante el sueño (por eso las piernas no echan a correr para huir del monstruo que aparece en sueños).

¿Qué sucede en un sueño normal?

El sueño normal se divide en dos fases básicas:

- **REM:** En la fase REM (del inglés, *Rapid Eye Movement* o Movimiento Rápido de los Ojos), el cerebro y el organismo están relativamente activos. El cerebro tiene un patrón de ondas cerebrales similar al que mantiene mientras está despierto. El latido cardíaco y el ritmo respiratorio aumentan, pero mientras estas funciones marchan con normalidad, el tono muscular y la actividad disminuyen y se producen pocos movimientos. Los sueños se producen durante esta fase.
- **No REM:** La fase del sueño no REM está marcada por la desaceleración progresiva de las ondas cerebrales en el transcurso de fases definidas, desde el sueño ligero (Fases Uno y Dos) hasta el sueño profundo (Fases Tres y Cuatro).

Durante un sueño nocturno normal, el individuo tiene entre cuatro y cinco ciclos compuestos por las cuatro fases del sueño no REM, seguidos por un período de sueño REM. Cada ciclo dura cerca de noventa minutos. El sueño más profundo se produce en los primeros ciclos, mientras que el sueño más REM tiende a producirse a medida que la noche avanza.

¡Con tanta actividad nocturna, es maravilloso que podamos sentirnos descansados por la mañana!

La verdad es que pasamos menos tiempo en la cama que nuestros antepasados. En 1910, el adulto medio pasaba nueve horas acostado en la cama. En 1975, esta cifra disminuyó hasta siete horas y media. ¿Cuánto sueño es suficiente? La definición amparada en el sentido común es que hemos disfrutado de la cantidad de sueño suficiente cuando nos sentimos despiertos y llenos de energía durante el transcurso del día siguiente. Pero esta definición me parece problemática. Los pacientes que viven crónicamente sin un tiempo de sueño adecuado, puede que no recuerden la sensación de haber dormido lo suficiente y consideren su tiempo despiertos y su energía como «normales» cuando en realidad no están en plena forma. Mucha gente disfraza su falta de sueño con estimulantes, incluyendo entre ellos la cafeína y la nicotina. Una buena forma de hacer un cálculo es pensar que la cantidad de sueño que una persona necesita es la cantidad de tiempo que duerme (sin despertador) hacia el final de un período vacacional, después de haber recuperado parte de su «déficit de sueño».

Insomnio

El *insomnio* es la imposibilidad de quedarse dormido o de permanecer dormido. Según esta definición, entre el quince y el veinte por ciento de la población occidental sufre insomnio. De los pacientes con insomnio crónico, el cincuenta por ciento tiene depresión, ansiedad u otros problemas psicológicos; entre el diez y el quince por ciento padece insomnio relacionado con los efectos de ciertos fármacos o de drogas; el diez por ciento sufre problemas de salud; entre el diez y el veinte por ciento sufre principalmente trastornos del sueño. El estrés pasa también peaje al sueño y es el causante de una afección conocida como *insomnio inicial,* en la que se necesita hasta media hora para caer dormido. El *insomnio de mantenimiento del sueño o insomnio medio,* en el que el individuo se despierta después de más de treinta minutos de sueño y no puede volver a dormirse, sugiere la presencia de un problema de salud. El *despertar precoz,* un fenómeno en el que el individuo se despierta después de menos de seis horas y media de sueño, es una afección que experimentan normalmente las personas de edad avanzada y las que sufren depresión.

Creo firmemente que la mayoría de los pacientes que pasan por mi consulta quejándose de cansancio, sufren en realidad una falta de sueño crónica. Viven lo que yo denomino «vidas con despertador a últimas horas de la noche» y, simplemente, no dan cabida en su agenda a la cantidad de sueño que en realidad necesitan.

Los estudios muestran que quienes piensan que pueden funcionar con normalidad con menos sueño, no dan en realidad buenos resultados en las pruebas que evalúan sus tareas físicas y mentales. Muestran cierta incapacidad para la resolución de problemas y para aprender y retener nueva información; su tiempo de reacción aumenta y su resistencia disminuye. Los accidentes de tráfico son entre cuatro y ocho veces más frecuentes en personas con insomnio, con una tasa de mortalidad también superior. Quedarse dormido al volante impide la reacción antes del impacto y provoca más accidentes a velocidades elevadas. La falta crónica de sueño tiene consecuencias fisiológicas con efectos mensurables en el control del azúcar en la sangre, el equilibrio de los sistemas nerviosos simpático y parasimpático, la función de las glándulas tiroideas y adrenales y el funcionamiento del sistema inmunitario. Las personas con deficiencias de sueño profundo desarrollan síntomas similares a los de la fibromialgia, con dolor muscular y fatiga. Las personas con deficiencias de sueño REM son más agitadas y agresivas.

Todo el mundo conoce las medidas de autoayuda destinadas a mejorar el sueño. He resumido a continuación los mejores consejos al respecto y no pretendo colgarme ninguna medalla en cuanto a su originalidad. Algunas de las sugerencias pueden tardar semanas en surtir efecto y mejorar los hábitos de sueño; aférrese a ellas.

- **Practique algún deporte con regularidad.** Haga ejercicio regularmente, pero no cerca de la hora de acostarse. El ejercicio eleva la temperatura del cuerpo y eso puede interferir la conciliación del sueño. Practicar deporte a primera hora del día mejora claramente la calidad del sueño.
- **Evite los estimulantes.** Evite comidas, bebidas y medicamentos que contengan cafeína, sobre todo por la tarde y por la noche. La cafeína estimula el sistema nervioso central y dificulta la llegada del sueño. El contenido de cafeína del café, el té y los refrescos es evidente; tal vez no lo sea tanto en el chocolate y en ciertos medicamentos y suplementos nutricionales.
- **Valore los medicamentos que toma.** Si sigue algún tratamiento farmacológico y no puede dormir, comente con su médico la posibilidad de revisarlo. Hay muchos fármacos que interfieren las fases Tres y Cuatro no REM, así como el sueño REM. Los fármacos más significativos al respecto son los medicamentos para la depresión y la ansiedad, los antiguos somníferos y los analgésicos.
- **Utilice con precaución los suplementos nutricionales aconsejados para dormir.** Vaya con mucho cuidado con la utilización de suplementos nutricionales que afirman ayudar a conciliar el sueño. La melatonina puede ayudar en algo a conciliar el sueño y a solventar los efectos del *jet lag*, pero las investigaciones demuestran que no alargan el período de sueño. Algunos pacientes experimentan aturdimiento, confusión o cefaleas al día siguiente de su consumo. El kava-kava presenta muchas interacciones con fármacos y puede impedir la coordinación. Igual que con todos los suplementos, la pureza y la potencia de estos preparados para el sueño no están controlados.
- **Evite el alcohol.** El alcohol tiene un efecto sedante de entrada y luego actúa como estimulante de la parte del cerebro que controla el sueño, interrumpiendo los ciclos de sueño profundo necesarios para la recuperación del individuo.
- **No se acueste con el estómago vacío.** El hambre puede impedir el sueño; un refrigerio antes de acostarse ayuda a solventar el problema. Sin embargo, vaya con cuidado y no coma tampoco en exceso: las comidas pesadas antes de acostarse estimulan la secreción de ácidos y el reflujo, lo que puede provocar insomnio por malestar físico.
- **Intente la terapia del comportamiento biológico.** Muchas sugerencias de la terapia de comportamiento biológico sirven para recuperar un ciclo de sueño sano. Los pacientes que siguen estas sugerencias obtienen resultados a largo plazo mucho mejores que los que toman fármacos.
  - Evite la estimulación mental excesiva en las horas previas a acostarse. Es el momento de iniciar el proceso de relajación, no de abordar los problemas del hogar o del trabajo. El ritual anterior al sueño podría incluir lectura, música relajante, meditación o un baño caliente. Si los problemas se interponen, anote los temas en un diario para abordarlos al día siguiente y luego olvídese tanto del diario como de esos pensamientos. Se trata de una habilidad que exige un tiempo de desarrollo.
  - Utilice el dormitorio sólo para dormir y para los ratos de intimidad. Trabajar o mirar la televisión en el dormitorio lo asociará mentalmente con actividades a realizar cuando esté despierto.
  - Siga un horario de sueño regular, acuéstese y levántese cada día a la misma hora,

incluyendo los fines de semana y las vacaciones. Esto ayuda a establecer y mantener un reloj interior.

- Consiga un ambiente adecuado para el sueño lo más ideal que le sea posible. Busque una cama confortable y utilice ropa cómoda para dormir. Mantenga la temperatura del dormitorio a su gusto. Oscurezca la habitación, utilice cortinas y persianas si es necesario, aleje el despertador que tenga luz. Mantenga el dormitorio en silencio; los ruidos ocasionales pueden interrumpir el ciclo de sueño aunque no se despierte por completo o los recuerde por la mañana. Los tapones para los oídos funcionan muy bien a este efecto. Utilice un sonido neutral (un ventilador o un vaporizador) cuando sea necesario. Si comparte normalmente la cama con una pareja que ronca, da patadas mientras duerme o le quita la manta, duerma en cualquier otro lugar hasta recuperar su patrón de sueño... ¡o envíe a su pareja a otra parte!
- No eche siestas entre horas.
- Si no concilia el sueño en cuestión de veinte minutos o media hora, levántese y lleve a cabo alguna actividad relajante hasta adormilarse y, entonces, vuelva a la cama. Repítalo tantas veces como sea necesario.
- Intente realizar una relajación muscular progresiva al acostarse (por ejemplo, relaje los dedos de los pies, relaje los pies, relaje las pantorrillas y vaya ascendiendo lentamente hasta alcanzar el cuello y los ojos).

Si estas técnicas siguen sin funcionarle, formúlese las siguientes preguntas y anote las respuestas antes de visitar al médico:

- Describa su patrón de sueño nocturno habitual. ¿Cuándo se acuesta? ¿Cuánto tarda en caer dormido? ¿Se despierta durante la noche? ¿Cuándo se despierta? ¿A qué hora se despierta por la mañana? ¿Hace la siesta? ¿Se siente recuperado después de una noche de sueño?
- ¿Cuál es la diferencia entre el patrón de sueño que sigue entre semana y los fines de semana, los días de trabajo en relación con las vacaciones?
- Describa su dormitorio.
- ¿Qué hace durante las horas anteriores al momento de acostarse?
- ¿Duerme mejor o peor cuando no lo hace en casa?
- ¿Cuánto tiempo lleva padeciendo problemas de sueño? ¿Qué ha hecho para intentar mejorar su sueño? Anote todos los cambios de hábitos y medicamentos con o sin receta.
- Anote todos los medicamentos y suplementos que toma. ¿Consume estimulantes después del mediodía? Tenga en cuenta el café, el té, los refrescos, otras bebidas con cafeína, «barras energéticas» y cualquier suplemento comercializado como energizante o ayuda para perder el apetito. ¿Cuántas bebidas alcohólicas consume al día y cuándo las consume?
- ¿Tiene síntomas físicos que interfieran con el sueño? Tenga en cuenta los dolores físicos, tos, ardores, necesidad frecuente de orinar, congestión nasal, ronquidos u otras dificultades respiratorias.
- ¿Siente una necesidad irresistible de mover las piernas cuando se acuesta? ¿Tiene que levantarse y caminar para aliviarla?
- ¿Tiene ardores por la noche, o incluso se despierta sofocado o con mal sabor de boca?
- ¿Se siente ansioso o deprimido?

Considere con atención las respuestas a esas preguntas y coméntelas con su médico para acelerar el diagnóstico y la recuperación.

El tratamiento del insomnio se centra en los cambios de comportamiento sugeridos anteriormente. La terapia farmacológica juega un papel limitado en el tratamiento, lo que provoca frustración en muchos pacientes con insomnio que se sienten cansados e impacientes y desean una solución rápida y sencilla (una pastilla) la primera noche después de la visita. La mayoría de medicamentos y suplementos, con receta y sin ella, presentan un valor limitado y a corto plazo a cambio de importantes efectos secundarios y consecuencias residuales al día siguiente. La mayoría de medicamentos para combatir el insomnio (antihistamínicos, ansiolíticos, antidepresivos y sedantes) incitan al sueño rápido pero no prolongan el período de sueño e interfieren con la arquitectura de los ciclos de sueño normales reduciendo las fases Tres y Cuatro de sueño profundo. A pesar de que algunos de los fármacos más novedosos son mejores en cuanto a conservar la arquitectura normal del sueño, los estudios de sus efectos a largo plazo muestran repetidamente que los cambios en los hábitos ofrecen resultados mucho mejores y más duraderos que la terapia farmacológica.

Apnea del sueño

La *apnea del sueño* es una afección en la que se produce una interrupción repetida del flujo de aire que entra en los pulmones durante el período de sueño. En la mayoría de los casos, se produce debido a un bloqueo de la entrada de aire en las vías respiratorias superiores. Pocas son las ocasiones en las que el problema se localiza en el centro de control de la respiración del cerebro, ocasiones en las que no se transmite debidamente la señal para que los pulmones respiren. El tema se cubre en el capítulo 21: *El corazón y el sistema cardiovascular.*

Trastornos del sueño y vejez

Los trastornos del sueño aumentan con la edad. En general, la gente mayor pasa más tiempo en la cama, se despierta más veces por la noche y experimenta una disminución del tiempo efectivo de sueño que produce somnolencia diurna y sensación de fatiga. Se sienten insatisfechos con su sueño, sestean más y experimentan un cambio de fases en el ciclo de sueño que puede no estar en consonancia con el horario que siguen las personas que les rodean. Muchas enfermedades de los ancianos y los medicamentos prescritos para ellas interfieren con el sueño. Por ejemplo, resulta imposible alcanzar las fases Tres y Cuatro del sueño despertándose cada veinte minutos para orinar. Se abrevia también la latencia REM, la cantidad de sueño profundo necesario antes de que se produzca el primer ciclo REM. Por lo tanto, el sueño de la gente mayor no es, normalmente, tan reparador.

Además de las sugerencias en cuanto a hábitos mencionadas anteriormente, resulta importante que la gente mayor controle sus problemas de salud. Con la ayuda de sus médicos, deberían elegir con cuidado los medicamentos y otros suplementos que tomen para minimizar su impacto sobre el sueño. Deberían asimismo minimizar el consumo de estimulantes y alcohol después del mediodía, realizar ejercicio con regularidad y buscar lugares iluminados por la tarde y a primera hora de la noche para mantener el ciclo de sueño en la fase deseada.

En pacientes afectados de demencia, los trastornos del sueño son a menudo la última gota que lleva a su ingreso en un centro asistencial. La demencia deteriora la capacidad del cerebro para realizar el seguimiento temporal adecuado. Los estudios de electroencefalogramas muestran una diferencia disminuida de la actividad de las ondas cerebrales entre el estado despierto y dormido. Se deterioran los caminos del sistema nervioso que habitualmente inhiben la actividad y los pacientes dementes suelen experimentar una agitación «a la puesta del sol» exclusiva de las horas del atardecer y de la noche.

El tratamiento de los trastornos del sueño en presencia de demencia es muy complicado. En él siguen aplicándose todos los principios tratados hasta el momento. La luz es importante y muchas instituciones sanitarias no ofrecen la iluminación suficiente como para conservar el ritmo circadiano natural. Los estudios de investigación muestran una mejora en los patrones de sueño cuando se utiliza iluminación potente por la tarde y primeras horas de la noche. Las personas que se ocupan de los pacientes con demencia deberían impedir que sus pacientes durmieran durante el día y ofrecer una estructura a la jornada que se centrara en la actividad asignando tareas caseras sencillas a los pacientes y animándoles a llevar a cabo manualidades, sesiones regulares de ejercicio y los servicios del cuidado diario del adulto. Todo lo contrario a lo que el personal de estas instituciones o los familiares de los pacientes desean normalmente. La siesta del mediodía de la abuela se considera tal vez como la única oportunidad de poder hacer algo en casa. Sin embargo, permitir siestas prolongadas durante el día interrumpe el ritmo de sueño nocturno. Debería regularse el consumo de líquidos por la tarde para disminuir la necesidad de orinar durante la noche. Finalmente, deberían minimizarse las interrupciones nocturnas por parte de los cuidadores (para administrar medicamentos o tomar las «constantes vitales», o los ruidos del puesto de servicio de enfermería).

Déficit de atención/hiperactividad

El trastorno de déficit de atención/hiperactividad es un tema que incomoda a muchos médicos de asistencia primaria. Se trata de un tema ampliamente discutido en la prensa diaria, lo que hace que los pacientes se presenten a menudo con un autodiagnóstico y solicitando terapia farmacológica. La verdad es que la mayoría de las investigaciones y pruebas farmacológicas relacionadas con el trastorno de déficit de atención/hiperactividad se han llevado a cabo con niños y, hasta muy recientemente, no se ha dispuesto de información relacionada con adultos al respecto. Los criterios para esta enfermedad son subjetivos y exigen que los pacientes realicen un seguimiento e informen de los síntomas al médico. No existe ninguna prueba definitiva que confirme la presencia de la enfermedad y su tratamiento efectivo exige la utilización de sustancias controladas que presentan un potencial importante de abuso. Suelo remitir a un especialista para su evaluación a los pacientes con sospecha de trastorno de déficit de atención/hiperactividad.

El umbral de esta afección en los enfermos es la desinhibición. Los pacientes se ven incapaces de detener su respuesta inmediata a los estímulos, independientemente de que dichos estímulos surjan de sus actividades, elementos circundantes o pensamientos. En lugar de leer este párrafo y tomar notas mentales, la persona con trastorno de déficit de atención/hiperactividad leerá algunas de sus palabras, pensará en la mancha que pueda haber en la página, tendrá hambre y se preguntará qué hay para cenar, le molestará el sonido del reloj de pared, sentirá las vibraciones del tráfico en el exterior, se percatará de que lleva unos zapatos muy desgastados y pensará en proyectos diurnos que tiene pendientes y en el seguimiento de los proyectos que tiene para la noche... todo simultáneamente y con igual peso en cuanto a la importancia que tiene para ella en ese momento.

Este frenesí de actividad mental superficial es la que produce en los adultos signos de trastorno de déficit de atención/hiperactividad. Entre estos signos destacan el olvido de citas y fechas de cumplimiento de deberes, respuestas y comentarios socialmente inapropiados (suelta lo primero que se le pasa por la cabeza) y un aumento de la frustración con incapacidad de organizar y establecer prioridades.

El manual que resume los criterios de trastorno de déficit de atención/hiperactividad está enfocado principalmente hacia el mundo infantil. Para ser diagnosticado, el paciente debe presentar seis o más de los síntomas que aparecen en el manual y seis o más de los síntomas de hiperactividad-impulsividad. Los síntomas deberían haber aparecido antes de los siete años de edad y estar presentes en dos o más escenarios, provocando una imposibilidad de actuar debidamente en dichos escenarios.

Se han realizado diversos intentos de modificar estos criterios para el adulto. Por ejemplo, el grupo de investigación que estableció el criterio que se sigue en el estado norteamericano de Utah exigía un historial infantil consistente con trastorno de déficit de atención/hiperactividad y síntomas presentes en el adulto, incluyendo hiperactividad y falta de concentración más dos de los siguientes síntomas: emociones rápidamente cambiantes, apasionamiento, falta de organización y de finalización de las tareas, intolerancia al estrés y problemas con el control de los impulsos.

Otro modelo de trastorno de déficit de atención/hiperactividad enumera cinco áreas centrales básicas del trastorno: activación (problemas para iniciar y organizar tareas), continuidad de la atención (soñar despierto y concentración en problemas), continuidad de nivel de energía y esfuerzo (somnolencia y problemas para finalizar proyectos), control de las interferencias afectivas (irascibilidad y problemas en la gestión de las críticas y/o las emociones) y dificultades de memoria.

Se cree que el trastorno de déficit de atención/hiperactividad surge como consecuencia de un desequilibrio de los neurotransmisores cerebrales (elementos químicos que las células cerebrales utilizan para comunicarse entre ellas) con síntomas provocados por niveles bajos de dopamina y norepinefrina. Los medicamentos que resultan efectivos como tratamiento son los que estimulan los niveles de estos neurotransmisores. Esto se produce estimulando la liberación de neurotransmisores por parte de las células nerviosas (fármacos estimulantes), o evitando que los neurotransmisores ya estimulados se alejen de la zona (fármacos antidepresivos).

Además de la terapia médica, terapeutas experimentados pueden enseñar a los pacientes con trastorno de déficit de atención/hiperactividad estrategias para superar los déficits de la enfermedad. Estas estrategias se basan en la utilización de listas y programaciones por escrito, en garantizar un entorno de trabajo adecuado con un mínimo de distracciones y en identificar y utilizar el momento del día en que cada paciente es naturalmente más efectivo. Los pacientes que han desarrollado durante toda su vida modelos de desconfianza en sí mismos y de poca valoración de su persona obtienen también beneficio de este tipo de asesoramiento.

En la valoración y el tratamiento de un posible trastorno de déficit de atención/hiperactividad, debe tenerse en cuenta la posible presencia de otras enfermedades, entre ellas depresión, ansiedad generalizada, abusos de sustancias y enfermedad tiroidea.

Demencia

La *demencia* es una enfermedad progresiva que da como resultado un declive global de la función cognitiva, incluyendo en ella la memoria, la atención y la concentración, el juicio y el razonamiento, las capacidades motoras y la personalidad. La demencia puede iniciarse sutilmente, con déficits leves de memoria, atención y concentración que pueden ser pasados por alto tanto por el paciente como por sus familiares. A medida que se pierde la función cognitiva, el paciente pierde su capacidad de generalizar el aprendizaje y de pensar en sentido abstracto. Cada situación o problema que se le presenta es totalmente nuevo y no puede recurrir a experiencias previas para abordar las nuevas. Esto conduce a una incapacidad de adaptarse a los cambios del entorno. Como respuesta a las dificultades para controlar cualquier información que sea nueva, la personalidad del paciente se torna más rígida e irritable. A medida que la demencia progresa, la percepción que el paciente tiene de sí mismo se distorsiona hasta llegar a ser inconsciente de sus carencias. El paciente se enfada cada vez más y gana en agresividad. En las últimas fases de la demencia, el paciente disminuye la interacción con todos los aspectos del entorno, se aparta cada vez más de lo que le rodea, de sus necesidades físicas y de las personas que tiene a su lado. El ritmo del declive puede ser lento, pero invariablemente progresivo.

A los ochenta años de edad, uno de cada cinco adultos presenta demencia. ¡Esto significa que no es el caso en cuatro de cada cinco! La vejez no equivale a la incapacidad cognitiva. Cerca del diez por ciento de los casos se inician antes de los sesenta y se relacionan normalmente con factores hereditarios o lesiones cerebrales ocasionadas por toxinas (alcohol) o ictus. La enfermedad de Alzheimer es la responsable de entre el cincuenta y el sesenta por ciento de todas las demencias (véase la sección dedicada a la enfermedad de Alzheimer, en este mismo capítulo). Entre un quince y un veinte por ciento se relacionan con episodios vasculares acontecidos en el cerebro (véase, para mayor información, la sección dedicada a los ictus en el capítulo 21: *El corazón y el sistema cardiovascular*). Las causas restantes son de origen tóxico o metabólico, incluyendo deficiencias vitamínicas, enfermedad de tiroides, abuso de alcohol y otras drogas, acumulación de metales pesados (por ejemplo, plomo o cobre) e infecciones como la sífilis o el VIH. Las afecciones principalmente neurológicas, como la enfermedad de Parkinson y la enfermedad de Huntington, son responsables tan sólo de un porcentaje mínimo.

Los problemas comunes a todas las demencias son las alteraciones del sueño (véase *Trastornos del sueño y vejez* en este capítulo), depresión, delusiones y alucinaciones, y agitación o agresión.

Depresión y demencia

Entre el veinte y el treinta por ciento de los pacientes con demencia sufre *depresión*. El hecho de que las características clínicas de la depresión puedan mimetizarse con un empeoramiento de la demencia hace que la depresión no sea siempre aparente en los pacientes que sufren demencia. La depresión es particularmente frecuente en la demencia asociada a la enfermedad de Parkinson, a la demencia vascular y en las personas que sufren ictus que afectan al centro cerebral relacionado con el habla y el lenguaje. Una terapia correcta de la depresión (aumento de las actividades tanto físicas como mentales, mucha luz durante el día y medicación) suele aportar una mejora significativa de la función cognitiva. Los médicos suelen recetar fármacos antidepresivos de la familia de los SSRI (inhibidores selectivos de la recaptación de serotonina) según sea el resultado final deseado: sedación o estimulación. De entrada se administran dosis bajas, para minimizar los efectos secundarios, y poco a poco y con cuidado van ajustándose.

Ilusiones y alucinaciones

Las *ilusiones* son ideas falsas fijas. Las *alucinaciones* son las percepciones falsas, auditivas o visuales que las acompañan. Los temas más frecuentes son la fijación de que la gente roba o se porta mal con el paciente, o la presencia de familiares o amigos muertos. Siempre que aparezcan ilusiones y alucinaciones debe buscarse la causa. ¿Se ha producido alguna infección o enfermedad? ¿Han aparecido efectos secundarios provocados por nuevos fármacos? Después de investigar las posibles causas y antes de intentar tratar médicamente estas ideas, los médicos buscan un argumento convincente para asegurarse de que las ilusiones y alucinaciones incomodan al paciente (no sólo a quienes cuidan de él) hasta el punto de que merezca la pena afrontar los efectos secundarios que puedan aportar los fármacos destinados a alterar el carácter.

Agitación y agresión

La *agitación* y la *agresión* acaban presentándose en un cincuenta por ciento de las demencias. Pueden estar relacionadas con las ilusiones y alucinaciones y pueden ser también señal de la presencia de una enfermedad concurrente o de una reacción a un nuevo medicamento. Estos comportamientos se tratan proporcionando al paciente una rutina segura y confortable, trabajando con actividades diarias fijas y utilizando una agenda de actividades sencilla, ofreciéndole un ambiente bien iluminado y evitando tareas que deban completarse en un período de tiempo determinado o cualquier actividad que potencialmente pueda resultarle frustrante. La actitud ante ciertos comportamientos desbaratadores, pero no violentos, no puede ser otra que la tolerancia. Existen diversos medicamentos que pueden ayudar, pero la línea que separa la mejora del comportamiento del riesgo de efectos secundarios es apenas perceptible.

Hidrocefalia con presión normal

La *hidrocefalia con presión normal* es una causa importante y reversible de demencia. En este proceso, el cerebro acumula un exceso de líquido cefalorraquídeo entre los ventrículos localizados en la parte central del cerebro. A medida que estos ventrículos se expanden debido al exceso de volumen de líquido, presionan el tejido cerebral contra los huesos del cráneo. Eso acaba produciendo una disfunción del sistema nervioso central visible que se conoce como la «tríada clásica»: demencia progresiva, dificultad para caminar e incontinencia urinaria. Se desconoce a ciencia cierta la causa de esta enfermedad. Se sospecha de ella cuando una tomografía computarizada del cerebro revela la presencia de un aumento de tamaño en los ventrículos sin que se produzca el encogimiento del cerebro que sería habitual, y el diagnóstico queda confirmado cuando las deficiencias que sufre el paciente mejoran después de que una punción lumbar elimine temporalmente el exceso de líquido. La enfermedad puede remediarse mediante una intervención quirúrgica que consiste en insertar un catéter que desvía el exceso de líquido del sistema nervioso hacia la sangre.

Enfermedad de Alzheimer

La *enfermedad de Alzheimer* es el tipo de demencia más común. Su causa se desconoce. Esta enfermedad se relaciona con una acumulación de la proteína péptido-amiloide beta (AB42) que se desarrolla y forma depósitos que rodean las células cerebrales. Se cree que esto ahoga las células e interfiere su capacidad de comunicarse a través de mensajes químicos con otras células cerebrales.

Las terapias farmacológicas actuales para la enfermedad de Alzheimer se limitan a estimular los niveles cerebrales de acetilcolina (un mensajero químico). Dichos fármacos mejoran modestamente el rendimiento cognitivo en cerca de dos tercios de las personas que los toman, aunque presentan efectos secundarios sobre la función digestiva y el sueño. En estos momentos hay cerca de cincuenta fármacos relacionados con la enfermedad de Alzheimer que se encuentran en fase de prueba. El aislamiento de la enzima que forma la AB42 ofrece un nuevo objetivo para las terapias farmacológicas. En 1999, investigadores de San Francisco informaron de que habían inyectado en ratones sanos diminutos fragmentos de la proteína supuestamente causante de la enfermedad de Alzheimer. Los ratones desarrollaron posteriormente anticuerpos que disminuyeron la tasa de aparición subsiguiente de la enfermedad, un descubrimiento que parece poder sentar las bases del desarrollo de una vacuna contra el Alzheimer.

Se han escrito muchas cosas sobre la prevención de la aparición de la enfermedad de Alzheimer:

- **La teoría de la oxidación.** Las placas de proteína pueden dañar las neuronas a través del proceso químico de la oxidación, lo que provoca una respuesta inflamatoria localizada. Los esfuerzos para recudir la oxidación y la inflamación podrían reducir la tasa de daños.
  - La vitamina E y otros antioxidantes podrían resultar efectivos. Los estudios de observación muestran que los individuos con niveles elevados de vitamina E en la sangre presentan la menor incidencia de enfermedad de Alzheimer. No existen todavía datos que confirmen que la ingesta de suplementos de vitamina E aporte el mismo beneficio.
  - Los fármacos antiinflamatorios no esteroides, como el ibuprofeno, se utilizan para el tratamiento de la artritis y el dolor. De nuevo, estudios de observación muestran una tasa inferior de enfermedad de Alzheimer en pacientes que toman regularmente estos fármacos. Sin embargo, debido al coste y a los importantes efectos secundarios (irritación estomacal y hemorragias, lesiones hepáticas y renales), los posibles beneficios no justifican aún el riesgo de seguir la terapia.

- **Vitaminas B.** Se sabe que la deficiencia de vitaminas B provoca demencias. Las deficiencias moderadas de estas vitaminas pueden contribuir al declive cognitivo. Después de los cincuenta, la absorción de las vitaminas B en el sistema digestivo es menos eficiente. Todas las personas mayores de cincuenta años deberían tomar un complejo multivitamínico de vitaminas B o consumir alimentos reforzados con vitaminas B.
- **Terapia hormonal sustitutiva después de la menopausia.** Las mujeres tienen un riesgo mayor que los hombres de su misma edad de padecer la enfermedad de Alzheimer después de la menopausia. Se sabe que los estrógenos tienen propiedades que reducen la oxidación y la inflamación y, por lo tanto, tiene sentido pensar que los estrógenos puedan influir sobre el desarrollo de la demencia. Cerca de quince estudios de observación distintos han demostrado una disminución de la frecuencia de aparición de enfermedad de Alzheimer en mujeres que toman estrógenos después de la menopausia. El beneficio de iniciar una terapia con estrógenos no aparece en mujeres que han contraído ya la enfermedad. Por lo tanto, en caso de funcionar, parece que la terapia hormonal sustitutiva debe iniciarse antes de la aparición de la enfermedad. Antes de proponer la utilización prolongada de estrógenos para prevenir la demencia, es necesario considerar otros muchos factores. Véase la sección *Demencia* para mayor información; véase el capítulo 26: *La salud de la mujer*, para más información sobre la terapia hormonal sustitutiva.
- **Ejercicio físico.** Estudios de observación demuestran que las personas que se mantienen físicamente en forma, se mantienen también mentalmente en forma. Estudios realizados con animales muestran un aumento del número de neuronas y de sus conexiones en los cerebros de animales que realizan regularmente ejercicio.
- **Gimnasia mental.** Se ha descubierto, en su autopsia, que los ratones expuestos a muchos juguetes y otros elementos de estimulación mental poseen más células nerviosas y conexiones más complejas en los centros de la memoria y del aprendizaje del cerebro. Las personas mentalmente activas parecen conservar mejor sus funciones cognitivas que las que no tienen estimulación mental.

La mejora de la vida de los pacientes con demencia

Lo que sigue a continuación son diversas sugerencias que pueden ser de utilidad para mejorar la vida de los pacientes con demencia y de quienes cuidan de ellos:

- **Conozca la enfermedad.** Apúntese a alguna organización de su localidad para compartir consejos y mantenerse al corriente de novedades en cuanto a terapias y pruebas clínicas.
- **Controle juiciosamente los medicamentos.** Los efectos secundarios de los fármacos salen a relucir rápidamente cuando la capacidad mental está disminuida. Coméntelo con el médico si desea eliminar todos aquellos medicamentos que no sean esenciales. No se olvide de comentar los medicamentos que tome sin receta, suplementos y productos de herboristería.
- **Vigile tanto los problemas físicos como los mentales.** Controle, y trate agresivamente, los problemas físicos y mentales que puedan aparecer simultáneamente como infecciones, déficit de visión o audición, estreñimiento, dolor, ansiedad y depresión.
- **Controle la seguridad del paciente disminuyendo los trastornos físicos, visuales y sonoros de su entorno vital.** Mantenga su habitación aseada y en orden, elimine alfom-

bras con las que el enfermo pueda tropezar y aparte mobiliario innecesario. Si el problema son los «paseos», ponga señales grandes de «Stop» pintadas de color rojo o esconda las puertas. Mientras que una puerta cerrada con llave puede provocar agitación, una puerta oculta detrás de una cortina o de un mural puede pasar perfectamente desapercibida. Desconecte el coche o guárdelo en un lugar no habitual para que el paciente no pueda conducirlo. Ajuste la temperatura del calentador para que el agua caliente no le queme. Instale dispositivos en el horno y otros electrodomésticos para que necesite más de un paso para ponerlos en funcionamiento. Vista al paciente con ropa y calzado cómodo. Controle el almacenaje y la administración de todos los medicamentos y suplementos.
- **Ejercicio diario.** El ejercicio diario es importante para el bienestar físico y mental, tanto del paciente como de quien le cuida. De ser posible, den juntos paseos.
- **Sea consciente de desarrollar un estilo de conversación calmado.** En lugar de formular preguntas que exijan pensar, haga afirmaciones. No utilice: «¿Te ha gustado el tiempo que ha hecho esta semana?», sino: «Me ha gustado el buen tiempo que ha hecho esta semana».

El diagnóstico de la demencia suele requerir cierto período de tiempo. A muchos de mis pacientes les preocupa pensar que están desarrollando signos de demencia temprana porque olvidan los nombres de sus conocidos, los números de teléfono o dónde han dejado las llaves del coche. Lo único que necesitan la mayoría de estos pacientes con estos «déficits cognitivos» es tranquilizarse. Existe una gran diferencia entre los cambios de la función cerebral del envejecimiento normal (se necesita mayor repetición para registrar recuerdos recientes y la velocidad de recuperar la información existente en la biblioteca del cerebro puede ser inferior) y la demencia. Los umbrales de la demencia implican no sólo lo que se recuerda, sino también la interpretación de los acontecimientos de la vida. Los pacientes que padecen demencia no pueden generalizar sus conocimientos y habilidades anteriores de cara a nuevas situaciones; les cuesta adaptarse a los cambios de su entorno y, como consecuencia de ello, se vuelven más rígidos y, a veces, más irascibles. Su percepción de estos acontecimientos se distorsiona y a menudo son inconscientes de sus deficiencias. Normalmente, los familiares y sus personas más cercanas son los primeros en darse cuenta de la presencia de un cambio persistente. Existen pruebas neuropsicológicas disponibles para investigar las preocupaciones relacionadas con la demencia temprana.

Enfermedad de Parkinson

La *enfermedad de Parkinson* afecta como media a uno de cada quinientos adultos en los países occidentales. En promedio, la enfermedad aparece entre los cincuenta y cinco y los sesenta años de edad y su presencia aumenta con la edad. Sus síntomas son temblor insistente en reposo, movimientos más lentos, rigidez en las extremidades que se resisten a los movimientos suaves y que, cuando otra persona las dobla o las estira, operan como si fuesen una rueda dentada, y alteraciones en el control de los reflejos automáticos, como mantener una presión sanguínea constante al pasar de la posición sentada a ponerse en pie.

Dos tercios de los afectados experimentan temblores en el inicio de la enfermedad. Normalmente estos temblores se presentan en las extremidades superiores, en un lado del cuerpo; mejoran con el movimiento y empeoran en estado de reposo o cuando se intenta mantener una posición fija. Esta característica contrasta con el *temblor esencial benigno,* que es veinte veces más frecuente que la enfermedad de Parkinson. En el caso del temblor esencial benigno, el temblor aumenta con la actividad, mejora en estado de reposo y normalmente se presenta en ambos lados del cuerpo. El temblor esencial benigno sigue un factor hereditario, un factor que no es relevante en la enfermedad de Parkinson.

El progreso de la enfermedad de Parkinson va acompañado por otros signos. Se altera la forma de caminar. Todos los movimientos se realizan más lentamente y con mayor rigidez. Los brazos apenas se balancean al caminar, la postura adoptada para el paso es la de inclinar el cuerpo hacia delante, se arrastran los pies y es difícil ponerse a caminar, como si los pies estuviesen pegados al suelo. Algunos pacientes desarrollan el reflejo de empujar hacia abajo y sufren caídas en esa dirección. El nivel de expresión facial y de parpadeo disminuye. Aparecen también alteraciones en el habla, el tono de voz es más bajo y las palabras enlazan unas con las otras. El tamaño de la caligrafía es cada vez más pequeño. Entre un veinte y un veinticinco por ciento de los afectados padece demencia y la depresión es común.

La causa de la enfermedad de Parkinson es desconocida, aunque los descubrimientos realizados en autopsias de cerebros de pacientes con enfermedad de Parkinson son constantes y avanzan en este sentido. Los pacientes que sufren la enfermedad pierden una población significativa y concreta de células nerviosas cerebrales, células básicas en la producción de dopamina, una sustancia química que transmite los mensajes del cerebro destinados a proporcionar movimientos corporales suaves y a coordinar la postura.

En estudios genéticos realizados con gemelos se ha descubierto que el hecho de que uno de ellos sufra la enfermedad tiene escaso efecto sobre el riesgo de enfermedad del otro. Se sospecha que las enfermedades del sistema inmunitario, las infecciones y las influencias ambientales contribuyen al desarrollo de la enfermedad de Parkinson. Los consumidores de heroína que utilizan heroína contaminada con MPTP desarrollan un síndrome irreversible idéntico en síntomas y en patología cerebral a la enfermedad de Parkinson, sugiriendo más si cabe el posible papel en esta enfermedad de los factores externos.

Las alternativas actuales de tratamiento centran sus esfuerzos en aumentar la concentración de dopamina en el cerebro. No existen todavía medicamentos con garantía de éxito que protejan contra o aminoren la velocidad del progreso de la enfermedad de Parkinson. La mayoría de las terapias se inician cuando los síntomas son lo bastante severos como para interferir la vida diaria y el trabajo. Las terapias farmacológicas actuales presentan potencialmente numerosos efectos secundarios, incluyendo molestias digestivas, descenso de la presión arterial, sueños vívidos y alucinaciones y la aparición de otros trastornos relacionados con el movimiento. Algunos fármacos, como la levodopamina, presentan importantes efectos «on/off», es decir, que la respuesta al fármaco puede iniciarse y finalizar de modo repentino. Se explora actualmente una amplia variedad de nuevas opciones de tratamiento entre las que destacan intervenciones neuroquirúrgicas para bloquear determinadas vías, trasplante de células productoras de dopamina e implantación de electrodos para la estimulación prolongada de determinadas zonas del cerebro.

Neuropatías periféricas

Las *neuropatías periféricas* son un grupo de trastornos que afectan a la salud y al funcionamiento de los nervios externos al cerebro y a la médula espinal. Los síntomas dependen de cuáles sean los nervios afectados. Los trastornos más habituales son los que afectan a los *ner-*

vios sensoriales; estos trastornos consisten en lesiones que producen sensaciones dolorosas de quemadura o entumecimiento y que normalmente afectan primero a los nervios más largos generando, en consecuencia, síntomas en los pies. Los pacientes empiezan a percatarse de estas sensaciones anormales en los momentos en que no les distraen otras actividades, como por la noche, y las describen como un entumecimiento molesto o una sensación dolorosa que empeora con el contacto con la sábana o los calcetines. Otros trastornos son los que afectan a los *nervios motores* y que se presentan como un debilitamiento de manos y pies que provoca tropezones o dificultad para abrir una tapa o utilizar las llaves. Se producen, además, rampas musculares y otras anormalidades en el movimiento. Finalmente, están también los trastornos que afectan a los *nervios automáticos*, que ocasionan problemas en la regulación de la presión sanguínea después de un cambio de postura, sudoración e intolerancia al calor, impotencia o problemas de funcionamiento de intestinos o vejiga.

La neuropatía periférica tiene múltiples causas:

- Atrapamiento de un nervio provocado por artritis, prolapso discal o la inflamación de una vaina nerviosa.
- Diabetes.
- Otras enfermedades, incluyendo afecciones de tiroides, riñones, hígado y tejido conectivo.
- Infecciones, incluyendo el VIH y otros virus o lepra.
- Exposición a toxinas, como alcohol, pesticidas, abuso de ciertas vitaminas (como la B6) y de otros suplementos, y metales pesados (plomo, mercurio y arsénico).
- Riesgo sanguíneo nervioso insuficiente.
- Deficiencias vitamínicas.
- Efectos secundarios de determinados tipos de cáncer («síndromes paraneoplásicos», donde el cáncer produce una sustancia que interfiere con la función nerviosa).
- Enfermedades degenerativas como la esclerosis múltiple (véase *Esclerosis múltiple* en este mismo capítulo).
- Factores hereditarios.

La valoración consiste en llevar a cabo un historial detallado, una exploración física y analítica. Puede realizarse también una prueba eléctrica de los nervios y el tejido muscular para ver de qué manera los nervios conducen los impulsos eléctricos o que se realicen biopsias de nervios y músculos en busca de ciertas enfermedades.

Las alternativas de tratamiento se centran en anular la causa u optimizar la gestión de la afección responsable de la neuropatía. Los fármacos antidepresivos tricíclicos, como la amitriptilina, se administran en dosis mínimas. Son fármacos excelentes para bloquear la transmisión del dolor a través de las fibras nerviosas y son el punto de partida de muchas terapias. Existen nuevas terapias en el horizonte.

Síndrome de las piernas inquietas

El *síndrome de las piernas inquietas* se caracteriza por la necesidad irresistible de mover las piernas, asociada con síntomas desagradables en la pierna. Los síntomas empeoran con el reposo y normalmente alcanzan su punto álgido por la noche y de madrugada (de medianoche hasta las cuatro de la mañana) como parte del ritmo circadiano del organismo. El movimiento alivia los síntomas parcialmente.

Un diez por ciento de la población padece el síndrome de las piernas inquietas, que afecta en igual proporción a hombres y mujeres. Normalmente aparece pasados los treinta y generalmente se prolonga durante toda la vida. Se trata de una enfermedad con un importante factor hereditario aunque, en algunos casos, la provocan afecciones identificables (falta de hierro, disfunción renal, embarazo y otras enfermedades neurológicas) o medicamentos (fármacos para la depresión, epilepsia, psicosis y asma). Suele presentarse con mayor frecuencia en diabéticos, en personas con artritis reumatoide o enfermedad de Parkinson, fumadores, obesos y personas que no realizan ejercicio.

El tratamiento de la enfermedad consiste, de entrada, en identificarla y educar al paciente explicando que se trata de síntomas relacionados con una enfermedad común. Los baños calientes, el ejercicio físico y evitar el consumo de alcohol, nicotina y drogas mejoran la afección. Normalmente se recetan fármacos utilizados para combatir la enfermedad de Parkinson que, en muchas ocasiones, no generan más que un cambio en el momento del día en que se perciben los síntomas. En estos momentos hay diversas terapias en fase de experimentación. La respuesta y la tolerancia a la terapia varía mucho de paciente a paciente.

Ataques de epilepsia

Los ataques de epilepsia son descargas eléctricas, anómalas y repentinas, que parten de una zona del cerebro, se desplazan a través de los canales aislados habituales de la comunicación eléctrica y se difunden directamente hacia otras áreas del cerebro. Los ataques sencillos suelen prolongarse entre treinta y noventa segundos. Pueden ir precedidos por un aura (un recuerdo, olor, cambio visual o sensación determinados) e implican un período de incapacidad de respuesta a los estímulos externos, seguido posteriormente por confusión y amnesia.

¿Qué ayuda ofrecer en caso de ser testigo de un ataque de epilepsia?

- Coloque una almohada, abrigo o cualquier otro objeto blando bajo la cabeza de la persona.
- Afloje las prendas que presionen el cuello.
- Vuelva a la persona de lado para disminuir la probabilidad de aspiración hacia los pulmones.
- No le introduzca nada en la boca.
- No mueva a la persona mientras sufre el ataque a menos que se encuentre en una situación de peligro inminente.
- Pida ayuda médica.

Los ataques de epilepsia pueden ir acompañados de una amplia gama de trastornos de movimiento. Cuando la gente piensa en ataques de epilepsia, piensa también en convulsiones, es decir, contracciones violentas que abarcan todo el cuerpo. Otros tipos de ataque son los que implican únicamente una zona del cerebro. Estos ataques, denominados *ataques complejo-parciales*, se producen sin una pérdida generalizada de conocimiento. Las personas que experimentan ataques complejo-parciales son capaces de proseguir con otras tareas mientras sufren el ataque (como conducir un coche por una carretera recta y sin baches), aunque prestando menos atención y con menor responsabilidad. Pueden mostrar también comportamientos subconscientes y repetitivos, como morderse el labio, juguetear con objetos o repetir palabras y frases. En algunos casos, los ataques de epilepsia no aparecen acompañados por ningún tipo de movimiento anormal; las personas que los sufren se limitan a pasar por un período en el que se encuentran ausentes y son incapaces de responder a nada.

Cualquier foco irritativo en el cerebro es capaz de desencadenar un ataque de epilepsia. Las causas más comunes son la existencia de historial de ataques previos, formación anómala de los vasos sanguíneos, tumor o malformaciones congénitas cerebrales, como quistes. Sin embargo, menos del veinte por ciento de los pacientes que sufren ataques de epilepsia presentan causas concretas. Cerca del veinticinco por ciento de personas con epilepsia tienen antecedentes familiares. Los pacientes susceptibles a sufrir ataques de epilepsia pueden verse estimulados a padecerlos por cualquier cosa que afecte a la conducción de electricidad entre las células cerebrales: falta de sueño, alcohol y utilización o disminución repentina de diversos fármacos o drogas.

El tratamiento de los ataques de epilepsia consiste en utilizar a diario medicamentos que reducen el número de descargas eléctricas del cerebro y su habilidad para difundirse hacia las áreas adyacentes de tejido cerebral. Para que sean efectivos, es imprescindible tomar esos medicamentos con regularidad y controlar su utilización mediante visitas médicas que valoren su efectividad y sus efectos secundarios. Es crucial que el paciente y sus familiares conozcan las verdades y los mitos que rodean a la epilepsia.

Muchos pacientes se preguntan si en el futuro podrán librarse de sus tomas regulares de medicamentos. Se trata de una decisión complicada que normalmente debe tomarse después de consultar con un neurólogo. Antes de plantearse la posibilidad de retirar la medicación, el paciente debería haber pasado un período mínimo de dos años sin sufrir ningún ataque, tener un historial que incluyese un único tipo de ataque, un examen neurológico normal y un electroencefalograma normal. (Un electroencefalograma anormal significa que no se puede cesar el tratamiento; el electroencefalograma normal no garantiza la nueva recurrencia de ataques.) Incluso bajo estas circunstancias ideales, el cuarenta por ciento de adultos que abandonan el tratamiento vuelven a sufrir ataques epilépticos.

Hay personas que «fingen» sufrir un ataque. Esto normalmente sucede en pacientes que tienen otros conflictos psicológicos adicionales. Se trata de episodios de naturaleza atípica, que siguen todos los estereotipos y que raramente se producen cuando el individuo está solo o durmiendo. Suelen prolongarse durante más de dos minutos y van acompañados por vocalización anormal. Vaya con cuidado al sospechar que alguien finge un ataque; sólo un especialista puede llegar a discernir la verdad. El cuarenta por ciento de los pacientes documentados que han sufrido «pseudo ataques», han tenido ataques de verdad.

Esclerosis múltiple

La *esclerosis múltiple* es una enfermedad de origen desconocido que afecta a la mielina del sistema nervioso. La función de la *mielina*, la cubierta aislante de ciertas células nerviosas, consiste principalmente en acelerar la transmisión de los mensajes eléctricos a través de los nervios. Cuando la mielina se encuentra deteriorada, los nervios se ven incapaces de transportar con eficiencia los mensajes eléctricos. Esto puede afectar a una amplia variedad de funciones orgánicas.

La esclerosis múltiple se diagnostica entre los veinte y los cuarenta años de edad. Es una enfermedad entre dos y tres veces más frecuente en mujeres que en hombres. El veinte por ciento de las personas enfermas de esclerosis múltiple poseen antecedentes familiares de la enfermedad, pero la tasa de gemelos idénticos que compartan la enfermedad con su hermano es sólo del treinta por ciento, lo que indica que hay algo más que un simple factor hereditario. Los síntomas más comunes son entumecimiento, pérdida de visión, parálisis u otras disfunciones musculares y dificultades en el control de las funciones intestinales o urinarias. Existen otras enfermedades que pueden mimetizar los síntomas, las alteraciones radiográficas y las anormalidades analíticas. A pesar de que no existe una prueba que diagnostique precisa y exactamente la esclerosis múltiple, la prueba más sensible a las lesiones de mielina (llamadas *placas de esclerosis múltiple*) es la resonancia magnética cerebral. Para que los médicos puedan diagnosticar una esclerosis múltiple es necesario que se produzcan dos episodios sintomáticos de disfunción neurológica, separados por un período de tiempo, y que impliquen dos zonas cerebrales distintas. Los médicos se muestran siempre precavidos antes de lanzar el diagnóstico de una esclerosis múltiple ya que una vez realizado el diagnóstico, las consecuencias laborales, de aseguradoras y la forma de considerar los médicos al paciente cambian enormemente. Cuando un paciente etiquetado de enfermo de esclerosis múltiple desarrolla nuevos síntomas neurológicos, siempre se suele dar por sentado que dichos síntomas son consecuencia de la enfermedad y no se plantean otras posibles causas.

El curso de la enfermedad es impredecible y afecta de modo indistinto a cada individuo. La esclerosis múltiple se caracteriza por episodios repentinos de disfunción neurológica que se solucionan por completo, se solucionan parcialmente o progresan firmemente hacia otros episodios. Estos cambios de la función neurológica pueden ser dramáticos. La esclerosis múltiple tiene un impacto mínimo sobre la esperanza de vida del individuo pero, dependiendo del caso, puede oscilar entre una vida casi normal o una invalidez grave. La incertidumbre que rodea al progreso de la enfermedad hace difícil valorar la potencial respuesta de cada individuo a la terapia. Es imposible decir para un único paciente si la terapia le ha ayudado más de lo que la enfermedad habría hecho por su propia cuenta sin presencia de la terapia... algo que debería preocupar especialmente a los pacientes con esclerosis múltiple que buscan estrategias de medicina alternativa además de, o en lugar de, los cuidados del especialista. Yo advierto siempre a mis pacientes muy seriamente sobre el uso y el abuso de suplementos nutricionales y otras terapias alternativas para esta enfermedad, particularmente si dichas terapias suponen un riesgo directo, un coste elevado o generan la omisión de terapias disponibles con beneficios garantizados. Sólo mediante un estudio concienzudo de las respuestas a la terapia de grupos de población importantes es posible observar tendencias y evaluar terapias. Los centros especializados en la investigación y tratamiento de la esclerosis múltiple son los que mayor experiencia terapéutica ofrecen, junto con la utilización de terapias en estudios controlados que sirvan para valorar adecuadamente los beneficios (y riesgos) potenciales.

La esclerosis múltiple sigue uno de los siguientes cuatro patrones básicos. No podemos situar a un paciente en una determinada categoría hasta haber establecido una experiencia con respecto a la enfermedad.

- El patrón más común es el de un curso de *recaídas y remisión*. Se caracteriza por la recuperación parcial o total después de un brote de esclerosis múltiple. El setenta por ciento de los pacientes empiezan siguiendo este patrón.
- La enfermedad *secundaria-progresiva* hace referencia a un paciente que sigue el primer patrón y que desarrolla una progresión firme en la actividad de la enfermedad. El cincuenta por ciento de los que empiezan con el patrón de recaídas y remisión, acaba desarrollando una enfermedad progresiva en cuestión de diez años; el noventa por ciento lo hace en el transcurso de veinticinco años.
- La enfermedad *primaria-progresiva* caracteriza al quince por ciento de los pacientes cuya enfermedad sigue un curso progresivo desde el principio. Este patrón suele reconocerse en retrospectiva.
- La enfermedad *progresiva-remitente* afecta a entre el seis y el diez por ciento de los pacientes que presentan enfermedad progresiva desde el principio, pero que tienen también ataques agudos evidentes.

En general, las mujeres diagnosticadas de esclerosis múltiple en una edad temprana se comportan mejor que otros pacientes diagnosticados de esclerosis múltiple, igual que los pacientes que tienen menos ataques durante los primeros años posteriores al diagnóstico, ataques distanciados por períodos prolongados sin actividad de la enfermedad, y ataques que afectan a la sensación más que a la función motora. No obstante, la enfermedad es tremendamente variable y las tendencias mencionadas no sirven para aconsejar nada a ningún paciente en particular.

Cuando un paciente con esclerosis múltiple desarrolla síntomas de empeoramiento, el primer paso consiste en buscar otros procesos de enfermedad que puedan estar afectando de modo adverso a la función neurológica. La fiebre disminuye la velocidad de transmisión de los impulsos eléctricos en los nervios no aislados por la mielina, y una infección acompañada de fiebre puede empeorar la función neurológica del enfermo de esclerosis múltiple. Las infecciones del tracto urinario, el estreñimiento y las reacciones adversas a medicamentos son causas comunes de «pseudo brotes» de esclerosis múltiple.

La terapia para combatir los ataques agudos se centra principalmente en la utilización de dosis elevadas de esteroides para ajustar los efectos del sistema inmunitario. Los estudios actuales de la esclerosis múltiple investigan una amplia diversidad de otros agentes que interaccionan con la función del sistema inmunitario, a pesar de que todavía seguimos sin comprender cómo esta interacción altera el curso de la enfermedad.

Los síntomas que con frecuencia acompañan la esclerosis múltiple presentan diversos tipos de tratamiento que no afectan a la enfermedad en sí. Dichas terapias abordan los siguientes aspectos:

- **Fatiga.** La fatiga profunda es una característica destacada de cualquier fase de la esclerosis múltiple. Se aborda garantizando la cantidad adecuada de descanso (la carencia crónica de sueño combina muy mal con la esclerosis múltiple), manteniendo la forma física y evitando la deshidratación. El calor disminuye la velocidad de transmisión de los impulsos neurológicos a través de los nervios, por lo que es necesario hacer ejercicio evitando un calentamiento excesivo. Por eso son ideales los ejercicios de natación. Algunos medicamentos, como la amantadina, resultan útiles en ciertos casos.
- **Dolor.** El dolor es un componente habitual de la esclerosis múltiple debido a los efectos que la enfermedad tiene sobre las vías nerviosas de las sensaciones. Y es, ade-

más, un componente que a menudo se pasa por alto; encuestas realizadas a pacientes con esclerosis múltiple detectan con frecuencia que los problemas de dolor no se han abordado como se debería haber hecho. La fisioterapia y la hidroterapia resultan de utilidad, igual que muchos medicamentos entre los que se incluyen los antidepresivos tricíclicos, algunos fármacos para la epilepsia, medicamentos antiinflamatorios y los analgésicos tradicionales.

- **Espasmos musculares.** Los trastornos relacionados con el movimiento, incluyendo los espasmos musculares y los temblores, pueden llegar a interferir la realización del movimiento deseado, provocar dolor e impedir el sueño. Pero las terapias farmacológicas capaces de disminuir los espasmos musculares presentan el riesgo de disminuir el tono muscular de tal modo que el paciente puede tener dificultades para caminar o llevar peso. Para ello es imprescindible ajustar con cuidado las dosis y controlar de cerca la medicación.
- **Función intestinal y urinaria.** La esclerosis múltiple afecta a los reflejos neurológicos responsables del control intestinal y de la vejiga, dando lugar a una vejiga espástica incapaz de retener la orina o a un intestino flácido que no es capaz de vaciarse por sí solo. Los signos que denotan la presencia de problemas son la necesidad urgente de orinar, la frecuencia excesiva y la incontinencia. A menudo es necesario que un especialista valore la naturaleza precisa del problema y diseñe un programa de compensación. El estreñimiento es un problema habitual que padecen los enfermos de esclerosis múltiple debido a sus efectos directos, a la dieta, a los intentos de restringir la ingesta de líquido para controlar la incontinencia, a los efectos secundarios de los medicamentos y a la inmovilidad. El tratamiento del estreñimiento se basa en su prevención mediante la toma de suplementos de fibra y un régimen intestinal regular.
- **Problemas sexuales.** Los problemas sexuales son comunes entre los pacientes que sufren esclerosis múltiple. En el caso de los hombres, se tratan del mismo modo que cualquier otra causa que provoque disfunción eréctil (véase el capítulo 27: *Problemas de salud del hombre*, para más información). Hay poca investigación respecto a las mujeres.
- **Problemas cognitivos.** Dos tercios de los pacientes afectados de esclerosis múltiple sufren problemas cognitivos que afectan a la concentración, a la memoria de acontecimientos recientes y al proceso de la información. No existe todavía terapia farmacológica disponible para este problema. Es importante ser consciente de ello y que la familia y las amistades conozcan el problema para así maximizar las capacidades del paciente y protegerle de cualquier peligro.

- **Depresión.** La depresión es una afección que se presenta con mayor frecuencia entre los enfermos de esclerosis múltiple que entre la población en general. Se asocia con un aumento de la tasa de suicidios, independientemente de la fase en que se encuentre la enfermedad. Los enfermos de esclerosis múltiple presentan con frecuencia signos de depresión, como cansancio y alteraciones de sueño, y es posible que nadie los reconozca como factores separados de los síntomas de la esclerosis. La terapia efectiva contra la depresión tiene un impacto significativo sobre la calidad de vida de los enfermos de esclerosis múltiple deprimidos. Es necesario observar rutinariamente, como parte de la valoración regular de los pacientes que sufren esclerosis múltiple, la posible aparición de signos de depresión.

29

Salud mental

Soy un médico de asistencia primaria normal y corriente, y mucha gente se sorprende al enterarse de que dedico aproximadamente un tercio de mi tiempo en la consulta a problemas de salud mental. Durante mis primeros quince años de práctica médica, se han producido tremendos avances en la comprensión de la salud mental, el descubrimiento de la bioquímica existente detrás de algunas enfermedades mentales y las terapias disponibles para ayudar a los pacientes tanto en lo que respecta a los síntomas, como a los aspectos bioquímicos de sus enfermedades. Una de las partes más difíciles del trabajo de un médico de asistencia primaria es adivinar los problemas y las fuerzas psicológicas que a veces dan como resultado los síntomas físicos que arrastran al paciente hasta la consulta. Resulta una tarea complicada, que lleva mucho tiempo y que, a menudo, puede toparse con una resistencia fuerte por parte del paciente y su familia en lo que al reconocimiento de la base psicológica que tienen unos síntomas físicos o la aceptación de la necesidad de aplicar una terapia se refiere.

Este capítulo trata algunos de los problemas más comunes de salud mental que interesan tanto a hombres como a mujeres: trastorno de pánico, miedo escénico, trastorno de ansiedad generalizada, trastornos alimenticios y depresión.

Pánico

El cuerpo posee un sistema de alarma propio que se dispara en cuanto se siente una amenaza. Este sistema desencadena cambios físicos y emocionales que se llevan a cabo a través del sistema nervioso simpático, algo muy semejante a una inyección de adrenalina. El sistema de alarma resulta útil cuando oímos un ruido en plena noche o se nos aparece una alimaña en medio del bosque. En estos casos, la respuesta eleva nuestra percepción y prepara el cuerpo para entrar en acción. En el caso de los pacientes que sufren un trastorno de *pánico*, el sistema se desencadena en momentos no adecuados y sin causa evidente. El pánico se entiende como un desequilibrio químico o una inestabilidad en el cerebro relacionada con oleadas incorrectas de adrenalina.

El pánico es distinto de la ansiedad normal que puede presentarse antes de realizar una prueba o de hablar en público. La American Psychiatric Association define un ataque de pánico como una oleada de miedo no provocada acompañada por, al menos, cuatro de los siguientes síntomas físicos o emocionales:

- Taquicardia.
- Falta de aire o sensación de ahogo.
- Sensación de desmayo mareo.
- Sofocaciones o sensación de frío.
- Temblores.
- Sudoración.
- Dolor pectoral.
- Asfixia.
- Hormigueo en los dedos de las manos y los pies, o en los labios.
- Debilidad.
- Náuseas o molestias abdominales.
- Sensación de alejamiento o irrealidad.
- Sensación de falta de control.
- Temor a morir o a volverse loco.

Debido a la cantidad y severidad de los síntomas físicos, la mayoría de los pacientes que sufren de pánico consultan a diversos médicos y se someten a pruebas extensivas de detección de posibles enfermedades antes de obtener un diagnóstico.

Los ataques de pánico se producen de forma repentina, se prolongan durante minutos y suelen finalizar rápidamente. El primer ataque acostumbra a surgir de «la nada». El cerebro, un órgano habitualmente racional, intenta buscar el motivo de que se produzcan los ataques. La gente empieza a evitar actividades y circunstancias que asocian con anteriores ataques o de las que creen resultará difícil «escapar» en caso de que se produzca un ataque. Desarrollan, además, una ansiedad secundaria con respecto al momento en que se producirá el siguiente ataque. Este modelo de miedo, de evitar las actividades y circunstancias asociadas con los ataques y de preocuparse por la aparición de nuevos ataques, puede resultar paralizante.

Entre un cuatro y un cinco por ciento de la población sufre un ataque de pánico de forma ocasional. Entre un uno y un dos por ciento de la población padece trastorno de pánico, definido como cuatro o más ataques en el transcurso de cuatro semanas. Dos tercios de los afectados por este trastorno son mujeres; un tercio sufre, además, depresión. Los pacientes afectados de trastorno de pánico tienden a abusar de las drogas y del alcohol. Los pacientes que creen poder tener un trastorno de pánico deberían acudir al médico para someterse a una valoración inicial, que debería incluir una revisión detallada del historial del paciente, una exploración física completa y pruebas para detectar problemas médicos que pudieran mimetizar ataques de pánico.

La causa del trastorno de pánico es desconocida, a pesar de que existen teorías biológicas que tratan de explicar los ataques. La administración de determinadas sustancias químicas puede duplicar los ataques de pánico en personas susceptibles a ellos, pero no presentan efectos similares en quienes no sufren la enfermedad. La tomografía por emisión de positrones, que evalúa zonas de actividad cerebral, ilumina como zonas de actividad anormal una zona particular del cerebro de los pacientes con trastorno de pánico.

El tratamiento consiste en educar al paciente y a su familia, amigos y compañeros de trabajo, y a comprenderlo. Es esencial la implicación en el tratamiento y el apoyo emocional de familiares y amigos. Resulta también útil la terapia cognitiva y de comportamiento que pueda ofrecer un asesor experimentado en la gestión de trastornos de pánico, lo que puede dar como resultado un tratamiento libre de fármacos en algunos casos.

La terapia médica del trastorno de pánico consiste en medicamentos que actúan tanto a corto como a largo plazo. Los fármacos de la familia de las benzodiazepinas, en particular, se prescriben para tratar rápidamente los síntomas de la ansiedad; se trata, sin embargo, de fármacos con importantes efectos secundarios, que tienden a perder su efectividad con el uso continuado y que tienen un elevado potencial de adicción. Incluso después de la desaparición de sus efectos sedantes, estos fármacos siguen todavía disminuyendo el tiempo de reacción e impidiendo la capacidad motora (los pacientes que toman benzodiazepinas tienen el doble de probabilidades de sufrir un accidente de tráfico). Otros efectos secundarios son confusión mental, riesgo de caídas en personas de edad avanzada, amnesia, desinhibición y depresión respiratoria (sobre todo cuando se mezclan con alcohol).

Yo utilizo benzodiazepinas en pacientes cuidadosamente elegidos que sufren ansiedad y trastorno de pánico (en personas en las que la frecuencia o severidad de los ataques exige un control rápido y que parecen presentar un riesgo bajo de adicción o de abuso del fármaco) y, normalmente, sólo en el curso inicial de la terapia. La terapia a largo plazo para la ansiedad crónica y el trastorno de pánico se realiza mediante medicamentos de acción prolongada, como la buspirona y determinados antidepresivos. Estos fármacos disminuyen la gravedad y la frecuencia de los ataques de pánico y ansiedad, pero tarda entre dos y seis semanas en surtir efecto y a menudo incrementan los síntomas antes de que eso suceda. Se inician con dosis bajas que van ajustándose cuidadosamente según la respuesta del paciente. Las benzodiazepinas resultan útiles en combinación con estos fármacos para superar este período de transición inicial.

Miedo escénico

Como *miedo escénico* se entienden los síntomas de ansiedad intensa que se producen en circunstancias como la de hablar en público. Hablar delante de un grupo, o incluso pensar en esta actividad, puede estimular un amplio abanico de síntomas de ansiedad. Los síntomas físicos más habituales son palpitaciones, dolor pectoral, falta de aire, temblores, sudoración y necesidad urgente de orinar o ir de vientre. A veces, estos síntomas son tan acusados que quienes los sufren se ven obligados a evitar ciertos puestos profesionales que les obligarían a realizar presentaciones ante otra gente.

La mayoría de los síntomas que acompañan al miedo escénico están provocados por una oleada de adrenalina estimulada por el sistema nervioso simpático. El tratamiento del problema consiste en terapia tanto cognitiva (donde asesores expertos guían a los pacientes a lo largo de un proceso que los desensibiliza de sus ansiedades) como médica.

Las terapias médicas descansan primordialmente en fármacos que bloquean los síntomas producidos por la activación del sistema nervioso simpático. Mientras que los ansiolíticos normales resultan útiles, sus efectos sedantes no son precisamente lo más adecuado para presentarse en público y en circunstancias donde deben afinarse los cinco sentidos. Los beta bloqueadores, como el propranolol, bloquean los efectos de la adrenalina y, como consecuencia de ello, reducen los síntomas asociados al miedo escénico sin la sedación que aportan los ansiolíticos. Se toman una hora antes de la presentación y alivian los síntomas en muchos casos. Las terapias a largo plazo consisten en la administración de antidepresivos del tipo SSRI (inhibidores selectivos de la recaptación de serotonina). Son medicamentos que se toman a diario y que empiezan a surtir efecto entre dos y cuatro semanas después de iniciar el tratamiento. Funcionan estimulando los niveles de serotonina en el cerebro, un elemento químico íntimamente ligado con la regulación de los comportamientos emocionales.

Trastorno de ansiedad generalizada

El *trastorno de ansiedad generalizada* consiste en una preocupación excesiva y una ansiedad crónica asociadas con síntomas físicos entre los que destacan tensión muscular, inquietud, fatiga, insomnio, falta de concentración e irascibilidad. Los síntomas duplican muchos de los que presenta el trastorno de pánico, pero en lugar de tratarse de episodios discretos, el paciente experimenta en este caso una sensación de ansiedad omnipresente. Se cree que el origen de este trastorno es también debido a alteraciones químicas y posiblemente estructurales de la función cerebral y responde tanto a terapias cognitivas (en las que asesores expertos guían a los pacientes a lo largo de procesos que los desensibilizan de sus ansiedades) como farmacológicas.

Trastornos alimenticios

Existen muchas variedades de trastornos alimenticios que comparten una actitud distorsionada hacia la comida que afecta a la salud física del paciente. La *anorexia nerviosa* y la *bulimia nerviosa* son dos de los trastornos alimenticios más conocidos.

Anorexia nerviosa

Los pacientes con anorexia nerviosa tienen una imagen distorsionada de su cuerpo y un temor desorbitado a engordar, incluso cuando para el observador casual es evidente que están excesivamente delgados. Presentan una actitud distorsionada hacia la comida que supera las señales naturales que genera el hambre. Por definición, los pacientes con anorexia están un quince por ciento o más por debajo de su peso corporal normal. La enfermedad suele iniciarse en la pubertad y afecta nueve veces más a las mujeres que a los hombres. La mayoría de los pacientes son mujeres con edades inferiores a los veinticinco años. Se desconoce la causa de la enfermedad.

Los criterios médicos que se siguen para realizar un diagnóstico son:

- Negación a mantener el peso corporal en o por encima del peso corporal mínimo correspondiente a la edad y la altura del paciente.
- Miedo intenso a ganar peso o engordar.
- Imagen corporal distorsionada, con una influencia inadecuada del peso o el aspecto físico sobre la autoestima y una negación de la severidad de la pérdida de peso experimentada.
- En mujeres en edad menstrual, amenorrea (ausencia de un mínimo de tres períodos menstruales consecutivos).

Otros signos y síntomas de anorexia nerviosa son:

- Apariencia alerta y activa, aunque inconsciente, de la existencia de un problema.
- Deseo de perfección personal (muchos pacientes son buenos estudiantes involucrados activamente en actividades escolares y sociales).
- Preocupaciones por la comida fuera de la normalidad (por ejemplo, pueden ser cocineros excelentes que disfrutan preparando comida para los demás pero que nunca la consumen).
- Estreñimiento.
- Piel seca.
- Ausencia de libido.
- Dieta y ejercicio excesivos.
- Insomnio.
- Enfermedades médicas frecuentes, incluyendo infecciones de las vías respiratorias altas y, a medida que avanza la enfermedad, anemia, palpitaciones, pérdida de densidad ósea, pérdidas dentales y, finalmente, disfunción cardíaca y renal por deficiencias nutricionales.

Bulimia nerviosa

Los pacientes con bulimia nerviosa pueden tener peso normal y son más difíciles de reconocer. Mientas que los pacientes con anorexia tienden a anular todas sus necesidades, los pacientes con bulimia suelen ser indulgentes con sus deseos, actúan por impulsos e intentan arreglar posteriormente sus indiscreciones. La bulimia nerviosa suele iniciarse hacia los dieciocho años de edad. Se desconoce el número real de mujeres que la padecen, pero las estimaciones se sitúan en una de cada cinco mujeres en edad estudiantil.

Los criterios médicos para realizar el diagnóstico son:

- Episodios recurrentes de comilonas: comer en un período escaso de tiempo una cantidad de comida muy superior a la que cualquiera podría comer, aunado con una sensación de falta de control sobre la comida mientras dura el episodio.
- Comportamiento compensatorio inadecuado y recurrente para evitar el aumento de peso: vómitos autoinducidos, abuso de laxantes, ayuno y/o exceso de ejercicio.
- Episodios que se producen como mínimo dos veces por semana durante un período de tres meses.
- Valoración personal indebidamente influida por el aspecto físico y el peso.

Otros signos y síntomas de bulimia nerviosa son:

- Deseo de perfección personal (muchos pacientes son buenos estudiantes involucrados activamente en actividades escolares y sociales).
- Miedo irrealista a engordar.
- Otros actos impulsivos como abuso de drogas, comportamiento sexual arriesgado y compras convulsivas.
- Problemas físicos relacionados con los vómitos repetitivos: irritación del tejido del esófago provocada por el ácido estomacal, pérdidas dentales y enfermedades de las encías y alteraciones de líquidos y electrolitos.
- Aumento de la tasa de depresión y suicidio.

Tratamiento de la anorexia y la bulimia

La anorexia nerviosa y la bulimia nerviosa son enfermedades graves. Son complicadas de reconocer, difíciles de tratar y las recaídas son normales. La tasa de mortalidad debida a la anorexia nerviosa se estima que oscila entre uno de cada diez y uno de cada veinte pacientes. Para reconocer el problema y conseguir que el paciente siga tratamiento, es imprescindible el apoyo familiar y social. Los pacientes responden mejor cuando la enfermedad se identifica y se trata en un momento temprano (tarea complicada en una enfermedad llevada con tanto secreto). Como sucede con otras adicciones, es importante querer y apoyar al paciente en cualquier circunstancia, aunque no se apoye lo que está haciendo.

Los pacientes con trastornos alimentarios requieren un tratamiento que aborde las muchas facetas de la enfermedad. Los componentes más importantes de los cuidados que se necesitan son atención médica, psicoterapia, asesoramiento nutricional, medicación y terapia de grupo. Resulta de gran ayuda la mejora de la imagen corporal que se obtiene mediante la práctica del yoga, tai chi u otras formas de ejercicios de meditación. El marco ideal para estas terapias es el de un centro especializado en tratamientos de trastornos alimentarios. La experiencia es un factor clave en el tratamiento de este tipo de enfermedades.

Depresión

La *depresión* es una enfermedad de todo el cuerpo que afecta al organismo, al humor, a los pensamientos y al comportamiento. Interfiere con la capacidad de trabajar, dormir, comer y disfrutar de actividades placenteras. Existen muchas ideas erróneas en torno a la depresión. En realidad, se trata de una enfermedad médica, no de una debilidad de carácter; los pacientes deprimidos no pueden mejorar por sí solos. Con la ayuda de terapia, la recuperación es la regla, no la excepción. Los antidepresivos no crean adicción, no alteran la personalidad y no provocan suicidios. Sin terapia, los síntomas pueden prolongarse durante semanas, meses o años. Cuanto antes se trate la depresión, mejor responderán los síntomas a la terapia farmacológica. Es necesario utilizar los antidepresivos lo antes posible. El objetivo de la terapia es ponerse bien... ¡y permanecer bien!

La visita y control de la mayoría de pacientes que sufren depresión la realiza el médico de asistencia primaria. Es frecuente que los pacientes acudan al médico para tratar los síntomas físicos de la depresión, no la depresión en sí misma; a los pacientes deprimidos les resulta frecuentemente imposible ver a través de la nube de sus propios síntomas e identificar la raíz de todos esos síntomas con una depresión. Hay muchos factores que interfieren con el reconocimiento de la depresión. Las enfermedades mentales sufren un estigma histórico que proviene de los tiempos en que se consideraban como un fracaso personal, no como una enfermedad médica y bioquímica. Los pacientes temen los efectos que conlleva ser etiquetado de deprimido; hay muchas cosas que cambiar hasta llegar a eliminar este tipo de preocupaciones.

La depresión se define cuando cinco o más de los siguientes síntomas están consistentemente presentes durante un período de dos semanas, siendo al menos uno de ellos el estado de humor deprimido o la pérdida de interés o placer:

- Tristeza, ansiedad o sensación de vacío durante prácticamente todo el día, cada día.
- Interés y placer marcadamente disminuido respecto a todas las actividades, incluyendo la disminución del interés sexual y la falta de interés por aficiones o actividades con las que anteriormente se disfrutaba.
- Cambios de apetito significativos, pérdida o aumento de peso superior al cinco por ciento en un mes.
- Trastornos del sueño, como insomnio, despertar precoz y dormir en exceso.
- Agitación psicomotora o retraso prácticamente diario, observado por los demás.
- Falta de energía, fatiga, sentirse bajo.
- Sentimientos de culpa sin causa, infravaloración e inutilidad.
- Dificultad de concentración para recordar y para tomar decisiones.
- Pensamientos de muerte o suicidio, tal vez dando como resultado intentos de suicidio.
- Sentimientos de desesperanza y pesimismo.
- Síntomas físicos persistentes e inexplicados que no responden al tratamiento, como cefaleas, trastornos digestivos o dolor crónico.

Estos síntomas provocan problemas o impedimentos sociales, profesionales y de todo tipo. Para poder ser atribuidos a una depresión, no puede ser resultado directo ni de una sustancia (abuso de drogas), ni de una enfermedad.

La *distimia* es el nombre que define la afección caracterizada por síntomas crónicos de depresión que no llegan a ser invalidantes. Los pacientes que presentan muchos síntomas de depresión pero que no alcanzan el criterio establecido de diagnóstico de depresión pueden, a pesar de ello, tener una calidad de vida deteriorada. He tratado con éxito a muchos pacientes incluidos en esta categoría administrándoles antidepresivos. El síndrome *maníaco-depresivo* es la afección que presenta cambios de humor importantes y repetitivos que van desde la depresión hasta elevaciones extremas del estado de humor. Se asocia con ideas y acciones irracionales. Se habla mucho de esta enfermedad, pero en los dieciséis años que llevo en la consulta he sido testigo de escasos pacientes que la padezcan. Es mucho más popular en las películas que en la realidad.

La causa exacta de la depresión no está comprendida del todo, aunque se cree que contribuyen a ella ciertos defectos en los sistemas químicos cerebrales relacionados con la serotonina, la norepinefrina y la dopamina. Los factores de riesgo asociados con un aumento de incidencia de depresión son:

- Historial previo de episodios de depresión. De la totalidad de los pacientes que se recupera de una depresión, el cincuenta por ciento sufre un segundo episodio en algún momento de su vida. El setenta y cinco por ciento de personas que presentan dos episodios sufrirá un tercero. Si se han producido más de tres episodios, el riesgo posterior de recurrencia supera el noventa por ciento, por lo que se aconseja terapia continuada.
- Historial familiar de depresión.
- Aparición de episodio de depresión antes de los cuarenta años de edad.
- Sexo femenino.
- Embarazo reciente (depresión posparto).
- Acontecimientos estresantes, como una grave pérdida, enfermedad crónica, dificultades de relación o problemas financieros.
- Falta de apoyo social.

- Drogadicción.
- Ciertas enfermedades. El cincuenta por ciento de los pacientes que han sufrido recientemente un infarto acaban deprimiéndose; la enfermedad de Parkinson y la enfermedad de Alzheimer temprana se relacionan fuertemente con la depresión, igual que la enfermedad de tiroides, la diabetes y algún tipo de cáncer.
- Exposición a determinados fármacos.

El tratamiento de la depresión se enfoca desde distintos puntos, a menudo simultáneamente.

Las tareas de autoayuda tratan de comprender la enfermedad y protegerse de cualquier daño hasta encontrarse mejor. Es importante que el paciente sepa que sus síntomas forman parte de una enfermedad, no de un fracaso personal. El paciente debe tener paciencia, la recuperación es lenta. Los síntomas y los pensamientos negativos asociados se desvanecen gradualmente. El paciente no deberá establecerse objetivos complicados con fechas de cumplimiento ni asumir grandes responsabilidades hasta encontrarse mejor. Un buen ejercicio consiste en anotar las prioridades, desglosar las tareas grandes en otras más pequeñas, hacer lo que se pueda. El paciente debería permanecer involucrado con personas y actividades que le gusten y evitar el aislamiento, permitir que la familia y los amigos supiesen lo que está afrontando, educarles al respecto y confiar en ellos. Es bueno iniciar un programa regular de ejercicios; diversos estudios demuestran que el ejercicio regular afecta a los niveles de neurotransmisores del cerebro y es una herramienta efectiva para gestionar la depresión.

Todos los tipos de depresión se benefician de la psicoterapia y por ello animo a todos mis pacientes con depresión y trastornos de ansiedad a explorar esta alternativa. Normalmente son necesarias entre tres y cuatro visitas al terapeuta para decidir si se puede trabajar efectivamente con esa persona. A pesar de que los estudios muestran que la terapia cognitiva para la depresión puede llegar a tener, en algunos casos, las mismas tasas de éxito a largo plazo que la terapia médica, me inclino por una combinación de terapias médica y psicológica. Creo que mis pacientes mejoran antes de esta manera.

Existen muchas clases de medicamentos antidepresivos. No difieren tanto en su efectividad como en los efectos secundarios. Los pacientes responden de forma muy distinta a los diversos antidepresivos y al recetar uno u otro, lo único que hace el médico es suponer cuál será el mejor para cada paciente. Esta suposición mejora gracias a la colaboración entre paciente y médico para elegir el fármaco que con mayor probabilidad solucionará los síntomas principales sin incomodar al paciente y evitando efectos secundarios no deseados.

Los medicamentos antidepresivos actúan lentamente. Normalmente son necesarias entre cuatro y seis semanas para notar algún efecto, y más incluso para alcanzar su máximo beneficio. A pesar de que los efectos secundarios de estos fármacos acostumbran a desaparecer en cuestión de semanas, se inician normalmente desde un buen principio y existe una enorme posibilidad de que, en general, el paciente se sienta peor en lugar de mejor en los inicios de la terapia. El paciente y el médico deben trabajar íntimamente durante este período para ajustar adecuadamente la dosis y paliar los efectos secundarios.

La mayoría de antidepresivos se toman durante una tanda inicial que oscila entre los seis y los doce meses. Es habitual que los pacientes deseen detener prematuramente la terapia porque se sienten mejor, pero detener el tratamiento antes de tiempo aumenta significativamente el riesgo de recaída. No lo haga.

Los efectos secundarios de los antidepresivos son leves y en su mayoría molestos al principio de la terapia y tendentes a desaparecer en una o dos semanas. Los fármacos más novedosos, incluyendo los inhibidores selectivos de la recaptación de serotonina (SSRI), son el tratamiento mayoritariamente elegido. Sus efectos secundarios iniciales son náuseas, cefaleas, nerviosismo, insomnio, disfunción sexual (disminución de la libido y dificultad para alcanzar el orgasmo) y aumento de peso. Hay maneras de minimizar prácticamente todos estos síntomas. Los antiguos antidepresivos (los tricíclicos) tienen efectos secundarios distintos, entre ellos retención de orina, estreñimiento, sequedad de boca, visión borrosa, caídas de presión al incorporarse, aumento de peso y sedación. Estos fármacos son de uso limitado en la actualidad y se utilizan principalmente como terapias suplementarias para aumentar el beneficio de algunos de los fármacos más novedosos.

Muchos antidepresivos presentan síntomas de abstinencia si la terapia se detiene abruptamente, incluyendo mareos, cefaleas, náuseas, alteraciones sensoriales y cambios de humor. A veces resulta complicado separar a los pacientes que tienen un síndrome de abstinencia de sus medicamentos de los que experimentan una recaída temprana.

En resumen, la depresión es un trastorno que tiene muchas facetas, que posee una base bioquímica y que es tan real como la hipertensión o la diabetes. La terapia para la depresión es compleja, pero puede ofrecer beneficios tremendos. Para realizar un diagnóstico adecuado y tratar con éxito la depresión es imprescindible una relación profesional íntima entre paciente y médico.

Glosario

A

Ácido láctico: subproducto químico del metabolismo que causa acidosis, que puede suprimir la función cardíaca, provocando arritmias y alteraciones en la función cerebral o muscular.

Ácidos grasos omega-3: grasas sanas para el organismo, particularmente en los procesos de arteriosclerosis e inflamación, que aparecen en elevadas concentraciones en ciertos aceites de pescado y en el aceite de oliva.

Acné: trastorno crónico infeccioso e inflamatorio de la piel que afecta normalmente a las glándulas sudoríparas y grasas de cara, pecho y espalda.

Adicción: trastorno compulsivo en el que el individuo se encuentra abstraído por la utilización de sustancias que disminuyen su calidad de vida.

ADN: ácido deoxirribonucleico, contiene el código genético de un organismo.

Aftas: pequeñas úlceras, superficiales y dolorosas, que aparecen en el tejido de la boca.

Aguda: aparición repentina y abrupta; no prolongada.

Aldosterona: hormona que regula el equilibrio de sal y agua del organismo.

Alopecia: ausencia o pérdida de cabello.

Alucinaciones: percepciones falsas auditivas o visuales que acompañan a las ilusiones.

Amenorrea: ausencia de un mínimo de tres períodos menstruales consecutivos.

Anafilaxis: reacción inmune a un antígeno que da como resultado la dilatación de un gran número de vasos sanguíneos. Entre los síntomas destacan enrojecimiento de la piel, urticaria y angioedema, aumento de las secreciones, hinchazón y espasmos en las vías respiratorias, dolor pectoral y palpitaciones, efectos sobre el aparato digestivo entre las que destacan los calambres abdominales, náuseas, vómitos y diarrea, colapso vascular y muerte.

Andrógeno: sustancia que produce el desarrollo de características masculinas (por ejemplo, la testosterona).

Androstendiona: precursor de la testosterona capaz de aumentar la fuerza y la masa muscular.

Aneurisma: inflamación localizada de un vaso sanguíneo que le lleva a alcanzar un diámetro superior al cincuenta por ciento de lo que es habitual.

Angina: dolor pectoral, presión, entumecimiento y otros síntomas causados por una insuficiencia temporal de riego sanguíneo en el corazón.

Angioedema: reacciones inmunitarias localizadas compuestas por vasos sanguíneos dilatados y tejido líquido localizado que se extienden en la piel y en los tejidos subcutáneos más profundamente que la urticaria y que típicamente afectan a cara, lengua y genitales.

Angiografía por resonancia magnética: técnica que empareja la resonancia magnética con el material de contraste inyectado en los vasos sanguíneos para generar imágenes tridimensionales de la estructura del vaso sanguíneo.

Angiograma: procedimiento en el que se inyecta un material de contraste a un vaso sanguíneo para obtener una imagen radiológica de su forma interna.

Angioplastia: procedimiento en el que se realiza una incisión bajo anestesia local a través de la cual acceder a un vaso sanguíneo dañado. A continuación, se pasa un catéter hacia la zona del vaso que sufre el bloqueo y se infla un balón con el que se rompe el bloqueo. Véase también *Aterectomía.*

Anorexia: falta o pérdida de apetito.

Antibióticos: medicamentos que matan las bacterias o detienen su crecimiento para que el sistema inmunitario pueda destruirlas. Los antibióticos funcionan interfiriendo químicamente los pasos clave que sigue la bacteria para obtener energía, crecer o reproducirse.

Antidepresivos tricíclicos: grupo compuesto por los antiguos medicamentos antidepresivos que ha dejado de utilizarse como primera terapia para el tratamiento de la depresión debido a sus efectos secundarios y a la aparición de fármacos más efectivos. Estos medicamentos se utilizan actualmente para controlar el dolor crónico, los trastornos del sueño, la disfunción de la vejiga y como terapia adicional para mejorar los efectos de otros fármacos.

Antígeno: sustancia que los mecanismos de alergia del sistema inmunitario reconocen y a la que reaccionan.

Antígeno específico prostático (PSA): proteína cuyo nivel puede medirse en la sangre producida sólo por la glándula prostática y utilizada en la detección del cáncer de próstata y para controlar su terapia.

Antihistaminas: medicamentos que bloquean los efectos de la histamina. Las histaminas se utilizan para aliviar los síntomas de la respuesta alérgica, como estornudos, picores y goteo nasal.

Antiinflamatorios no esteroides: medicamentos, como el ibuprofeno y el naproxeno, con propiedades químicas que alivian el dolor y la inflamación.

Antioxidantes: sustancias químicas que evitan o disminuyen la velocidad del proceso de oxidación donando electrones extra a los radicales libres, en teoría antes de que estos tengan la oportunidad de causar daños importantes. Véase también *Radicales libres.*

Apnea del sueño: trastorno en el que se produce una interrupción repetida de la entrada de aire en los pulmones durante el sueño.

ARN: ácido ribonucleico, un mensaje copiado de una parte de ADN que lleva la información para la producción de proteínas y enzimas en el interior de la célula. Véase también *ADN.*

Arteria: vaso sanguíneo, típicamente con una gruesa pared muscular, que transporta la sangre desde el corazón.

Arterias coronarias: vasos sanguíneos que parten de la primera parte de la aorta y suministran sangre rica en oxígeno al músculo cardíaco.

Arteriosclerosis: proceso para toda la vida que produce el engrosamiento de las paredes arteriales y al estrechamiento subsiguiente de la arteria provocado por la acumulación de lípidos, tejido conectivo y otras sustancias.

Arteritis temporal: trastorno del sistema inmunitario en el que la arteria temporal y los vasos sanguíneos medianos asociados a ella se ven atacados y destruidos. Provoca normalmente cefaleas y sensibilidad en las sienes, fatiga, dolor al masticar y puede progresar hasta causar ceguera.

Articulación: el punto donde se unen dos huesos y que permite el movimiento.

Artritis reumatoide: un tipo de artritis en la que el sistema inmunitario ataca y destruye las superficies de las articulaciones.

Asma: enfermedad inflamatoria crónica de las vías respiratorias con síntomas entre los que destacan pitidos, falta de aire, tensión pectoral y tos.

Aspiración: 1) técnica de diagnóstico en la que se obtiene líquido o tejido del organismo a través de una aguja y practicando la succión; 2) proceso por el cual elementos sólidos o líquidos pasan de la cavidad oral a las vías respiratorias y a los pulmones.

Ataque de pánico: oleada de miedo inexplicada acompañada por síntomas físicos y emocionales.

Aterectomía: similar a una angioplastia, excepto por el hecho de que el dispositivo que se utiliza para pulverizar y destruir la placa es parecido a un taladro.

Atrio: la primera cámara de cada lado del corazón, que recibe la sangre y funciona a modo de bomba principal de la cámara de bombeo principal (el ventrículo).

B

Bacteremia: presencia de bacterias en la sangre.

Bacterias: organismos microscópicos autónomos, algunos de los cuales son capaces de vivir en el interior del cuerpo humano generando tanto efectos beneficiosos (fabricando vitaminas), como malignos (provocando enfermedades).

Benigno: contrario a maligno. Crecimiento que no sigue un curso agresivo, que no produce enfermedad o muerte, y que no es canceroso.

Benzodiacepinas: familia de fármacos con propiedades sedativas utilizados en el tratamiento de la ansiedad y para conciliar el sueño. Su uso queda limitado por la propensión a causar un efecto sostenido a largo plazo, la adicción y el abuso.

Biopsia endometrial: procedimiento que se realiza en la consulta y que consiste en la introducción de un tubo delgado a través de la apertura del cuello de la matriz para adentrarse en la cavidad uterina y succionar para obtener una muestra de las células del tejido del útero.

Bocio: glándula tiroidea aumentada de tamaño.

Broncodilatadores: medicamentos que relajan el músculo liso de las vías respiratorias para solucionar o evitar el estrechamiento de dichas vías.

Broncoscopia: prueba que consiste en utilizar un tubo flexible de fibra óptica para examinar el interior de las vías respiratorias altas.

Bronquios: vías respiratorias superiores por debajo de la tráquea cuando se dividen para alcanzar los pulmones derecho e izquierdo.

Bronquitis: infección de las vías respiratorias grandes y medianas localizada en los pulmones y comúnmente provocada por un virus.

Bronquitis crónica: enfermedad pulmonar definida por la tos y la producción de esputo durante un mínimo de tres meses consecutivos y durante más de dos años seguidos.

Bursa: sacos llenos de líquido localizados alrededor de las articulaciones que permiten que las estructuras se deslicen con suavidad unas sobre otras.

***Bypass*:** colocación por vía quirúrgica de un nuevo vaso sanguíneo para desviar el riego sanguíneo y evitar una zona de paso obstruida.

C

CA-125: proteína asociada al cáncer de ovarios cuyos niveles pueden medirse en la sangre. Las pruebas actuales resultan útiles para controlar la respuesta a la terapia de pacientes con cáncer de ovarios. No resultan efectivas como pruebas de detección precoz del cáncer de ovarios.

Calcio: elemento importante en numerosos procesos orgánicos, incluyendo el crecimiento y el desarrollo de los huesos, la coagulación sanguínea, el equilibrio ácido-base y la función nerviosa y muscular.

Capilares: los vasos sanguíneos más pequeños, con paredes muy finas para que el oxígeno y otros nutrientes puedan pasar fácilmente a los tejidos que riegan.

Cápsula sinovial: tejido que rodea una articulación y que abarca el espacio de la articulación, segregando líquido sinovial para nutrir y lubricar las superficies de la articulación.

Carcinógenos: sustancias que provocan cáncer.

Carcinoma de células basales: cáncer de piel localmente agresivo que puede adquirir la forma de un crecimiento cuya forma recuerda la de una perla, o de una úlcera que no cicatriza.

Carótidas: los vasos sanguíneos de mayor tamaño localizados en la parte anterior del cuello y que riegan el cerebro.

Cartílago: tipo especializado de tejido conectivo denso que forma las superficies lisas de los extremos de los huesos en las articulaciones y en otros puntos (nariz, orejas, vías respiratorias) con objetivo de proporcionar apoyo estructural.

Catarata: enturbiamiento de la lente ocular que se produce cuando las proteínas de las que está hecha la lente se agrupan.

Cateterización cardíaca: procedimiento diagnóstico y terapéutico realizado en el hospital y en el que se introducen pequeños catéteres en un vaso sanguíneo importante para guiarlos hasta el corazón con objetivos de verificación y tratamiento.

Cefalea de migraña: cefalea recurrente con un patrón repetitivo de desarrollo de cefalea y síntomas asociados.

Cefaleas en racimo: cefaleas severas, unilaterales y de tipo migrañoso que se producen en oleadas, a menudo asociadas con lagrimeo, sofocación facial y sudoración del costado afectado.

Células mástil: glóbulos blancos especializados que viven en los tejidos y participan en la reacción alérgica liberando ciertos mediadores químicos de inflamación en cuanto son estimulados.

Células T-supresoras: células especializadas que ayudan a regular la respuesta inmunitaria alérgica.

Celulitis: infección bacteriana que típicamente se presenta como una inflamación en la superficie de la piel roja, caliente y dolorosa y que a menudo se difunde rápidamente.

Ciática: irritación de las raíces nerviosas que parten de la base de la columna vertebral y que provoca un dolor que irradia hacia las nalgas, hacia la parte externa de la pierna y hacia abajo, hasta alcanzar los pies.

Cilios: vellosidades microscópicas que recubren determinadas zonas de las vías respiratorias altas.

Cirrosis: el resultado de muchas enfermedades crónicas del hígado, caracterizada por la formación de heridas en el hígado y la disminución de la función hepática.

Cistoscopia: procedimiento en el cual se inserta en la vejiga, y a través de la uretra, un tubo flexible de fibra óptica que permite explorar la vejiga o realizar intervenciones.

Clamidia: organismo microscópico que ocasiona una extendida enfermedad de transmisión sexual.

Colágeno: proteína que se encuentra en los tejidos conectivos, componente esencial de la piel, huesos, cartílago y ligamentos.

Colecistitis: inflamación de la pared de la vesícula biliar.

Cólera: enfermedad que se contrae a través de comida contaminada (particularmente marisco), agua o leche y que provoca diarreas severas, dolor estomacal y vómitos. Puede producir una deshidratación grave y la muerte.

Colesterol: sustancia química presente en los alimentos o producida por el hígado. Actúa a modo de bloque constructivo de la producción de determinadas hormonas. Los niveles elevados de colesterol se relacionan con enfermedades del corazón y de los vasos sanguíneos. Véase también *HDL colesterol, LDL colesterol.*

Colitis ulcerosa: enfermedad inflamatoria del intestino que afecta principalmente al colon.

Colonoscopia: exploración del colon mediante un tubo flexible de fibra óptica. Este procedimiento requiere sedación intravenosa y puede utilizarse tanto con objetivos de diagnóstico como terapéuticos.

Conjuntivitis: inflamación de la conjuntiva, la parte visible de tejido húmedo que rodea el globo ocular. La conjuntivitis puede estar causada por una infección provocada por un virus o una bacteria, o por alergias u otras reacciones del sistema inmunitario.

Costocondritis: inflamación del cartílago que conecta las costillas y el esternón, causa habitual de dolor pectoral.

Cromosoma: estructura localizada en el núcleo de la célula que contiene material genético que codifica la estructura y las funciones del organismo.

Crónico: de larga duración.

D

Degeneración macular: degeneración de la visión de la mácula que da como resultado la pérdida de la visión de alta definición que utilizamos para leer, conducir, mirar la televisión y reconocer las caras.

Delírium trémens: síndrome que puede producirse en la persona alcohólica entre uno y tres días después de cesar de manera repentina la ingesta de alcohol. Los pacientes que experimentan este síndrome se sienten hiperactivos, temblorosos, agresivos, desorientados y confusos. Otros signos son pupilas dilatadas, sudoración, aumento del ritmo cardíaco y respiratorio, fiebre y ataques epilépticos repetitivos.

Demencia: enfermedad progresiva que da como resultado un declive global de la función cognitiva superior, incluyendo la memoria, la atención y la concentración, el juicio y el racionamiento, el habla, las capacidades motoras y la personalidad.

Demencia vascular: disfunción cognitiva relacionada con una serie de pequeños ictus que se han producido en el cerebro, presente a menudo en pacientes que sufren hipertensión.

Densidad ósea: medida del contenido de calcio de los huesos que se correlaciona con el riesgo de sufrir fracturas.

Depresión: trastorno bioquímico del cerebro definido por estado de humor deprimido y/o pérdida de interés o placer, así como toda una serie de síntomas asociados.

Dermatitis: inflamación de la piel, normalmente caracterizada por picor y enrojecimiento.

Dermatitis atópica: enfermedad inflamatoria crónica de la piel que suele iniciarse antes de los cinco años de edad y que afecta habitualmente al cuello, codos y rodillas, muñecas y tobillos, y manos y pies. La dermatitis atópica se caracteriza por erosiones cutáneas rojas, superficiales, con diminutas ampollas rellenas de un líquido transparente. El intenso picor produce zonas rojas y lesionadas, sequedad de piel y alteraciones en la pigmentación cutánea.

Dermatitis seborreica: trastorno inflamatorio crónico de la piel que se presenta como zonas rojas y que escuecen, con escamas blancas y finas sobre una base grasosa. Afecta a zonas donde las glándulas sebáceas son importantes en número: cuero cabelludo (caspa), cejas y pestañas, bigote y barba, frente, canales auditivos, pecho y pliegues corporales.

Dermis: la piel.

Desmayo: pérdida del conocimiento repentina, aunque reversible, relacionada con el cierre de partes del cerebro necesarias para la actividad consciente.

Detección precoz: utilización de técnicas de diagnóstico para detectar una enfermedad.

Diabetes: trastorno del metabolismo de los carbohidratos caracterizado por la resistencia del tejido a los efectos de la insulina, y/o deficiencia de insulina.

Diabetes gestacional: diabetes que se presenta durante el embarazo y que desaparece al final del mismo.

Diafragma: músculo en forma de cúpula situado en la base de los pulmones que separa el pecho y las cavidades abdominales, proporcionando la fuerza necesaria para respirar.

Diagnóstico: 1) el término que define la afección que se cree sufre el paciente; 2) el proceso de identificación de la enfermedad que afecta al paciente y que implica la obtención de un historial de la enfermedad, una exploración física, pruebas y razonamiento deductivo.

Diarrea: evacuación frecuente de heces poco formadas.

Diferenciación: proceso de conectar o desconectar partes seleccionadas del ADN de una célula a medida que se especializa cada vez más en su estructura o función.

Difteria: enfermedad respiratoria adquirida a partir de la exposición a las secreciones respiratorias de un paciente infectado, caracterizada por fiebre, dolor de garganta, dolor al tragar y bloqueo de las vías respiratorias con dificultad para respirar.

Dióxido de carbono: gas de desecho producido por el organismo y eliminado a través de la respiración.

Discos intervertebrales: estructuras localizadas entre los cuerpos vertebrales de la columna vertebral que actúan a modo de absorbentes de los golpes y que permiten la flexibilidad.

Disfagia: dificultad al tragar.

Disfunción eréctil: incapacidad consistente o intermitente de obtener o sostener una erección suficiente como para realizar la penetración.

Dislocación: situación en que los huesos salen de su posición habitual; suele implicar desgarro de ligamentos.

Displasia: estado precanceroso en el que el tejido es anormal, pero no canceroso.

Distimia: síntomas crónicos de depresión que no resultan incapacitantes y que no son lo bastante graves o abundantes como para encajar con la definición formal de depresión.

Diuréticos: medicamentos que afectan a la función renal de tal modo que aumentan la eliminación de sal y agua.

Diverticulitis: infección de un divertículo.

Diverticulosis: afección en la que se produce la presencia de divertículos.

Dopamina: neurotransmisor del cerebro asociado con trastornos de movimiento (enfermedad de Parkinson), con las emociones y con los efectos gratificantes de las sustancias adictivas.

E

Eccema: enfermedad inflamatoria crónica de la piel que dura entre meses y años y que afecta habitualmente al cuello, codos y rodillas, muñecas y tobillos, y manos y pies. El eccema se caracteriza por erosiones rojas y superficiales en la piel y ampollas diminutas llenas de líquido trasparente. El picor intenso acaba produciendo zonas rojas, heridas, sequedad en la piel y alteraciones en la pigmentación cutánea.

ECG: Véase *Electrocardiograma.*

Ecografía: técnica de diagnóstico que utiliza las ondas sonoras y los ecos que producen sobre distintas estructuras para explorar partes internas del cuerpo.

Edema: afección en la que los tejidos del cuerpo contienen un exceso de líquido en el espacio vacío que queda entre las células. La gravedad empuja este líquido hacia abajo y a menudo acaba provocando hinchazón en los tobillos.

Efectos secundarios: efectos no intencionados de una terapia o de una intervención diagnóstica. Los efectos secundarios pueden ser beneficiosos, aunque a menudo actúan en detrimento para el paciente.

Ejercicio aeróbico: ejercicio sostenido en el que la energía se obtiene a partir del oxígeno inhalado en lugar de obtenerse únicamente a partir de fuentes de energía ya almacenadas en el cuerpo.

Ejercicios de Kegel: ejercicios diseñados para reforzar los músculos del suelo pélvico para con ello evitar la incontinencia urinaria.

Electrocardiograma: registro de superficie de los impulsos eléctricos generados por el músculo cardíaco. Los alteraciones de la normalidad que presente dicho registro pueden ser pistas para adivinar cardiopatías pasadas o presentes.

Electrolitos: sales ionizadas en la sangre y los líquidos orgánicos, como sodio, potasio, cloro o magnesio.

Embolismo pulmonar: coágulo sanguíneo que se ha desplazado hasta los pulmones.

Endoscopia: utilización de un tubo flexible de fibra óptica que se pasa a través de la boca o del ano para explorar o realizar intervenciones en partes del sistema digestivo superior o inferior.

Enfermedad de arterias coronarias: arteriosclerosis que afecta a las arterias que suministran sangre al músculo cardíaco.

Enfermedad de Crohn: enfermedad de intestino inflamatorio que puede afectar a todo el sistema digestivo.

Enfermedad de Grave: el sistema inmunitario produce un anticuerpo que estimula la glándula tiroides igual que lo hace la TSH, dando como resultado una producción excesiva y una liberación de hormona tiroidea que no queda controlada por los mecanismos de retroalimentación controlados por el organismo y que genera hipertiroidismo.

Enfermedad de intestino irritable: trastorno reincidente caracterizado por la inflamación de la pared intestinal en la que se incluye la colitis ulcerosa y la enfermedad de Crohn.

Enfermedad de Lyme: enfermedad transmitida por garrapatas infectadas. Se relaciona con lesiones cutáneas, síntomas similares a los de la gripe, cefaleas y aumento de tamaño de los nodos linfáticos. Los efectos posteriores de la enfermedad que no recibe el tratamiento adecuado son problemas en el sistema muscular y óseo, cerebro y corazón.

Enfermedad de Ménière: enfermedad escasamente comprendida, probablemente auto inmune, caracterizada por mareos, tinnitus y pérdida de la audición.

Enfermedad de Parkinson: enfermedad del sistema nervioso central que da como resultado la destrucción de una población de neuronas que contienen concentraciones elevadas de dopamina. Caracterizada por temblores, debilidad y rigidez muscular, dificultad para caminar y depresión.

Enfermedad fibroquística de mama: afección no específica en la que aparecen bultos benignos en el tejido de la mama, normalmente asociada con dolor y sensibilidad al tacto, que fluctúa con el ciclo menstrual y que generalmente desaparece después de la menopausia.

Enfermedad inflamatoria pélvica: infección grave de la parte superior del sistema genital femenino y que afecta a las trompas de Falopio, a los ovarios y a los tejidos adyacentes.

Enfermedad microvascular: enfermedad arteriosclerótica que afecta a las arterias más pequeñas y, en consecuencia, a las estructuras que éstas riegan: nervios, riñones, ojos, corazón y cerebro.

Enfermedad pulmonar obstructiva crónica (EPOC): bronquitis crónica y/o enfisema.

Enfermedad vascular periférica: enfermedad que se produce en los vasos sanguíneos que suministran sangre al organismo, típicamente en las piernas.

Enfermedades comórbidas: otras enfermedades que se producen simultáneamente a la enfermedad principal. Pueden ser enfermedades relacionadas o completamente independientes entre sí.

Enfisema: se define anatómicamente como una distensión de los alvéolos (sacos de aire del pulmón) con rotura de las finas membranas que los separan.

Enzima: proteína química producida por células vivas que es capaz de provocar una reacción química.

Epicondilitis: lesión provocada por la utilización excesiva que provoca una inflamación en el codo, lugar donde se unen los tendones de los músculos del antebrazo.

Epidemia: enfermedad infecciosa o afección que ataca simultáneamente a muchas personas en una zona geográfica identificada.

Epidermis: la capa superior de la piel.

Epilepsia: descarga eléctrica repentina y anormal desde una zona del cerebro que se difunde directamente hacia otras zonas del cerebro y que puede relacionarse con alteraciones de la conciencia o movimientos del cuerpo.

EPOC: Véase *Enfermedad pulmonar obstructiva crónica.*

Esclerosis múltiple: enfermedad de origen desconocido que afecta a la mielina del sistema nervioso central y, como consecuencia de ello, disminuye la velocidad y la eficiencia de transmisión de las señales eléctricas.

Esófago de Barrett: cambios precancerosos en el tejido del esófago relacionados a menudo con reflujo gastroesofágico.

Esofaguitis: inflamación del tejido del esófago, habitualmente causada por reflujo ácido o por sustancias químicas nocivas y medicamentos.

Espasmo: contracción muscular involuntaria, sostenida y a menudo dolorosa.

Especificidad: se refiere a la capacidad de una prueba de no mostrar evidencias de una enfermedad cuando ésta no esté presente. Una prueba con una especificidad del cien por cien nunca mostraría evidencias de la presencia de una enfermedad si no estuviera allí. Una prueba con una especificidad del cincuenta por ciento significaría que la mitad de las veces que la prueba es positiva, la enfermedad no estaba realmente allí. Véase también *Sensibilidad*.

Espiral: pequeño muelle o tubo que se coloca en una arteria mediante una angioplastia para mantenerla abierta.

Espirometría: prueba que consiste en respirar con fuerza en un dispositivo de medición que valora el flujo de aire que circula en los pulmones. Las enfermedades que inflaman o estrechan las vías respiratorias disminuyen el flujo de aire.

Estatinas: medicamentos para bajar los niveles de colesterol.

Estenosis valvular: cuando una válvula cardíaca no se abre por completo, lo que dificulta que la sangre pueda pasar a través de ella.

Esteroide anabolizante: hormona esteroide utilizada para promover el desarrollo de la masa muscular, normalmente asociada a efectos secundarios entre los que destacan acné, cambios de humor, toxicidad hepática, cardiopatías, cerramiento prematuro de las placas de crecimiento y detención del crecimiento en adolescentes y, posiblemente, aumento del riesgo de sufrir cáncer de próstata.

Estreñimiento: evacuación intestinal seca y dura que se produce menos de tres veces por semana.

Estrógenos: hormonas sexuales femeninas que controlan los cambios que se producen en el organismo relacionados con el ciclo reproductivo y que tienen diversos efectos sobre muchos otros sistemas del cuerpo.

Estudios controlados con placebos: estudios donde se comparan los efectos de sustancias químicas con los efectos de un placebo, mientras todas las demás variables permanecen constantes. Normalmente, ni los investigadores ni los individuos conocen quién recibe el placebo hasta que el estudio finaliza.

Estudios de observación: estudios experimentales durante los que se observa a un grupo de personas, sin intervenir activamente, para, con el tiempo, comprender cómo determinados factores o atributos afectan a su salud.

F

Factor intrínseco: proteína transportadora producida en el estómago necesaria para la absorción de la vitamina B12.

Factores de riesgo: hábitos, características o afecciones que aumentan la probabilidad de padecer una determinada enfermedad.

Fascitis plantar: inflamación de la banda fibrosa que soporta el puente del pie.

Fibrilación atrial: enfermedad en la que el ritmo cardíaco del nodo sinoatrial se descompone por completo y el latido cardíaco es irregular.

Fibroide: tumor benigno localizado en la pared muscular del útero, que puede asociarse con dolor, presión localizada y hemorragia menstrual irregular.

Fibromialgia: síndrome caracterizado por dolor en músculos y tendones sin evidencia de inflamación o cambios degenerativos en las articulaciones.

Fiebre tifoidea: infección bacteriana contagiada a través de agua o comida contaminada, caracterizada por fiebre alta, debilidad, cefaleas, dolor estomacal y pérdida del apetito.

Fitoestrógenos: componentes de las plantas que se convierten en estrógenos a su paso por el sistema digestivo. Las variedades más comunes son las isoflavonas (soja), el lino y el trébol rojo.

Flora normal: bacteria que vive en el organismo pero que no causa enfermedad. Presente habitualmente en las vías respiratorias altas y el sistema digestivo, estos organismos ayudan al cuerpo (producción de vitaminas en los intestinos) o lo protegen de organismos dañinos ocupando el espacio disponible y los nutrientes.

Fotoenvejecimiento: proceso que afecta a la estructura de la piel a través de la irradiación crónica ultravioleta (es decir, una exposición continuada al sol). Produce una piel afinada y áspera con arrugas destacadas y pigmentación irregular y, finalmente, pérdida de grosor cutáneo y otras alteraciones secundarias.

G

Gen: Véase *Cromosoma.*

Glándula adrenal: glándula de forma triangular que cubre la parte superior de cada uno de los riñones. Las glándulas adrenales están compuestas por dos capas. La capa externa, o córtex, produce hormonas que influyen sobre prácticamente todos los órganos corporales. La capa interna, o médula, produce sustancias químicas que regulan el riego sanguíneo, la función cardíaca y otras funciones orgánicas.

Glándula pituitaria: pequeña glándula localizada en la base del cerebro que segrega hormonas que regulan diversos procesos del cuerpo, incluyendo el crecimiento, la reproducción y la función tiroidea.

Glándula prostática: glándula del tamaño de una nuez por la que pasa la uretra y que se asienta en la base de la vejiga. Proporciona al esperma un volumen adicional de líquido y nutrientes.

Glándula tiroides: glándula con forma de mariposa localizada sobre la tráquea en la parte delantera del cuello y que produce, almacena y libera hormona tiroidea.

Glándulas sebáceas: estructuras grandes de la piel que producen sebo, una mezcla de lípidos importante para mantener la hidratación de la piel.

Glaucoma: enfermedad del ojo relacionada con la circulación anómala del líquido en el interior del globo ocular.

Gota: tipo de artritis inflamatoria provocada por la precipitación de cristales de urato de sodio en el líquido de la articulación.

Grasas: un tipo de estructuras químicas, opuestas a las proteínas y a los carbohidratos, presentes en animales y plantas. Las grasas alimenticias se agrupan en distintas categorías según su composición química y sus efectos sobre el organismo. Clasificadas de más sanas a peores, las grasas son las siguientes:

Grasas monosaturadas: aceites de oliva, cacahuete y lino.

Grasas polisaturadas: aceites de girasol, maíz y soja.

Grasas saturadas: proteínas animales, aceites de palmito y coco.

Gripe: infección vírica del sistema respiratorio que aparece en forma de epidemia durante los meses de invierno, normalmente acompañada por cefalea, fiebre, escalofríos, dolores musculares y tos.

H

Halitosis: mal aliento continuado.

HDL colesterol: el colesterol «bueno», asociado con efectos beneficiosos sobre los vasos sanguíneos. Una proteína que transporta el colesterol desde las arterias para que se metabolice en el hígado. Véase también *Colesterol.*

Hematoma: sangre coagulada en el interior del cuerpo pero fuera de los vasos sanguíneos; habitualmente es resultado de un traumatismo.

Hematoma subdural: acumulación de sangre localizada entre los huesos del cráneo y el cerebro.

Hemocromatosis: enfermedad metabólica del metabolismo del hierro en la cual el intestino absorbe un exceso de hierro, lo que produce un exceso gradual de hierro en el cuerpo. Se relaciona con cáncer, cardiopatía, artritis, fatiga crónica, diabetes, lesiones hepáticas e impotencia.

Hemoglobina: sustancia química que transporta el oxígeno en la sangre; la parte roja de los glóbulos rojos.

Hemoglobina glicosilada (HgbA1c): medida de las lecturas medias de azúcar en la sangre en el transcurso de los últimos tres meses que se obtiene calculando los cambios sufridos por la hemoglobina debidos a niveles elevados de azúcar.

Hemorroides: venas distendidas localizadas al final del tracto digestivo.

Hepatitis: inflamación del hígado normalmente provocada por una reacción a un fármaco o por infección viral.

Hernia: defecto en la estructura de la pared de un órgano o de una cavidad corporal, de tal modo que el contenido de dicha cavidad escapa a través de él. Las hernias se clasifican según su localización en el cuerpo:

Hernia femoral: localizada en la unión de la pierna con la pelvis.

Hernia inguinal: localizada en la ingle.

Hernia umbilical: localizada en el ombligo.

Hernia ventral: localizada en mitad del abdomen.

Herpes: infección vírica común de la piel causada por la reactivación del virus de la varicela. El herpes se inicia con una sensibilidad extrema de la piel en una zona parecida a una banda en un lado del cuerpo y sigue con granitos blancos que aparecen en grupos sobre una base roja.

HgbA1c: véase *Hemoglobina glicosilada.*

Hidrocéfalo de presión normal: acumulación de una cantidad excesiva de líquido cefalorraquídeo entre los ventrículos localizados en la parte central del cerebro, acompañada por demencia progresiva, dificultad para caminar e incontinencia.

Hipertensión: elevación sostenida de la presión sanguínea por encima de los rangos de la normalidad. Clásicamente definida como una presión sistólica superior a ciento cuarenta y superior a noventa la diastólica.

Hipertensión diastólica: una cifra de presión sanguínea inferior (diastólica) superior o igual a noventa.

Hipertensión sistólica: una cifra de presión sanguínea superior (sistólica) superior o igual a cuarenta.

Hipertiroidismo: presencia excesiva de hormona tiroidea que da como resultado la irritación de la glándula tiroidea que libera hormona previamente almacenada, una glándula tiroidea excesivamente estimulada para producir y liberar hormona adicional, o consumo de excesiva glándula tiroidea en forma de pastillas. Los síntomas del hipertiroidismo son temblores, sudoración, taquicardias, diarrea, ansiedad, problemas para conciliar el sueño, falta de concentración y pérdida de peso. Véase también *Hipotiroidismo.*

Hipertrofia prostática benigna: aumento de tamaño de la glándula prostática, debido a la edad, que a menudo afecta el flujo urinario.

Hipoglucemia: síndrome referido a un descenso sintomático de los niveles de azúcar en la sangre.

Hipotálamo: parte especializada del cerebro que produce sustancias que regulan actividades metabólicas del organismo.

Hipotiroidismo: producción escasa de hormona tiroidea caracterizada por fatiga, inactividad, aumento de peso, caída del cabello, afinamiento cutáneo, aumento de tamaño de la glándula tiroidea, estreñimiento y depresión. Véase también *Hipertiroidismo.*

Hirsutismo: crecimiento excesivo del vello facial y corporal.

Historial familiar: historial de la salud de los familiares consanguíneos que sirve para alertar al médico de tendencias de enfermedades hereditarias.

Histamina: sustancia liberada por las células responsable de muchos de los síntomas de una reacción alérgica. Los medicamentos conocidos como antihistamínicos bloquean la acción de esta sustancia.

Homocisteína: aminoácido producido en el organismo. En niveles elevados se asocia con enfermedades cardíacas y vasculares.

Hongos: plantas parasitarias que típicamente provocan infecciones en las superficies corporales, pero que también pueden causar una enfermedad invasiva cuando el cuerpo no funciona debidamente.

Hormona: sustancia, producida en una parte del cuerpo, que la sangre transporta hacia otra parte del cuerpo donde afecta químicamente a la función de los tejidos locales.

Hormona estimuladora del tiroides (TSH): hormona de la pituitaria que estimula la producción y liberación de hormona tiroidea.

Hormona liberadora de tirotropina (TRH): hormona del hipotálamo que controla la producción de TSH.

I

Ictericia: decoloración amarillenta de la piel, globo ocular y membranas mucosas producida por un aumento de los niveles de bilirrubina. La bilirrubina es un producto de desecho de los glóbulos rojos que normalmente elimina el hígado; la ictericia puede ser signo de enfermedad hepática.

Ictus: muerte de tejido cerebral provocada por una interrupción del riego sanguíneo del cerebro. El ictus hemorrágico es una forma particularmente mortal de ictus que implica un vaso sanguíneo debilitado que se rompe y provoca una hemorragia cerebral.

Ilusiones: ideas fijas y falsas.

Impotencia: Véase *Disfunción eréctil.*

Incidencia: frecuencia con que la enfermedad se produce entre una población determinada durante un período de tiempo establecido.

Incontinencia: pérdida involuntaria de orina.

Índice de masa corporal: cálculo del peso realizado en comparación con la altura utilizado para medir los riesgos de salud asociados con el peso de un individuo.

Infarto de miocardio: lesión del músculo cardíaco debida a una interrupción del riego sanguíneo.

Infección: presencia de otro organismo en el interior del cuerpo que provoca una enfermedad.

Inflamación: respuesta de un tejido a una lesión, normalmente caracterizada por un aumento del flujo sanguíneo hacia la región, un aumento de la cantidad de líquido, glóbulos blancos y tejido conectivo intercelular, y con un aspecto enrojecido y caliente.

Inhibidores Cox-2: medicamentos antiinflamatorios que son más selectivos para la inflamación de las articulaciones, con escasos efectos secundarios sobre el sistema digestivo y las plaquetas.

Inmunoterapia: administración repetida de inyecciones subcutáneas de antígenos. Con el tiempo, el procedimiento disminuye la respuesta alérgica porque provoca diversos cambios en el sistema inmunitario.

Insomnio: incapacidad de conciliar el sueño o de permanecer dormido.

Insuficiencia cardíaca congestiva: enfermedad en la que el corazón no puede bombear sangre hacia el cuerpo de manera efectiva, normalmente debido a que el corazón se encuentra debilitado o lesionado por alguna enfermedad. Ocasionalmente se produce cuando la demanda de riego sanguíneo por parte del organismo excede las capacidades de un corazón que funciona normalmente.

Insulina: hormona producida por el páncreas que transfiere la glucosa desde la sangre hacia las células.

Isoflavonas: grupo de sustancias químicas, parecidas a los estrógenos, que aparecen en concentraciones elevadas en algunos derivados de la soja.

L

Laberintitis: inflamación del oído interno que a menudo produce vértigo.

Laxante: sustancia química que acelera el paso de los contenidos fecales a través del intestino para tratar o prevenir el estreñimiento. El abuso de laxantes puede producir daños permanentes al funcionamiento normal de los intestinos.

LDL colesterol: colesterol «malo», relacionado con efectos dañinos sobre los vasos sanguíneos. Proteína que transporta el colesterol y que se deposita en las paredes arteriales. Véase también *Colesterol.*

Leucotrienos: una clase potente de sustancias químicas del organismo involucradas en el proceso de inflamación.

Ligamentos: bandas duras y fibrosas que conectan los huesos y los mantienen unidos.

Lípidos: grasas o sustancias parecidas a las grasas, incluyendo el colesterol, ácidos grasos y fosfolípidos.

Litotricia: procedimiento que se sirve de ondas de choque producidas por ultrasonidos para desintegrar las piedras del tracto urinario hasta convertirlas en pequeñas piezas capaces de pasar por él y evacuarse más fácilmente.

M

Mácula: la zona de la retina capaz de la visión más precisa, localizada en el centro del campo visual.

Magnesio: elemento importante en el funcionamiento de las enzimas relacionado con la producción de energía, la regulación de la temperatura corporal y la función muscular. El magnesio está disponible en muchos alimentos y su deficiencia es excepcional, excepto en los alcohólicos.

Malaria: infección parasitaria adquirida en los trópicos a partir de la picadura de un mosquito, caracterizada por escalofríos, fiebre, fatiga y anemia.

Malestar: sensación generalizada de fatiga persistente.

Maligno: lo contrario a benigno, un tumor que sigue un curso agresivo, tiende a producir enfermedad o muerte, y es canceroso.

Mamografía: técnica radiológica para explorar las mamas en busca de anormalidades estructurales.
Manguito rotador: los cuatro músculos que proporcionan al hombro su fuerza y flexibilidad.
Medicina alternativa: corrientes de diagnóstico médico y terapia que quedan fuera de la formación médica tradicional y que a menudo descansan sobre teorías o filosofías que no han sido desarrolladas a través de los principios científicos objetivos que permiten la validación de su efectividad mediante medios comúnmente aceptados. Ejemplos de ella son la homeopatía y la aromaterapia.
Médico de asistencia primaria: el profesional sanitario responsable del cuidado sanitario básico o general de un individuo, incluyendo la coordinación de especialistas en caso necesario.
Meningitis: inflamación del tejido que recubre el cerebro y la médula espinal, a menudo en respuesta a una infección.
Menopausia: definida formalmente como el momento en que cesa la ovulación y han transcurrido doce meses sin la presencia de la menstruación.
Metabolismo: definido formalmente como la suma de todos los cambios que se producen en el organismo, incluyendo cambios físicos en sustancias y cambios en formas de energía. Utilizado comúnmente para referirnos al nivel de gasto de energía que realiza el cuerpo, tanto en reposo como en actividad.
Microalbúmina: proteína cuyos niveles pueden calcularse en la orina. Los niveles anormalmente elevados son un marcador sensible de detección precoz de enfermedades renales en diabéticos y puede realizarse un seguimiento para controlar la respuesta a la terapia.
Mielina: cubierta aislante de algunas células nerviosas.
Monitor Holter: monitor externo portátil que registra el ritmo cardíaco durante un período que oscila entre veinticuatro y cuarenta y ocho horas.
Mucosa: tejido húmedo y cubriente, como el tejido de la nariz, que contiene glándulas.
Mucosidad: sustancia segregada por una mucosa que proporciona humedad y protección.

N

Narcóticos: Véase *Opiáceos.*
Neumonía: infección del sistema respiratorio que afecta a los alvéolos pulmonares, normalmente provocada por virus o bacterias.
Neuralgia del trigémino: ataques paroxismales de dolor facial intenso, unilateral, a lo largo del nervio del trigémino.
Neuronas: células nerviosas.
Neuropatía: trastorno de los nervios periféricos que produce una sensación alterada o pérdida del control motor de las extremidades.
Neurotransmisores: sustancias químicas utilizadas para la comunicación entre células nerviosas.
Nodo sinoatrial: la región que hace las veces de marcapasos natural del corazón.
Norepinefrina: neurotransmisor cerebral asociado con trastornos emocionales; producida también por la glándula adrenal y relacionada con el tono muscular de los vasos sanguíneos.

O

Opiáceos (narcóticos): los fármacos más efectivos para el tratamiento del dolor agudo y algunos tipos de dolor provocado por el cáncer. Con el tiempo, los pacientes pueden llegar a desarrollar tolerancia o adicción física a estos fármacos. Sus efectos secundarios son sedación, náuseas y vómitos, y estreñimiento.

Orzuelo: infección localizada del párpado.

Osteoartritis: enfermedad crónica de las articulaciones caracterizada físicamente por la destrucción del cartílago y el crecimiento desordenado del nuevo hueso. Sus síntomas son dolor en la articulación y disminución de su rango de movimiento y funcionamiento. Aparece normalmente en articulaciones obligadas a soportar peso (caderas, rodillas, tobillos y pies), columna vertebral y pequeños huesos de las manos, sobre todo los localizados en la base del dedo pulgar.

Osteoblastos: células óseas que crean hueso nuevo.

Osteoclastos: células óseas que químicamente desintegran el hueso nuevo, provocando grietas en el hueso ya existente para que pueda ser remodelado.

Osteopenia: densidad ósea baja, aunque no lo bastante como para ser clasificada de osteoporosis. Una densidad ósea entre un –1 y un –2,5 por debajo de las desviaciones estándar esperadas de masa ósea.

Osteoporosis: densidad ósea (la cantidad de hueso por unidad de volumen) situada más del 2,5 por debajo de las desviaciones estándar esperadas de masa ósea.

Otitis externa: infección del canal del oído externo entre el oído externo y el tímpano.

Otitis media: infección de la parte media del oído que sigue a menudo a una infección nasal, de fosas nasales u otras afecciones que bloquean la apertura de la trompa de Eustaquio.

Oxidación: proceso químico que implica la pérdida de electrones de un átomo; lesiona las estructuras celulares y se relaciona con el proceso de envejecimiento.

P

Palpación: técnica de exploración en la que se palpa un órgano o glándula para determinar su tamaño y características, como podría ser la palpación de un bulto en la mama.

Pancreatitis: inflamación del páncreas, a menudo resultado del bloqueo del sistema de drenaje pancreático producido por piedras biliares o por los efectos químicos del alcohol. Sus síntomas son dolor abdominal superior agudo, náuseas y vómitos.

Pánico: cuatro o más ataques de pánico en un período de cuatro semanas.

Papanicolau: prueba de observación microscópica de las células obtenidas a partir de un frotis cervical cuyo objetivo es detectar la presencia de cáncer de cuello de la matriz u otras anormalidades precancerosas.

Paperas: infección vírica altamente contagiosa caracterizada por fiebre, malestar, cefaleas e inflamación de las glándulas salivares. Entre sus complicaciones destacan inflamación y lesión de los testículos en hombres que sufren la infección después de la adolescencia, meningitis, pérdida auditiva, pancreatitis y artritis. La vacunación infantil previene la enfermedad.

Percusión: técnica de exploración en la que el médico golpea ligeramente la superficie del cuero para reconocer las calidades sonoras que producen distintas estructuras orgánicas.

Peristalsis: una serie de contracciones coordinadas de los músculos que rodean el sistema digestivo para mover su contenido.

pH: medida del contenido de ácido de una sustancia.

Piedras vesiculares: grupos de colesterol parecidos a piedras que pueden formarse en la vesícula biliar.

Placebo: pastilla u otro mecanismo que, normalmente sin que el usuario lo sepa, no posee ningún ingrediente activo ni produce ningún efecto sobre los procesos físicos.

Plaquetas: componentes de la sangre que colaboran en la formación de los coágulos.

Pleuresía: dolor producido por la inflamación del tejido del pulmón, a menudo muy agudo y que empeora cuando el pulmón aumenta de tamaño, tal y como sucede al respirar o toser.

Potasio: elemento mineral que se encuentra en las células en concentraciones elevadas. Es esencial para el funcionamiento muscular y los tejidos nerviosos.

Presión sanguínea diastólica: la presión sanguínea inferior que se produce en las arterias antes de la siguiente contracción del músculo cardíaco.

Presión sanguínea sistólica: la presión sanguínea superior que se produce en las arterias cuando se contrae el ventrículo izquierdo.

Presión positiva continua de las vías respiratorias (CPAP): dispositivo que aumenta la presión positiva en las vías respiratorias que utilizan por la noche los afectados por apnea del sueño para mantener abiertas las vías respiratorias.

Prevalencia: en un momento dado, la frecuencia de una enfermedad en el seno de una población definida.

Profilaxis: utilización de un medicamento o vacuna antes de la exposición para prevenir una enfermedad o el efecto secundario de otro medicamento.

Progesterona: hormona producida por el ovario después de la ovulación y por la placenta, responsable de los cambios que se producen en el tejido del útero durante la segunda parte del ciclo menstrual.

Prolapso de válvula mitral: anormalidad estructural común (entre el tres y el seis por ciento de la población) de la válvula mitral relacionada con la forma que tiene la válvula de cerrarse entre las dos cámaras cardíacas durante el latido cardíaco normal. Asintomático por lo general, puede estar relacionado con dolor pectoral o palpitaciones.

Prostaglandinas: grupo numeroso de sustancias biológicamente activas que tienen sus efectos sobre los tejidos locales donde se producen. Las prostaglandinas afectan al riego sanguíneo, a la formación de coágulos y a la función digestiva y renal, y se relacionan con el proceso inflamatorio.

Prostatitis: inflamación de la glándula prostática, normalmente relacionada con una infección.

Prueba de esfuerzo: prueba para ejercitar el músculo cardíaco mientras se controla el corazón por ECG.

Prueba de esfuerzo con cinta: el paciente camina sobre una cinta mientras se controla el corazón por ECG.

Ecocardiograma de esfuerzo: se le suman ecocardiogramas antes y después para explorar posibles cambios en el movimiento del músculo cardíaco.

Prueba de esfuerzo nuclear (normalmente realizada con talio): se le suman imágenes radiológicas del riego sanguíneo de la zona para aumentar la sensibilidad de la prueba de esfuerzo.

Prueba de esfuerzo química: en lugar de cinta, se utilizan medicaciones intravenosas para mover el corazón.

Prueba de función pulmonar: una serie de pruebas que miden las tasas de entrada de aire, volúmenes pulmonares y capacidad de intercambio de gases para evaluar la estructura y la función pulmonar.

Prueba de sangre oculta en heces: prueba química realizada con muestras de heces para detectar cantidades microscópicas de sangre.

Prueba terapéutica: utilización experimental de un medicamento para ver si se aprecian beneficios con respecto a la enfermedad tratada.

PSA: Véase *Antígeno específico prostático.*

Purgante: sustancia química que estimula los movimientos intestinales.

Q

Queratosis actínica: lesiones cutáneas rojas, con una textura parecida a la del papel de lija, que vienen y van, se despegan con frecuencia y vuelven a crecer en el mismo punto. La queratosis actínica se relaciona con la exposición al sol y se cree que es precursora del cáncer de piel.

Quetoacidosis: condición ácida en el organismo generada por un trastorno metabólico resultante de una diabetes no controlada en pacientes susceptibles o por intoxicación alcohólica.

Quetones: productos químicos del metabolismo de los ácidos grasos.

Quetosis: acumulación en el organismo de un exceso de quetones, relacionada frecuentemente con una diabetes no controlada o con intoxicación alcohólica.

Quimioprevención: utilización de sustancias químicas para disminuir la tasa de aparición de cáncer o prevenir el desarrollo de otras enfermedades.

Quimioterapia: utilización de sustancias químicas para tratar una enfermedad, término normalmente utilizado para describir las terapias para el cáncer.

Quiste ganglionar: quiste formado en torno al líquido sinovial vertido a través de la vaina de un tendón.

R

Radicales libres: componente químico cuya estructura química ha perdido un electrón, dañando con ello a menudo los otros tejidos en su intento de robarles un electrón. Véase también *Antioxidantes.*

Radioterapia: utilización terapéutica de dosis elevadas de radiación concentrada sobre tumores malignos.

Rango terapéutico: rango de concentración de una sustancia que se cree ofrece un beneficio neto al paciente. Niveles inferiores no ofrecen beneficio mensurable; niveles superiores pueden producir toxicidad.

Recaída: recurrencia de una enfermedad o síntomas después de una mejora inicial o recuperación.

Receptor: la estructura química de una célula o de su superficie que es capaz de combinarse con una sustancia específica para producir cambios en dicha célula.

Reflejo vasovagal: reflejo relacionado con el nervio vago que dilata los vasos sanguíneos del intestino mientras que, simultáneamente, disminuye el ritmo cardíaco, produciendo entonces una caída de la presión sanguínea y una posible pérdida del conocimiento.

Reflujo gastroesofágico: funcionamiento defectuoso de los mecanismos protectores situados entre el esófago y el estómago que permite que el contenido del estómago ascienda hacia el esófago.

Regurgitación valvular: cuando una válvula cardíaca abre y no cierra debidamente, lo que permite que la sangre vuelva hacia atrás cuando el corazón se contrae.

Remodelación de las vías respiratorias: cambios permanentes adversos en la arquitectura de los pulmones que se produce con el paso del tiempo debido a una inflamación no controlada.

Resistencia: 1) descripción de la capacidad del organismo de evitar la invasión, crecimiento y daños causados por los organismos infecciosos; 2) la capacidad de un organismo infeccioso de adquirir medios para sobrevivir a un antibiótico que previamente pudo haber sido efectivo para combatirlo.

Resonancia magnética: técnica que utiliza campos magnéticos e imágenes computarizadas para generar reproducciones tridimensionales de zonas del cuerpo. A diferencia de los rayos X y de las tomografías computarizadas, la resonancia magnética no utiliza radiación.

Retina: estructura compleja y de múltiples capas situada en el interior del globo ocular que reúne imágenes visuales y las transmite al cerebro a través del nervio óptico como señales eléctricas.

Rinitis alérgica: reacción alérgica local que se produce cuando se inhala por la nariz un antígeno que flota en el aire.

Ritmo circadiano: correspondiente a variaciones habituales en el cuerpo vistas en el transcurso de un período de veinticuatro horas, particularmente en referencia a niveles hormonales.

Rosácea: enfermedad de la piel, parecida al acné, que normalmente aparece en adultos de mediana edad. Se caracteriza por pequeños granos y pústulas en mejillas, barbilla, nariz y frente, enrojecimiento excesivo y aparición de pequeños vasos sanguíneos superficiales.

Rubéola: infección vírica transmitida a través de gotas respiratorias que se manifiesta con erupción cutánea, aumento de tamaño de los nódulos linfáticos y síntomas semejantes a los de una gripe leve. La infección en mujeres embarazadas puede provocar defectos congénitos graves o pérdida del feto. La vacunación es muy efectiva.

S

Sarampión: infección vírica contagiada a través de las secreciones respiratorias y caracterizada por congestión nasal inicial, fiebres altas y fatiga, seguidas por una erupción en el tronco que se extiende hacia las extremidades.

Sensibilidad: se refiere a la capacidad de una prueba de detectar una enfermedad en caso de que esté presente. Una prueba con una sensibilidad del cien por cien detectaría todos los casos de una enfermedad, mientras que una prueba con una sensibilidad del cincuenta por ciento detectaría sólo la mitad de ellos. Véase también *Especificidad.*

Sepsis: infección grave con presencia de bacterias en la sangre junto con una serie de cambios bioquímicos y físicos en el organismo que tienen efectos adversos sobre la presión sanguínea y las funciones orgánicas.

Serotonina: neurotransmisor cerebral y sustancia química presente en el sistema digestivo y otras partes del organismo. Los trastornos de serotonina se relacionan con enfermedades como la depresión y el síndrome de intestino irritable.

SIDA: *Véase* VIH.

Sigmoidoscopia flexible: exploración del colon inferior mediante un tubo flexible de fibra óptica. Se realiza en la consulta, requiere una preparación mínima, no precisa sedación, pero no llega tan al interior del colon como la colonoscopia.

Signos: pruebas objetivas de la presencia de un proceso de enfermedad en el organismo que pueden ser vistas, oídas, medidas o palpadas. Ejemplos son la fiebre y las erupciones. Véase también *Síntomas.*

Síndrome: enfermedad identificada por un conjunto recurrente de signos y síntomas, más que por una causa conocida.

Síndrome de dolor miofascial: conjunto de trastornos que implican el sistema nervioso central y en los que se experimenta dolor en una región muscular concreta.

Síndrome de fatiga crónica: enfermedad definida por un conjunto de síntomas que incluyen: 1) fatiga crónica grave de seis meses o más de duración, no explicada por otras enfermedades médicas conocidas, y 2) cuatro o más de los siguientes síntomas: disminución de la memoria a corto plazo o dificultad de concentración, dolor de garganta, nódulos linfáticos sensibles al tacto, dolor muscular, dolor en las articulaciones sin signos de inflamación, cefaleas, sueño no reparador, y fatiga excesiva y prolongada (más de veinticuatro horas) después de realizar ejercicio físico.

Síndrome de inmunodeficiencia adquirida: Véase *VIH.*

Síndrome de intestino irritable: trastorno funcional del intestino caracterizado por dolor abdominal y asociado con una alternancia de episodios dolorosos de diarrea y estreñimiento a menudo acompañados por gases.

Síndrome de piernas inquietas: trastorno neurológico caracterizado por una necesidad irresistible y desagradable de mover las piernas, normalmente a primeras horas de la noche.

Síndrome de pinzamiento: pinzamiento de los tendones o de la bursa entre las estructuras óseas del hombro.

Síndrome de túnel carpiano: enfermedad en la que la artritis o un traumatismo hacen que las paredes del túnel carpiano se inflamen y ejerzan presión sobre el nervio mediano que pasa a través de él.

Síndrome posflebítico: conjunto de signos y síntomas prolongados debidos a lesiones en una vena provocadas por un coágulo sanguíneo previo. Puede incluir dolor, edema, formación de venas varicosas y cambios en la piel (decoloración y formación de úlceras).

Síndrome premenstrual: conjunto de síntomas relacionados con el estado de humor, comportamiento y estado físico que tienen una relación regular y cíclica con el momento que precede al período menstrual. Los síntomas aparecen en la mayoría de los ciclos, aunque no en todos ellos, y finalizan con la llegada de la menstruación.

Sinusitis: infección de las cavidades de las fosas nasales.

Sinusitis aguda: menos de cuatro semanas de duración.

Sinusitis aguda recurrente: cuatro o más episodios en el transcurso de doce meses, cada uno de ellos de entre siete y diez días de duración, con un mínimo de ocho semanas sin síntomas entre infecciones.

Sinusitis subaguda: entre cuatro y doce semanas de duración.

Infecciones crónicas: más de doce semanas de duración.

Sistema inmunitario: sistema de células y sustancias químicas responsable de proteger el cuerpo de las enfermedades. El sistema inmunitario está también relacionado con la respuesta alérgica, en el control y destrucción de cánceres y enfermedades en las que el sistema inmunitario identifica erróneamente un componente de la estructura del organismo como un extraño y lo ataca, dando como resultado una «enfermedad autoinmune» como la artritis reumatoide.

Sistema nervioso automático: la parte del sistema nervioso responsable de la regulación de las funciones orgánicas involuntarias, como las glándulas y los sistemas cardiovascular y digestivo.

Sistema nervioso parasimpático: parte del sistema nervioso relacionada con el control de las funciones involuntarias. La estimulación de los nervios parasimpáticos produce vasodilatación (aumento de tamaño de los vasos sanguíneos), disminución del ritmo del latido cardíaco, aumento de la actividad gastrointestinal, disminución del tamaño de las pupilas y aumento de producción de saliva.

Sistema nervioso simpático: parte del sistema nervioso relacionada con el control de las funciones involuntarias. La estimulación de los nervios simpáticos produce vasoconstricción (estrechamiento de los vasos sanguíneos), aumento del ritmo del latido cardíaco, disminución de la actividad gastrointestinal y dilatación de las pupilas.

Soriasis: enfermedad crónica de la piel que normalmente aparece entre adultos jóvenes, caracterizada por zonas de piel inflamada y levantada con escamas plateadas localizadas habitualmente en cuero cabelludo, codos y rodillas.

Soriasis artrítica: tipo de artritis inflamatoria que presentan entre el cinco y el diez por ciento de los pacientes con soriasis, caracterizada por la implicación de la columna vertebral y las articulaciones de manos y pies.

Suplemento dietético: cualquier producto comercializado que dice afectar a la estructura o funcionamiento del organismo.

T

Tendones: bandas duras y fibrosas que mantienen unido el músculo al hueso.

Testosterona: hormona sexual masculina responsable del desarrollo del sistema reproductor masculino, así como de las características secundarias de los hombres, como la distribución del vello corporal, el desarrollo muscular, la voz y el comportamiento.

Tétanos: enfermedad adquirida a partir de heridas contaminadas, caracterizada por espasmos musculares dolorosos y sostenidos.

Tinnitus: percepción de sonido en los oídos o cabeza (típicamente silbidos o pitos), cuando no está presente ningún tipo de sonido externo; relacionado con lesiones o irritación del nervio auditivo.

Tiña versicolor: enfermedad superficial de la piel que habitualmente afecta al tronco y a la parte central de las extremidades. Está provocada por una infección superficial de hongos y se caracteriza por zonas circulares de pigmentación cutánea alterada.

Tolerancia: ajuste químico del organismo a un fármaco; que da como resultado a menudo una duración más breve de la acción y una disminución generalizada de la efectividad del fármaco. Puede asimismo referirse a la percepción disminuida de los efectos secundarios de un fármaco que se produce con el paso del tiempo.

Tomografía computarizada: técnica radiológica que genera imágenes tridimensionales de estructuras internas del organismo.

Tomografía por emisión de positrones: técnica que produce imágenes tridimensionales del organismo a partir de la medida de las características de su estructura química.

Toxicidad: efectos secundarios dañinos y no deseados resultado de un fármaco o de una terapia.

Tráquea: parte superior de las vías respiratorias antes de que se divida en los bronquios.
TRH: Véase *Hormona liberadora de tirotropina.*
Triglicéridos: constituyen una gran parte de los lípidos de la sangre, se ingieren a través de los alimentos o los fabrica el hígado. Se asocian con enfermedades cardiovasculares.
Triple vírica: vacuna combinada contra el sarampión, las paperas y la rubéola.
Tromboflebitis: coágulo sanguíneo en una vena acompañado de inflamación.
Trombolíticos: fármacos que disuelven los coágulos sanguíneos.
Trompa de Eustaquio: pequeño conducto que proporciona ventilación entre el oído medio y la parte posterior de las vías nasales.
TSH: Véase *Hormona estimuladora del tiroides.*
Túnel carpiano: túnel formado por los huesos de la muñeca a través del cual pasan nervios, tendones y vasos sanguíneos.

U

Úlcera: rotura del tejido superficial del cuerpo, normalmente de la piel, sistema digestivo, tracto urogenital o córnea.
Úlcera péptica: ulceración de la parte superior del sistema digestivo.
Uréteres: los conductos que transportan la orina desde los riñones hasta la vejiga.
Uretra: conducto que drena la orina de la vejiga para su eliminación.
Uretritis: infección de la uretra.
Urticaria: reacciones inmunitarias localizadas que producen picor, rojez, puntos lesionados compuestos por vasos sanguíneos dilatados y tejido líquido localizado (edema). Las lesiones vienen y van en menos de veinticuatro horas.

V

Vacuna: inyección o pastilla que anima al sistema inmunitario a responder con mayor rapidez en caso de quedar expuesto en el futuro a determinados agentes infecciosos.
Vaginitis atrófica: afinamiento y sequedad del tejido vaginal relacionado con una falta de apoyo por parte de los estrógenos.
Válvula aórtica: válvula cardíaca unidireccional localizada entre el ventrículo izquierdo y la aorta.
Válvula mitral: válvula cardíaca unidireccional localizada entre la aurícula izquierda y el ventrículo izquierdo.
Válvula pulmonar: válvula cardíaca unidireccional situada entre el ventrículo derecho y la arteria pulmonar (que lleva a los pulmones).
Válvula tricúspide: válvula cardíaca unidireccional localizada entre la aurícula derecha y el ventrículo derecho.
Varicela: enfermedad provocada por un virus de la familia de los Herpes.
Vasculitis: proceso de inflamación y destrucción de los vasos sanguíneos, relacionado a menudo con un ataque por parte del sistema inmunitario.
Vasoconstrictor: sustancia química que hace que el músculo liso de las arterias se contraiga, disminuyendo el tamaño de las arterias y restringiendo el riego sanguíneo.
Vasodilatador: sustancia química que hace que el músculo liso de las arterias se relaje, aumentando el tamaño de las arterias y mejorando el riego sanguíneo.
Vena: vaso sanguíneo que devuelve la sangre al corazón, típicamente de paredes delgadas.

Venas varicosas: venas superficiales dilatadas.

Ventrículos: las cámaras cardíacas segundas en tamaño y potencia, situadas a ambos lados del corazón y que bombean sangre hacia los pulmones o hacia todo el cuerpo.

Vértebra: hueso de la columna vertebral.

Vértigo: ilusión de movimiento cuando en realidad el cuerpo permanece inmóvil.

Vesícula biliar: pequeño órgano de forma parecida a un saco situado en la base del hígado y que almacena la bilis.

VIH (virus de inmunodeficiencia humana): virus que ataca el sistema inmunitario, el agente causante del SIDA (síndrome de inmunodeficiencia adquirida).

Virus: diminuto agente infeccioso fabricado a partir de la parte exterior de proteína que rodea al material genético. Debido al hecho de que se ven obligados a utilizar la maquinaria celular de su anfitrión para reproducirse, los virus pueden crecer y multiplicarse sólo en el seno de células vivas.

Virus de inmunodeficiencia humana: Véase *VIH*.

Virus del papiloma humano (VPH): virus de transmisión sexual que puede infectar el cuello de la matriz y es responsable de cambios que pueden producir un cáncer de cuello de la matriz. Provoca también verrugas genitales.